彩　　图

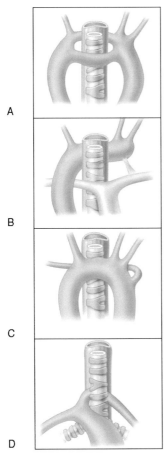

彩图 1　血管环和吊带解剖

A. 双主动脉弓；B. 右主动脉弓伴异常左锁骨下动脉和左侧动脉导管索；C. 迷走右锁骨下动脉；D. 迷走左肺动脉

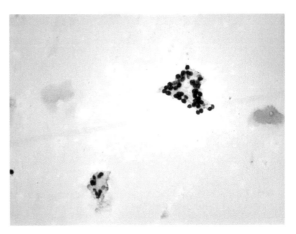

彩图 2　支气管肺泡灌洗标本的六胺银染色

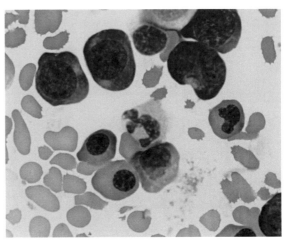

彩图 3　外周血涂片

（由 Marybeth Helfrich，MT，ASCP 提供）

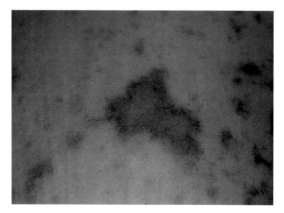
彩图 4 皮疹照片

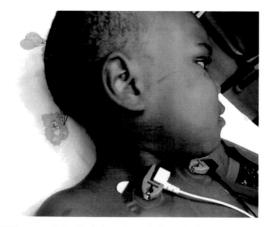
彩图 5 一个年龄稍大一些具有类似病情的患儿照片

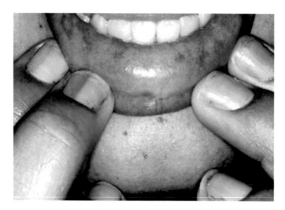
彩图 6 原发性肾上腺皮质功能减退症的皮肤和黏膜改变

（经许可转载自 Strange GR，Ahrens WR，Schafermeyer RW，et al，eds. Pediatric
Emergency Medicine. 3rd ed. New York：McGraw-Hill，2009.）

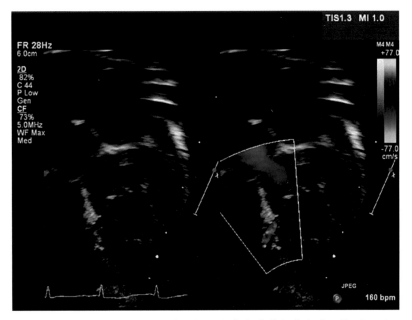

彩图7 左图:二维心脏彩超;右图:彩色多普勒超声血流显像;显示血流由左向右通过室间隔缺损

（经许可摘自 Roger Breitbart, MD, Department of Cardiology, Children's Hospital Boston.）

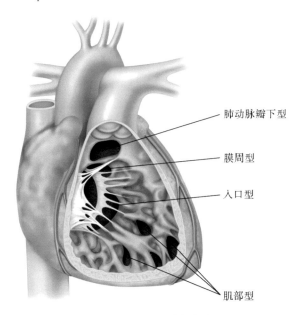

肺动脉瓣下型

膜周型

入口型

肌部型

彩图8 室间隔缺损解剖

（摘自 the Multimedia Library of Congenital Heart Disease, Children's Hospital, Boston, MA, editor Robert Geggel, MD, www.childrenshospital.org/mml/cvp, with permission.）

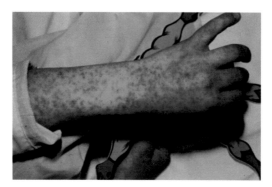

彩图 9 皮疹图例

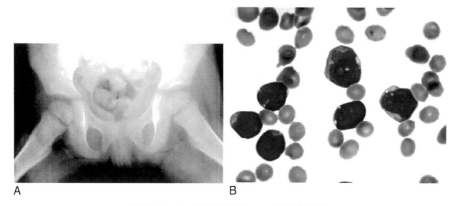

A

B

彩图 10 A. 髋关节摄片；B. 外周血涂片

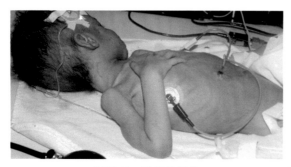

彩图 11 消瘦的患儿

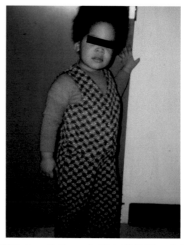

彩图 12 就诊 16 个月之后的同一患儿

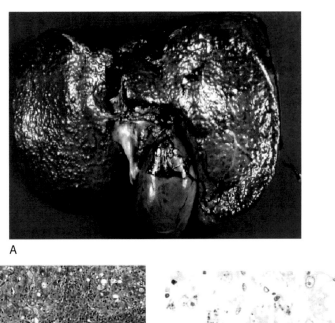

A

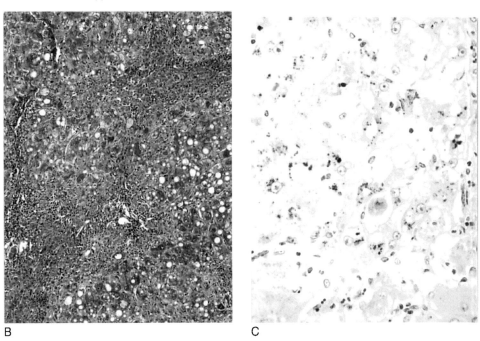

B C

彩图 13　组织病理表现

A. 肝大体表现;B. 马松三色染色 100 倍放大;C. 罗丹宁染色 400 倍放大

(照片提供者 Dr. Bruce Pawel)

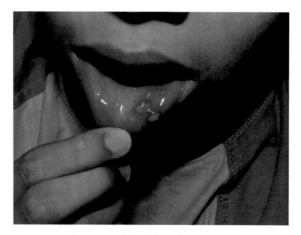

彩图 14　单纯疱疹病毒性口腔炎

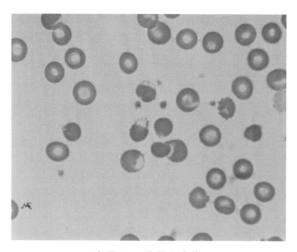

彩图 15　外周血涂片

彩图 16　患者的皮疹

形态学	描 述	举 例
原发皮损 斑疹	直径<1cm，不高出皮面的皮损	白细胞破碎性血管炎
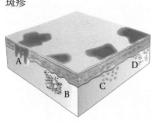		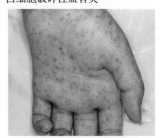
丘疹	直径<1cm，高出皮面的皮损	传染性软疣
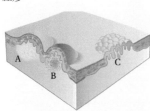		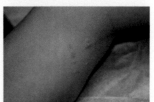
斑片	直径>1cm，不高出皮面的皮损	慢性游走性红斑（莱姆病）
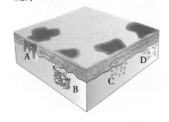		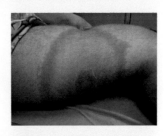
斑块	直径>1cm，平顶且高出皮面的皮损	寻常疣
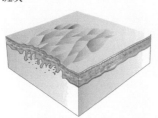		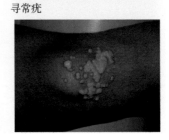

形态学	描　述	举　例
结节	直径>1cm，高出皮面的皮损	结节性红斑
水疱	直径<1cm，内含清亮液体的皮损	带状疱疹
大疱	直径>1cm，内含液体的皮损	脓疱疮
脓疱	直径<1cm，内含浑浊液体的皮损	新生儿葡萄球菌性脓疱疮

形态学	描 述	举 例
糜烂	表皮缺损（浅表性）	链球菌性红斑
风团	一过性水肿性皮损，中央苍白，周围绕以红斑	荨麻疹
溃疡	表皮及部分真皮缺损，缺损有时可累及皮下组织（深）	坏疽性深脓疱
裂隙	线形的裂口或溃疡	口角炎（白色念珠菌）

形态学	描　述	举　例
红皮病	血管扩张或毛细血管渗漏引起的融合性红斑	中毒性表皮坏死松解症
紫癜	压之不褪色的红斑或紫红斑	皮肤血管炎
抓痕	浅表磨损，时常是自己抓挠所致	疥疮
鳞屑	表面皮肤脱屑	面癣

形态学	描　述	举　例
痂 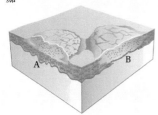	干涸的渗出物	脓疱病 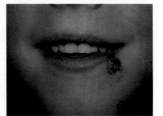
萎缩 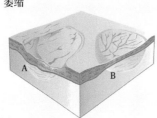	可累及表皮、真皮或皮下组织的皮肤变薄，表现为色素减退及表皮细小皱纹样改变	硬化性萎缩性苔藓 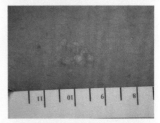
苔藓样变	长期摩擦或搔抓引起的伴有表皮增厚和色素沉着的皮肤纹理加深	慢性特应性皮炎 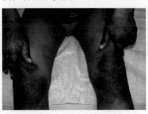
孤立的形态和外观 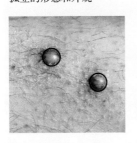	单个分散皮损	金黄色葡萄球菌引起的臁疮 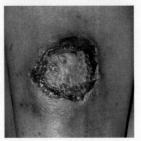

形态学	描　述	举　例
成簇	局部多个相似的皮损	单纯疱疹病毒感染
环形	环形	荨麻疹
靶形	呈"牛眼"样外观，即中央暗色区域，周围苍白圈（水肿性），外缘绕以红斑	多形红斑
匐行性	呈波浪状、线形分布的病损	皮肤幼虫移行症

形态学	描　述	举　例
弧形 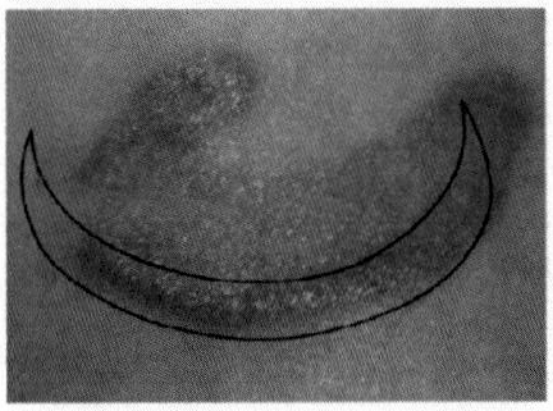	不完整的环形弧	荨麻疹 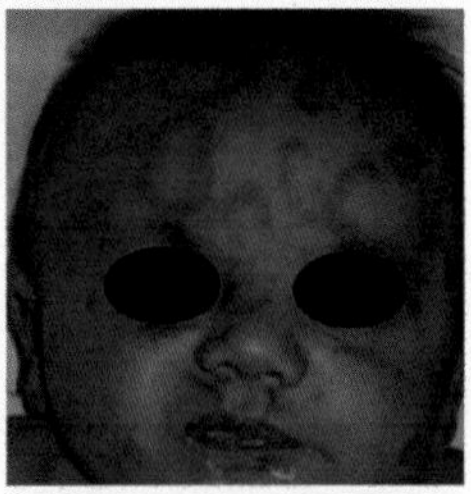
多环形	相互连接的环形皮损	荨麻疹 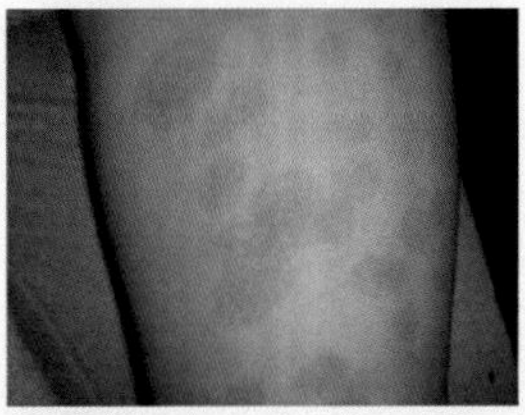
皮肤节段性 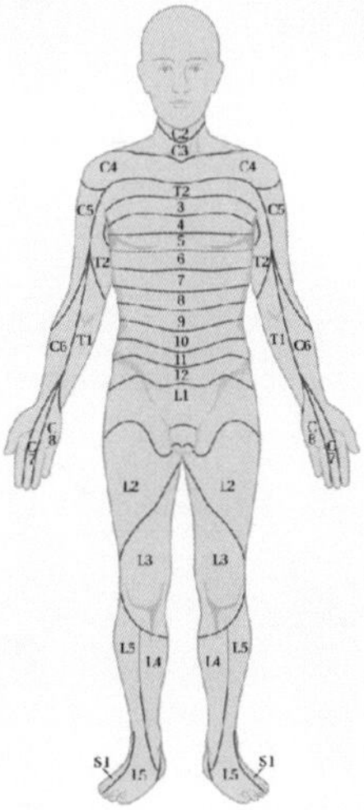	局限于一个或多个由皮肤感觉神经支配的区域	带状疱疹 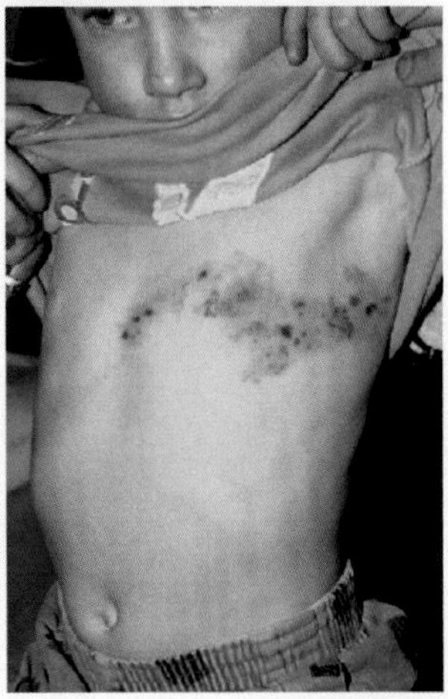

彩图 17　皮肤病常见形态特征

（经许可摘自 Rash. In：Shah SS，eds. Pediatric Practice：Infectious Diseases. New York，NY：McGraw-Hill，2008：108-119.）

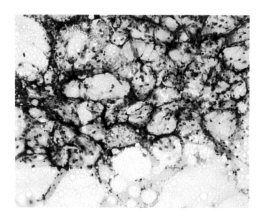

彩图 18　骨髓活检

（照片提供方：MarybethHelfrich，医疗技术专家，美国临床病理学学会）

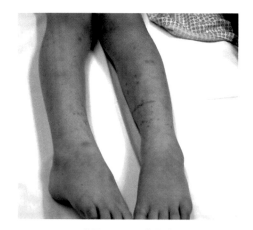

彩图 19　下肢皮疹

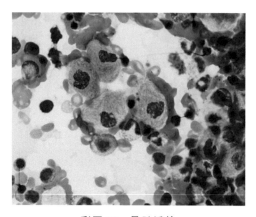

彩图 20　骨髓活检

（照片提供方：MarybethHelfrich，医疗技术专家，美国临床病理学学会）

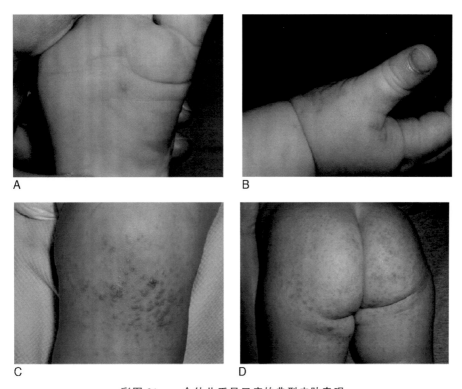

A

B

C

D

彩图 21　一个幼儿手足口病的典型皮肤表现

A. 足部炎性水疱;B. 手部炎性水疱;C,D. 膝部及臀部大量小的红色丘疹和水疱

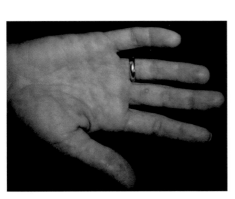

彩图 22　成年人手部典型的小的炎性水疱

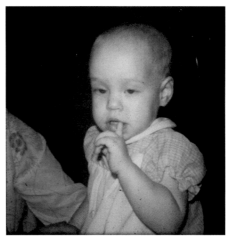

彩图 23　图中患儿明显苍白

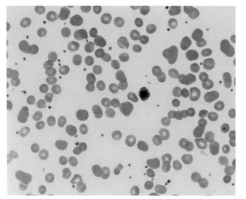

彩图 24　外周血涂片

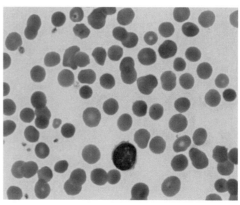

彩图 25　外周血涂片

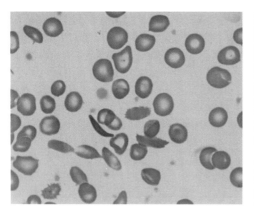

彩图 26　外周血涂片

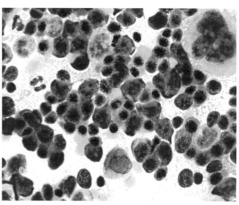

彩图 27　骨髓涂片

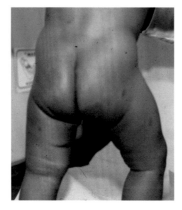

彩图 28　患儿的皮肤症状

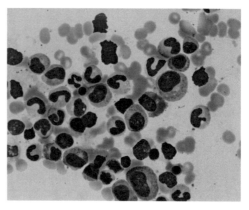

彩图 29　骨髓穿刺细胞学检查

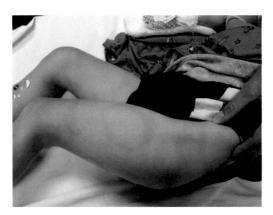

彩图 30　患儿皮疹的图片

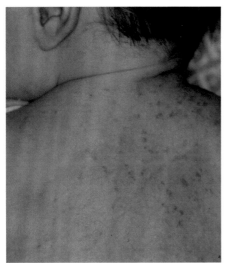

彩图 31　皮疹照片

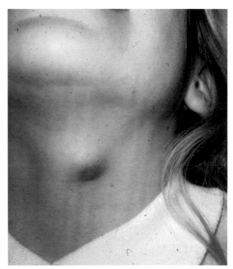

彩图 32　患者颈部肿块

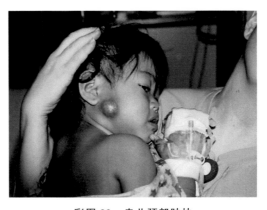

彩图 33　患儿颈部肿块

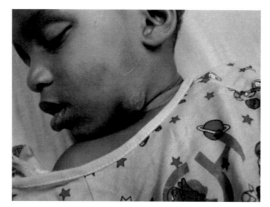

彩图 34　位于胸锁乳突肌前缘的鳃裂囊肿合并感染

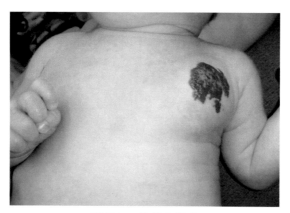

彩图 35　胸部血管瘤

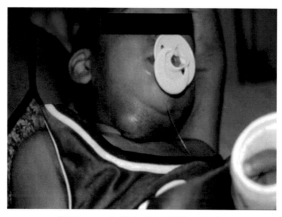

彩图 36　急性细菌性颈淋巴结炎

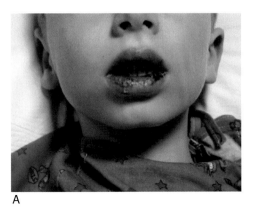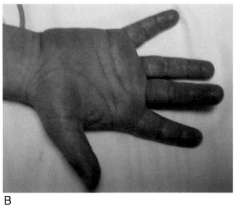

A   B

彩图 37　病人照片

A. 口唇;B. 手

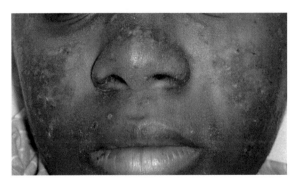

彩图 38　面部皮疹

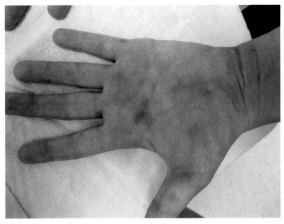

彩图 39　患儿母亲双手的皮疹

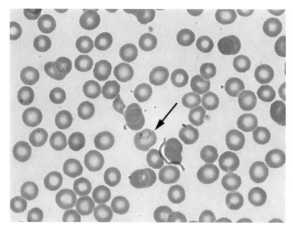

彩图 40　血涂片

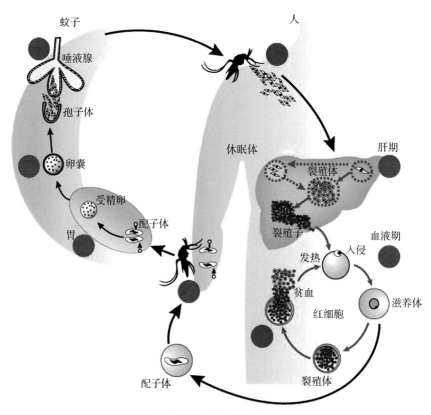

彩图 41　疟原虫生命周期

（经许可摘自 Shah SS，Pediatric Practice：Infectious Disease，New York：McGraw-Hill，2009.）

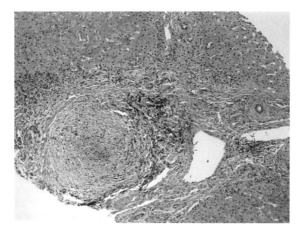

彩图 42　肝活检提示特征性的"洋葱皮"纤维化

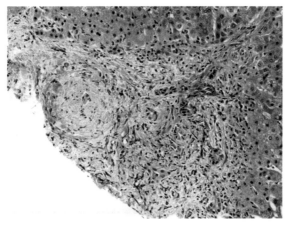

彩图 43　肝活检显示胆管增生、不同程度的淋巴细胞浸润和胆管周围纤维化

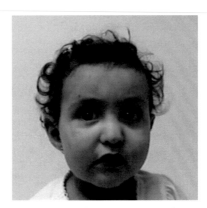

彩图 44　患儿的照片有宽额头、蒜头鼻和尖下巴

（图片由 David Piccoli 博士提供，费城儿童医院）

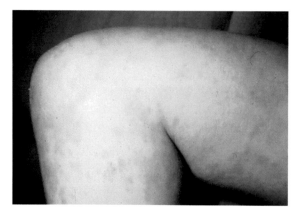

彩图 45　皮疹照片

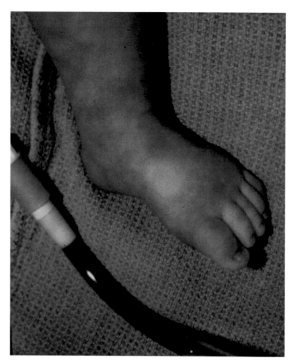

彩图 46　患儿腿部照片(注意灌注不良),也包括导尿管引流的一部分

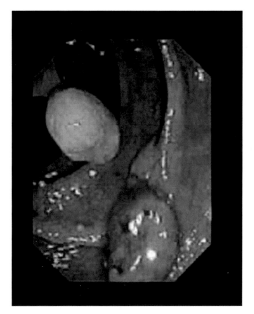

彩图 47　患者肠镜下所见结肠息肉

（摘自 McQuaid KR. Gastrointestinal disorders//Papadakis MA，McPhee SJ，Rabow MW，eds. CURRENT Medical Diagnosis & Treatment 2013. New York：McGraw-Hill，2013. http：//www. accessmedicine. Com/content. aspx？ aID＝6395. Accessed April 25，2013. ）

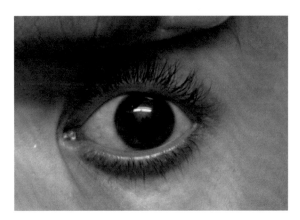

彩图 48　患儿眼睛图片。注意,患儿结膜充血、瞳孔不规则

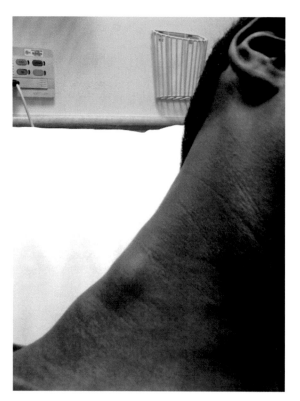

彩图 49　患者颈部照片

儿科症状诊断

Symptom-Based Diagnosis in Pediatrics

（中文翻译版）

主　译　刘瀚旻

副主译　李晓惠　于永慧

主　编　〔美〕萨米尔·S. 沙
　　　　　（Samir S. Shah）

　　　　　〔美〕斯蒂芬·路德维格
　　　　　（Stephen Ludwig）

科学出版社

北　京

图字:01-2016-9587

内 容 提 要

本书原著由来自耶鲁纽黑文儿童医院、费城儿童医院、哈佛大学附属波士顿儿童医院等国际知名儿童医院的 35 位医生联合编写。中文版由四川大学华西第二医院儿科等单位的 19 位临床专家精心翻译而成。全书按儿科常见症状分为 19 章,系统阐述了各个症状的定义、根据病因和发作频率产生的主诉、鉴别诊断线索和诊断思路。每章后有精心挑选的病例,全书 115 个病例均有精彩的病例讨论,阐明相关的鉴别诊断、辅助检查、发病率和流行病学、临床表现、诊断和治疗方法的选择。本书图文并茂,且将关键知识点总结为表格,条目清晰,令读者一目了然,有助于将书本所学应用于临床诊疗,是各级儿科医师、全科医师切实提高诊疗水平的理想参考书。

图书在版编目(CIP)数据

儿科症状诊断/(美)萨米尔·S.沙(Samir S. Shah)等主编;刘瀚旻主译.
—北京:科学出版社,2017.1
书名原文:Symptom-Based Diagnosis in Pediatrics
ISBN 978-7-03-051450-9

Ⅰ.儿… Ⅱ.①萨…②刘… Ⅲ.小儿疾病—诊断 Ⅳ.R720.4

中国版本图书馆 CIP 数据核字(2016)第 316778 号

责任编辑:郭 颖 / 责任校对:张怡君
责任印制:赵 博 / 封面设计:龙 岩

科学出版社 出版
北京东黄城根北街 16 号
邮政编码:100717
http://www.sciencep.com
北京虎彩文化传播有限公司印刷
科学出版社发行 各地新华书店经销

*

2017 年 1 月第 一 版 开本:720×1000 1/16
2024 年 3 月第九次印刷 印张:33 1/2 插页:12
字数:675 000

定价:128.00 元
(如有印装质量问题,我社负责调换)

译者名单

主　译　刘瀚旻（四川大学华西第二医院儿科）

副主译　李晓惠（首都医科大学附属首都儿科研究所心血管内科）

　　　　于永慧（山东省省立医院新生儿科）

译　者　（以姓氏笔画为序）

　　　　王慧卿（四川大学华西第二医院儿科）

　　　　田执梁（哈尔滨医科大学附属第二医院儿内科）

　　　　李　桐（四川大学华西医院皮肤科）

　　　　李正红（北京协和医院儿科）

　　　　杨　光（解放军总医院儿内科）

　　　　杨　雪（四川大学华西第二医院儿科）

　　　　杨　蕾（四川大学华西第二医院儿科）

　　　　余　莉（四川大学华西第二医院儿科）

　　　　余　涛（四川大学华西第二医院儿科）

　　　　汪志凌（四川大学华西第二医院儿科）

　　　　陈莉娜（四川大学华西第二医院儿科）

　　　　周　晖（四川大学华西第二医院儿科）

　　　　胡　梵（四川大学华西第二医院儿科）

　　　　郭妍南（四川大学华西第二医院儿科）

　　　　韩彤妍（北京大学第三医院儿科）

　　　　蔡晓唐（四川大学华西第二医院儿科）

秘　书　杨　雪（兼）　杨　蕾（兼）

原著者

Paul L. Aronson, MD
Attending Physician
Section of Emergency Medicine
Yale-New Haven Children's Hospital
Assistant Professor of Pediatrics
Yale School of Medicine
New Haven, Connecticut
Chapters 3, 7, and 13

Megan Aylor, MD
Assistant Professor of Pediatrics
Oregon Health & Science University
Portland, Oregon
Chapters 2 and 5

Gil Binenbaum, MD, MSCE
Assistant Professor of Ophthalmology
Children's Hospital of Philadelphia
Perlman School of Medicine
University of Pennsylvania
Philadelphia, Pennsylvania
Chapter 18

Debra Boyer, MD
Assistant Professor of Pediatrics
Boston Children's Hospital
Division of Respiratory Diseases
Boston, Massachusetts
Chapters 4 and 14

Alicia Casey, MD
Instructor of Medicine
Harvard Medical School
Boston Children's Hospital
Boston, Massachusetts
Chapters 4 and 14

Marina Catallozzi, MD, MSCE
Assistant Professor of Pediatrics
Section of Adolescent Medicine
Division of General Pediatrics
Department of Pediatrics
Columbia University College of Physicians
&.Surgeons
Assistant Professor of Population and Family
Health
Heilbrunn Department of Population &. Family Health
Mailman School of Public Health
Columbia University
New York, New York
Chapter 7

Amy Feldman, MD
Fellow, Pediatric Gastroenterology, Hepatology, and Nutrition
Children's Hospital Colorado
Aurora, Colorado
Chapters 3 and 17

Evan S. Fieldston, MD, MBA, MSHP
Assistant Professor of Pediatrics
Perelman School of Medicine
University of Pennsylvania
Children's Hospital of Philadelphia
Philadelphia, Pennsylvania
Chapters 1 and 5

Todd A. Florin, MD, MSCE
Assistant Professor of Pediatrics
University of Cincinnati College of Medicine
Attending Physician
Division of Emergency Medicine
Cincinnati Children's Hospital Medical Cen-

ter
Cincinnati,Ohio
Chapters 1,3,and 4

Pratichi K. Goenka,MD
Attending Physician
Children's Hospital of Philadelphia
Philadelphia,Pennsylvania
Inpatient Care Network
University Medical Center of Princeton at
  Plainsboro
Plainsboro,New Jersey
Chapters 12,13,14,and 19

Dustin R. Haferbecker,MD
Clinical Assistant Professor
University of Washington School of Medicine
Pediatric Hospitalist
Mary Bridge Children's Hospital
Tacoma,Washington
Chapter 1

Maya A. Jones,MD,MPH
Fellow,Emergency Medicine
Children's Hospital of Philadelphia
Philadelphia,Pennsylvania
Chapters 5,6,and 10

Lianne Kopel,MD
Division of Respiratory Diseases
Boston Children's Hospital
Boston,Massachusetts
Chapters 4 and 14

Brandon C. Ku,MD
Instructor of Pediatrics
Perelman School of Medicine
University of Pennsylvania
Attending Physician
Children's Hospital of Philadelphia
Division of Emergency Medicine
Philadelphia,Pennsylvania
Chapters 6 and 13

Christine T. Lauren,MD
Assistant Professor of Clinical
Dermatology and Clinical Pediatrics
Columbia University Medical Center
Department of Dermatology
New York,New York
Chapter 9

Stephen Ludwig,MD
Professor of Pediatrics
Associate Chief Medical Officer for Education
Perelman School of Medicine
University of Pennsylvania
Division of General Pediatrics & Pediatric
Emergency Medicine
Children's Hospital of Philadelphia
Philadelphia,Pennsylvania
Chapters 6,10,and 13

Christina L. Master,MD
Associate Director
Primary Care Sports Medicine Fellowship
Attending Physician
Divisions of General Pediatrics and Orthope-
  dics and Sports Medicine
Children's Hospital of Philadelphia
Philadelphia,Pennsylvania
Chapter 17

Pamela A. Mazzeo,MD
Clinical Associate in Pediatrics
Perelman School of Medicine
University of Pennsylvania
Attending Physician
Division of General Pediatrics
Children's Hospital of Philadelphia
Philadelphia,Pennsylvania
Chapter 5

Jennifer L. McGuire,MD
Instructor,Neurology
Children's Hospital of Philadelphia
Perelman School of Medicine

University of Pennsylvania
Philadelphia, Pennsylvania
Chapter 8

Jeanine Ronan, MD
Assistant Professor of Clinical Pediatrics
Perelman School of Medicine
University of Pennsylvania
Co-Director, Pediatrics Clerkship
Children's Hospital of Philadelphia
Philadelphia, Pennsylvania
Chapter 16

Stacey R. Rose, MD
Attending Physician
Division of General Pediatrics
Children's Hospital of Philadelphia
Philadelphia, Pennsylvania
Clinical Assistant, Professor of Pediatrics
Perelman School of Medicine
University of Pennsylvania
Philadelphia, Pennsylvania
Chapter 15

Kara N. Shah, MD, PhD
Director, Division of Pediatric Dermatology
Cincinnati Children's Hospital Medical Center
Associate Professor of Pediatrics and Dermatology
University of Cincinnati College of Medicine
Cincinnati, Ohio
Chapter 9

Samir S. Shah, MD, MSCE
Director, Division of Hospital Medicine
Cincinnati Children's Research Foundation
  Endowed Chair
Attending Physician in Hospital Medicine &
  Infectious Diseases
Cincinnati Children's Hospital Medical
  Center
Professor, Department of Pediatrics

University of Cincinnati College of Medicine
Cincinnati, Ohio
Chapters 11, 12, 18, and 19

Tregony Simoneau, MD
Division of Respiratory Diseases
Boston Children's Hospital
Boston, Massachusetts
Chapters 4 and 14

Phillip Spandorfer, MD
Assistant Professor
Division of Emergency Medicine
Children's Hospital of Philadelphia
Department of Pediatrics
University of Pennsylvania School of Medicine
Philadelphia, Pennsylvania
Chapter 2

Sanjeev K. Swami, MD
Attending Physician
Division of Infectious Diseases
Nemours/Alfred I. duPont Hospital for Children
Wilmington, DE
Clinical Assistant Professor
Jefferson Medical College
Philadelphia, Pennsylvania
Chapters 5, 6, and 7

Rebecca Tenney-Soeiro, MD
Assistant Professor of Clinical Pediatrics
Children's Hospital of Philadelphia
Perelman School of Medicine
Philadelphia, Pennsylvania
Chapters 11, 12, and 19

Matthew Test, MD
Division of Hospital Medicine
University of Cincinnati College of Medicine
Cincinnati, Ohio
Chapters 2 and 19

Nathan Timm, MD
Emergency Medicine
Cincinnati Children's Hospital Medical Center and Department of Pediatrics
University of Cincinnati College of Medicine
Cincinnati, Ohio
Chapters 2 and 8

Phuong Vo, MD
Assistant Professor of Pediatrics
Division of Respiratory Diseases
Boston Children's Hospital
Boston, Massachusetts
Chapters 4 and 14

Amy T. Waldman, MD, MSCE
Assistant Professor of Neurology
Children's Hospital of Philadelphia
Perelman School of Medicine
University of Pennsylvania
Philadelphia, Pennsylvania
Chapters 16 and 19

Heidi C. Werner, MD
Fellow
Division of Emergency Medicine
Boston Children's Hospital

Instructor of Pediatrics
Harvard Medical School
Boston, Massachusetts
Chapters 12 and 13

Joanne N. Wood, MD, MSHP
Attending Physician
Children's Hospital of Philadelphia
Assistant Professor of Pediatrics
Perelman School of Medicine
University of Pennsylvania
Philadelphia, Pennsylvania
Chapters 3 and 9

Kamillah N. Wood, MD, MPH
Assistant Professor, Pediatrics
George Washington University School of Medicine and Health Sciences
Washington, DC
Chapters 3, 6, and 9

Stephanie Zandieh, MD, MS
Assistant Professor
Division of Pediatric Pulmonology
NYU Langone Medical Center
New York, New York
Chapter 4

在医学分工协作日益紧密、儿科医师面临短缺困境的今天,儿科医师的培养和教育成为了社会关注的热点。临床医师培养的根基是逻辑和经验的组合。儿科是"哑科",面对的对象是家庭的重心,作为一名优秀儿科医师应该具备缜密的逻辑思维能力、快速的病情判读能力和精准的语言沟通能力,才能更好地服务于儿科病患。

基于临床病例的学习是儿科医师业务成长的重要模式之一。从临床病例切入,从病案的个性中回顾疾病的共性,从理论上的治疗共性中探究病案的个体化治疗,这对于儿科医师临床经验的积累和丰富是非常必要的。本书源自国际著名的费城儿童医院高年资住院医师的案例讨论。广角的思维模式和鉴别分析视野将带给儿科临床医生更多的启迪和经验。相信这是对儿科青年主治医师、住院医师和立志成为儿科医师的同学极有裨益的一本书。

衷心感谢毛萌教授将这本书带给我,让我再次领略了思维的快乐。感谢并肩推敲的各位译者,让我再次感受了团队的力量。也非常感谢原书的的所有作者,让我们一同分享这份逻辑思维的盛宴。

翻开第一页,你会走进一段崭新旅途的起点!

刘瀚旻
四川大学华西第二医院儿科
教授、主任医师、博士生导师
二〇一六年冬　于成都

原著前言

　　本书的概念框架源自医学教育的传统模式——案例学习。在当前医师培训、教学及医学技术不断更新的环境下，一位医生能够从始至终观察到一个复杂病例的诊断治疗演化过程已经不太可能，因此，沿袭至今的案例学习模式仍具有重要意义，某种程度上甚至比原来更为重要。

　　通过对个别案例的了解，医生能够演绎推广到相似的临床情景并将该诊疗经验付诸实践。在临床医学培训中，我们通过大量疾病的经典症状体征的学习以提高临床辨识的技能。在这种模式的不断重复中，我们可以掌握常见疾病的应对技巧。当进入更高的阶段后，我们就应在常规辨识逻辑的基础上探求不同病例的差别，哪怕是细微的差别，这样我们的诊断技能就可以得到进一步提升。聪明的医生往往可在与典型表现蛛丝马迹的差异中得出的不同的诊断结果。

　　在费城儿童医院的儿科医师教育中，对高年资住院医师有一个特殊的查房传统，高年资住院医师的查房是在指导老师的支持下由住院总医生组织，全体协作完成的。在这样的培训环境中我们的住院医生能够逐渐从识别共性模式过渡到探求差异模式，使他们的诊断技巧不断进步，从良好迈向优秀。

　　本书呈现了费城儿童医院高年资住院医师轮转时讨论的部分案例。大多数案例以儿童或家长常见主诉开始。常见主诉伴随着症状体征的千变万化，每一病例都演绎出具有挑战的诊断困境。每一章节以一个主诉的定义开始，展开的相关症状体征使得病例形象化探讨主诉相关的问题。一系列病例的诊断迂回曲折，在每个病例展示后都有大量鉴别诊断的讨论，某个特定条件导致最后诊断的说明，诊断问题的详尽讨论包括流行病学、症状体征、诊断评估及治疗等。丰富的临床或影像学图片便于学习记忆。

　　为使本书物尽其用，我们建议读者先浏览案例并提出自己的鉴别诊断和评估计划，然后继续阅读并对比探索解决"神秘"诊断的思维逻辑。另一种方法是引导你自己的团队讨论，或者由高年资住院医师集中，主持者介绍病例并利用本书引导和促进讨论。

Samir S. Shah

Stephen Ludwig

目 录

疾病诊断目录

第1章　喘　息

【定义】　婴儿呼吸有杂音是一个常见的主诉。进行鉴别诊断的第一步，是分辨所听见声音的特征。鼾声是吸气时产生的一种低调的咔嗒咔嗒样的杂音，是由于喉水平以上气道的阻塞产生的。鼻黏膜充血的婴儿通常可闻及鼾音，一般不需特殊处理。喘鸣是一种粗糙高调的呼吸音，通常在吸气时听见，常常提示喉梗阻。哮鸣是一种呼气时听见的乐音样声音，是由于下气道部分阻塞所致。有时年幼儿童的呼气相杂音与吸气相杂音相不易鉴别，两者时常同时出现。呼吸杂音的这些病因中，哮鸣是具有临床意义的最常见的一种。

【病因】　儿童期喘息的病因随着年龄而不同(表 1-1)，可根据以下几个方面进行分类：①解剖因素(气道内、外因素)；②炎症/感染；③基因/代谢；④其他原因(表 1-2)。

表 1-1　各年龄儿童喘息的病因

疾病患病率	新生儿/婴儿	学龄期/青少年
常见	毛细支气管炎 哮喘	哮喘
少见	肺部吸入性 　胃食管反流 　吞咽障碍 异物吸入 支气管肺发育不良 囊性纤维化	异物吸入 过敏症 囊性纤维化
罕见	先天性心脏病 宿主防御功能受损 　免疫缺陷 　纤毛不动综合征 先天结构异常 　气管支气管软化 　血管环 　大叶性肺气肿 　囊性畸形 　食管气管瘘	宿主防御功能受损 纵隔肿物 纵隔淋巴结肿大 寄生虫感染 肺含铁血黄素沉着症 α1-抗胰蛋白酶缺乏

表 1-2　根据机制分类的儿童期喘息病因

解剖因素	气道外在因素	炎症/感染	哮喘/反应性气道疾病
	淋巴结病		毛细支气管炎
	肿瘤		呼吸道合胞病毒
	膈疝		流感病毒 A 和 B
	血管环/血管异常		副流感病毒
	气道内在因素		腺病毒
	气管支气管软化		人偏肺病毒
	异物吸入		鼻病毒
	气管内结核		冠状病毒
	声带功能失调		支气管炎
	支气管肺发育不良		肺炎
	充血性心力衰竭/肺		肺炎支原体
水肿			肺炎衣原体
	肺囊肿		吸入性肺炎
	先天性大叶性肺气肿		支气管扩张
	肺隔离症		支气管乳头状瘤
			过敏性肺炎
			α_1-抗胰蛋白酶缺乏
			肺含铁血黄素沉着症
基因/代谢	囊性纤维化	其他原因	心身疾病
	纤毛不动综合征		情感性喉喘鸣
	Kartagener 综合征		
	代谢紊乱		
	低钙血症		
	低钾血症		

　　【鉴别诊断线索】　当一个患儿因喘息就诊时,采集其详尽的病史对明确诊断是必需的。需要考虑发病时的年龄、病程和疾病模式以及相关的临床特征,这可为鉴别诊断提供一个有用的框架。以下问题可为诊断提供线索。

　　★喘息在什么年龄起病?

　　——出生时或婴儿早期起病提示先天结构异常。先天性膈疝通常可经产前超声检测出。血管环和其他血管异常可导致生命早期喘息或其他呼吸系统症状。<2 岁的婴儿易感下呼吸道感染,如毛细支气管炎,而青少年更易罹患哮喘或非典型

细菌感染,如肺炎支原体。

★喘息是新发症状还是反复发作?

——既往健康的婴儿首次发作喘息,并伴随上呼吸道感染症状,常常提示毛细支气管炎。突然发生的喘息也是过敏反应的特征,尤其是合并荨麻疹、吼喘或相关环境暴露时。反复喘息发作亦提示胃食管反流。然而,如果继发于上呼吸道感染,反复喘息提示活跃性气道疾病。反复喘息或"难治性哮喘"应考虑囊性纤维化、纤毛不动综合征、反复吸入、免疫缺陷或解剖异常。

★喘息呈发作性还是持续性?

——持续性喘息提示各种原因所致的机械性梗阻,如气道异物、先天性气道狭窄,或由于纵隔肿物或血管畸形造成的外在压迫。

★喘息发作前是否有噎塞或作呕?

——异物吸入有时表现为噎塞或作呕后突然出现症状。异物吸入最常见于1—4岁的儿童。症状与异物的大小及位置有关。喘息可以是单侧的,可继发细菌感染。

★喘息前是否有上呼吸道感染?

——前驱的上呼吸道感染提示潜在的炎症或感染病因。

★孩子的体重和身高怎样?

——提示囊性纤维化的临床特征包括生长停滞、脂肪泻或反复感染。

★是否有反复细菌感染的病史?

——囊性纤维化患儿常有反复呼吸道感染。纤毛运动障碍者可有频繁咳嗽、鼻窦炎和中耳炎。

★是否有早产史,或生后接受机械通气或长期用氧病史?

——需考虑早产儿支气管肺发育不良慢性肺病。

★是否存在过敏性黑眼圈、丹尼线、鼻皱褶或特应性皮炎?

——特应性体质者更易罹患哮喘。

★喂养时症状是否加重?

——应考虑胃食管反流和食管气管瘘。H形食管气管瘘可以不合并食管闭锁。

★母亲孕期是否检测性传播疾病?

——沙眼衣原体肺炎可在出生后2个月出现症状,表现为非化脓性结膜炎、喘息和肺炎,不伴有发热。

★是否有喘息或哮喘的家族史?

——有哮喘家族史,父母一方或双方患病,子女患哮喘的风险就会较人群基础患病率增加2～3倍。

推荐阅读

[1] Bjerg A，Hedman L，Perzanowski MS，et al. Family history of asthma and atopy：in-depth analyses of the impact on asthma and wheeze in 7- to 8-year-old children. Pediatrics，2007 (120)：741-748.

下列病例代表了儿童期喘息的少见病因。

 病例 1-1　8 月龄女孩

【现病史】　8 个月女孩，因咳嗽、喘息持续 3d 来急诊室就诊。2d 前在急诊室被诊断为毛细支气管炎和中耳炎，给予阿莫西林、雾化吸入沙丁胺醇和泼尼松龙回家治疗。1d 前，再次因持续咳嗽和喘息来急诊室就诊，雾化吸入沙丁胺醇后症状减轻。胸片显示过度充气和细支气管周围影增强，未见心影增大或胸腔积液。来诊当日，咳嗽伴有口周发绀发作 2 次。进食量和尿量均减少，发热，体温达 39.7℃。

【既往史】　该患儿突出的既往病史是，自 5 个月龄开始频繁喘息发作。间断雾化吸入沙丁胺醇，近 1 个月来每 4 小时用药 1 次，但喘息无明显改善。咳嗽症状在夜间为重，但在喂养或仰卧位时并无加重。出生史无特殊，产前超声未见异常。

【体格检查】　T(体温)38.3℃，RR(呼吸)60/min，HR(心率)110/min，BP(血压)110/55mmHg，未吸氧下经皮氧饱和度(SpO$_2$)1.00，身高第 25 百分位数，体重第 25 百分位数，头围第 25 百分位数。

营养良好，中度呼吸窘迫，但无发绀。体检发现脓性鼻漏及口腔黏膜鹅口疮。肋间及肋下间隙中度凹陷。肺通气尚可，闻及弥漫呼气相喘鸣。心脏听诊未闻及杂音及奔马律，股动脉搏动可扪及。无肝脾增大。

【实验室检查】　化验检查示白细胞数 14.6×10^9/L，分叶核中性粒细胞 0.38，淋巴细胞 0.53，未见带状核型细胞。血红蛋白 110g/L，血小板 580×10^9/L。电解质、血尿素氮、肌酐水平均正常。鼻咽部分泌物聚合酶链反应检测百日咳杆菌阴性。免疫荧光法在鼻咽冲洗液中未检测出腺病毒、流感病毒 A 和 B，副流感病毒 1，2 和 3 以及呼吸道合胞病毒抗原。但是，随之鼻咽分泌物病毒培养显示有呼吸道合胞病毒生长。血、尿液培养均为阴性。

【诊疗经过】　患儿被诊断为毛细支气管炎，随时间推移，其气促和喘鸣症状逐渐减轻。给予沙丁胺醇雾化吸入以及口服泼尼松龙治疗，但疗效不明显。住院治疗 3d 后出院，每 4 小时按需吸入沙丁胺醇。在门诊施行放射性核素扫描，以评估是否存在胃食管反流和肺部吸入。10d 后，该患儿再次因喘息加重和反复发热来急诊室就诊。自上一次入院进食差，至今无改善，且目前伴随频繁呕吐。为进一步治疗及检查收入院。入院时完成的放射性核素扫描显示胃食管反流，无肺部吸入。

本次住院期间,详细的胸部影像学检查提示了诊断(图 1-1A 和 B)。胸部磁共振影像学检查(MRI)确定了诊断(图 1-1C)。

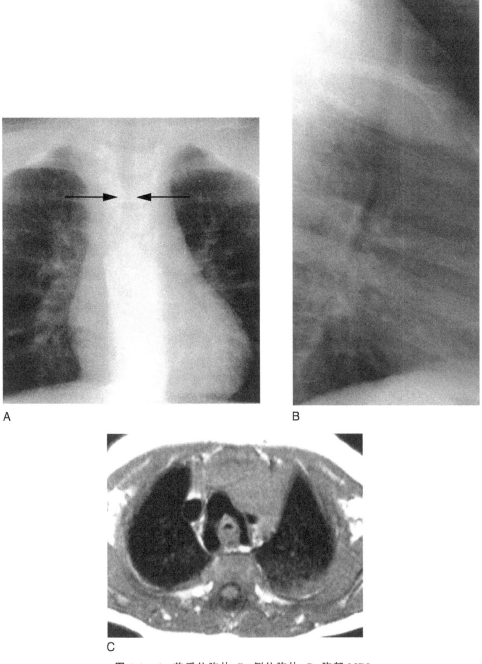

A

B

C

图 1-1　A. 前后位胸片 ; B. 侧位胸片 ; C. 胸部 MRI

★病例 1-1 讨论

【鉴别诊断】 婴儿反复或持续性喘息的病因是多样的。婴儿期反复喘息的常见病因,包括毛细支气管炎、气道反应性疾病以及胃食管反流并误吸。反复喘息的少见病因有肺或呼吸道的先天性发育畸形(先天性囊性腺瘤样畸形、食管气管瘘)、膈肌异常(膈肌麻痹、先天性膈疝)、囊性纤维化或免疫缺陷(先天性胸腺缺如、Di-George 综合征或其他 22q11 染色体缺失综合征、慢性肉芽肿病、γ 球蛋白缺乏)。罕见病因有主动脉或肺血管的主要分支异常,压迫气管和支气管,导致婴儿急性或进行性呼吸窘迫。该例患儿提示需要进行进一步评估的临床特征,包括反复发作的喘息、长期应用 β 受体激动药治疗喘息仍不能完全缓解以及发绀现象。

【诊断】 胸部正位片显示,气管居中、双侧压迹(图 1-1A,箭头),侧位片显示气管向前方弓形突出(图 1-1B)。这些征象提示双主动脉弓的诊断。胸部 MRI 显示在图像中央,双主动脉分叉部形成马蹄形结构包绕气管(图 1-1C)。心脏无相关结构缺陷。诊断为双主动脉弓。

【血管环和吊带的发病率及解剖】 血管畸形通常被称为"血管环和吊带",可以造成气管或食管受压导致呼吸系统症状或喂养困难。血管环指的是,气管和食管完全被血管结构所包绕的任何一种主动脉弓畸形。血管结构未必一定处于开放状态。譬如,动脉导管条索可形成一个血管环。血管或肺吊带指的是一种异常的血管,其结构只是部分包绕气管下段,但也造成了气管压迫。血管环在先天性心脏畸形中所占比例<1%。

最常见的血管环和吊带见彩图 1。

双主动脉弓,这是临床最常见的血管环,顾名思义,即同时存在左右两侧主动脉弓。左和右主动脉弓是指哪一个支气管被动脉弓所跨越包绕,而不是指主动脉根部自中线的哪一侧升起。升主动脉在气管前方分为左侧和右侧主动脉弓,然后在气管相应的一侧延伸。右动脉弓通常更高更粗,并且发出右颈总动脉和右锁骨下动脉。右动脉弓从气管后方穿行,并压迫气管右侧和食管的右后部分,延伸达食管后方后,在左侧降主动脉交界处与左动脉弓汇合。左动脉弓发出左颈总动脉和左锁骨下动脉。左动脉弓位于气管前方,压迫气管和食管的左侧,汇入降主动脉。双主动脉弓极少合并先天性心脏病,如果合并,则法洛四联症最多见,偶见大动脉转位。治疗方法是手术切断其中一个弓,常常是小的那一根。手术后由于气管支气管树长期变形,术后呼吸系统呼吸道症状可能持续数月。

迷走右锁骨下动脉,也称为左主动脉弓伴食管后右锁骨下动脉。它是尸检时最常见的一种主动脉弓畸形。该畸形在普通人群中的发病率约为 0.5%。在费城儿童医院,接受心导管检查的 3427 例儿童中,迷走右锁骨下动脉的检出率为 0.9%。在心导管检查发现的主动脉弓畸形中占 20%。伴有先天性心脏病的唐氏综合征患者中,约有 1/3 发现该畸形。左主动脉弓在气管左侧和前方走行正常。然而,右锁骨下动脉作为动脉弓发出的最后一个分支,从胸降主动脉的后方延伸到右臂,在食管正后方斜上通过,并压迫食管后方形成压迹。尽管大多数存在该畸形的患者无临床症状,但年长患儿可能出现吞咽困难。如果颈总动脉和食管后迷走右锁骨下动脉有共同起源,则可导致气管前方受压的症状。罕见情况下,异常的右锁骨下动脉与左主动脉弓、食管后方降主动脉和右动脉导管条索,可形成产生症状的血管环。

右位动脉弓合并异常左锁骨下动脉和左侧动脉导管或动脉导管韧带。动脉弓经过气管右侧达食管后方,沿其左侧下行。第一个分支是左颈总动脉,第二个是右颈总动脉,第三个是右锁骨下动脉,以及从由降主动脉发出的第 4 个分支左锁骨下动脉。动脉导管起源于食管后方降主动脉的一个憩室,向左侧走行连接肺动脉。患者通常无症状。但是部分患儿可由于气管受压而出现哮鸣或喘鸣,需要手术切除动脉导管韧带。合并吞咽困难的年长儿童,可能需要通过手术离断动脉弓来解除食管压迫。食管后的部分被切除,再采用移植物来吻合升主动脉和降主动脉。

迷走左肺动脉(肺动脉吊带)。正常的肺动脉缺如,左肺由起源于右肺动脉远端的异常动脉供血。血管行经气管右侧,然后穿过气管和食管之间,压迫右主支气管、气管和食管。右主支气管和气管受压后造成气道阻塞,主要影响右肺。2/3 患病婴儿在出生后 1 个月即出现哮鸣、喘鸣或呼吸暂停。罕见吞咽困难。右肺可能出现萎陷或过度充气。迷走左肺动脉常常合并气管远端完整软骨环,造成气管狭窄。肺动脉吊带通常单独存在,但也可合并其他先天性心脏缺陷,尤其是法洛四联症。外科手术修补包括将左肺动脉从右肺动脉切断,然后在气管前方进行吻合。由于它常合并完整软骨环而导致气管狭窄,所以外科手术前应行支气管镜检查。

【临床表现】 大多数患儿在婴儿早期出现症状。合并病毒感染时,气管或支气管水肿可引发或加重呼吸道症状。无症状的婴儿,尤其是迷走右锁骨下动脉患者,有时是在患病毒性呼吸道疾病时,行胸片检查偶然作出诊断。

血管环或吊带的症状是由于气管受压或较轻的食管受压所致。气管受压的症状包括哮鸣、喘鸣和呼吸暂停。有些婴儿被动伸长其颈部以缓解气管受压。与食管受压相关的症状,包括婴儿期呕吐、哽咽和非特异性喂养困难,以及年长儿的吞咽困难。不太严重的阻塞可表现为吸入性或呼吸道分泌物不能完全清除所致的反复呼吸道感染。

【诊断方法】 临床医生在评估反复喘息的婴儿时应高度警惕血管畸形。初步评估时应该行胸片和食管钡剂造影检查。

1. 胸片　行食管钡剂造影前可能已怀疑血管环的诊断。应行胸片检查,以评估主动脉弓侧位状态,并查找气管或支气管受压的证据。胸片的下列特征提示可能存在血管畸形并,需要进一步完善检查:①患者正位时气管居中,或隆突上方的气管右侧有尖锐的压迹,提示右位主动脉弓。由于正常主左动脉弓在左侧,正常婴儿的气管略偏向右侧。②右侧纵隔胸膜线侧方移位,提示右侧降主动脉。③侧位片,气管向前方弓形突出而非正常后凸,提示压迫(见图 1-1B)。由于气管或支气管压迫导致的广泛性或局灶性肺野过度充气,可被误诊为异物吸入。

2. 食管钡剂造影　有吞咽困难的患者应该将吞钡检查作为初始评估的一部分。典型表现是中段食管的后方(血管环)或前方(肺动脉吊带)异常受压。

3. 磁共振血管成像(MRA)和计算机体层血管成像术(CTA)　MRA 和 CTA 可提供完整的解剖结构细节,有助于拟定血管重建手术方案。

4. 血管造影和经胸超声心动图　如果没有其他心脏缺陷,MRA 和 CTA 三维成像技术的发展使得经导管血管造影基本已弃用。经胸超声心动图对探查相关先天性心脏缺陷很重要,但是难以提供血管和气管解剖结构的可靠资料。

5. 纤维支气管镜检查　可直接观察到气管受压,当存在或怀疑气管狭窄时建议做。

【治疗】　外科手术可减轻气管和食管阻塞的症状。当婴儿有频繁的呼吸道感染或体重增长不良时也可考虑手术。术前有严重呼吸道症状的婴儿,由于长期血管环压迫,有可能出现术后气管软化。然而,喂养困难症状可迅速缓解。

推荐阅读

[1]　Dillman JR,Attili AK,Agarwal PP,et al. Common and uncommon vascular rings and slings:a multi-modality review.Pediatr Radiol,2011(41):1440-1454.

[2]　Berdon WE,Baker DH. Vascular anomalies and the infant lung:rings,slings,and other things.Semin Roentgen,1972(7):39-63.

[3]　Edwards JE.Malformations of the aortic arch system manifested as "vascular rings." Lab Invest,1953(2):56-75.

[4]　Goldstein WB. Aberrant right subclavian artery in mongolism. Am J Roentgenol Radium Ther Nucl Med 1965(95):131-134.

[5]　Hawker RE,Celermajer JM,Cartmill TB,et al.Double aortic arch and complex cardiac malformations.Br Heart J.1972(34):1311-1313.

[6]　Moes CAF,Freedom RM.Rare types of aortic arch anomalies.Pediatr Cardiol,1993(14):93-101.

[7]　Weinberg PM. Aortic arch anomalies.//Emmanouilides GC,Riemenschneider TA,Allen HD,eds.Moss and Adams Heart Disease in Infants,Children,and Adolescents,Including the Fetus and Young Adult.5th ed.Baltimore:Williams & Wilkins,1995:810-837.

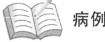 **病例 1-2　3 岁男孩**

【现病史】　3 岁,男孩,因喘息、咳嗽并呼吸困难到急诊室就诊。既往体健,近

3d 出现流涕伴咳嗽,无发热。因喘息、呼吸困难,给予雾化沙丁胺醇,但效果欠佳。来诊当日,持续呼吸窘迫,咳嗽进行性加重,伴轻微胸部不适,咳嗽时加重。来诊当日已雾化吸入沙丁胺醇,每 4 小时 1 次,但症状无明显缓解。无呕吐或腹泻。喘息发作时不伴憋闷或窒息。否认外伤史。

【既往史】 既往无特殊疾病。无喘息发作。胎龄 39 周出生,无围生期并发症。无特应性皮炎或哮喘的家族史。

【体格检查】 T 37.7℃,RR 52/min,HR 130/min,BP 108/70mmHg,未吸氧下 SpO_2 0.95,体重第 50 百分位数。

金发白种人男孩,轻度呼吸窘迫。无结膜充血或水肿。流清涕。肋间和肋下轻度凹陷。肺部叩诊呈浊音,呼吸音减弱,左肺闻及明显喘鸣音。左肺其他部分及右肺呼吸音清,无喘鸣音、湿啰音或鼾音。胸骨左缘闻及Ⅰ/Ⅵ级收缩期喷射性杂音。腹部平软,肠鸣音活跃,无脏器肿大,未触及包块。余无异常。

【实验室检查】 化验检查显示:白细胞 $15.1×10^9/L$(15100/mm³),带状核型白细胞 0,分叶核嗜中性白细胞比例 0.52,淋巴细胞比例 0.33,嗜酸性粒细胞比例 0.05。血红蛋白、血小板技术、电解质、血尿素氮和肌酐均正常。

【诊疗经过】 患儿肺部体征未因雾化吸入沙丁胺醇而改变。如图 1-2 所示,胸片提示了诊断。

★病例 1-2 讨论

【鉴别诊断】 3 岁男孩首次喘息发作,尤其是在上呼吸道感染情况下,最可能的病因是哮喘。在该年龄组也应高度怀疑异物吸入,尤其是在肺部体征不对称时。该年龄组较少见的病因,包括特征性地与荨麻疹或全身过敏反应其他表现相关的过敏反应,以及由于纵隔肿瘤、淋巴结或其他解剖结构所造成的气道受压。免疫缺陷患者,金罗维肺孢子虫(原卡氏肺孢子虫)肺炎常表现为呼吸急促、喘息和呼吸窘迫,不伴有发热。囊性纤维化患儿通常有体重不增、胰腺功能不全和反复呼吸道症状。促使对本病例给予其他检查的临床特征,包括低氧血症、对 β 受体激动药治疗无反应的进行性呼吸窘迫,以及肺部检查呈显著的局限性喘鸣。

【诊断】 胸片(图 1-2)显示左肺下野叠加一非均质不透光区,提示胸腔里出现了小肠和大肠影。纵隔结构向右侧偏移。诊断为迟发型后外侧先天性膈(博赫达勒克孔)疝。

【发病率及流行病学】 先天性膈疝(CDH)很简单,是腹腔脏器经过膈肌上的缺损进入胸腔形成的解剖缺陷。CDH 通常在左侧(80%)。据估计,发病率为 1/(2000～5000)活产婴儿。大多数 CDH 病例在产前或新生儿期被诊断,有 10%～20% 延迟表现症状(年龄＞1 个月)。尽管已有家族性病例的报道,但通常该病被认为是一种散发型发育异常。一级亲属复发风险约为 2%。约有 40% 活产的

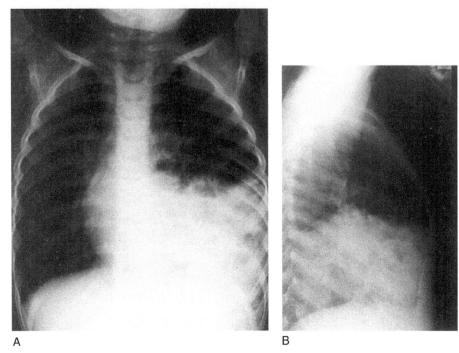

图 1-2　胸片

A. 前后位视图；B. 侧视图

CDH 患儿有一个或更多相关畸形，包括心脏（60％）、泌尿生殖系统（23％）、胃肠道（17％）、中枢神经系统（14％）和染色体异常（10％），见表 1-3。孤立性 CDH 更多见于早产儿、巨大儿以及男孩。

表 1-3　40％先天性膈疝患者中检测出的相关畸形的患病率

畸　　形	患病率
心脏	60％
泌尿生殖系	23％
胃肠道	17％
中枢神经系统	14％
染色体	10％

　　有关 CDH 在活产、死产和自然流产胎儿中的发病情况，基于人群的研究显示，患有 CDH 的胎儿约有 30％在出生前死亡，通常是死于染色体异常或致命性非肺部畸形所致。产前诊断 CDH 而无严重相关畸形的胎儿中，早期足月产（即孕周 37 周与孕周 39～41 周足月儿相比）可能更有生存优势。在 CDH 中，缺损的部位可能

也影响生后存活和慢性肺部疾病的发生发展。一项研究显示,即便施行体外膜氧合,左侧 CDH 的新生儿仍更多地死于严重肺动脉高压;右侧 CDH 的新生儿死亡较少,但即便给予体外膜氧合,肺发育不良和氧需求仍较多见。

先天性膈疝大小不一,发生于膈肌的不同部位。CDH 的类型包括后外侧型(博赫达勒克孔疝,59.5%),前内侧型(Morgagni 疝,2.6%),食管裂孔型(23.3%)和腹脏突出型(14.6%)。后外侧横膈疝是由于横膈背侧和胸腹膈膜后外侧缺如或不全融合所致。延迟表现症状的后外侧横膈疝患者有两组。在第一组,缺损长期存在,但内脏被疝囊或实质器官所限制。当疝囊破裂或腹内压升高,造成内脏脱出时才出现症状。既往胸片正常支持诊断。第二组亦有先天缺损,但仅在脱出物出现并发症,如肠扭转、肠绞窄或发生急性或反复呼吸窘迫时才表现出症状。

【临床表现】 许多CDH患儿产前超声即已明确诊断。在这些情况下,应探查是否并存其他先天发育畸形,尤其是那些影响心血管和中枢神经系统的畸形。CDH 在新生儿期的临床表现主要取决于肺发育不良和肺动脉高压的严重程度。受累最严重的婴儿在出生后 24h 即可表现出明显的呼吸系统症状。典型患儿出生时呈舟状腹,由于吞咽空气导致肠胀气,加重肺部压迫和纵隔移位,从而出现进行性呼吸窘迫。该类婴儿可表现发绀、呼吸困难和呼吸衰竭。

相反,过了新生儿期后,膈疝的临床表现各不相同,由此可能误导临床和影像学的评估。延迟表现症状的 CDH 患儿可出现反复呼吸窘迫、慢性肺部感染或由于胃扭转或肠梗阻所致的急性胃肠道症状。

【诊断方法】

1. 产前超声检查 在常规产科筛查或探查羊水过多原因时,通过超声检查诊断出 CDH,高达 80% 的发生 CDH 的妊娠病例并发羊水过多。产前诊断的准确性各不相同,与病损的部位、是否有诸如纵隔移位和胎儿腹部解剖结构异常的诊断标准有关。在心脏四腔心水平,发现充满液体的胃或肠管,则高度提示诊断。

2. 胎儿 MRI 对超声检查疑似 CDH 但不能确诊的病例,胎儿 MRI 有助于诊断。MRI 提供的更多信息有助于就产前和产后干预措施的潜在价值提供家庭指导。

3. 相关检查 新生儿一旦确诊了CDH,应仔细探查其他相关畸形。应考虑进行其他检查,包括肾和头颅超声检查、超声心动图检查和核型分析。

4. 胸片 胸片显示胸腔内有肠襻可证实诊断。还应注意胃泡的位置,可通过放置鼻胃管证实。偶见一个大的多囊肺部病变如先天性囊性腺瘤样畸形,在胸部平片上可呈 CDH 的表现。在这种情况下,需要经超声或胸部计算机体层扫描查看完整的横膈。在年长儿,CDH 的胸片影像可被误诊为气胸、肺大疱或大叶性实变。

5. 上消化道钡剂动态检查 新生儿钡剂结果可提示出现显影延迟。该征象在年长儿可作为确诊依据。此外,高达 30% 的具有延迟表现的 CDH 还同时存在着需要手术修补的肠固定或肠旋转等相关畸形。

【治疗】

1. 产前处理 CDH 的产前诊断使得临床能够及时在出生后给予患病婴儿最佳的处理。应将产妇转运到具备儿外科手术和新生儿监护技术,并同时具备处理呼吸衰竭的先进的技术设备,包括体外膜氧合(ECMO)的三级医疗中心生产最为妥当。除非发生其他产科问题,应该鼓励自发阴道分娩。

2. 胎儿治疗 宫内手术治疗 CDH 的疗效仍存在争议。目前胎儿干预的热点是:将那些患有 CDH 和肝疝入横膈上的胎儿的气管暂时阻塞,以纠正通常与 CDH 相关的严重肺发育不良。正常情况下,胎儿肺要持续分泌液体流出气管进入羊膜腔。当气管被阻塞后,肺的不断膨大促进疝出的内脏逐渐复位到腹腔。经过一段时间的宫内气管阻塞,足以逆转肺发育不良。胎儿娩出后,需继续胎盘支持直到解除气管阻塞并建立起足够的新生儿气道。其他形式的产前治疗包括药物治疗促进肺生长和发育。

3. 产房和重症监护 立即复苏包括即刻气管插管、避免球囊面罩通气、留置鼻胃管以减轻肠道压力,随之将患儿安置在重症监护室给予持续监护,监护室医护人员应富有处理 CDH 新生儿的经验。

4. 新生儿期外科修补术 既往曾错误地认为,对患有 CDH 的新生儿生后紧急施行手术,可减少其腹腔内脏、解除对肺的压迫,从而为患儿提供最大的存活机会。由于患儿生后的主要问题不是腹腔脏器疝入胸腔,而是严重肺发育不良和相关的肺动脉高压,所以目前不再认为该病症需要急症手术。目前平均手术时间为出生后 3~15d。新的治疗措施包括 ECMO,以及给予温和的通气并容许性高碳酸血症以减少气压伤,使得存活率已提高到 78%~94%。其他的治疗措施,如部分液体通气、吸入一氧化氮、表面活性物质替代治疗和产前母亲糖皮质激素治疗,需要在 CDH 患儿中进行进一步的研究论证。

5. 延迟表现症状儿童的外科修补术 新生儿期后才表现症状的 CDH 患儿通常在症状出现后数日内接受修补术,如果是急性症状或许手术时间更早。晚期表现症状的 CDH 预后良好。与新生儿期 CDH 不同,其预后并不取决于肺发育不良,而是与症状的准确诊断和及时手术修补有关。有症状患儿延迟手术修补的并发症,包括肠管嵌顿或绞窄,以及由于疝压迫纵隔所致的心跳呼吸骤停。

推荐阅读

[1] Deprest JA,Nicolaides K,Gratacos E.Fetal surgery for congenital diaphragmatic hernia is back from never gone.Fetal Diagn Ther,2011(29):6-17.

[2] Fotter R,Schimpl G,Sorantin E,Fritz K,et al.Delayed presentation of congenital diaphragmatic hernia.Pediatr Radiol,1992(22):187-191.

[3] Berman L,Stringer D,Ein SH,et al.The late-presenting pediatric Bochdalek hernia:a 20-

year review.J Pediatr Surg.1988(23):735-739.

[4] Dott MM,Wong LY,Rasmussen SA.Population-based study of congenital diaphragmatic hernia:risk factors and survival in Metropolitan Atlanta,1968-1999.Birth Defects Res A Clin Mol Teratol,2003(67):261-267.

[5] Mayer S,Klaritsch P,Petersen S,et al.The correlation between lung volume and liver herniation measurements by fetal MRI in isolated congenital diaphragmatic herni:a systematic review and meta-analysis of observation studies.Prenatal Diag,2011(31):1086-1096.

[6] Schaible T,Kohl T,Reinshagen.K,et al.Right- versus left-sided congenital diaphragmatic hernia:postnatal outcome at a specialized tertiary care center.Pediatr Crit Care Med,2012 (13):66-71.

[7] Skarsgard ED,Harrison MR.Congenital diaphragmatic hernia:the surgeon's perspective. Pediatr Rev,1999(20):e71-e78.

[8] Stevens TP,van Wijngaarden E,Ackerman KG,et al.Lally KP for the Congenital Diaphragmatic Hernia Study Group.Timing of delivery and survival rates for infants with prenatal diagnoses of congenital diaphragmatic hernia.Pediatrics,2009(123):494-502.

[9] Stolar CJH,Dillon PW.Congenital diaphragmatic hernia and eventration.//O'Neill JA Jr, Rowe MI,Grosfeld JL,eds.Pediatric Surgery.5th ed.St.Louis:Mosby,1998:819-837.

[10] Thibeault DW,Sigalet DL.Congenital diaphragmatic hernia from the womb to childhood. Curr Probl Pediatr,1998(28):5-25.

 病例 1-3　5 周龄男孩

【现病史】　5 周龄男孩,因为发热和"喘息"1d 来急诊室就诊。来诊前肛温达 38.6℃。喂养时似乎呼吸困难加重。无呕吐、腹泻、流涕、咳嗽或发绀。既往每 3 小时大约可饮 4 盎司牛乳为基础的配方奶。唯一疾病接触史是其母亲咳嗽伴流涕 1 周。

【既往史】　胎龄 39 周,经阴道顺产。出生体重 3900g。妊娠和分娩过程无并发症。产前超声提示羊水过多,其余正常。母亲产前实验室检查包括 B 组链球菌筛查均阴性。未查人类免疫缺陷病毒抗体。既往无住院史。

【体格检查】　T 38.5℃,HR 180/min,RR 70/min,BP 62/40mmHg,未吸氧下 $SpO_2$0.96,身高第 25 百分位数,体重第 50 百分位数。

中度呼吸窘迫。前囟未闭,平软。结膜无充血及分泌物。有间断呼噜声及鼻翼扇动。肋间和肋下可见中度凹陷。整个左肺呼吸音减低。右肺听诊呼吸音清晰。无哮鸣音。心音正常。肝脏在右肋缘下 1cm。脾未扪及。拥抱反射、握持反射及和肌张力均正常。未见皮疹和出血点。

【实验室检查】　动脉血气分析示:pH 7.40;$PaCO_2$40mmHg;PaO_2 80mmHg;碳酸氢根 26mmol/L。血常规显示白细胞 37.9×10⁹/L(带状核型

0.03;分叶核嗜中性白细胞粒细胞 0.67;淋巴细胞 0.30)。血小板 520×10⁹/L,血红蛋白 94 g/L。血电解质、血尿素氮和肌酐均正常。尿常规无白细胞、蛋白或亚硝酸盐。已留取血培养。因为患儿呼吸窘迫未行腰椎穿刺。胸片显示左下叶实变伴胸腔积液,导致纵隔结构向右侧移位(图 1-3)。

【诊疗过程】 患儿被诊断为细菌性肺炎,给予万古霉素和头孢噻肟治疗。血培养报告为阴性。为了更好地观察评估肺部病变,进行了胸部 CT 检查,结果提示了另外一个诊断(图 1-4)。

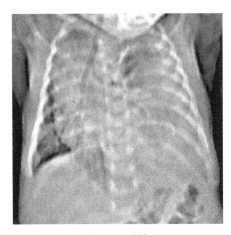 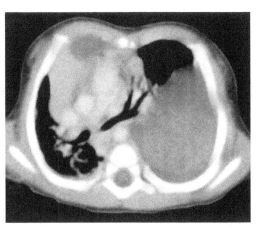

图 1-3　胸片　　　　　　　　　　图 1-4　胸部 CT 扫描

★病例 1-3 讨论

【鉴别诊断】 5 周龄男孩,表现呼吸窘迫和大叶性实变的男孩,最可能的诊断是细菌性肺炎伴并脓胸。在该年龄组的病原微生物,包括 β 组链球菌、肺炎链球菌、单核细胞增多性利斯特菌和革兰阴性肠杆菌。肺部影像学提示先天性肺发育畸形,如肺隔离症、支气管源性囊肿和先天性囊性腺瘤样畸形。因为尽管有纵隔移位但肺并未过度充气,所以不太像婴儿大叶性肺气肿。其他先天性发育畸形还包括肠源性囊肿和先天性膈疝。获得性病因包括纵隔肿瘤,如神经母细胞瘤,以及吸入异物的远端或支气管扩张区域的慢性肺部感染。慢性肺部感染可通过体循环动脉向内蔓延,造成受累组织新生血管形成。这些获得性的体循环血管主要包含许多小动脉,而不是像通常供应隔离肺类似的一条或两条大动脉。要区分真正的肺隔离症和继发于术前慢性感染所致的所谓假性隔离症。

【诊断】 胸部 CT(图 1-4)显示,在左侧胸腔后部见 1 个较大的(6cm×5cm×8cm)不均匀强化的肿块,血管结构紊乱。这些表现与叶外型肺隔离症最吻合。

【发病率和解剖】 肺隔离症是指包含与正常肺分离的、异常发育的肺实质的一种先天性畸形。该组织没有功能,不与气管支气管树相通,血供来源于主动脉。

可以有一个大的异常动脉,但偶尔也可有多个来源于横膈上或横膈下的小的异常动脉供应隔离肺叶。静脉可以回流到肺静脉或体循环静脉(上腔静脉、奇静脉或门静脉)。回流到体循环静脉可产生左向右分流。在这种情况下,这些静脉似乎是回流到奇静脉和半奇静脉。

肺隔离症的总体发病率尚不清楚,但是在切除的全部肺组织标本中,发现有1%~2%存在隔离症。在胚胎发育中出现副肺芽时,隔离肺就发生了。如果肺芽发生早,隔离肺即为叶内型,因为正常和隔离的肺组织共享了一个胸膜。如果肺芽发生晚,隔离肺即为叶外型,因为它有自己的胸膜。已报道的肺隔离症中,有大约75%是叶内型;1%同时有叶内和叶外成分。

相关畸形见于60%的叶外型和10%的叶内型隔离症。最常见的相关畸形包括结肠或回肠末端重复、食管囊肿或瘘管、椎体或肋骨畸形、膈疝以及先天性心脏病(表1-4)。90%的隔离肺发生于左侧,不足0.5%的为双侧隔离肺。全部病例的大约2/3累及左下叶。

表 1-4 肺隔离症相关畸形

结肠或回肠末端重复
食管囊肿或瘘管
椎体或肋骨异常
膈疝
先天性心脏病

注:跟叶内型(10%病例)相比畸形更多见于叶外型肺隔离症(60%病例)

【临床表现】 大多数叶外型肺隔离症患儿在生后第一年出现症状。在新生儿期,可能因其他先天发育畸形完善检查时发现该型肺隔离症。在这些情况下,相关的先天性畸形通常表现主要的临床症状。有些叶外型隔离症患儿,当隔离肺叶撞击周围肺组织而累及通气时,可表现呼吸窘迫。新生儿期未获诊断的病例,可能在患呼吸系统疾病而行胸片检查时偶然被发现。叶外型隔离肺罕见感染。

叶内型肺隔离症在婴儿期很少被发现;2/3的病例10岁后出现症状。常见症状包括有痰咳嗽、咯血、反复肺炎、发热和胸痛。由于经隔离肺,存在大的体循环动脉-肺静脉间的分流,较大动脉供血的患儿可表现进行性活动耐受性差或充血性心力衰竭。隔离肺感染通常是由于在隔离肺和呼吸道或消化道之间有存在瘘管,叶内型隔离肺较叶外型更多见。

体格检查发现显示,隔离肺区域叩诊呈浊音,且呼吸音减低。可有肢端杵状指和发绀,这取决于是否存在分流及其严重程度。一些某些患者可有骨骼畸形,如漏斗胸、胸廓不对称和肋骨畸形。隔离肺区域罕见胸腔内杂音。

【诊断方法】

1. 产前超声 许多病例报道显示,肺隔离症可在常规产前筛查或探查羊水过多病因时被诊断出来。

2. 胸片 仅行胸片检查难以区分叶内型和叶外型隔离症。通常两者均能在下叶后中位显示,偶尔伴钙化。叶内型隔离症更多表现为囊状。气液平提示与肺有交通。叶外型隔离症表现为实性包块。

3. 胸部 CT CT 能鉴别肺隔离症和其他肺部畸形。

4. 磁共振血管成像(MRA)和计算机体层摄影血管成像(CTA) 已证实,MRA 和 CTA 均可完美显示解剖细节,有助于术前准备。

5. 血管造影术 胸主动脉和腹主动脉血管造影术可同时显示体循环动脉血供和静脉回流。然而但该技术在很大程度上大部分已被前面讨论的上述更无创的方法所代替了。

6. 核素显像 静脉注射放射性核素后,跟体循环血液供应的隔离肺相比,在有正常血液供应的肺组织静脉注射后放射性核素的高峰活性在有正常血液供应的肺组织出现更早。核素显像已被建议作为传统血管造影术的替代方法。

7. 其他检查 磁共振血管成像是更无创的方法,在评估肺隔离症时可最终取代传统的血管造影术。应考虑行上消化道钡剂检查,以排除与胃肠道交通的可能性。

【治疗】 有症状的叶内型和叶外型肺隔离症应该立即手术切除。由于后期有严重感染的风险,无症状的隔离症也需要切除。因为有分开的胸膜,叶外型隔离症通常能被切除而不影响正常的肺组织。叶内型隔离症由于不能将隔离肺与正常肺组织分开,切除时需要同时行肺叶切除术。在急性感染情况下,术前抗生素治疗应该覆盖常见的呼吸道病原体,金黄色葡萄球菌和厌氧菌。万古霉素或克林霉素联合第 3 代头孢菌素(如头孢三嗪、头孢噻肟)是适宜的经验性用药选择。切除的组织应该送检,行需氧菌和厌氧细菌培养、分枝杆菌培养和真菌培养,以及镜检。

伴有相关先天性发育畸形的患者,术中死亡率最高。术中的并发症通常是由于切断了体循环动脉引起的。术后并发症包括气胸、血胸和支气管胸膜瘘,每种并发症的发生率约为 1%。不伴有其他严重先天性畸形的患者,远期预后很好。

该例患儿进行了 MR 血管成像检查,第二天切除了叶外型隔离肺,无并发症发生。切除的隔离肺组织培养无细菌生长。患儿顺利康复。

推荐阅读

[1] Yu H,Li HM,Liu SY,et al.Diagnosis of arterial sequestration using multidetector CT angiography.Eur J Radiol,2010(76):274-278.

[2] Carter R.Pulmonary sequestration.Ann Thorac Surg,1969(7):68-88.

[3] Collin PP,Desjardins JG.Pulmonary sequestration.J Pediatr Surg,1987(22):750-753.

[4] Kravitz RM.Congenital malformation of the lung.Pediatr Clin North Am,1994(41):

453-472.

［5］ Lierl M. Congenital abnormalities. In：Hilman BC，ed. Pediatric Respiratory Disease：Diagnosis and Treatment.Philadelphia：W.B.Saunders,1993：457-498.

［6］ Oliphant L，McFadden RG，Carr TJ，et al. Magnetic resonance imaging to diagnose intralobar pulmonary sequestration.Chest,1987(91)：500-502.

［7］ Savic B,Birtel FJ,Tholen W,et al.Lung sequestration：report of seven cases and review of 540 published cases.Thorax,1979(34)：96-101.

［8］ Stocker JT,Kagan-Hallet K.Extralobar pulmonary sequestration：analysis of 15 cases.Am J Clin Pathol,1979(72)：917-925.

 病例 1-4   15 月龄女孩

【现病史】 15 个月女孩,因呼吸窘迫入院。既往体健,入院前 3d 在进食中开始咳嗽。初为中度呼吸窘迫,后进行性加重。入院当天发热,体温达 39.5℃,并气促加重。给予沙丁胺醇治疗,呼吸状况有些缓解。

【既往史】 足月顺产,母亲在妊娠及分娩时无并发症。在婴儿期因喘息住院 3 次,诊断为反应性气道疾病。每次喘息发作时,给予沙丁胺醇和泼尼松治疗 5d。7 个月龄时经 pH 探针检查,确诊为轻度胃食管反流(GER)。同时行上消化道钡剂检查,结果未见异常。11 个月龄时开始服用雷尼替丁,慢性咳嗽的症状有所改善。12 个月龄时,因右肺中叶肺炎静脉应用抗生素治疗。口服雷尼替丁治疗胃食管反流。约每周 2 次应用用沙丁胺醇治疗喘息。患儿一远亲 10 年前被诊断为囊性纤维化,并在婴儿期死亡。无变应性疾病或哮喘家族史。

【体格检查】 T 37.4℃,HR110/min；RR 44/min,BP 103/65mmHg,未吸氧下 SpO_2 0.96,体重 16.5kg(第 10 百分位数),身高 105cm(第 25 百分位数)。

瘦弱,轻度呼吸窘迫。无结膜充血。鼻窦透视两侧对称。口咽部清洁。无颈部淋巴结肿大。有轻度肋间凹陷,通气良好,伴轻度散在哮鸣音。右下肺呼吸音轻微减弱。心脏检查未见异常。无皮疹或皮损。其余体格检查,包括神经系统检查均正常。

【实验室检查】 白细胞数为 $18.3×10^9$/L(18 300/mm³),带状核型白细胞 0.09,分叶核嗜中性白细胞 0.78,淋巴细胞 0.13。血红蛋白和血小板数量正常。行血培养,结果呈阴性。胸片显示右肺中叶密度增高。无过度充气或支气管周围增厚。重复上消化道钡剂检查,提示了诊断(图 1-5A)。

★病例 1-4 讨论

【鉴别诊断】 婴儿及儿童反复喘息最常见的病因是支气管痉挛,包括由病毒感染所诱发细支气管炎、反应性气道疾病和哮喘。胃食管反流(GER)致肺部吸入也是一个重要的病因。除了 GER,反复吸入的其他病因,包括环咽部共济失调、黏膜下腭裂、癫痫、神经肌肉疾病和食管气管瘘（TEF）。由于蹼或狭窄导致的食管阻塞也可诱发反复吸入。

该例患儿尽管仍要考虑细支气管炎和控制不良的反应性气道疾病，但其喘息发作的频率和反复发生肺炎，提示应做进一步的临床评估。应排除囊性纤维化，尤其是在有家族史的情况下。鉴别诊断还包括外在梗阻性病变，如纵隔淋巴结肿大、膈疝和血管环。腔内阻塞性病变在这个年龄组也可发生，包括异物吸入、支气管乳头状瘤或脂肪瘤，以及节段性支气管软化。反复肺炎的病史可能是潜在原发性免疫缺陷病的临床征象，如无丙球蛋白血症、异常丙种球蛋白血症和吞噬细胞缺陷如慢性肉芽肿性疾病，后者虽然以 X-连锁为典型遗传方式，偶尔可表现为常染色体隐性遗传。反复或持续肺炎的感染性病因，如贝纳特立克次体（Q 热）、夹膜组织胞浆菌和结核分枝杆菌，在该年龄组少见。

【辅助检查】 向其母亲问诊,患儿咳嗽尽管呈慢性,似乎在饮水时加重。该病史资料,结合其右肺中叶肺炎、慢性咳嗽和反复喘息病史,均提示慢性吸入。囊性纤维化汗液试验阴性。对比钡剂（图 1-5A）显示气管通过一个小的食管瘘管而充盈。诊断为食管气管瘘（TEF）无食管闭锁,即 H 形瘘管。回顾病例资料,患儿症状在 11 个月龄时减轻,这与她由液体食物为主过渡为固体食物为主相吻合。

【发病率及流行病学】 食管闭锁（EA）以食管发育不全为特征,尽管不是一定但常常伴随 TEF（图 1-5B TEF 的类型,伴或不伴 EA）。伴或不伴 EA 的先天性发育畸形 TEF,发生率为 1/（3000～5000）活产婴儿。TEF 的最常见类型（近端 EA 和远端 TEF）见于 85％ 的病例。该类型有一个食管盲端囊,气管和远端

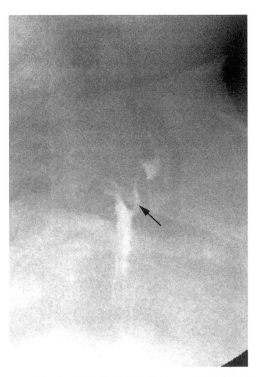

图 1-5A 食管显像显示通过一个小的食管气管瘘（箭头）气管被充盈,证实存在食管气管瘘无食管闭锁,即 H 形瘘管

食管之间有一个瘘管,瘘管在接近气管隆突的地方进入气管。当胎儿试图吞咽羊水进入盲囊时,就会出现食管肥大和扩张。结果使气管受压,导致气管软化。第二种最常见的类型是单纯 EA 而无 TEF（8％的病例）。因为远端食管残端小,手术修

补就更具挑战性。H 形 TEF(无 EA)是第三种最常见的类型(3％~5％的病例)。这种类型诊断更困难,尤其是当瘘管很长和(或)倾斜时。EA 并 TEF 更罕见的类型(各占 1％),包括 EA 伴近端 TEF 和 EA 伴双 TEF。前者,食管连接近端气管而远端食管发育不良;后者,食管不连续,但是每个断端均形成瘘管连接气管。

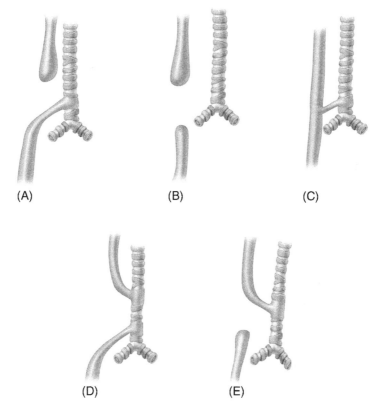

图 1-5B　食管闭锁(EA)和食管气管瘘(TEF)的类型

　　食管闭锁和食管气管瘘的发生率:(A)类型 1,食管闭锁伴远端食管气管瘘(87％);(B)类型 2,孤立食管闭锁(8％);(C)类型 3,孤立食管气管瘘(4％);(D)类型 4,食管闭锁伴近端和远端食管气管瘘(1％);(E)类型 5,食管闭锁伴近端食管气管瘘(1％)

　　(经许可摘自 Lalwani AK. Current Diagnosis & Treatment in Otolaryngology:Head & Neck Surgery. 2nd ed. New York:McGraw-Hill,2008.)

　　这些畸形是由于原始前肠分化为气管和食管的先天缺陷造成的。尚不明确遗传因素的作用,TEF 已在同胞和单卵双胎儿中报道。常染色体显性遗传已有几家报道。大约 40％的 TEF 患儿具有相关先天性发育畸形,通常是心脏或胃肠道畸形,包括肛门闭锁、幽门狭窄、十二指肠梗阻和肠旋转不良。VATER 综合征是一种先天性畸形症候群(脊柱畸形、肛门闭锁、食管闭锁伴食管气管瘘以及肾和桡骨畸形），最常见于糖尿病母亲儿。

【**典型临床表现**】 H 形 TEF 患儿在新生儿期不表现症状。其症状为轻度或中度，且呈持续性，包括咳嗽、窒息以及喂养时发绀。因为气管食管的通道小，这些症状通常在喂养液体或配方奶时出现。无吞咽困难。在由配方奶转换成固体食物时，H 形 TEF 患儿的症状可能会改善。由于胃肠道内容物通过瘘管吸入气管，许多患儿反复发生吸入性肺炎或肺部感染。检查时会发现，哭闹后气体通过瘘管进入胃内时就会出现腹胀。弥漫性喘鸣音可能与吸入有关。

与该例患儿不同，患有 TEF 并食管闭锁的婴儿自出生后即有症状。由于大量分泌物在口腔积聚，促使咳嗽、窒息、呕吐和呼吸窘迫。腹胀是由于气体通过 TEF 在肠道积聚所致。腹部平坦、无气体，提示食管闭锁不伴 TEF 或闭塞的 TEF，仍需要手术修补。

【**诊断方法**】

1. **放置鼻胃管并拍胸片** 通过尝试放置 5F 或 8F 不透射线的鼻胃管，很容易即可诊断出食管闭锁伴或不伴 TEF。胸片上可见胃管在近端盲囊处盘绕。H 形 TEF 较难检测。胸片可显示反复肺部吸入的表现，尤其在右肺上叶或中叶。

2. **增强食管 X 线片** 尽管该项检查应慎重选择，但 H 形 TEF 可据此获诊。正如本例患儿，H 形 TEF 可能在初步检查时漏诊，因此需要高度警惕。

3. **内镜检查** 内镜检查可显示食管钡剂造影不能发现的 H 形 TEF。瘘管的气管端位于气管后壁的上 1/3，表现为一个凹或新月形的孔。亚甲蓝类染料滴入气管后，可通过内镜在食管检测到。

【**治疗**】

1. **TEF 伴食管闭锁** 食管闭锁通过端端或端侧食管吻合术治疗。胸腔镜的方法被推荐采用，但需要进一步的临床研究。应根据患儿的体重以及是否有共病状况决定手术的时机和手术方式。首选一期修补术，但是早产儿和具有并存症如先天性心脏病的婴儿，在生后数周或数月内，应推荐进行分期修复。如计划分期修复，应行气管切开。

TEF 伴食管闭锁修复术后立即出现的并发症，包括吻合口漏引起纵隔炎或败血症。吻合口狭窄可发生在任何时间，需要重复食管扩张。瘘管处气管软化较为常见，引发金属样咳和分泌物清除障碍。食管运动功能障碍和胃食管反流亦常见。

TEF 复发见于 4%～10% 的病例。复发 TEF 的表现与患有 H 形 TEF 的表现类似。复发的食管气管瘘不能自行闭合，因此也需要手术结扎。呼吸功能良好且无重大先天发育畸形的患儿存活率为 95%。有中度肺炎，或合并除 TEF 外其他先天发育畸形的婴儿存活率约为 70%。Holder 和 Ashcroft 纳入 82 例 TEF 伴食管闭锁的患儿进行系列研究，发现 79% 的患儿存活，并在术后 3～15 年经口进食。

2. H 形 TEF　H 形 TEF 需要外科手术结扎。H 形瘘管修补术后并发症,如气管软化、狭窄和纵隔炎较为少见。H 形瘘管患儿的预后良好。患病率和病死率与婴儿后期诊断的慢性肺部疾病的病情有关。有多发畸形或有严重呼吸系统疾病的婴儿死亡率较高。

推荐阅读

[1] Berseth CL.Disorders of the esophagus.//Taeusch HW,Ballard RA,eds.Avery's Diseases of the Newborn.Philadelphia:W.B.Saunders Company,1998:908-913.

[2] Borruto FA,Impellizzeri P,Montalto AS,et al.Thoracoscopy versus thoracotomy for esophageal atresia and tracheoesophageal fistula repair:review of the literature and meta-analysis. Eur J Pediatr Surg.2012 Nov 21 (published online ahead of print PMID 23172569).

[3] Holder TM,Ashcraft KW.Developments in the care of patients with esophageal atresia and tracheoesophageal fistula.Surg Clin North Am,1981(61):1051-1061.

[4] Lierl M.Congenital abnormalities.//Hilman BC,ed.Pediatric Respiratory Disease:Diagnosis and Treatment.Philadelphia:W.B.Saunders Company,1993:457-498.

[5] Quan L,Smith DW.The VATER association:vertebral defects,anal atresia,T-E fistula with esophageal atresia,radial and renal dysplasia,a spectrum of associated defects.J Pediatr, 1973(7):104-107.

[6] Touloukian RJ,Pickett LK,Spackman T,et al.Repair of esophageal atresia by end-to-side anastomosis and ligation of the tracheoesophageal fistula:a critical review of 18 cases.J Pediatr Surg,1974(9):305-310.

 # 病例 1-5　5 周龄男孩

【现病史】　5 周龄,高加索男孩,因咳嗽进行性加重和呼吸困难到急诊室就诊。2 周前因体重增长不良和周期性呕吐而去社区医师处就诊。其体重 3050g,与出生时相同。大便隐血试验阳性,诊为牛奶蛋白过敏。配方奶更换为水解蛋白配方。来诊前 1 周,患儿体重增加至 3100g。但是开始出现更频繁的呕吐。3d 前出现咳嗽、气促,闻及喘息。到附近医院就诊,诊为细支气管炎,给予沙丁胺醇治疗。每 4 小时给予 1 次沙丁胺醇,气促却无缓解。咳嗽频率增加。在急诊室,因咳嗽进行性加重和持续气促接受评估。父母陈述既往婴儿哭闹时面色微暗,但近日面色的改变更为频繁。曾有多次咳嗽后呕吐。近 3d,每 4 小时仅喂服 2 盎司配方奶。父母否认病患接触史、腹泻和嗜睡。父母均吸烟但不在家吸。无宠物。

【既往史】　胎龄 37 周出生,无孕期并发症。因不确定分娩时 B 组链球菌定植状态,母亲在分娩前接受了 2 剂氨苄西林治疗。出生后 Apgar 评分 1min 和 5min 分别为 7 分和 8 分。既往无住院史。

【体格检查】　T 37.7℃;HR 160/min;RR 60/min;BP 78/37 mmHg;未吸氧

下 SpO_2 0.88；体重 3.0kg（<5th 百分位数）；身长 49cm（<5th 百分位）。

发绀婴儿，伴中度呼吸窘迫。前囟平软。无结膜充血或苍白。口腔黏膜无溃疡。毛细血管再充盈迅速。心音正常。股动脉搏动可扪及且对称。肋间隙凹陷。双肺散在湿啰音和哮鸣音。肝在右肋缘下 3cm。其余体格检查正常。

【实验室检查】 实验室检查显示白细胞数 $10.2×10^9$/L（10 200/mm³），分叶核嗜中性粒细胞比例为 0.76，淋巴细胞 0.19，单核细胞 0.03。血红蛋白 130g/L，血小板 $350×10^9$/L（350 000/mm³）。肝功能：总胆红素 5.1μmol/L（0.3mg/dl）；

丙氨酸氨基转移酶 32U/L；天门冬氨酸盐氨基转移酶 66U/L。凝血酶原和部分凝血活酶时间以及纤维蛋白原降解产物均正常。留取血培养。胸片显示弥漫性间质性肺水肿，心影正常。

【诊疗过程】 疑似细菌性脓毒症，给予氨苄西林和头孢噻肟治疗。并给予沙丁胺醇。但患儿呼吸状况进行性恶化。动脉血气分析显示 pH 7.22，PCO_2 65mmHg，PO_2 45mmHg。给予气管插管机械通气。心电图提示了可能的诊断（图 1-6A）。

★病例 1-5 讨论

【鉴别诊断】 对于出现发绀和呼吸窘迫的婴儿，诊断必须想到细菌或病毒性脓毒症。患病毒性细支气管炎或百日咳的儿童，可以表现发绀、呼吸道症状并快速恶化。该患儿自生后即有哭闹时周期性发绀的病史，这为诊断先天性心脏疾病提供了线索。鉴别诊断包括大型室间隔缺损（VSD）、动脉导管未闭（PDA）、永存动脉干、房室管、不伴肺动脉狭窄的单心室以及完全性肺静脉异常连接（TAPVC）。后者曾被称为全肺静脉回流异常（TAPVR），但是基于检查所见，从解剖学上来讲，"连接"更为合适。与 TAPVC 不同，列出的其他代表性的心脏畸形，在心电图上有左心房或左心室肥厚的证据。TAPVC 患儿有右心室肥厚。

【辅助检查】 心电图（图 1-6A）显示电轴右偏（QRS 轴＝135°）和右心室肥厚。超声心电图显示右心室增大且扩张，伴左心房中度发育不良和卵圆孔未闭。肺静脉融合形成总一个共同的静脉回流，至横膈下的门静脉系统。无回流至左心房的肺静脉。无其他心脏缺损。超声心电图所见，明确诊断为膈下完全性肺静脉异位引流〔(TAPVC)图 1-6B〕。

【发病率及流行病学】 TAPVC 被定义为肺静脉和左心房之间无直接连接的一种先天性发育畸形。而是，肺静脉融合形成一个共同的肺总静脉，连接至体循环某一静脉，或直接进入右心房。在宫内，由于肺动脉阻力高，部分血流通过开放的卵圆孔（PFO）流入体循环，所以该畸形不影响胎儿血循环。合并进入肺部的体循环和肺循环的血流仅轻度增加。出生后，随着肺血管阻力降低，越来越多的混合静脉血进入肺部，导致肺循环超负荷。

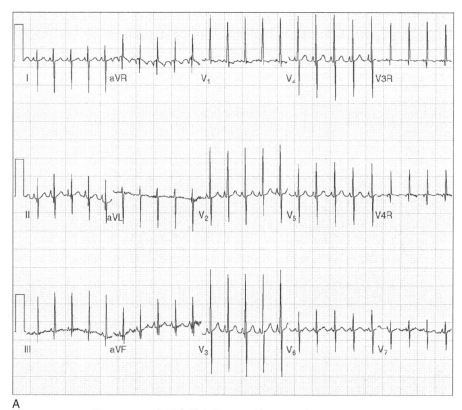

A

图 1-6A 心电图电轴右偏(QRS 轴＝135°)伴右心室肥大

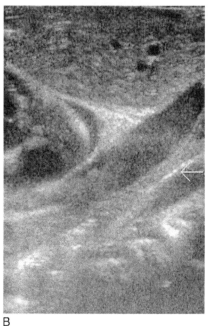

图 1-6B 超声心动图显示膈下完全性畸形肺静脉连接(TAPVC),可见右心室大且扩张,左心房中度发育不良和卵圆孔未闭。肺静脉融合形成一个总静脉,回流至横膈下的门静脉系统。无回流至左心房的肺静脉

B

　　根据异常连接的生理或预后特点,提出了几种分类方案(图 1-6C)。一般来说,根据肺静脉融合进入右心房的冠状窦(心内型,20%的病例),或进入横膈上体循环静脉(心上型,50%的病例),或横膈下(膈下型,20%的病例)来进行分类。大约 10%的病例是为混合型。

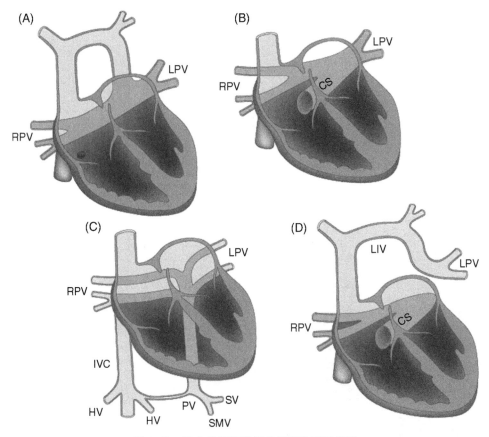

图 1-6C　完全性肺静脉异位引流的不同类型

　　(A)心上型。右肺静脉(RPV)和左肺静脉(LPV)在心脏后方汇合成肺总静脉,通过垂直静脉从下方回流至左无名静脉,然后进入右心房(B)心内型。肺静脉汇合连接到冠状窦(CS),然后通过冠状窦口到达右心房。(C)膈下型。肺静脉汇合,向下通过垂直静脉进入门静脉或肝静脉,然后回流到右心房。(D)混合型。该例患儿显示左肺静脉流入左无名静脉,右肺静脉进入冠状窦。SV.脾静脉;SMV.肠系膜上静脉;HV. 肝静脉;PV. 门静脉;IVC. 下腔静脉

　　(经许可摘自 Fuster V et al. Hurst's The Heart. 13th ed. New York:McGraw-Hill,2011.)

　　在 TAPVC,由于所有静脉血最终回流入右心房,对维持生命而言,右心和左心之间的必须存在一交通。这也解释了为什么存在右心室肥大。开放的卵圆孔或房间隔缺损允许容许两个心房间自由交通,因此被认为是该先天性发育畸形

的一部分。如果没有了这个交通,因体循环无血流,患儿无法存活。高达 1/3 的病例存在其他心内畸形,包括共同房室管、大动脉转位、法洛四联症和左心发育不良综合征。完全性肺静脉异位引流直接进入右心房,也可发生见于内脏异位和多脾患者。

TAPVC 的发病率尚不清楚。生后第 1 年死亡的 800 例先天性心脏病患儿,尸检发现 TAPVC 占所有病例的 2%。在巴尔的摩-华盛顿婴儿研究中证实,有心血管畸形的 2659 例婴儿中,有 41 例(1.5%)为 TAPVC。除了膈下型 TAPVC 男性发病率高于女性外(3:1),其他类型 TAPVC 的发病率无性别差异。

【典型临床表现】　TAPVC 患儿的临床表现取决于是否存在肺静脉梗阻。大多数无梗阻的患儿表现为气促和生长停滞,伴进行性发绀和充血性心力衰竭。约 50% 的受累婴儿在出生后 1 个月内、其余在出生后一年内表现症状。由于左心缺乏氧合血,查体通常可见发绀,以及由肺水肿所致的气促和呼吸困难。发绀最初可能轻微,但会随着充血性心力衰竭的进展而加重。发绀的发生是由于肺静脉内氧合血进入体循环静脉而未能入左心房。肺循环血量增加和肺动脉高压引发充血性心力衰竭。心力衰竭通常伴有肝大和周围性水肿。尽管可能在胸骨左上缘闻及收缩期射血性杂音,但通常无心脏杂音。心脏检查可能显示右心室隆起、S_2 固定性分裂和 S_3 奔马律。

当总静脉干通过横膈的食管裂孔或门静脉循环时,静脉受压,所以膈下型 TAPVC 患儿更易出现梗阻症状。大多数膈下型 TAPVC 患儿和 1/3 的心上型 TAPVC 患儿表现肺静脉梗阻。该类患儿通常在出生时无症状,但在出生后几周内出现症状。肺静脉梗阻的婴儿表现为快速进展的呼吸困难、肺水肿、发绀和充血性心力衰竭。

由于左侧喉返神经经过扩张的肺总静脉时受压,有 1/4 的心上型 TAPVC 婴儿可出现哭声改变("新生儿发声困难")。膈下型 TAPVC 患儿在吞咽、用力和哭闹时发绀会加重,这是由于腹内压增加,或肺总静脉在通过食管裂孔处受食管冲击而影响了肺静脉回流。该例患儿尽管为膈下型 TAPVC,但无肺静脉梗阻。其病史中,哭闹时出现发绀与膈下型 TAPVC 相吻合。

【诊断方法】　根据临床表现怀疑到该诊断,辅助检查应包括以下几种。

1. 心电图　Ⅱ导联或右胸前导联 P 波高尖是右心房增大的特征,也是无梗阻性 TAPVC 的特点。在梗阻性 TAPVC,由于出生后很早出现暴发性症状,右心房增大并不常见。右心室肥厚表现为右胸前导联高电压。由于右心肥厚,均存在电轴右偏(图 1-6A)。

2. 胸片　双肺野表现为肺血增加。心影可以正常,但在心上型 TAPVC 通常在 4 个月龄后可表现为心影增大,或"8 字形"或"雪人"征。

3. 超声心动图　超声心动图显示右心室容量负荷过重的征象。右心房增大。

右心室肥厚扩张,压迫室间隔。肺动脉扩张。可见肺静脉在心脏后方形成一个共同的静脉。静脉融合的大小和走向对拟定手术方案很重要。也可显示相关的心内缺损。

4. 心导管检查 多普勒超声心动图可明确诊断,则不必常规行诊断性心导管术。右心室压力通常与体循环压力相等。

【治疗】 在等待手术时,应给予前列腺素 E_1（PGE_1）以维持动脉导管开放。应尽可能早地进行彻底手术修补。如果有梗阻,应急症行修补术。在左心房和共同的肺静脉间建立一个大的侧侧吻合。偶尔也结扎肺总静脉远端。还需要关闭卵圆孔或房间隔缺损。可能同时需要外科手术扩大发育不良的左心房。

术后约有 17% 的婴儿并发肺静脉梗阻。该并发症通常发生于初次修补术后 6 个月内,与预后不良相关。死亡的危险因素包括 TAPVC 修补术后较早出现症状、肺静脉梗阻术后广泛出现肺小静脉以及因梗阻受累的肺段数量增加。10% 的患儿在手术修补形成的左心房-肺静脉吻合处发生残留狭窄。狭窄需要再次手术,修补成形。一小部分病人后期可发生房性心律失常。

推荐阅读

[1] Correa-Villasenor A,Ferencz C,Boughman JA,et al.Total anomalous pulmonary venous return:familial and environmental factors:the Baltimore-Washington infant study group.Teratology,1991(44):415-428.

[2] Geva T,Van Praagh S.Anomalies of the pulmonary veins.//Allen HD,Gutgesell HP,Clark EB,eds.Moss and Adams' Heart Disease in Infants,Children,and Adolescents Including the Fetus and Young Adult. 6th ed. Philadelphia:Lippincott Williams & Wilkins,2001:736-772.

[3] Hyde JA,Stumper O,Barth MJ,et al.Total anomalous pulmonary venous connection:outcome of surgical correction and management of recurrent venous obstruction.Eur J Cardiothorac,1999(15):735-740.

[4] Michielon G,Di Donato RM,Pasquini L,et al.Total anomalous pulmonary venous connection:long-term appraisal with evolving technical solutions.Eur J Cardiothorac.2002(22):184-191.

[5] Seale AN,Uemura H,Webber SA,et al.for the British Congenital Cardiac Association.Total anomalous pulmonary venous connection:outcome of postoperative pulmonary venous obstruction.J Thorac Cardiovasc Surg,2012 Aug 11 (PMID 22892140)[epub ahead of print].

[6] Shankargouda S,Krishnan U,Murali R,Shah MJ.Dysphonia:a frequently encountered symptom in the evaluation of infants with unobstructed supracardiac total anomalous pulmonary venous connection.Pediatr Cardiol,2000(21):458-460.

 病例 1-6 4 月龄男孩

【现病史】 4 个月非洲裔美国男孩,发热伴咳嗽 9d,体温达 38.9℃,既往体健。

7d 前到初级保健医师处就诊,疑诊胃食管反流,给予雷尼替丁治疗。4d 前出现气促、喉中痰鸣,给予沙丁胺醇雾化治疗。来诊当天持续发热,咳嗽进行性加重。纳差。1d 来,每 4 小时仅喂哺 2～3 盎司母乳。尿量减少。数个家庭成员发生上呼吸道感染。

【既往史】 胎龄 40 周出生,母亲无孕期并发症。按时进行疫苗接种,包括第二剂百白破疫苗。无哮喘或镰状红细胞病家族史。

【体格检查】 T 37.0℃,P 120/min,RR 76/min,BP 102/72mmHg,鼻导管 3L/min 吸氧下 SpO$_2$ 0.93,体重第 10～25 百分位数,身长第 10 百分位数,头围第 10 百分位数。

意识清醒,反应灵敏。前囟平软。鼻翼扇动。肋间、肋下和锁骨上凹可见中度凹陷。双肺底呼吸音减弱伴散在啰音。无局灶性哮鸣音。心音正常。脾在左肋缘下刚刚触及。其余体格检查均正常。

【实验室检查】 白细胞计数 10.2×10^9/L,带状核型白细胞 0.15,分叶核嗜中性白细胞 0.68,淋巴细胞 0.12。血红蛋白 103g/L,血小板 277×10^9/L。动脉血气分析示:pH7.42;PaCO$_2$30mmHg;PaO$_2$ 90mmHg。肝功能示:总胆红素 5.1μmol/L(0.3mg/dl);丙氨酸氨基转移酶 55U/L;天门冬氨酸氨基转移酶 82U/L;乳酸脱氢酶 3280U/L。鼻咽分泌物免疫荧光法未检测到呼吸道合胞病毒,副流感病毒 1,2 和 3 型,流感病毒 A 和 B 以及腺病毒的抗原。血清丙种球蛋白检测示:IgG 24mg/dl(正常范围 27～73mg/dl);IgM 528mg/dl(正常范围 37～124mg/dl);IgG 650mg/dl(正常范围 292～816mg/dl)。

【诊疗经过】 给予沙丁胺醇和肾上腺素消旋混合物雾化治疗,呼吸状态未见明显改善。超声心动图显示心脏解剖结构正常。患者因进行性呼吸窘迫,行气管插管机械通气。胸片提示了诊断(图 1-7)。

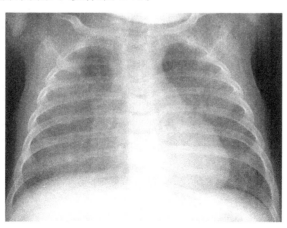

图 1-7 胸片:4 个月龄,男孩,发热并咳嗽

★病例 1-6 讨论

【鉴别诊断】 婴儿期进行性呼吸窘迫最常见的病因是细支气管炎,最常见于由呼吸道合胞病毒、腺病毒、人偏肺病毒、流感病毒 A 和 B 以及副流感病毒 1,2 和 3 型感染引起。肺门周围或弥漫性浸润影的鉴别诊断,包括百日咳杆菌或副百日咳博代(杆)菌、沙眼衣原体和肺炎支原体。单纯疱疹病毒和巨细胞病毒(CMV)可引起小婴儿的肺炎。CMV 肺炎常伴有肝脾大、血小板减少和淋巴细胞增多。应该想到金罗维肺孢子虫(旧称卡氏肺孢子虫)肺炎(PCP),尤其是母亲具有人类免疫缺陷病毒(HIV)感染的危险因素时。HIV 相关肺炎的鉴别诊断见表 1-5。其他 PCP 的易感因素包括原发性 B 细胞缺陷、原发性 T 细胞缺陷和联合免疫缺陷。最容易发生 PCP 的免疫缺陷性疾病,包括严重联合免疫缺陷病、DiGeorge 畸形或其他 22q11 微缺失综合征(由胸腺发育受损所致)、Wiskott-Aldrich 综合征、X-连锁无丙种球蛋白血症和高 IgM 综合征。

表 1-5　HIV 感染患者肺炎的鉴别诊断

肺炎类型	微生物	评　价
细菌性肺炎(注意:反复细菌性肺炎是 AIDS-定义疾病)	链球菌肺炎、流感嗜血杆菌肺炎	大多数常见病原;CD4 数量低增加了败血症和菌血症的风险;临床表现与非 HIV 类似
	军团杆菌、肺炎支原体、肺炎衣原体	较少见;发生率与非 HIV 患者类似
	铜绿假单胞菌	HIV 较常见;在 CD4≤50,潜在肺疾病、中性粒细胞减少、使用糖皮质激素及营养不良的患者风险增加
	金黄色葡萄球菌	HIV 较常见;并存病毒感染或使用注射药物的患者风险增加
结核	结核分枝杆菌;牛分枝杆菌	患 HIV 时从潜伏 TB 进展到活跃 TB 的风险增加;不管 CD4 数量如何均可发生;CD4≤200 时肺外表现的风险(淋巴结、血液、中枢神经系统、骨骼、心包、腹膜)增加;患 HIV 时更易出现不典型症状(多叶、广泛浸润影);HIV 及非 HIV 患者的治疗类似,但是需警惕药物与鸡尾酒疗法(HAART)的相互作用
肺囊虫	金罗维肺孢子虫(旧称卡氏肺孢子虫)	最常见的 AIDS 定义疾病;不能培养;必须采用吉姆沙、甲苯胺蓝、银或单克隆抗体染色;TMP-SMX 是预防性和疾病活跃时的首选治疗;见文中描述

（续　表）

肺炎类型	微生物	评　价
真菌肺炎	新型隐球菌	荚膜圆形/卵圆形酵母；CD4＜200 时发生，通常 CD4＜50；最常见表现为脑膜炎或脑膜脑炎；高达 10％的患者可出现急性呼吸衰竭；胸片常表现为弥漫性双肺间质浸润影（与 PCP 类似）；通过培养或抗原检测诊断；大多数病例采用氟康唑治疗，严重者用两性霉素＋/－氟胞嘧啶
	荚膜组织胞浆菌	居住在土壤的真菌，在俄亥俄、密西西比和劳伦斯河流域以及美洲中南部流行；大多数病例 CD4＜150，CD4 为 250～500 时仍可发生局灶肺炎；通常表现为发热、乏力、体重减轻，许多病例胸片正常；通过真菌培养和组织胞浆菌多糖抗原诊断；首选两性霉素 B 及其后长期伊曲康唑治疗；CD4＜150 并生活在流行区的成年人需考虑伊曲康唑预防性治疗，儿童不推荐预防性治疗
	粗球孢子菌	居住在土壤的真菌，在美国西南部、墨西哥北部、美洲中部和南部流行；通常 CD4＜100，CD4＞250 时也可发生局灶肺炎；常见发热、寒战、盗汗和体重减轻；胸片见弥漫性网结节状浸润影；无抗原检测，因此诊断需要培养；两性霉素 B 是一线治疗；氟康唑或伊曲康唑可用于局灶性肺炎
病毒性肺炎	巨细胞病毒	患 HIV 时病毒性肺炎最常见的病因；最常见的先天性传播感染；多数是潜伏感染再活跃；多数病例 CD4＜50；呼吸道症状持续 2～4 周；胸片表现多样-结节状或磨玻璃影，肺泡浸润影，结节状增强影；通常表现为播散性疾病；诊断需要找到细胞包涵体和肺部病变；采用更昔洛韦或膦甲酸治疗

(续 表)

肺炎类型	微生物	评 价
寄生虫性肺炎	刚地弓形虫	肺部受累不常见；CD4＜100 时发生；无痰咳嗽、呼吸困难、发热；胸片表现为双侧浸润影；通过血清弓形虫 IgG 抗体诊断；磺胺嘧啶联合乙胺嘧啶是一线治疗

摘自 Huang L，Crothers KA. HIV-associated opportunistic pneumonias. Respirology，2009(14)：474-485.

肺炎的非感染病因包括胃食管反流并发的肺部吸入、异物或刺激物吸入、自身免疫性疾病(如类肉瘤病)以及恶性肿瘤。偶尔，解剖缺陷如气管食管瘘可导致误吸；其中，H 形气管食管瘘最可能在新生儿期后出现症状。原发心脏畸形(如室间隔缺损)、肺血管畸形和淋巴回流障碍(如先天性淋巴管扩张症)，可能导致 4 个月龄婴儿出现气促和进行性呼吸窘迫。囊性纤维化可能表现上述任何一种疾病的假象。

【诊断】 胸片(图 1-7)显示双肺野模糊，呈磨玻璃样改变。无胸腔积液。支气管肺泡灌洗液(BAL，彩图 2)标本经六胺银染色，确定了金罗维肺孢子虫肺炎的诊断。静脉给予复方磺胺甲噁唑[TMP-SMX，20mg/(kg·d)，甲氧苄氨嘧啶组分]和泼尼松治疗。机械通气 5d，呼吸状况逐渐好转。多聚酶链反应(PCR)法在患儿血中检测出 HIV-DNA，证实了 HIV 感染的基础疾病诊断。

【发病率及流行病学】 金罗维肺孢子虫是一种具有原虫的某些特征的机会性寄生虫，但是与真菌的遗传同源性更强。无症状性感染出现在生命早期，高达85%的免疫功能正常的儿童到 4 岁时就已产生抗体。免疫功能低下的婴儿和儿童会发生严重 PCP。

【临床表现】 有 HIV 感染而未使用 TMP-SMX 预防性治疗的儿童，通常在出生后第一年发生严重 PCP 感染，3～6 个月龄时发病率最高。出现类似毛细支气管炎的表现，气促进行性加重、辅肌参与呼吸运动。体格检查显示，尽管有显著低氧血症，但无发热，听诊亦无阳性体征。随着疾病进展出现湿啰音和发绀。

HIV 感染的年长儿，临床表现多样。典型临床症状三联征是发热、咳嗽和呼吸困难。症状可能最初较轻微，缓慢进展，导致诊断的延迟。高热常见。与呼吸困难的程度、气促(80～100/min)和低氧血症相比，肺部体征经常不显著。当病情缓解时可能闻及散在湿啰音、鼾音或哮鸣音。2%～4%的患儿可发生气胸。患有基础非 AIDS 相关 PCP 的儿童，其症状在数日内突然发生，而 HIV 感染的患儿，其症状常在数周内出现，但是两者查体所见类似。

【诊断方法】 所有免疫功能低下的患者，出现呼吸系统症状、发热和胸片异常时应该想到 PCP。对任何具有 HIV 感染危险因素的患者，均应想到该诊断。如患者无已知的诱发因素，应完善检查以排除 HIV 和先天性免疫缺陷病。

1. **胸部 X 线片** 胸片最常见表现是弥漫性双肺间质浸润,由肺门区域进展到外带。肺尖最少受累。典型的浸润影可描述为颗粒状、网状或磨玻璃样。高达40%的患者,胸片无异常。

2. **下呼吸道标本检测** 金罗维肺孢子虫不能培养,因此为明确诊断,应在呼吸道标本,如肺实质或下呼吸道分泌物中检测该病原微生物。标本可以采用六胺银、甲苯胺蓝或瑞氏染色,或荧光素标记的单克隆抗体染色。与许多常规染色不同,单克隆抗体染色更灵敏,且能同时染出该微生物的营养态和囊状态。正因为如此,在许多机构,单克隆抗体已经成为诊断的"金标准"。

不同方法的诊断率如下:诱导痰(5 岁以上儿童),20%~40%;BAL,75%~95%;纤维支气管镜活检,75%~95%;开胸肺活检,90%~100%。获取标本的最佳方法取决于许多因素,包括患者的年龄和临床状态。对 5 岁以上儿童,传统程序是先检测诱导痰标本,如果痰标本呈阴性,再取 BAL。BAL 未能确诊的患者才行开胸肺活检。5 岁以下儿童一开始就应该取 BAL。

尽管仍处于研究阶段,PCR 使得低创伤性诊断手段成为可能。与传统诊断方法相比,PCR 检测似乎更灵敏,但是特异性较低;与同时获取的 BAL 相比,口腔冲洗液 PCR 检测的敏感性是 80%。开始治疗后 PCR 的敏感性会降低,因此标本应该在抗生素使用前采集。

3. **血清乳酸脱氢酶** 血清 LDH 升高反映肺损伤。PCP 患儿常出现血清LDH 升高,是一种个非特异性表现。

4. **其他检查** 应完善其他检查以诊断其他或共存的呼吸系统疾病。鼻咽部分泌物、痰或 BAL 标本,应采用 PCR 或免疫荧光病毒抗原检测呼吸道病毒(呼吸道合胞病毒、流感病毒、副流感病毒、人偏肺病毒和腺病毒)、CMV 定量 PCR 和肺炎支原体 PCR。

金罗维肺孢子虫所致的肺外症状罕见,可能发生播散的部位,包括淋巴结、脾、视网膜、甲状腺、胃肠道和肾上腺。不需要常规行放射学检查以排除金罗维肺孢子虫的肺外表现。

【治疗】 TMP-SMX[用量 TMP 15~20mg/(kg·d)]仍是治疗儿童 PCP 的首选。轻症患者,如果确实能服药并能坚持口服方案,可选择口服。大多数患儿需要静脉用药。疗程是 14~21d。应用 5~7d,如症状无改善,应换用喷他脒。喷他脒、阿托伐醌或伯氨喹联合克林霉素,可以用于不能耐受 TMP-SMX 的患儿。诊断 72h 内应用糖皮质激素辅助治疗中度 PCP 的成年患者,可减少呼吸衰竭的发生并改善氧合。有限的资料提示,儿童有类似的效果。

患过一次 PCP 的儿童,治疗后应在风险期内(HIV 患者无限期),采用 TMP-SMX[TMP 5mg/(kg·d)]每天或每周 3 次预防性治疗。不能耐受 TMP-SMX 的患者,应选择其他预防性药物,包括口服阿托伐醌、雾化或静脉应用喷他脒或者口服氨苯砜。所有 HIV 感染的母亲所生的婴儿,由于生后第一年患 PCP 的风险较高,所以,无论其 CD4$^+$ 淋巴细胞计数多少,均应从出生后 4 周至 12 个月进行 PCP 预防性治疗;如果已排除 HIV 感染,可以尽快停止预防性治疗。12 个月龄后,如果 CD4 百分比少于 15%,或者 CD4$^+$ 细胞计数<500/μl(5 岁以上<200/μl),则仍需预防性治疗。患有 AIDS 定义疾病和口咽部念珠菌病的患者,也应考虑预防性治疗。其他高危人群,包括患有严重联合免疫缺陷病、淋巴增生性恶性肿瘤、器官移植和长期大剂量应用糖皮质激素的患者,以及那些接受强化免疫抑制 T 细胞清除疗法的患者,也应进行 PCP 预防性治疗。

(陈莉娜)

推荐阅读

[1] Catherinot E,Lanternier F,Bougnoux ME,et al.Pneumocystis jirovecii pneumonia.Infect Dis Clin N Am,2010(24):107-138.

[2] Centers for Disease Control and Prevention.Guidelines for the prevention and treatment of opportunistic infections among HIV-exposed and HIV-infected children. MMWR,2009(58):1-166.

[3] Grubman S,Simonds RJ.Preventing Pneumocystis carinii pneumonia in human immunodeficiency virus-infected children:new guidelines for prophylaxis. Pediatr Infect Dis J,1996(15):165-168.

[4] Huang L,Crothers KA.HIV-associated opportunistic pneumonias.Respirology,2009(14):474-485.

[5] Kovacs JA,Gill VJ,Meshnick S,et al.New insights into transmission,diagnosis,and drug treatment of Pneumocystis carinii pneumonia.JAMA,2001(386):2450-2460.

[6] Pyrgos V,Shoham S,Roilides E,et al.Pneumocystis pneumonia in children.Ped Resp Rev,2009(10):192-198.

第2章 活动力下降

【定义】 活动力下降涵盖了从倦怠到昏迷的较为宽泛的一组行为状态。诊断评估的重点在于鼓励家长提供详细的病史资料,尤其是孩子情绪变化的程度和时间演变的过程。显然,数月之内形成的细微行为变化与数小时之内发生的行为变化鉴别诊断不同。

【根据病因和发生率产生的主诉】 儿童活动力下降的病因根据年龄不同而异(表 2-1),可以归为几大类(表 2-2)。另外要考虑的诊断线索包括,是否存在感觉迟钝,提示存在基础的中枢神经系统(CNS)疾病;乏力,提示肌肉疾病;或活动耐力下降,提示心脏或肺部疾病。全身性疾病可有嗜睡或昏睡表现。

表 2-1 不同年龄阶段活动力下降的鉴别诊断

	新生儿/婴儿	学龄期儿童	青春期儿童
常见	贫血	贫血	贫血
	新生儿感染	睡眠不足	睡眠不足
	低血糖	肥胖	肥胖
	吸收不良	低血糖	妊娠
	先天性心脏病	吸收不良	传染性单核细胞增多症
		倦怠	低血糖
		抑郁	吸收不良
			倦怠
			抑郁
少见	肠套叠	肠套叠	肾上腺皮质功能不全
	红细胞增多症	CHF	甲状腺功能低下
	甲状腺功能低下	心包炎	CHF
	CHF	尿毒症	心包炎
	心包炎	RTA	尿毒症
	尿毒症	JRA	RTA
	RTA		重症肌无力
			慢性疲劳综合征
			炎性肠病
			JRA

CHF. 充血性心力衰竭;RTA. 肾小管酸中毒;JRA. 幼年型类风湿关节炎

表 2-2 活动力下降的病因学鉴别诊断

诊断分类	疾 病	诊断分类	疾 病
感染	单核细胞增多症	肺	哮喘
	肝炎		囊性纤维化
	人类免疫缺陷病毒		睡眠呼吸暂停
	莱姆病		原发性肺动脉高压
	巨细胞病毒	毒物	铅
	脑膜炎		降糖药
	脑炎		镇静/催眠药
	菌血症		抗组胺药
	组织胞浆菌病		抗惊厥药
	弓形虫病		阿片类药物
	布氏杆菌病	心理	抑郁
	肠道寄生虫	风湿性疾病	系统性红斑狼疮
神经系统	癫痫发作		幼年型类风湿关节炎
	脑卒中		结节病
	颅内损伤		皮肌炎
	血管炎		慢性疲劳综合征
	偏头痛		纤维肌痛
肌肉	重症肌无力	过敏	季节性过敏
心脏	先天性心脏病	内分泌	糖尿病
	充血性心力衰竭		甲状腺功能减退症
	心包炎		甲状腺功能亢进症
	感染性心内膜炎		肾上腺皮质功能不全
	心肌病		库欣综合征
血液	贫血		原发性醛固酮增多症
胃肠道	肠套叠	代谢	低血糖
	炎症性肠疾病		先天性代谢缺陷
	肝疾病	肾	尿毒症
			肾小管性酸中毒

【鉴别诊断线索】 活动力下降患者的鉴别诊断范围广泛。病史采集中,几个重要的问题有助于对基础病因进行分类。

★活动力下降的病程进展怎么样?

——感染性病因的特征性表现是病程短,而其他病因则不然,如缺铁性贫血或某些类型的 CNS 恶性肿瘤。

★病人是否发热?

——感染病因所致的发热,可引发儿童活动力下降。但是,低体温,尤其在新生儿,也可导致活动力下降。新生儿低体温是围生期获得性单纯疱疹病毒感染和脓毒症的常见表现。

★日常生活能力是否受累?

——活动力下降亦可反映出心肺疾病。年长儿表现为活动耐力差,而婴儿则表现喂养困难。年长儿如果出现逃学表现,则更支持该病症。

★是否有摄入减少或排泄增加的病史?

——幼儿尤其对葡萄糖利用代谢需求敏感。腹泻和(或)呕吐导致体液丢失增加,可引发低血糖。糖尿病导致高血糖。这两种情况下,都可因血糖水平异常而出现行为变化。

★年长儿或青春期儿童,是否有交友行为或在校表现方面的改变?

——当行为改变影响交友和在校表现时,应当明确是否有精神健康的因素,特别是抑郁症,常是潜在的主要病因。青少年中也应考虑吸毒和酗酒。

★有无外伤史?

——急性颅脑损伤,包括轻度脑外伤、脑震荡和颅内出血均可导致活动力异常。

★是否有理由怀疑非意外创伤?

——对活动力下降的任何一个儿童,均应考虑到是否存在受虐待的问题。躯体虐待、性虐待和忽视都可通过活动力下降的水平以证实。任何不符合孩子年龄和创伤机制的不寻常伤害,均应提高临床医生对儿童受虐待的关注。

★有无用药史?

——毒素常可改变儿童的精神状态。其机制可能是通过镇静作用(催眠药、阿片类、乙醇类)或低血糖机制(口服降糖药或β受体阻滞药)。

★是否有腹痛或呕吐的病史?

——在 6 个月至 5 岁的小儿,肠套叠可表现精神状态抑郁。

 ## 病例 2-1　15 岁女孩

【现病史】　15 岁女孩,因进行性乏力 3 个月来急诊科就诊。因头晕、心悸,患儿已不再参加体育活动。活动力下降已加重至下午放学一回到家就一直沉睡。3 个月内体重降低 8.15kg(18 磅)。近 5d 出现头痛,偶有非血性、非胆汁性呕吐,近 4d 有轻微上腹部疼痛。无其他特殊病史。

【既往史及家族史】　足月产,无重大疾病史。无任何手术史。

【体格检查】　T 37.2℃,HR 110/min,RR 16/min,BP 100/60mmHg。体重

和身高在第 25 百分位数。

面色苍白,精神疲倦,无中毒表现,能恰当地回答问题。结膜苍白,无视盘水肿。肺部听诊示双肺呼吸音清。心脏检查发现心动过速,但无杂音或其他异常心音。腹软,肠鸣音正常,无肝脾大。毛细血管再充盈时间延长至 3s。神经系统检查正常。尤其值得关注的是,其脑神经检查和肌张力均正常。

【实验室检查】 全血细胞计数示白细胞 $2.1\times10^9/L^3$(杆状中性粒细胞 0.03,分叶中性粒细胞 0.45,淋巴细胞 0.51),血红蛋白 54g/L,血小板计数 $173\times10^9/L^3$。红细胞平均体积(MCV)增大,为 98.7fl。

【诊疗经过】 患者因严重贫血收入院。外周血涂片提供了诊断线索(彩图3)。

★病例 2-1 讨论

【鉴别诊断】 患者有明显的贫血。贫血因病因不同可进行不同分类。贫血可由营养不良所致,如铁、叶酸或维生素 B_{12} 缺乏。亦可由血红蛋白病引起,如镰状细胞性贫血或珠蛋白生成障碍性贫血。溶血过程亦可导致贫血,如遗传性球形红细胞增多症或葡萄糖-6-磷酸脱氢酶缺乏症。最后,增生低下或再障危象亦可导致贫血。

通过评价血液学指标,尤其是 MCV,最容易找到贫血的病因。如果 MCV 减小,提示贫血为小细胞低色素性贫血,应当考虑病因是缺铁性贫血、铅中毒、慢性病所致贫血和珠蛋白生成障碍性贫血。如果 MCV 正常,应当考虑是慢性病所致贫血、低增生性贫血或再生障碍性贫血危象、恶性肿瘤、肾衰竭、急性出血和溶血。最后,如果 MCV 增大,应考虑巨幼红细胞性贫血,尤其是叶酸缺乏、维生素 B_{12} 缺乏以及部分再生障碍性贫血。

【诊断】 该患者 MCV 增大达 98.7fl,提示为巨幼红细胞性贫血。其外周血涂片的中心发现多叶核嗜中性粒细胞(彩图3)。涂片的下方显示多个具有松散核染色质的巨幼红细胞。另一突出表现是有许多畸形成熟红细胞,反映出巨幼红细胞性贫血相关的机械脆弱性(彩图3)。接下来应当测定其血清中叶酸和维生素 B_{12} 水平。其叶酸水平为 8.2ng/ml,属正常范围 2~20ng/ml 内。其维生素 B_{12} 水平<100pg/ml,而正常值是 200~1100pg/ml。进一步询问病史发现,患者是一个严格的素食主义者,过去 2 年中,没有进食肉类或动物制品。而且,未服用维生素补充剂,未尝试食用含维生素 B_{12} 的非肉类食物,如强化谷物和强化肉食类似物(如小麦面筋、豆制品)。由此确诊膳食维生素 B_{12} 缺乏症。

【发病率和流行病学】 食物中的维生素 B_{12} 必须与胃底分泌的糖蛋白(内因子)结合形成维生素 B_{12}-内因子复合物,该复合物在回肠末端通过一种特异的受体机制被吸收。维生素 B_{12} 存在于许多食物中,单纯的饮食缺乏罕见。但在不喝牛奶、不吃鸡蛋或动物制品(素食者)的患者中可以见到。维生素 B_{12} 缺乏也可由胃底内因子分泌减少所致。如果内因子缺乏是由于慢性萎缩性胃炎所致,这种情况称为恶性贫血。其他导致维生素 B_{12} 缺乏的因素包括手术切除回肠末端、回肠末端肠炎、肠道菌群过度增殖、维生素 B_{12}-内因子复合物破坏、回肠末端受体部位的异常/缺如,或者是维生素 B_{12} 的先天性代谢异常。

【临床表现】　维生素 B_{12} 作为体内两个代谢反应的辅酶发挥重要作用。这两个代谢反应是同型半胱氨酸甲基化为蛋氨酸,以及甲基丙二酰辅酶 A 转化为琥珀酰 CoA。维生素 B_{12} 缺乏导致这些前体在体内堆积。蛋氨酸是 DNA 合成中的重要步骤。RNA 的产生、细胞质成分的正常生成及骨髓红细胞的生成为大细胞取代,因而形成巨幼红细胞性贫血。蛋氨酸也可转化为参与中枢神经系统(CNS)甲基化反应的 S-腺苷甲硫氨酸,因此维生素 B_{12} 缺乏症可有 CNS 受累表现。儿童的神经系统表现包括多种异常,如感觉异常、发育标志消失、肌张力低下、惊厥、痴呆和抑郁。神经系统的改变有时不可逆。

【诊断方法】

1. 全血细胞计数以及叶酸和维生素 B_{12} 水平检测　巨幼红细胞性贫血是指一种大红细胞性贫血,常伴有轻度白细胞减少或血小板减少。大细胞性贫血、叶酸水平正常而维生素 B_{12} 水平降低,可以确诊大多数的维生素 B_{12} 缺乏症。而如果以血红蛋白异常诊断维生素 B_{12} 缺乏症,可使成年人病例漏诊 30%。这种情况下,由于机械性红细胞脆性增加,外周血涂片显示许多破碎和畸形的成熟红细胞。祖红细胞出现染色质松散的外观特征。多叶嗜中性粒细胞特征也很显著,出现至少 1 个多于六叶的中性粒细胞或超过 5 个多于五叶的中性粒细胞具有诊断价值。血清同型半胱氨酸和甲基丙二酰辅酶 A 水平升高可协助诊断维生素 B_{12} 缺乏症。去甲基丙二酰辅酶 A 的前体-甲基丙二酸(MMA)水平亦可升高。

2. 其他检测　确诊维生素 B_{12} 缺乏症后,进一步完善相关检测查找病因。具体而言,主要包括全面的膳食评价、寄生虫感染的评估、Schilling 试验(测定维生素 B_{12} 的口服吸收能力)、氨基酸分析、不饱和 B_{12} 结合力和转钴胺素 Ⅱ 水平的测定、遗传评估以及壁细胞和内因子抗体的检测。常需要专科咨询以协助诊断。

【治疗】　维生素 B_{12} 缺乏症的治疗以病因而定。通常情况下,补充维生素 B_{12} 是必需的。如果贫血程度较重,治疗应循序渐进、动态检测。如果病因为吸收不良所致,建议长期治疗。推荐的治疗为每月注射 1 次维生素 B_{12} 100μg。临床医生可以根据随之的临床反应和实验室结果评估治疗效果。维生素 B_{12} 缺乏症患者给予叶酸治疗是否会加重神经系统症状、掩盖巨幼红细胞性贫血的血液学表现尚不明确。本病例患者接受维生素 B_{12} 注射,并开始口服多种维生素和维生素 B_{12} 补充剂。同时,患者接受营养咨询,帮助其建立一个营养均衡的素食饮食。

推荐阅读

[1] O'Grady LF. The megaloblastic anemias.//Keopke JA,ed. Laboratory Hematology. New York:Churchill Livingstone,1984:71-83.

[2] Rasmussen SA,Fernhoff PM,Scanlon KS. Vitamin B$_{12}$ deficiency in children and adolescents.J Pediatr,2001(138):10-17.

[3] Snow CF.Laboratory diagnosis of vitamin B$_{12}$ and folate deficiency:a guide for the primary care physician.Arch Intern Med,1999(159):1289-1298.

[4] Toh BH,van Driel IR,Gleeson PA.Pernicious anemia.N Engl J Med,1997(337):1441-1448.

[5] Whitehead VM,Rosenblatt DS,Cooper BA.Megaloblastic anemia.//Nathan DG,Orkin SA,eds.Nathan and Oski's Hematology of Infancy and Childhood.5th ed.Philadelphia:W.B. Saunders Company,1998:385-422.

 # 病例 2-2　2 周龄男婴

【现病史】　16d 男婴,因少动 24h 和喂养时窒息发作就诊于急诊科。患儿自生后母乳喂养,吃奶差,近几日症状加重。2d 前开始补充配方奶,但吃奶仍差。就诊当日,开始奶瓶喂养时,患儿发生窒息,双眼似乎"翻白眼"约 2s。此后患儿更少动,家长否认有强直-阵挛、抽搐或面色改变。患儿尿量减少,就诊前 24h 只有一块湿的尿布。

【既往史及家族史】　母亲 28 岁,第 4 产,胎龄 36 周。妊娠并发早产,母亲接受镁保胎。胎龄 36 周时,停用镁,等待产程进展。顺产。母亲产前实验室检查未见异常。新生儿出生后第二天出院。

【体格检查】　T 37.5℃,HR 142/min,RR 32/min,BP 95/65mmHg,体重和身长在第 5 百分位数。

消瘦、虚弱,刺激后才有哭声。前囟凹陷,口唇黏膜干燥,哭时泪少,双肺呼吸音清,心脏检查心率正常、节律规整,无杂音或异常心音。腹软,无脏器肿大,肢端凉,毛细血管再充盈时间 2s,双侧睾丸下降,神经系统检查示四肢肌张力正常,无局灶性异常体征。

【实验室检查】　血常规:白细胞计数 $16.3×10^9$/L(分叶中性粒细胞 0.38,淋巴细胞 0.54,单核细胞 0.06),血红蛋白水平为 182g/L,血小板 $658×10^9$/L。血生化:钠离子 115mmol/L,钾离子 7.7mmol/L,氯离子 81mmol/L,碳酸氢钠 16mmol/L,血尿素氮 0.357mmol/L(1mg/dl),肌酐 88.4μmol/L(1.0mg/dl),糖 4.94mmol/L(89mg/dl),钙 2.68mmol/L(10.7mg/dl)。血氨 22.9μmol/L(39μg/dl),脑脊液:白细胞 $1×10^6$/L(1/mm^3),葡萄糖和蛋白均正常。完善脑脊液、血液和尿液培养。

【诊疗经过】　给予静脉注射生理盐水行液体复苏,同时对症处理纠正高钾血症。根据其临床表现,经验性静脉应用氢化可的松以及氨苄西林和头孢噻肟。转入新生儿监护中心进一步评估,完善实验室检查以明确诊断。

★病例 2-2 讨论

【鉴别诊断】　出生后 2 周新生儿发生高钾低钠血症首先考虑先天性肾上腺皮质增生症(CAH)所致的肾上腺危象。肾上腺危象的少见病因包括先天性肾上腺发育不全和双侧肾上腺出血。婴幼儿电解质异常的其他病因包括水中毒、喂养不当和胃肠炎。急性肾衰竭于该年龄段少见,但可引发严重的电解质紊乱。如果一个有类似病症的婴儿以呕吐为首发症状,应注意排除幽门狭窄和肠旋转不良。

【诊断】　其他的实验室检查结果显示,21-羟化酶的前体 17-羟孕酮水平显著升高($>120\ 000$ng/dl;正常 $4\sim200$ng/dl)。此外,ACTH 水平明显升高,达 541pg/ml(参考值 $9\sim52$pg/ml)。实验室检查结果符合先天性肾上腺皮质增生症失盐型,确诊为 21-羟化酶缺乏症。

【发病率和流行病学】　肾上腺合成三类激素:盐皮质激素、糖皮质激素(皮质醇)和雄激素(脱氢表雄酮、雄烯二酮、11β-羟雄烯二酮和睾酮)。先天性肾上腺皮质增生症是一类常染色体隐性遗传酶异常性疾病,导致皮质醇合成缺乏。皮质醇缺乏导致促肾上腺皮质激素释放激素(CRH)和促肾上腺皮质激素(ACTH)分泌过多,以及后续的肾上腺皮质增生。根据阻滞的位点不同,可能会出现盐皮质激素和雄激素过多或不足。类固醇激素合成的生化途径见图 2-1。

CAH 发病率 $1/5000\sim1/15000$。疾病的严重程度取决于基因突变的严重程度。尽管有许多种酶的缺陷均可导致 CAH,但 $90\%\sim95\%$ 是由于 21-羟化酶缺乏、4% 是由于 11β-羟化酶缺乏所致。其他已知的罕见酶缺陷包括,3β-羟类固醇脱氢酶缺乏症、17α-羟化酶缺乏症、胆固醇侧链裂解酶缺乏或先天性类脂质性肾上腺增生症。

【临床表现】　CAH 的临床表现取决于患者的性别以及酶的缺陷。经典型 21-羟化酶缺乏的主要特征是雄激素过多。患者糖皮质激素、盐皮质激素产生不足,随之 ACTH 分泌增多。多余的前体物质积聚到雄激素通路,导致雄激素过多和男性化。女孩通常会有某种程度的阴蒂和阴唇融合。CAH 是基因确诊女性两性畸形的最常见病因。女性内生殖器正常。男孩雄激素过多的表现往往仅限于阴茎增大。

尽管 25% 的 21-羟化酶缺乏症患者仅表现男性化,仍有约 75% 的患者会表现失盐症状。盐皮质激素分泌不足导致远端肾小管不能实现钠钾交换,引致钠由尿中丢失而排钾过少。这种电解质紊乱称为失盐。CAH 失盐型患儿生后不久即出现症状:进行性体重下降、脱水和呕吐。如果诊疗不及时,可发生肾上腺危象而

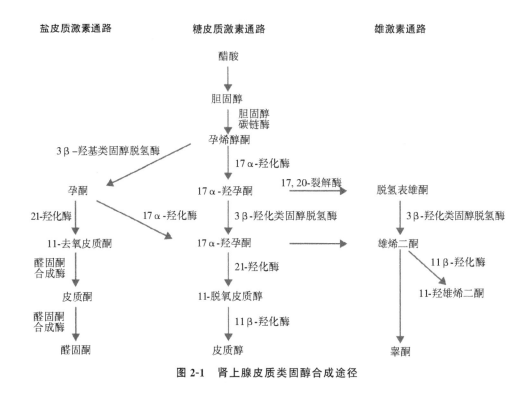

图 2-1 肾上腺皮质类固醇合成途径

致死。

女性男性化常可在生后即由其外生殖器两性畸形而确诊,而男孩则可在出生后 1～2 周由 CAH 失盐或在其童年期出现第二性征的早期发育时得到诊断。美国的大多数州已开展 21-羟化酶缺乏症的新生儿筛查。

11β-羟化酶缺乏导致雄激素和盐皮质激素过多,因此表现单纯男性化而无失盐症状。患者可因盐潴留而发生高血压。

其他类型的 CAH 较为罕见,可导致男性外生殖器两性畸形。3β-羟类固醇脱氢酶缺陷表现为失盐和男性化或外生殖器两性畸形。17α-羟化酶缺乏也可导致高血压和外生殖器两性畸形。类脂性 CAH,虽然非常罕见,但往往是最严重的一种类型,患者表现为失盐和女性表型。

【诊断方法】 有数种诊断 CAH 的试验。

1. 血清电解质检查 低钠血症、高钾血症和低血糖虽不能确诊本症,但作为常见的实验室异常结果,可提示进一步的检查。

2. 其他检查 经典的 21-羟化酶缺乏症,血清 17-羟孕酮水平显著升高。由于血清 17-羟孕酮水平在患病或早产的新生儿以及出生 2d 内的健康婴儿均可升高,导致其结果的判读较为困难。皮质醇水平通常在失盐患者较低,而男性化患者则正常。

11-羟化酶缺乏症患者,11-去氧皮质酮和 11-脱氧皮质醇水平升高。3β-羟类固醇脱氢酶缺陷将导致 17-羟孕烯醇酮和 17-羟孕酮水平升高,因此易与 21-羟化酶缺乏症混淆。

【治疗】 肾上腺危象的及时识别和处理至关重要。积极的液体复苏、血清电解质紊乱的纠正以及静脉输注应激剂量的静脉注射氢化可的松是最重要的治疗措施。

CAH 的长期管理包括应用糖皮质激素以抑制雄激素产生过多。最常推荐的糖皮质激素是口服氢化可的松。剂量应根据生长发育和激素水平进行个体化调整。需终身应用外源性糖皮质激素。CAH 患儿在疾病、感染和接受外科手术等应激状态下,需要更高剂量的糖皮质激素。从长远观点来看,21-羟化酶缺乏症患者成年后的终身高低于由其父母身高的中位数预测的预期身高;治疗可单独应用生长激素或联合促黄体激素释放激素类似物。

如果患者同时存在失盐,则需要盐皮质激素替代治疗并补充钠盐。氟氢可的松(florinef)是目前推荐的盐皮质激素。

两性畸形的新生儿,重要的是确定其性别。请小儿泌尿科专家会诊帮助重建正常的外生殖器。由于 CAH 是常染色体隐性遗传,需要检测患儿的兄弟姐妹。

推荐阅读

[1] Laue L,Rennert OM.Congenital adrenal hyperplasia:molecular genetics and alternative approaches to treatment.Adv Pediatr,1995(42):113-143.

[2] Lim YJ,Batch JA,Warne GL.Adrenal 21-hydroxylase deficiency in childhood:25 years' experience.J Paediatr Child Health,1995(31):222-227.

[3] White PC,New MI,Dupont B.Congenital adrenal hyperplasia (first of two parts).N Engl J Med.1987;316:1519-1524.

[4] White,PC,New,MI,Dupont,B.Congenital adrenal hyperplasia (second of two parts).N Engl J Med,1987(316):1580-1586.

[5] Antal Z,Zhou P.Congenital adrenal hyperplasia:diagnosis,evaluation,and management.Pediatr Rev,2009,30(7):e49-e57.

[6] Lin-Su K,Harbison MD,Lekarev O,et al.Final adult height in children with congenital adrenal hyperplasia treated with growth hormone.J Clin Endocrinol Metab,2011(96):1710-1717.

 病例 2-3 3 月龄女孩

【现病史】 3 个月女婴,因哭闹、拒食数日就诊于急诊室。生后母乳喂养,吃奶好。3d 前出现吸吮无力、喂养困难。尽管湿尿布的数目无明显减少,但尿布浸湿范围缩小,持续 4d 无大便。患儿哭声减弱。儿科医生评估后将患儿转入急诊室。患儿无发热、无呕吐或腹泻。无疾病接触史。

【既往史及家族史】 既往体健。母亲孕期和分娩无异常。家族史提示父亲患有幽门狭窄。一个 2 岁同胞,体健。

【体格检查】 T 37.4℃,HR 156/min,RR 30/min,BP 100/80mmHg,体重和身长在第 50 百分位数。

反应可,哭声弱。头颈部检查显示明显的双眼睑下垂、面部表情淡漠。心肺检查无异常。腹部膨隆、软。神经系统检查显示肌张力低、哭声低弱,深腱反射无异常。

【实验室检查】 血常规:白细胞计数 10.1×10^9/L(分叶中性粒细胞 0.38,淋巴细胞 0.56,单核细胞 0.08),血红蛋白 117g/L,血小板 490×10^9/L;钠离子 139mmol/L,钾离子 4.9mmol/L,氯离子 106mmol/L,二氧化碳 18mmol/L,血尿素氮 4.3mmol/L(12mg/dl),肌酐 27μmol/L(0.3mg/dl),糖 3.2mmol/L(58mg/dl)。

【诊疗经过】 在急诊室给予静脉输注葡萄糖和生理盐水。因难以保护气道,患儿最终需行气管插管。其外貌特征和病史特点可提示某一个诊断,但最终的确诊需要辅助检查来证实。

★病例 2-3 讨论

【鉴别诊断】 该患儿表现少动和肌张力低下,可能的诊断涉及神经功能状态,包括上运动神经元(脑和脊髓)或下运动神经元[脊髓前角细胞、周围神经、神经肌肉接头处或肌肉(表 2-3)]。上运动神经元疾病,如卒中、出血和横贯性脊髓炎均有可能。下运动神经元疾病包括小儿麻痹症、脊髓性肌萎缩、吉兰-巴雷综合征、先天性重症肌无力、肉毒杆菌和肌营养不良症。感染性疾病,如严重脓毒症亦应想到;但患儿无发热,故该症可能性不大。中毒亦可引起乏力,特别是巴比妥类药物。先天性代谢缺陷亦应考虑。染色体异常,如 Prader-Willi 综合征、软骨发育不全症、家族性自主神经功能障碍和 13-三体综合征早期临床表现可表现为肌张力低下;但是,该患儿的急性发作不支持该类诊断。乏力、进食减少、哭声无力和便秘是婴儿肉毒中毒的典型表现。

表 2-3　婴儿肌张力低下的病因

神经系统疾病	
上运动神经元	脑卒中
	出血
	横贯性脊髓炎
	占位效应

（续　表）

下运动神经元	脊髓性肌萎缩，Ⅰ型
	婴儿肉毒中毒
	脊髓灰质炎
	重症肌无力(新生儿或先天性)
	强直性肌营养不良症
	先天性肌营养不良症
	吉兰-巴雷综合征
	重金属和有机磷中毒
染色体异常	21-三体综合征
	13-三体综合征
	Prader-Willi 综合征
	软骨发育不全
	家族性自主神经功能障碍
	马方综合征
	Turner 综合征
退行性病变	Tay-Sachs 病
	异染性脑白质营养不良
系统性疾病	严重脓毒症
	营养不良
	慢性病
	甲状腺功能减退症
	先天性代谢缺陷
	吸收不良

【诊断】　该患儿有明显的肌张力低下但无心动过速或低血压。肌电图(EMG)检查支持婴儿肉毒中毒的诊断。EMG 显示动作电位电势增加 56％，提示突触前神经肌肉接头障碍。这与婴儿肉毒中毒的模式一致。此外，粪便检查分离出 B 型肉毒毒素。确诊为婴儿肉毒中毒。

【发病率和流行病学】　美国每年报道的肉毒中毒病例达 170 例，而其中大部分是婴儿肉毒中毒。尽管该病症在全美 50 州都曾有报道，但最常见于加利福尼亚州、宾夕法尼亚州和犹他州。与摄入外毒素后引发成年人型肉毒中毒不同的是，婴儿肉毒中毒在摄入存在于土壤和蜂蜜中的肉毒杆菌芽胞后发生。芽胞在肠道中生长、繁殖并产生外毒素。肉毒毒素是最强大的一种神经毒素，不可逆地结合到突触前胆碱能受体，阻滞神经肌肉接头处乙酰胆碱的释放，导致下行性迟缓性麻痹。

【临床表现】　发病年龄在 10d 至 7 个月，平均为 10 周龄。临床表现呈亚急性，包括便秘以及与脑神经麻痹相关的症状，包括吸吮无力、喂养困难和随后的烦躁易激惹。随之数日内发生瘫痪,患儿不能竖头、全身软弱无力。查体发现患儿肌张力减低、反射减弱,眼睑下垂、竖头不稳,吸吮无力、吞咽困难和呼吸费力。精神状态无明显异常,但患儿因喂养困难而常表现出易激惹。呼吸困难较为常见。婴儿肉毒中毒患者 70% 将发展至呼吸衰竭而需行机械通气。患儿亦可能有自主神经功能障碍,表现为肠蠕动减少、膀胱胀大、泪液产生减少、唾液分泌减少、周期性面红和出汗,以及心率和血压的波动。治疗及支持性护理干预中可能会出现院内感染。

【诊断方法】 通常根据病史和体格检查等临床资料作出诊断。

1. EMG(肌电图) 肌电图有助于诊断,尤其是发现动作电位电势增加现象。短暂、小振幅、密集的运动单位动作电位提示婴儿肉毒中毒诊断。如果高度怀疑肉毒中毒而初始 EMG 测试阴性,有必要 1~2d 内重复检查。

2. 粪便检查 尽管粪便检查结果不能立即可用,但它有助于通过检测肉毒毒素确定诊断。

【治疗】 主要的治疗措施是在 ICU 的环境中给予呼吸和营养支持治疗。因为本病是由毒素介导的,应用抗生素治疗无效。事实上,氨基糖苷类抗生素可能通过增强神经肌肉阻滞而加重瘫痪。

人类肉毒中毒免疫球蛋白(BIG)的发明显著改变了本症的预后。住院后 3d 内给予 BIG,可缩短住院天数、机械通气时间、ICU 住院时间和鼻胃管喂养的时间。住院费用降低一半,抵消了 BIG 的花费。因此,一旦作出婴儿肉毒中毒的临床诊断,应立即给予 BIG 治疗。在等待粪便检查结果的过程中,不应延误治疗。

运动终板的再生需要数周,临床症状会时轻时重。然而,存活患儿会完全神经系统恢复。

推荐阅读

[1] Frankovich TL, Arnon SS. Clinical trial of botulism immune globulin for infant botulism. Western J Med, 1991(154):103.

[2] Long SS, Gajewski JL, Brown LW, et al. Clinical, laboratory, and environmental features of infant botulism in Southeastern Pennsylvania. Pediatrics, 1985(75):935-941.

[3] Wigginton JM, Thill P. Infant botulism: a review of the literature. Clin Pediatr, 1993(32): 669-674.

[4] Cox N, Hinkle R. Infant botulism. Am Fam Phys, 2002, 65(7):1388-1392.

[5] Underwood K, Rubin S, Deakers T, et al. Infant botulism: a 30-year experience spanning the introduction of botulism immune globulin intravenous in the intensive care unit at Children's Hospital Los Angeles. Pediatrics, 2007, 120(6):e1380-e1385.

 病例 2-4　11 月龄男孩

【现病史】 11 个月男孩,因活动力下降就诊于急诊室。病史 3d,发热、体温达

39℃,腹泻每天 4 次,无血便。无呕吐。就诊当日,尽管已喝了 4 瓶 226.4g(8 盎司)的口服补液盐,仍尿量减少。懒动,喜卧床休息。母亲因感觉患儿难以唤醒,呼叫救护人员帮助。

【既往史及家族史】　母亲孕期及患儿出生史均正常。3 个月龄时因上呼吸道感染有喘息史 1 次。无住院或手术史。正在服用药物,无药物过敏史。按时预防接种。

【体格检查】　T 40.3℃,HR 183/min,RR 46/min,BP 99/41mmHg,体重和身长第 75 百分位数。

精神萎靡,对疼痛刺激反应差。头颈部检查未见外伤。目光凝视,瞳孔 3mm,对光反应后 2mm。眼窝凹陷,黏膜干燥。呼吸表浅、困难,呼吸功中度增加。肋间和胸骨后凹陷,呈腹式呼吸。双肺呼吸音粗。心脏听诊示心动过速,无杂音或异常心音。腹部检查示肠鸣音减弱,无压痛、肝脾大或可触及的包块。直肠检查可见鲜血。神经系统检查最突出的表现是全身肌张力低、对声音或疼痛刺激反应迟钝。下肢深反射++、对称。咽反射和双下肢巴宾斯基反射正常。患儿有皮疹(彩图 4)。

【实验室检查】　在急诊科行血、尿和 CSF 检查和培养。其他化验检查,血常规:白细胞计数 $13.4 \times 10^9/L$(杆状细胞 0.11,分叶中性粒细胞 0.63,淋巴细胞 0.34,单核细胞 0.02),血红蛋白 66g/L,血小板 $195 \times 10^9/L$;钠 131mmol/L,钾离子 5.8mmol/L,氯离子 101mmol/L,二氧化碳 18mmol/L,血尿素氮 6.8mmol/L(19mg/dl),肌酐 62μmol/L(0.7mg/dl),糖 3.2mmol/L(57mg/dl)。凝血酶原时间(PT)延长 16.4s(参考范围 10~12s),活化部分凝血活酶时间(PTT)29.1s(参考范围 30~45s)。CSF 检查显示少数革兰染色白细胞,白细胞计数 $100 \times 10^6/L$(100/μl),中性粒细胞 0.65,糖 2.2mmol/L(40mg/dl),蛋白 900mg/L。头颅 CT 未见明显异常。血清和尿液毒理学筛查阴性。

【诊疗经过】　给予 100% 浓度氧吸入,40ml/kg 生理盐水输注及广谱抗生素治疗。考虑到有上消化道出血的可能性,留置鼻胃管,吸出咖啡色样胃内容物。鉴于患儿临床表现:直肠可见鲜血、咖啡色样胃内容物、肠鸣音减弱、血红蛋白降低,儿外科医生怀疑腹内病变,尤其是肠套叠或肠扭转。给予广谱抗生素,立即被送往手术室行剖腹探查,未发现肠扭转或肠套叠。患儿的皮疹提示一个特定的病因(彩图 4)。

★病例 2-4 讨论

【鉴别诊断】　鉴别诊断围绕两个主要问题。首先是感染性疾病,包括菌血症、肺炎、肾盂肾炎、肾盂肾病或脑脊髓膜炎。为此,患儿行血、尿和脑脊液的检查以评估感染,并给予广谱抗生素治疗。其次,患儿血红蛋白降低、肠鸣音减弱、直肠可见鲜血,应考虑到腹部疾病。有关病因包括创伤(意外或非意外)或其他原因所致的下消化道出血(肠套叠、肠旋转不良所致的肠扭转、梅克尔憩室、过敏性紫癜性或某种凝血病)。为此,患儿被带进手术室行剖腹探查术,以明确有无需外科手术的急腹症。然而,剖腹探查结果为阴性。

【诊断】 患儿皮肤弥漫性紫癜,提示由脑脊髓膜炎奈瑟球菌所致的细菌性败血症(彩图 4)。血和脑脊液培养最终生长出脑脊髓膜炎奈瑟球菌。确诊为流行性脑脊髓膜炎和败血症。

【发病率和流行病学】 脑脊髓膜炎奈瑟球菌(脑脊髓膜炎双球菌)是一种革兰阴性双球菌,可引起菌血症和脑脊髓膜炎。全球范围内,脑脊髓膜炎双球菌是一巨大的威胁,每年造成约 170 000 人死亡。脑脊髓膜炎双球菌有 13 个血清型;B、C和 Y 型是美国最常见的 3 个血清型,每个约占该症 30%。

脑脊髓膜炎奈瑟球菌为上呼吸道正常菌群,也是该病菌唯一的宿主。通过呼吸道分泌物和人与人之间接触传播。约有 2.5% 的儿童和 10% 的普通人群为无症状携带者。大学、学校、监狱和部队等场所,带菌率更高。一项研究显示,20—24岁约 32.7% 为无症状携带者。感染发生的高峰期在 11 月至次年 3 月。潜伏期一般 <4d,也可长达 10d。50% 的脑脊髓膜炎球菌菌血症发生于 2 岁以下儿童。然而,流行期间,发病年龄向年长儿、青少年和年轻成年人转变。与脑脊髓膜炎双球菌感染相关因素包括解剖或功能性无脾和补体缺乏。

【临床表现】 脑脊髓膜炎双球菌感染后临床表现各种各样,从短暂的无症状性菌血症、暴发性败血症至死亡。定殖于呼吸道的脑脊髓膜炎双球菌病原侵入血流后,患者发生菌血症,且病情进行性恶化。菌血症侵及脑膜引起脑脊髓膜炎。脑脊髓膜炎患者较单纯菌血症患者预后更好。给予恰当的抗生素治疗后不久,有些患者会发生显著的病情恶化,由低血压到死亡。这种恶化被认为是由内毒素(革兰阴性菌细胞壁的一个组成部分)的宿主炎症反应刺激引起。脑脊髓膜炎球菌病可在 12h 内死亡,半数死亡发生在症状出现后 24h 内。侵袭性感染常会导致脑脊髓膜炎球菌菌血症、脑脊髓膜炎或两者兼有。亦可累及所有脏器,包括心脏、肺、肾上腺和关节腔。约 55% 的脑脊髓膜炎球菌病患者发生脑膜炎。此外,50% 的患者血培养阳性。

脑脊髓膜炎球菌菌血症患者常有前驱的上呼吸道感染病史。突然起病、发热、嗜睡和皮疹。典型的皮疹是瘀点、瘀斑,可因播散性凝血功能障碍迅速进展为紫癜。有些患者以暴发性脑脊髓膜炎球菌菌血症起病,并发弥散性血管内凝血、休克和心功能障碍。暴发性病症可因肾上腺出血病情进一步复杂化(沃-弗综合征),迅速进展至急进性肾上腺皮质功能不全和休克。暴发性病症死亡率达 20%。

【诊断方法】 临床的高度疑诊有助于脑脊髓膜炎球菌病的及时诊断。于机体一个正常无菌部位发现病原体可确定诊断。

1. 适宜的培养　可由血液、脑脊液和皮疹刮片中分离到病原体。50%拟诊脑脊髓膜炎球菌病的患者血培养阳性。因脑脊髓膜炎双球菌是鼻咽部正常菌群,鼻咽分泌物培养无诊断价值。

2. 其他检查　PCR 技术有助于脑脊髓膜炎球菌病的快速诊断,尤其对已用抗生素治疗的患者。血液、脑脊液或皮肤印片革兰染色亦有助于脑脊髓膜炎双球菌的快速检测。其他实验室检查,包括血清电解质、凝血酶原时间和部分凝血活酶时间可能影响治疗方案的制订。

【治疗】　对脑脊髓膜炎双球菌感染的疑似病例,应尽早给予抗生素治疗,不该因等待腰穿检查结果而延误。脑脊髓膜炎双球菌感染的初始抗生素应选用第三代头孢菌素,如头孢噻肟或头孢曲松。氯霉素适用于对青霉素或头孢菌素类过敏的患者,尽管很少用。美国的大多数菌株对青霉素敏感,对青霉素耐药菌株首次于1987 年在西班牙发现,广泛存在于西班牙、意大利和非洲部分地区。在美国,不建议常规行药敏试验。对大多数侵袭性脑脊髓膜炎球菌病病例,疗程 5~7d 足够。尚未证实糖皮质激素有助于脑脊髓膜炎球菌病病情控制。应用肝素等抗凝药治疗亦存在争议。对脓毒性休克患者,应给予积极的液体复苏和正性肌力药物以确保足够的组织灌注。

建议与患者发病前 7d 内有接触史的易感者给予药物预防。尤其是,家庭接触的所有成员、托儿所/幼儿园接触的所有人(包括儿童和成年人)以及密切接触患者分泌物的医疗卫生保健人员(口对口人工呼吸、分泌物与医务人员的黏膜接触)均应给予药物预防。患者的家庭成员患侵袭性疾病的风险比正常人群高 400~800倍。如果患者只接受青霉素治疗,那么易感者也应给予药物预防以消除病原体。学龄期儿童不需要接受药物预防,因为他们不是高风险人群。药物预防首选利福平,头孢曲松钠(静脉注射或肌内注射)或单剂量的环丙沙星也不失为合理的选择,尽管对环丙沙星耐药性已有报道。对环丙沙星耐药区域可选用阿奇霉素,已有治疗有效的报道。所有病例均需向当地公共卫生部门报告。

20 世纪 70 年代已研发出可有效对抗 A,C,Y 和 W-135 血清型脑脊髓膜炎球菌病的单一多糖疫苗。新近又研发出可有效对抗这 4 种血清型的结合多糖疫苗。疫苗已被批准用于 9 个月至 55 岁人群,已建议对青少年作为常规预防接种。高危人群应早期管理,包括功能或解剖无脾或末端补体缺陷的儿童。

推荐阅读

[1]　American Academy of Pediatrics. Meningococcal infections.//Pickering LK, ed. 2012 Red Book:Report of the Committee on Infectious Diseases. 29th ed. Elk Grove Village,IL:American Academy of Pediatrics,2012:500-509.

[2]　Anderson MS,Glode MP,Smith AL. Meningococcal disease.//Feigin RD,Cherry JD,eds. Textbook of Pediatric Infectious Diseases. 6th ed. Philadelphia:W. B. Saunders Company,

2009:1350-1365.

[3] Cohen J.Meningococcal disease as a model to evaluate novel anti-sepsis strategies.Crit Care Med,2000(28):s64-s67.

[4] Gardner P.Prevention of meningococcal disease.N Engl J Med,2006(355):1466-1473.

[5] Hart CA,Thomson APJ.Meningococcal disease and its management in children.BMJ,2006 (333):685-690.

[6] Panatto D,Amicizia D,Lai PL,Gasparini R.Neisseria meningitides B vaccines.Expert Rev Vaccines,2011,10(9):1337-1351.

[7] Periappuram M,Taylor M,Keane C.Rapid detection of meningococci from petechiae in acute meningococcal infection.J Infect,1995(31):201-203.

[8] Rosenstein NE,Perkins BA,Stephens DS,et al.Meningococcal disease.New Engl J Med, 2001(344):1378-1388.

[9] Stephens DS,Greenwood B,Brandtzaeg P.Epidemic meningitis,meningococcaemia,and Neisseria meningitides.Lancet,2007(369):2196-2210.

 ## 病例 2-5 9 岁男孩

【现病史】 9 岁男孩,约下午 5:00 呕吐后去睡觉。几小时后,家长难以将其唤醒,随后带他到急诊科就诊。就诊时,患儿诉在学校摔倒、头撞到墙上。当时并没有失去意识,有头痛,呕吐 2 次。否认异常饮食摄入史。

【既往史及家族史】 既往体健,无重大疾病史。不曾用药,无药物过敏史。按时预防接种。

【体格检查】 T 37.5℃,HR 86/min,RR 26/min,BP 120/70mmHg,室内空气下 SpO_2 0.97。

查体时睡眠状态,容易唤醒。头部无外伤,向前屈颈时枕部疼痛。枕部广泛性压痛,未触及骨受损。瞳孔 4mm,对光反应后 2mm。鼓膜外观正常。尝试行眼底检查,但失败。克氏征和布氏征均呈阴性。头颈部其他检查均正常。双肺、心脏和腹部检查无异常。神经系统检查显示脑神经完好,能够按照命令做出恰当的反应。

【实验室检查】 全血细胞计数和血清电解质均正常。血和尿毒理学筛查均呈阴性。

【诊疗经过】 患儿发生一次持续 5min 的全身强直阵挛发作。给予苯妥英钠静脉注射后惊厥发作停止。初始头颅 CT 平扫、继之 CT 血管造影,明确诊断(图 2-2)。

★病例 2-5 讨论

【鉴别诊断】 该患者为颅内出血(ICH)。儿童 ICH 最常见病因是外伤(包括

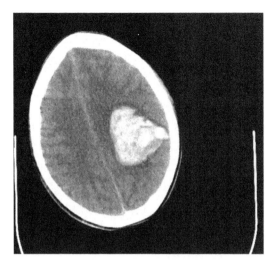

图 2-2 CT 血管造影

意外和非意外）。创伤性出血最常发生于硬膜外、硬膜下或蛛网膜下腔。而脑实质出血常由于存在动静脉畸形（AVM）（50％）、海绵状血管瘤或动脉瘤而自发产生。血小板减少症患者也可因轻微的头部外伤而引发 ICH。

【诊断】 CT 血管造影显示,脑实质出血伴脑室内出血,出血后方双叶区有异常对比信号积聚(图 2-2)。患儿存在动静脉畸形(AVM)血管破裂,随之血肿压迫。患儿随后接受了外科手术引流血肿并切除 AVM。

【发病率和流行病学】 脑的 AVMs 是一种先天性血管畸形。胚胎 3～12 周,可能由于胚胎血管未能分化成独立的动脉和静脉系统所致。AVMs 是在供血动脉、成簇卷曲的血管(病灶)和无毛细血管网的回流静脉间存在动静脉分流。通常,在 AVM 双侧没有脑组织,使得从动脉端到静脉端存在高流量的分流。事实上,AVM 是从大脑邻近组织窃血。AVM 可发生自发性血栓形成和随后再通,这可解释随时间变化 AVM 的大小变化。10％脑的 AVMs 发生在颅后窝,10％在中线,其余在皮质,可位于表面或深部。脑的 AVMs 的发生率为 1/100 000 人。<12％脑的 AVMs 有症状。这些患者常在 20—40 岁时得到诊断。约 1/5 的 AVMs 早在 15 岁之前出现症状。出血是 AVMs 最常见的并发症,儿童较成年人更为多见。除早产儿和小婴儿出血外,AVM 是小儿自发性脑出血最常见病因。

【临床表现】 80％儿童脑的 AVMs 以颅内出血为首发症状,死亡率达 25％。约 1/3 病例会出现惊厥发作,原因可能是急性出血、或是既往出血灶形成癫痫病灶、或是 AVM 邻近组织因窃血低灌注所致慢性缺血。婴儿可出现充血性心力衰竭和脑积水。年长儿中风和癫痫发作更常见。颅内出血可发生在轻微头部外伤之后。AVMs 患者常有头痛,尽管这是非特异性症状。未经治疗的 AVMs 颅内出血患者,再出血风险较高。发生颅内出血的其他危险因素包括深部或小脑幕下

AVM,深静脉引流、女性及相关动脉瘤。AVM 临床表现因位置不同而各异:浅表 AVMs 更常导致癫痫发作,而深部 AVMs 则出血倾向更明显。AVMs 体积通常持续增大、出血和缺血风险增加,导致癫痫发作、胶质细胞增生和神经功能缺损。但也有一些 AVMs 保持大小不变,甚至可能回缩。

【诊断方法】 可通过 CT 及 MRI 或脑血管造影来确诊 AVM。患者常在第一次出血后行 CT 检查,且 CT 只显示出血的发生。如果行 CT 检查时同时做静脉造影,通常可以看到 AVM 病灶;但是如果 AVM 很小,CT 扫描可能无法分辨。MRI 对诊断 AVMs 很有帮助,对 AVMs 的矫治手术方案制订也非常有价值。MRI 和磁共振血管造影(MRA)也用于 AVM 患者治疗后的动态随访。另外,MRI 有助于鉴别 AVM 和其他脑出血性病变,包括恶性肿瘤和海绵状血管畸形。血管造影可精确描述 AVM 的血管解剖,为诊断、制订治疗方案和临床随访的金标准。

【治疗】 因未经治疗的 AVMs 死亡率较高,所以治疗的目的是彻底去除 AVM。去除的方法包括手术切除、AVM 栓塞以及利用伽马刀、质子束或直线加速器行放疗栓塞。最适宜治疗方法的选择取决于 AVM 的位置和大小。如果 AVM 位于大脑深部或运动皮质,手术切除可能不是最好的选择。放疗的效果需要数月或数年才能评估,而手术切除可立竿见影。单纯血管内栓塞仅能治愈不足 5% 的病变,但它仍为手术切除和放疗的一种重要的辅助治疗措施。

尽管已破裂 AVM 的治疗方法已广为认可,但未破裂 AVMs 的积极管理措施仍存在争议,因为关键在于,这些干预措施具有一定风险。现有研究报道的荟萃分析表明,与 AVM 干预相关的永久性神经系统并发症或死亡的中位数发生率为 5.1%~7.4%。治疗方案的选择,包括手术、放疗、辅助血管内栓塞治疗或医疗管理,必须遵循个体化原则,最好由一个多学科诊疗小组,包括外科医生、血管内神经外科医生和放射肿瘤医生共同制订。

推荐阅读

[1] Cahill AM,Nijs ELF.Pediatric vascular malformations:pathophysiology,diagnosis,and the role of interventional radiology.Cardiovasc Intervent Radiol,2011(34):691-704.

[2] Di Rocco C,Tamburrini G,Rollo M.Cerebral arteriovenous malformations in children.Acta Neurochirurgica,2000(142):142-158.

[3] Hofmeister C,Stapf C,Hartmann A,et al.Demographic,morphological,and clinical characteristics of 1289 patients with brain arteriovenous malformation. Stroke, 2000 (31): 1307-1310.

[4] Menovsky T,van Overbeeke JJ.Cerebral arteriovenous malformations in childhood:state of the art with special reference to treatment.Eur J Pediatr,1997(156):741-746.

[5] Niazi TN,Klimo P,Anderson RCE,Raffel C.Diagnosis and management of arteriovenous malformations in children.Neurosurg Clin N Am,2010(21):443-456.

病例 2-6 20 月龄男孩

【现病史】 20 个月男孩,因活动力降低就诊于急诊室。近 3d 来反复呕吐,每天 2~3 次,非血性,不含胆汁。就诊当日,一直萎靡不振、面色苍白。不伴腹泻。1 周前患手足口病,已愈。家人否认有任何外伤或中毒史。无发热、流涕或咳嗽。

【既往史及家族史】 发病 1 个月前患儿血铅水平升高(31μg/dl,正常值<5μg/dl)。无其他疾病史。无手术史。无用药史,无药物过敏史,按时预防接种。

【体格检查】 T 37.0℃,HR 75/min,RR 27/min,BP 100/68mmHg。体重在 10th 百分位数,身高在 50th 百分位数。

昏睡状态,可唤醒。停止刺激后,随即又进入睡眠状态。头部正常,无外伤。鼓膜两侧呈珍珠灰色,无鼓室积血。口腔黏膜湿润。颈软,活动度可。心肺检查无异常。腹软,无压痛、肿块或脏器肿大。四肢温暖,灌注良好。神经系统检查显示,格拉斯哥昏迷评分 13 分,但仍为正常。

【实验室检查】 全血细胞计数示白细胞 12.1×10⁹/L(分叶中性粒细胞 0.86,淋巴细胞占 0.09,单核细胞 0.05),血红蛋白 114g/L,血小板计数 851×10⁹/L。采集血标本行血清铅含量测定。血清电解质和转氨酶正常。腰椎穿刺示 WBC 4×10⁶/L(4/mm³),RBC 4.365×10⁹/L(4365/mm³),糖 4.6mmol/L(82mg/dl),蛋白 310mg/L(31mg/dl)。尿毒理学筛查阴性。其他实验室检查显示,PT 13s(参考范围 10~12s)和 PTT 36.6s(参考范围 30~45s)。

【诊疗经过】 患儿被收入院。随后几天,患儿清醒并活动开始正常。入院时的头颅 MRI 提示了诊断(图 2-3)。

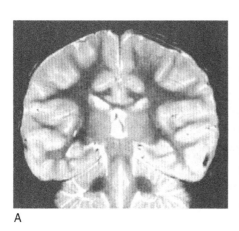
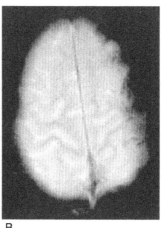

图 2-3 头颅 MRI 图像
A. 冠状位;B. 轴位

★病例 2-6 讨论

【鉴别诊断】 该患儿有几种可能的诊断。鉴于患儿近期有血铅升高病史,可致铅中毒脑病。但是,患儿 CSF 中有 RBC,头颅 MRI 示颅内出血,这些均不是铅中毒脑病的特点。所以,需要进一步查找颅内出血的病因。小儿颅内出血最常见原因是头部外伤,包括意外事故(如车祸、坠落)和非意外事件。其他原因有:血管异常如动静脉畸形(AVM),海绵状血管瘤和动脉瘤,血液系统疾病如血管性血友病、凝血因子缺乏性血液病和血小板减少症、脑肿瘤、脑蛛网膜囊肿、颅内感染,代谢紊乱如戊二酸尿症和半乳糖血症以及高钠血症。

硬膜外、硬膜下血肿和蛛网膜下腔出血通常由外伤所致,而出血最常见于血管异常、血液系统疾病或脑肿瘤。

【诊疗经过】 复查血铅水平正常。头部 MRI 示广泛的左侧硬脑膜下出血,向前达额叶、向下达颞叶、向后达枕叶(图 2-3A 和 B)。眼科医生行视网膜检查,发现双侧视网膜出血。X 线骨骼检查(全身骨骼 X 线片)未发现新的或已愈合的骨折。最后确诊为儿童虐待。在社会服务机构的积极参与下,最终明确是一个同居的亲属给该患儿造成的非意外伤害。

【发病率和流行病学】 识别儿童虐待非常困难,需要高度警惕性。儿童虐待的确切发病率尚不明确,但它比民众认为的更普遍。2007 年,谋杀是 1—4 岁儿童死亡的第三大原因,每年有多达 2500 名各年龄段儿童死于人为伤害。幸运的是,儿童保护组织证实,从 1990 年早期到 2009 年,儿童躯体和性虐待病例已大幅度降低。尽管如此,在美国,儿童虐待仍是一个重要的社会问题。仅 2009 年,就有 330 万份报道和多达 76.3 万宗被证实的儿童虐待案件。医疗保健机构在可疑虐待的鉴定和报告中发挥重要作用,2010 年,美国儿科学会指定专门委员会认证儿童虐待。

【临床表现】 儿童虐待的临床表现因受伤害的类型不同而各异,医务人员应当警惕任何可能提示虐待的迹象。患儿可能是一次虐待或累积多次虐待的受害者。据估计,曾被虐待一次的孩子 50% 可能性会再次受虐待。虐待可以是躯体、性、情感或忽视。在美国,躯体虐待仅占虐待案例的 25%。躯体虐待的受害者可能会表现身体上的痕迹和瘀伤、精神状态改变、颅内出血或心跳完全停止。虐待性头部创伤,高达 40% 患儿无受伤的外在迹象。行为人可能不是故意伤害孩子,而是对孩子过度苛责或惩罚而造成虐待。

儿童处于高虐待风险的危险因素包括,父母/看护者因素、儿童因素和情境因素。看护者因素包括,看护者未打算尽职尽责、对孩子期望值过高、有坏榜样、使用体罚、训练技能不一致、不支持的伴侣、有心理问题如冲动性障碍或抑郁、自身就是虐待受害者、酗酒吸毒或本身与孩子没有直接关系等。残疾儿童、发育迟缓或有行为问题的儿童受虐待风险增加。67%的受虐待儿童年龄<1 岁,80%<3 岁。经济困难、住房条件差、拥挤、疾病和失业增加了虐待可能性。未曾发生过的伤害、与既往不同的伤害、"神奇"的伤害、延迟就医的伤害及与儿童发育年龄不一致的伤害,均提示虐待。提示虐待的查体所见包括图案标记(如打火机烧伤、皮带扣的擦伤、浸泡烧伤)、多发伤、新旧不一的伤痕和不明原因的伤害。图 2-4 显示口咽部人为创伤造成的咽后气体。患者并存的肝破裂增加了虐待的怀疑。

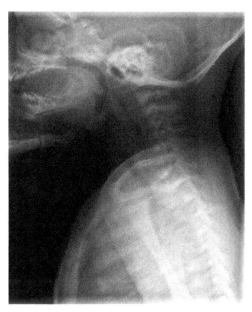

图 2-4 非意外伤害病例的颈部侧位片,证实存在咽后气体。推测
是由看护者的手指所致的穿透伤。患儿腹部 CT 显示肝破裂

重要的是确定哪些构成虐待,哪些不是。如何鉴别虐待儿童所致骨折和成骨不全症、鉴别瘀伤和蒙古斑、鉴别香烟烧伤和脓疱疮是卫生保健专业人员应该学习掌握的重要技能。值得一提的是,一项研究发现,70%成骨不全症患儿父母曾因涉嫌虐待儿童而暂时失去对子女的监护权。瘀伤是躯体虐待最常见的损伤类型。非虐待性瘀伤常发生于 1 岁以上儿童,典型位于下肢,不伴有紫癜、瘀斑或黏膜出血。淤伤的可疑部位包括臀部、躯干、生殖器、耳朵、手背和颈部。然而,通常很难确定受伤是由意外或非意外创伤所致。如果有疑问,应该向相关机构提出社会服务报告。

【诊断方法】 以下方法常被用于疑似虐待儿童的明确诊断。

1. X 线骨测量 推荐 X 线骨测量(儿童全身骨骼 X 线检查)用于 2 岁以下儿童。高度怀疑虐待但骨骼 X 线检查阴性,应在 2 周后复查。

2. 放射性核素骨扫描 骨扫描有可能发现骨骼 X 线检查未能显示的骨折。

3. 视网膜检查　眼科会诊常有助于诊断视网膜出血。

4. 其他检查　通常建议要进行其他实验室检查。擦伤儿童应检查全血细胞计数、凝血酶原和部分凝血活酶时间。如果怀疑腹部损伤,应检查肝功能、淀粉酶和脂肪酶。腹部创伤患儿,应筛查尿、便是否呈血性。如果有肌肉损伤,检测尿肌红蛋白非常重要。如果患儿 24～72h 内曾受性侵犯,应当筛查性传播疾病,并进行精液检查。如果患儿有精神状态改变,建议行毒理学试验。如果患儿头围增大或有征象怀疑颅内损伤,建议行头颅 CT 或 MRI 检查;急性或慢性硬膜下出血均可识别。如果骨折是疑似虐待的主要表现,应行成骨不全症的检测。

【治疗】　被虐待儿童的治疗措施首先是处理医疗紧急情况。对可疑受虐待儿童,任何参与照顾孩子的人,都是授权的报告者。医疗团队不是证实虐待、然后报告,而是报告可疑虐待,并允许社会服务机构进一步调查。少数情况下,查体结果足以促使社会服务报告被立案。大多数情况下,需要综合分析病史、查体、实验室检查结果以及与看护者交流获取的资料,才能促成一份报告。如果患儿出院回家不安全,那就有必要留在医院。

(于永慧)

推荐阅读

[1] Christian CW.Child abuse.//Zorc JJ,ed.Schwartz's Clinical Handbook of Pediatrics.4th ed. Philadelphia:Williams & Wilkins,2008:237-248.

[2] Kemp AM.Investigating subdural haemorrhage in infants.Arch Dis Child,2002(86):98-102.

[3] Wood JN,Ludwig S.Child abuse.//Fleisher GR,Ludwig S,eds.Textbook of Pediatric Emergency Medicine.6th ed.Philadelphia:Lippincott Williams & Wilkins,2010.

[4] Preer G,Sorrentino D,Newton AW.Child abuse pediatrics:prevention,evaluation,and treatment.Curr Opin Pediatr,2012(24):266-273.

[5] van Rijn RR,Sieswerda-Hoogendoorn T.Imaging child abuse:the bare bones.Eur J Pediatr, 2012,171(2):215-224.

[6] Vora A,Makris M.An approach to investigation of easy bruising.Arch Dis Child,2001(84): 488-491.

第3章 呕 吐

【定义】 呕吐是指腹部肌肉和膈肌协调地强力收缩,贲门打开,胃内容物经由食管、从口中吐出。延髓呕吐中枢通过迷走神经和膈神经的传出通路调节来呕吐过程。延髓呕吐中枢由直接刺激或通过化学感受器触发区刺激产生冲动发放。直接刺激可能来自胃肠道的传入迷走神经或包括但不局限于前庭系统、大脑皮质或下丘脑等部位;化学感受器触发区位于第四脑室最后区,可被感官(包括影像和气味)、血液中药物、代谢异常和某些毒素的化学刺激物触发。

胃食管反流不是呕吐而是反流,尽管有时呈弹丸式,但胃内容物毫不费力地反流到口腔,无恶心,无协调的肌肉收缩。

【病因】 需要牢记呕吐并非一个诊断,而是一个有基础性病理过程的症状,需要进行全面的评估判断。引起呕吐的原因可根据发病的年龄(表 3-1)或病因(表 3-2)进行分类。

表 3-1 不同年龄儿童引起呕吐和反流的病因

	新生儿/小婴儿	大婴儿/儿童	青春期
常见	胃食管反流	胃食管反流	胃肠炎
	喂食过多	胃肠炎	泌尿道感染
	胃肠炎	肠套叠	食物中毒
	幽门狭窄	泌尿道感染	药物
	先天性肠旋转不良/中肠扭转	肺部感染	炎性肠病
	尿路感染	食物中毒	阑尾炎
	肺部感染	药物	妊娠
	CNS 感染		卵巢扭转
	脓毒症		卵巢囊肿
			盆腔炎
			偏头痛
少见	ICP 升高	ICP 升高	ICP 升高
	其他胃肠道梗阻性病变	胃溃疡	胃溃疡
	尿路梗阻	胰腺炎	胰腺炎
	肾功能不全	肝炎	肝炎
	单纯疱疹病毒感染	脓毒症	心因性
	牛奶蛋白过敏	CNS 感染	脓毒症
		异物	

（续　表）

	新生儿/小婴儿	大婴儿/儿童	青春期
罕见	先天性代谢缺陷	先天性代谢缺陷	肾上腺皮质功能减退症
	CAH	瑞氏综合征	周期性呕吐
	新生儿手足搐搦症	肾上腺皮质功能减退症	瑞氏综合征
	胆红素脑病	十二指肠血肿	十二指肠血肿

CNS. 中枢神经系统；ICP. 颅内压；CAH. 慢性活动性肝炎

表 3-2　儿童呕吐和反流的病因

梗阻性胃肠道疾病	食管闭锁或狭窄	代谢性	氨基酸和有机酸缺陷
	食管裂孔疝		尿素循环缺陷
	先天性膈疝		先天性肾上腺皮质增生症
	幽门狭窄		新生儿手足搐搦症
	胃乳石		高钙血症
	先天性肠旋转不良		糖尿病酮症酸中毒
	中肠扭转		酸中毒
	肠闭锁或狭窄		半乳糖血症
	食管重复畸形		果糖血症
	肠套叠		苯丙酮尿症
	肠粘连		肾上腺皮质功能减退症
	肠壁血肿		瑞氏综合征
	胎便性肠梗阻		卟啉症
	胎粪栓		
	梅克尔憩室		
	先天性巨结肠		
	肛门闭锁		
	嵌顿疝	肾疾病	尿路感染/肾盂肾炎
	环状胰腺		尿路梗阻
	慢性小肠假性梗阻		肾积水
	异物		肾功能不全
	蛔虫病		肾小管性酸中毒
			泌尿性结石

（续 表）

非梗阻性胃肠道疾病	胃食管反流病	肺部疾病	鼻后滴漏
	贲门失弛缓症		哮喘
	坏死性小肠结肠炎		肺炎
	牛奶蛋白过敏		异物吸入
	嗜酸细胞性胃病		急性中耳炎
	炎性肠病		迷路炎
	食物中毒	中毒性	水杨酸盐中毒
	消化性溃疡或十二指肠 溃疡		对乙酰氨基酚过量
			茶碱毒性
	乳糜泻		地高辛毒性
	肠系膜上动脉综合征		铁摄入
	病毒性肠炎		铅中毒
	细菌性肠炎	其他	妊娠
	胃炎		卵巢扭转
	胰腺炎		卵巢囊肿
	肝炎		盆腔炎
	阑尾炎		睾丸扭转
	腹膜炎		心因性
神经系统疾病	颅内压增高		心律失常/心脏异常
	脑膜炎/脑炎/脑脓肿		周期性呕吐
	癫痫发作		脓毒症
	偏头痛		
	高血压脑病		
	运动病		
	脑震荡、脑震荡后遗症		
	胆红素脑病		

【鉴别诊断线索】 需要全面采集病史以准确地进行鉴别诊断,并最终明确呕吐的病因。进行鉴别诊断时,需要考虑呕吐的持续时间和方式,呕吐物的性质及相关的症状等。下列相关问题有助于为正确诊断提供线索。

★呕吐的持续时间?

——与慢性呕吐或周期性呕吐相比,急性呕吐的鉴别诊断有很大的不同。急性呕吐主要是由于感染或代谢因素引起,当然也可能由食物中毒或外科急症如阑尾炎和卵巢扭转引起。慢性呕吐往往有胃肠道病因,也可能是由于食管裂孔疝等所致部分机械性梗阻,或慢性胃肠道疾病如炎性肠病或乳糜泻所致。引发长期呕吐的其他因素包括胃溃疡、运动障碍综合征、颅内压升高、心因性疾病、妊娠和铅中毒。周期性呕吐一般是由肠外因素所致,通常是由于偏头痛、偏头痛等值症、心律失常或肾盂输尿管连接部(UPJ)梗阻等引起。先天性代谢缺陷尽管少见,但亦是引起周期性呕吐的一个病因,尤其是伴随发作性神经系统症状者。

★呕吐的发作时间有无特征性?

——呕吐发作的昼夜规律性可为诊断提供线索。早晨呕吐可能预示颅内压升高,但也可能是由妊娠所致的晨起不适。食用特定的食物后呕吐可能是由于食物过敏。如果获得二次证实,像逃课或者缺考,或者与学校恐惧症相关,呕吐的模式随之明晰。进食后立即呕吐与食管或者胃出口梗阻,或消化性溃疡病有关,但也可能是心因性呕吐。

★呕吐是否不费力?

——几乎所有的新生儿都会发生胃食管反流,但到 6 个月龄时,只有不足 5% 的婴儿有症状。反流往往毫不费力,不伴有疼痛或其他病症。极少情况下,严重的反流会引起不适和弓背。桑迪弗综合征(反流类似癫痫样发作),或者体重不增时应给予药物治疗。真正的呕吐往往会引起疼痛和干呕等更不适的感觉。

★是胆汁性呕吐吗?

——发生胆汁性呕吐提示远端壶腹部梗阻,但也见于由幽门松弛所致的长期呕吐的非梗阻患者。在被确诊排除之前,新生儿胆汁性呕吐应视为外科急症。新生儿胆汁性呕吐可能是由于先天性肠旋转不良和中肠扭转或较少见的肠闭锁所并发的肠梗阻所致。非胆汁性呕吐也应引起重视,尤其在新生儿,因为壶腹近端梗阻(如幽门狭窄)可引起频繁的非胆汁性呕吐。

★呕吐物是否含有血?

——应首先用潜血筛选试剂或检血试验明确呕吐物中是否含有血液。如果有血,必须区分是吐血还是咯血。呕吐物中含有的血可呈鲜红色或深至咖啡色,这取决于它与胃内容物接触时间的长短。吐血往往呈暗红色、酸性,伴有干呕和胃肠不适。咯血时血呈鲜红色,有气泡、碱性,伴有呼吸系统症状。吐血也可能是由胃溃疡、胃贲门黏膜撕裂综合征、食管炎、食管静脉曲张、急性铁中毒、胃炎、血管畸形或出血性疾病引起。

★呕吐物中是否有未消化的食物?

——呕吐物中有未消化的食物常见于胃食管反流的患儿,表现为餐后易于反流。其他导致呕吐物含有未消化食物的病症包括食管闭锁或狭窄、食管或咽部(Zenker)憩室或者贲门失弛缓症。呕吐物中含有陈旧性食物可能提示胃出口梗阻或者胃动力障碍。

★呕吐物中是否含有粪便样物质?

——呕吐物中含有粪便样物质较为少见,一旦出现提示远端肠梗阻,如先天性巨结肠、腹膜炎、胃结肠瘘,或者细菌在胃或小肠过度生长。

★呕吐是否伴有腹泻?

——腹泻和呕吐并存提示胃肠道功能紊乱,其中感染性胃肠道疾病最常见。而如果呈慢性病程,则可能是由炎性肠病或腹腔疾病引起。单独的呕吐往往涉及许多器官系统,临床差别很大。单独的呕吐可能由以下诸多情况所致,如颅内压增高,下叶肺炎,有意或无意的药物或毒素中毒,糖尿病酮症酸中毒。

★有腹痛吗?

——如呕吐伴有腹痛,疼痛的部位以及疼痛的性质可为病因判断提供线索。右下腹疼痛可能是由急性阑尾炎所致,而右上腹疼痛则更可能的病因在胆囊或肝。下腹部疼痛也可能是卵巢扭转或盆腔炎。弥漫性腹痛伴呕吐最常见的病因是胃肠炎。绞痛往往见于空腔脏器梗阻或尿路结石,而局部剧烈疼痛往往是壁层腹膜炎症所致。单侧疼痛提示肾病因。消化性溃疡病的疼痛常在呕吐后缓解,而由胰腺炎或胆道疾病引起的疼痛,呕吐却不能使之减缓。

★发热吗?

——呕吐患者常伴有发热。发热提示感染性胃肠道疾病,如急性病毒性胃肠炎、细菌性肠炎、阑尾炎、肝炎、胰腺炎、急性腹膜炎或急性肠道外感染,如脓毒症、脑膜炎、急性中耳炎、咽炎或尿路感染。发热的其他原因包括炎症性疾病,如炎性肠病。

★是否有其他相关症状?

——体重减轻、头痛、嗜睡和学习成绩下降,以及环境和传染病风险等其他病史资料,可能有助于缩小鉴别诊断的范围。

下面几个病例代表儿童呕吐的少见病因。

 ## 病例 3-1 7 周龄男婴

【现病史】 7 周龄非洲裔美国男孩,频繁呕吐 2d。呕吐物不含胆汁,非喷射性,偶尔一次带血。纳奶差,18h 小便 1 次。入院当天严重水样泻。家人无呕吐或腹泻。

【既往史】 足月,出生体重 3300g。因不能入盆经剖宫产娩出。在保育室喂养困难,回家后给予无乳糖配方奶。随后摄入奶量正常。无住院史。第一针乙肝疫苗已接种。

【体格检查】 T 38.1℃,RR 50/min,HR 170/min;P 86/38mmHg,未吸氧 SpO_2 0.88,体重在第 10 百分位数,身长在第 25 百分位数,头围在第 10 百分位数。

啼哭状,可安抚(彩图 5)。前囟开,稍凹陷。黏膜湿润,巩膜无黄疸,听诊双肺呼吸音清,心脏检查正常,未闻及杂音。腹软,稍胀,肝脾未触及增大。肢端凉。无皮疹,哭声响,神经系统检查双侧对称。

【实验室检查】 白细胞计数 24.5×10^9/L,其中性带状核白细胞 0.09,中性分叶粒细胞 0.24,淋巴细胞 0.40,单核细胞 0.20,非典型淋巴细胞 0.05。血红蛋白 152g/L,血小板 577×10^9/L。红细胞形态的突出特征是大小不均、异形以及毛刺细胞。血清生化检测显著的异常是 CO_2 10mmol/L,脑脊液细胞数、葡萄糖和蛋白质均正常;革兰染色检菌阴性。尿液呈深黄色,浑浊,比重 1.038。pH 5.5,蛋白质卌,5~10 个颗粒管型,无细菌、亚硝酸盐或白细胞。胸片显示,心影和肺野均正常。

【诊疗经过】 用鼻导管给氧时,脉搏血氧仪显示患儿氧饱和度上升到 0.93。四肢血压分别是:右上肢 90/32mmHg,左上肢 88/42mmHg,右下肢 80/40mmHg,左下肢 76/35mmHg。动脉血气分析(ABG)示:pH 7.01,$PaCO_2$ 18mmHg,PaO_2 232mmHg,碳酸氢盐 4.7mmol/L,碱剩余 24.7。多次注射生理盐水和碳酸氢钠以纠正代谢性酸中毒。结合患者的外观特征(彩图 5)和动脉血气分析,作出诊断。

★病例 3-1 讨论

【鉴别诊断】 婴儿早期呕吐可能是一个非常令人担忧的症状。该年龄组呕吐最常见的原因是胃食管反流,可以是生理性的或因喂养过量所致。应始终想到解剖性梗阻的可能性。梗阻性病变,包括肠旋转不良肠扭转、食管或小肠闭锁、幽门狭窄、胎粪性肠梗阻、先天性粘连、嵌顿疝、肠套叠和先天性巨结肠。梗阻的水平将决定呕吐物是否含有胆汁或腹胀。感染性病因包括胃肠炎、尿路感染、败血症、脑脊髓膜炎、肺炎和心包炎。也应想到神经系统病因,如硬膜下血肿、脑积水和肿块病变。呕吐物含血,可能是由牛奶蛋白过敏、肠炎、坏死性小肠结肠炎或贲门失弛缓症引起。

该患儿出现呕吐和明显的代谢性酸中毒,必须想到代谢性和内分泌疾病的可能。该类疾病包括先天性肾上腺皮质增生症(ACH)、肾上腺发育不全、先天性代谢缺陷(包括氨基酸和有机酸代谢异常)以及半乳糖血症。

【诊断】 患儿发绀,嘴唇颜色与毛毯的白色部分形成鲜明的对比(彩图 5)。动脉血气(ABG)与碳氧血红蛋白监测显示酸中毒,pH 7.01,$PaCO_2$ 18mmHg,PaO_2 232mmHg。碳氧血红蛋白监测显示氧合血红蛋白为 78.2%,高铁血红蛋白 21.8%,乳酸 2.7mmol/L,证实了高铁血红蛋白血症的诊断。

【发病率和流行病学】 尽管高铁血红蛋白血症在儿科比较罕见,但它可引发严重的发绀甚至死亡。高铁血红蛋白是正常血红蛋白的衍生物,正常血红蛋白中的铁由亚铁(Fe^{2+})被氧化成三价铁(Fe^{3+})。氧化的铁(Fe^{3+})不能可逆地结合氧气。因此,血红蛋白氧化成高铁血红蛋白阻碍血液输送氧气,导致功能性贫血。在体内,高铁血红蛋白不断地产生,但由于机体存在抗氧化反应,使得其含量很少超过血红蛋白总数的 2%。这些抗氧化反应最主要是利用 NADH 细胞色素 b_5 还原酶或 NADPH 高铁血红蛋白还原酶;当然,除非存在亚甲基蓝辅助因子的刺激,NADPH 高铁血红蛋白还原酶基本无活性。NADPH 高铁血红蛋白还原酶可降低亚甲蓝水平,这具有重要的治疗意义,随后的治疗部分将有描述。

当氧化和还原血红素铁失衡时,高铁血红蛋白水平升高。婴儿存在高铁血红蛋白血症高风险的原因主要有两方面:①依赖于 NADH 的酶系统(细胞色素 b_5 和细胞色素 b_5 还原酶)不成熟,该类酶的活性很低,以及②胎儿的血红蛋白较成年人的血红蛋白更容易氧化。机体在代谢性酸中毒状态下,这两种情况更容易发生。高铁血红蛋白血症可以因服用氧化剂药物和化学物质、肠炎和(或)酸中毒或遗传因素(表 3-3)引发。引起高铁血红蛋白血症的最常见氧化剂包括磺胺类、苯胺染料、氯酸盐、醌类、苯佐卡因、利多卡因、甲氧氯普胺、氨苯砜和苯妥英。小婴儿的局麻药,如用苯佐卡因和利多卡因,常用于减缓包皮环切术和拔牙痛苦,是该年龄段引发高铁血红蛋白血症的常见原因。饮用井水硝酸盐也可导致高铁血红蛋白血症。胃肠炎产生氧化应激,肠内皮细胞释放一氧化氮,可引发婴儿高铁血红蛋白血症。少见的原因包括遗传性红细胞高铁血红蛋白还原酶或血红蛋白 M 缺陷(先天性高铁血红蛋白血症)。

表 3-3　可引起高铁血红蛋白血症的常见因素

局部麻醉药	镇痛药	其他
苯佐卡因	非那吡啶	乙酰苯胺
利多卡因	非那西丁	对氨基酚
丙胺卡因		苯胺染料
	亚硝酸盐和硝酸盐	苯衍生物
	硝酸铵	溴酸盐
抗菌药物	亚硝酸异戊酯	氯酸盐
氯喹	亚硝酸丁酯	4-二甲氨基苯酚
氨苯砜	亚硝酸异丁酯	甲氧氯普胺
伯氨喹	硝酸甘油	萘醌
对氨水杨酸	一氧化氮	硝基苯
磺胺类药物	硝酸钾	硝基乙烷
甲氧苄氨嘧啶	硝酸钠	百草枯
		敌稗
		拉布立酶

(摘自 Blanc PD. 高铁血红蛋白血症 . Olson KR, ed. Poisoning and Drug Overdose. 5th ed. New York: McGraw-Hill/Lange, 2007.)

【临床表现】　高铁血红蛋白血症患者的临床表现取决于血中血红蛋白和高铁血红蛋白的浓度(表 3-4)。越来越严重的临床症状与高铁血红蛋白水平增高有关。

血红蛋白浓度较低的患者在高铁血红蛋白比例较低水平即受到影响。除非已发生贫血,高铁血红蛋白浓度低于10%的患者很少有症状;浓度在10%~25%的大部分患者会出现发绀,但很少有其他症状;浓度在30%~50%的患者可出现恍惚、头晕、疲倦、头痛、呼吸急促和心动过速;浓度超过50%者,可发生严重酸中毒、心律失常、惊厥、嗜睡和昏迷;浓度达70%左右可能会致命。

表 3-4 基于高铁血红蛋白水平的高铁血红蛋白血症的临床症状

高铁血红蛋白水平	<15%	15%~20%	20%~45%	45%~70%	>70%
临床症状	无临床症状	发绀,轻微症状	明显发绀、恍惚、头晕、疲倦、头痛、呼吸急促、心动过速	严重发绀、严重酸中毒、心律失常、惊厥、嗜睡、昏迷	通常致命

【诊断方法】 像高铁血红蛋白血症这种罕见儿科疾病的诊断,关键在于想到。对证实无心肺疾病的发绀患儿,应该想到该症的可能。

1. 床旁血液学检查 对发绀的患者,区分高铁血红蛋白和还原血红蛋白是非常重要的。在白色的滤纸上,高铁血红蛋白含量高的血液变成棕褐色,而含有脱氧血红蛋白的血液最初呈暗红色或紫色,暴露于大气中的氧气后,即变为鲜红色。

2. 脉搏血氧饱和度 高铁血红蛋白含量高时,由脉搏血氧饱和度仪测得的血氧饱和度会虚高。大多数的脉搏血氧饱和度仪利用两个波长的光确定"功能性氧饱和度",即氧合血红蛋白占全部可携带氧的血红蛋白的比率。通常情况下,所有的血红蛋白均可携带氧气,所以功能性和真正的血氧饱和度是相等的。由于高铁血红蛋白不能携带氧气,在标准的脉搏血氧饱和度仪上没有标记为功能性血红蛋白。在正常高铁血红蛋白水平下(<2%),这种剔除并不重要;然而,在高铁血红蛋白水平升高时(>10%),功能性和真正的血氧饱和度差距增大,导致脉搏血氧饱和度仪读数不可靠。由于高铁血红蛋白的吸光特性,除非伴有还原血红蛋白水平增加,脉搏血氧饱和度仪的读数将不低于0.82。新一代的脉搏血氧仪可利用8个波长的光,能准确地连续测量高铁血红蛋白和碳氧血红蛋白。

3. 动脉血气 当发绀患者出现"饱和度差距"时,应高度怀疑高铁血红蛋白血症;ABG 显示动脉氧分压(PaO_2)正常或升高,而脉搏血氧饱和度仪显示血氧饱和度降低。

4. 碳氧血红蛋白检测 碳氧血红蛋白检测仪是一种分光光度计,可测定不同波长的光吸收,包括高铁血红蛋白、氧合血红蛋白、还原血红蛋白和碳氧血红蛋白的波长。碳氧血红蛋白检测仪可以准确地区分高铁血红蛋白和氧合血红蛋白,从而明确诊断。在常规碳氧血红蛋白检测时,硫化血红蛋白和亚甲基蓝(高铁血红蛋白血症的治疗)都可误判为高铁血红蛋白水平升高。所以,碳氧血红蛋白检测仪一般不能用于监测患者对亚甲基蓝治疗的反应。新一代碳氧血红蛋白检测仪能够区分硫化血红蛋白和高铁血红蛋白。

5. 氰化钾试验 硫化血红蛋白水平升高也会引起发绀表现、而 PaO_2 正常,在某些碳氧血红蛋白检测仪上可被误认为是高铁血红蛋白。如果尚没有新一代能够精确检测硫化血红蛋白和高铁血红蛋白的碳氧血红蛋白检测仪,可采用氰化钾试验来区分这两种血红蛋白。高铁血红蛋白与氰化物发生反应形成氰化高铁血红蛋白。氰化高铁血红蛋白的形成使血液的颜色由巧克力棕色变为鲜红色。硫化血红蛋白起初呈深褐色,加入氰化钾后并不改变颜色。

6. 其他研究 尽管高铁血红蛋白血症并不直接导致溶血,但引发高铁血红蛋白血症的制剂可引起溶血。应考虑完善评估溶血的试验(如全血细胞计数、网织红细胞计数、结合珠蛋白和乳酸脱氢酶)以及终末脏器损害(如电解质、肝功能、血肌酐、葡萄糖)的评估。

【治疗】 治疗取决于高铁血红蛋白水平和患者的症状。所有情况下,应尽可能查明并消除或治疗致病因素或过程。通常,对高铁血红蛋白水平>20%的有症状患者或高铁血红蛋白水平>30%的无症状患者应考虑给予特异性疗法。氧气输送受损的患者,即便其高铁血红蛋白水平较低,也应治疗其并发的问题,如贫血、心脏疾病或肺部疾病。有症状的患者应给予适宜的气道管理,必要时进行氧疗。静脉注射亚甲蓝,由 NADPH 高铁血红蛋白还原酶还原为无色甲烯蓝后,协助高铁血红蛋白还原为血红蛋白。这是首选的治疗措施,给药 1h 内显著降低高铁血红蛋白水平。高铁血红蛋白水平极高而对亚甲蓝治疗无反应或亚甲蓝治疗禁忌(如重型 G6PD 缺乏症)的重症患者,须进行换血或高压氧治疗。

G6PD 是磷酸己糖支路的第一个酶,这是红细胞 NADPH 的唯一来源。G6PD 患者可能无法产生足够的 NADPH 以将亚甲蓝还原为无色甲烯蓝。由此,G6PD 缺乏症患者亚甲蓝治疗可能不会有效,并可能诱发溶血,因此该类患者通常禁用亚甲蓝。

推荐阅读

[1] Annabi EH,Barker SJ. Severe methemoglobinemia detected by pulse oximetry. Anesth Analg,2009(108):898.

[2] Barker SJ,Curry J,Redford D,et al. Measurement of carboxyhemoglobin and methemoglobin by pulse oximetry:a human volunteer study. Anesthesiology,2006(105):892.

[3] Blanc PD. Methemoglobinemia.//Olson KR,ed. Poisoning and Drug Overdose. New York:McGraw Hill,2007:262-264.

［4］ Osterhoudt KC.Methemoglobinemia.//Erickson TB,Ahrens WR,Aks SE,et al.,Pediatric Toxicology.New York:McGraw Hill,2010:492-500.

［5］ Pollack ES, Pollack CV. Incidence of subclinical methemoglobinemia in infants with diarrhea.Ann Emerg Med,1994(24):652-656.

［6］ Umbreit J.Methemoglobin-it's not just blue:a concise review.Am J Hematol,2007(82):134-144.

［7］ Wright RO, Lewander WJ, Woolf AD. Methemoglobinemia: etiology, pharmacology, and clinical management.Ann Emerg Med,1999(34):646-656.

 ## 病例 3-2 9月龄女婴

【现病史】 9个月女孩,喂养困难、活动减少、激惹以及频繁的非血性、无胆汁呕吐 12d。10d 前被确诊为病毒性肠炎,6d 前因急性中耳炎接受阿莫西林治疗。来诊当天持续呕吐并尿量减少,18h 内只有 2 块湿尿布。患儿曾有 1 次喂养困难和频繁呕吐病史,持续 2～3d。父母否认有发热、腹泻、咳嗽、奶后窒息、皮疹、便血、疾病接触、近期旅行或动物接触史。饮食包括美赞臣配方奶和多种婴儿食品。

【既往史】 足月顺产,母亲妊娠期无特殊病史,出生后无异常,直到 3 个月龄时出现阵发性呕吐。呕吐呈非血性、无胆汁,持续 1～3d,伴活动减少。3 个月龄时,由母乳过渡为以牛奶为基础的配方奶喂养时出现上述症状,因此被归为"喂养不耐受"。4 个月龄时,改为以大豆蛋白为基础的配方奶喂养。6 个月龄时改为美赞臣配方奶,上述症状无改善。7 个月龄时,因怀疑胃食管反流,开始服用雷尼替丁。8 个月龄时行汗液测试,未见异常。

【体格检查】 T 37.3℃,RR 50/min,BP 85/53mmHg,HR 心动过速,体重 6500g(<第 5 百分位数,5 个月时在第 50 百分位数),身长 66.5cm(<第 5 百分位数),头围 43.5cm(在第 25 百分位数)。

烦躁,无中毒表现,鼻腔少许分泌物,口腔黏膜干燥。呼吸急促,双肺呼吸音清。胸骨左缘下端闻及柔和的收缩期杂音和明显的 S_3 奔马律。在右侧肋缘下 2cm 触及肝边缘,脾尖可触及。肢端温暖,灌注良好。无皮疹,神经系统检查正常。

【实验室检查】 白细胞计数 $10.2×10^9$/L,分叶中性粒细胞 0.41,淋巴细胞 0.53,单核细胞 0.06;血红蛋白110g/L,血小板计数 $232×10^9$/L。血清电解质示钠 128mmol/L,钾 4.5mmol/L,氯 100mmol/L,重碳酸盐 20mmol/L(20mEq/L),血尿素氮 6.8mmol/L(19mg/dl),肌酐 27μmol/L(0.3mg/dl),糖 4.7mmol/L(84mg/dl),钙 2.3mmol/L(9.2mg/dl)。动脉血气示 pH7.43,$PaCO_2$ 31mmHg,PaO_2 270mmHg。

【诊疗经过】 胸片显示轻度心影增大和少量右侧胸腔积液。心电图(ECG)有特征性诊断意义(图 3-1)。

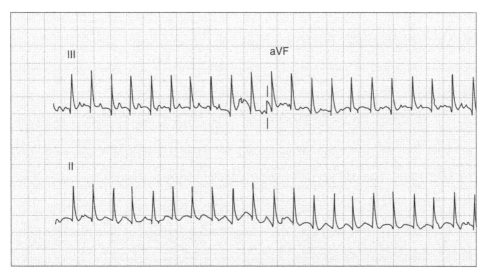

图 3-1 患儿最初的心电图

★病例 3-2 讨论

【鉴别诊断】 该患儿表现为反复发作性呕吐,间歇无症状期与周期性呕吐并存。周期性呕吐的定量诊断标准包括在高峰期至少每小时呕吐 4 次,发作频率每个月不超过 9 次。这与慢性呕吐不同,后者呕吐次数较少,无症状天数较少。

周期性呕吐常由胃肠道外的病因引发。包括偏头痛、腹型偏头痛以及代谢性疾病如肾上腺皮质功能减退症,氨基酸尿症和有机酸尿症。尿素循环障碍因存在高氨血症可表现阵发性呕吐和神经系统症状。肾疾病如先天性肾盂输尿管连接部梗阻和肾结石,以及间歇性心律失常可导致周期性呕吐。家族性自主神经功能障碍(赖利-戴综合征)和孟乔森综合征也应加以鉴别。胃肠道的病因包括胰腺炎、先天性肠旋转不良并间歇性肠扭转以及肠重复畸形。

如患者有明显的心动过速和周期性呕吐,应重点考虑间歇性心律失常。快速性心律失常的来源包括窦性、室上性和室性。区分室上性心动过速和窦性心动过速有时较为困难。窦性心动过速在婴儿很少超过 220/min,儿童和青少年很少超过 180/min,P 波形态正常,由于迷走神经和交感神经张力变化而出现心率波动。

逆行性室上性心动过速(SVT)由于有一个旁道如 Wolff-Parkinson-White(WPW)综合征,或前束支传导阻滞 SVT(见下文)可能会出现宽 QRS 波群,与室性心动过速类似。P 波缺失并出现宽 QRS 波群,这与窦性心律的 QRS 波群不同,对室性心动过速更有诊断意义(图 3-2)。

【辅助检查】 周期性呕吐患者的诊断方法常由病史和体格检查决定。该患儿

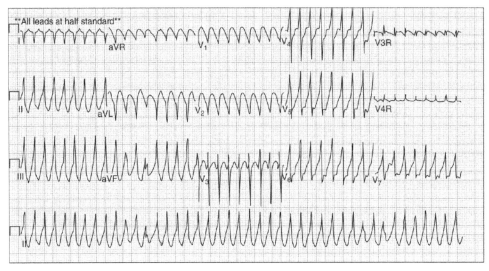

图 3-2 心电图为宽波群的室性心动过速

听诊发现心率过快、触诊发现脉率快而无法计数,由此怀疑 SVT 的诊断。心电图检查可确诊 SVT。心电图显示窄 QRS 波群心动过速,婴儿心率超过 220/min,儿童和青少年超过 180/min,没有可识别的 P 波或固定的心率(图 3-3)。如前所述,如果有旁道或束支传导阻滞,尽管较少见,但可出现宽 QRS 波群室上性心动过速。用迷走神经刺激法或腺苷可终止室上性心动过速,但对室性心动过速无效(在治疗部分将进一步讨论),这也有助于诊断。

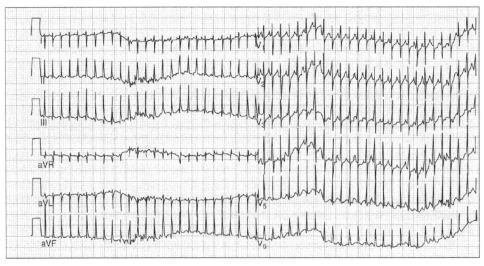

图 3-3 心电图显示室上性心动过速,心率 300/min

【诊断】 该患儿的心电图显示为窄 QRS 波心动过速,心率 270/min,符合 SVT(图 3-1)。冰敷面部未转复,静脉注射腺苷后,恢复到正常的窦性心律。超声心动图检查显示轻度左心室扩大、轻度二尖瓣反流和少量心包积液,心功能正常,无结构性缺陷。开始给予地高辛治疗,在接下来 2d 内心脏检查恢复正常,肝回缩。出院前复查心电图示轻度右心房增大、正常窦性心律,无预激征象〔(即无短 P-R 间隔或 δ 波)图 3-4〕。出院时换用普萘洛尔,经过 2 个月治疗后,体重增加到第 25 百分位数。回顾病史资料,患儿早期的喂养不耐受可能是间歇性室上性心动过速发作所致。

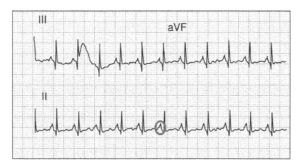

图 3-4 患儿后来心电图示 P 波高尖,提示心房扩大(圆圈所示)

【发病率和病因】 SVT 是一个通用的术语,包含一组起源于房室(AV)结上的心律失常,是最常见的持续性快速性非窦性心律失常。儿童发病率为 1/250～1/1000。几乎所有 SVT 发病机制有两个:①不正常或增强的自主心律;②折返节律。约有 75% 的折返心律患者会出现 P-R 间期缩短和 QRS 波群起始部顿挫(δ波)等预激表现(图 3-5)。12 岁以下的儿童更可能存在房室旁路连接,而在青春期,窦房结折返性心动过速的发生率增加。

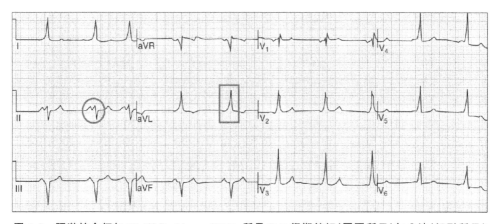

图 3-5 预激综合征如 Wolff-Parkinson-White 所见 P-R 间期缩短(圆圈所示)与 δ 波(矩形所示)

折返节律占所有 SVT 病例的 90％以上，是由两个独立的传导通路形成兴奋环路而产生 SVT。这些传导通路可能位于心房内或房室区，心房折返性节律可导致心房颤动或心房扑动。

房室折返节律可以通过 AV 结（结性），或与称之为肯特束的房室旁道相关。心动过速可通过 AV 结和希氏束浦肯野系统顺向传导，旁路逆向传导经过心肌而产生。旁路或 AV 结分别形成环路。这种房室折返性心动过速（ORT）是 WPW 综合征最常见的模式，产生典型的窄 QRS 波群心动过速。罕见旁道顺向传导而 AV 结和希氏束浦肯野系统逆向传导，产生逆行性折返性心动过速（ART）。

75％有旁路的患者可发生预激。这意味着，冲动以旁路顺行方式由心房到心室传导，绕过 AV 结的固有延迟，导致 P-R 间期缩短和 QRS 波群的顿挫，称为 δ 波（见图 3-5）。25％的旁路仅仅由心室到心房逆行传导冲动，产生正常的（无预激表现）静息心电图。

因自律性增加或心房和交界性异位心动过速所致的 SVT 常见于先天性心脏病术后或心肌病患儿。

【临床表现】 大约 50％的儿童在 1 岁内出现 SVT 的发作。SVT 的症状和体征取决于发作的年龄和心动过速的持续时间。SVT 的发作可以只有数秒，或者持续数小时。许多儿童可很好地耐受这些发作，短暂的发作并无危险。SVT 婴儿表现非特异性症状，如喂养困难、烦躁不安，较长时间未发现的心动过速而导致的充血性心力衰竭。持续发作超过 6～24h，可导致患儿心肺窘迫危重病情，出现呼吸急促、呕吐、嗜睡和面色苍白。此时查体所见包括面色苍白、呼吸急促、大汗、肝肿大和外周灌注不良。

年长儿会出现头晕、胸闷、心悸和乏力。胸痛或不适不太常见。患儿可逐渐虚弱、眩晕甚或晕厥。如果心率极快或发作时间过长，可因而发生心力衰竭。

【诊断方法】 心电图：所有初步认定不是正常窦速的心动过速患者均应行心电图检查。SVT 患者心率极快，心室率通常超过 220/min。通常无 P 波；有 P 波时，可在 QRS 波群之前或之后。心电图结果出来之前，可能需要完善胸片或超声心动图检查。

【治疗】 SVT 的治疗措施取决于病因和症状持续时间。自主节律难以用药物控制，但射频消融术疗效良好。

折返性心动过速的急性期治疗措施取决于患者年龄和稳定性。对血流动力学稳定的患儿，在建立静脉通道的同时，应尝试行迷走神经刺激法。婴儿迷走神经刺激方法包括冰敷嘴巴以刺激潜水反射，或放置婴儿于膝胸卧位；而年长儿应嘱其用力或屏气。如患儿对简单的迷走神经刺激无反应，应尝试给予药物复律。核苷衍生物腺苷是首选药物，可阻滞冲动在 AV 结的顺向传导。静脉注射维拉帕米和普萘洛尔可以终止 SVT 发作，但因存在心动过缓、低血压和心搏骤停的风险，禁用于婴儿和儿童的急性发作期。如上述治疗方法失败,或者病人的血流动力学不稳定,应立即进行同步电复律。

一旦患者被成功转复为正常窦性心律,对大部分婴儿和年长儿,尽管也可选用地高辛,但 β 受体阻滞药是一线维持药物。婴儿在开始应用普萘洛尔后应监测低血糖;并且因 SVT 常呈自限性,往往可停用药物治疗。如患儿有预激综合征的证据(如 WPW),禁忌应用地高辛和钙通道阻滞药,β 受体阻滞药通常可控制该类患儿的发作。

旁路的射频消融术是首选的根治措施之一。成功率 80%～95%,这取决于旁路异常结构的位置。某些患者也可手术成功切除旁路异常结构。

推荐阅读

[1] Rowe PC,Newman SL,Brusilow SW.Natural history of symptomatic partial ornithine transcarbamylase deficiency.N Engl J Med,1986(314):541-547.

[2] Losek JD,Endom E,Dietrich A,et al.Adenosine and pediatric supraventricular tachycardia in the emergency department:multicenter study and review.Ann Emerg Med,1999,33(2):185-191.

[3] Salerno JC, Seslar SP. Supraventricular tachycardia. Arch Pediatr Adolesc Med, 2009, 163(3):268-274.

[4] Kleinman ME,de Caen AR,Chameides L,et al.Part 10:Pediatric Basic and Advanced Life Support:2010 International Consensus on Cardiopulmonary Resuscitation and Emergency Cardiovascular Care Science With Treatment Recommendations.Circulation,2010(122):S466-S515.

 病例 3-3　3 岁女孩

【现病史】　3 岁女孩,白种人,间歇性呕吐 1 年,呕吐频率增加 2 周。1 年来,患儿几乎每天非血性、非胆汁性呕吐 1 次。呕吐与饮食无关,无特定时间。偶可因呕吐影响睡眠。畏光,视物有异物感。似乎排尿比同龄儿童多。否认腹痛、腹泻和皮疹。否认嗜睡、食欲改变、行为改变、平衡或视觉改变。

因患儿表现感冒症状且发热达 38.8℃ 3d,基层保健医生疑诊鼻窦炎,入院前 1d,开始给予头孢克肟治疗。

【既往史及家族史】　既往史中有意义的是患儿自出生后生长发育差。体重和身高持续低于第 5 百分位数。家族史中有意义是,其母亲患有 Graves 病,2 个母系近亲不明原因行透析治疗。

【查体】　T 36.8℃,RR 24/min,HR 118/min,BP 98/55mmHg。体重 11.1kg (<第 5 百分位数);身高 86cm(<第 5 百分位数)。

女孩,身形瘦弱,面色苍白,呼吸平稳。黏膜湿润,鼻腔少许清涕。视盘不能成像。颈软,活动灵活。心肺检查未见异常。腹软,无压痛、无膨隆,未触及包块,无肝脾大。无皮疹、紫癜或瘀斑。第2~12对脑神经完好。语言、步态和反射均正常。

【实验室检查】 全血细胞计数完全正常。血生化:钠128mmol/L,钾2.0mmol/L,氯105mmol/L,重碳酸盐21mmol/L,血尿素氮13.2mmol/L(37mg/dl),肌酐194.5μmol/L(2.2mg/dl),糖4.9mmol/L(89mg/dl),钙1.98mmol/L(7.9 mg/dl),磷1mmol/L(3.1mg/dl),镁0.8mmol/L(2.0mg/dl);肝功能检查正常。尿液分析示比重1.010,pH 6.5,微量血,蛋白质卌,葡萄糖+,透明管型。尿电解质:钠38mmol/L,钾22mmol/L,氯37mmol/L。胸片和ECG正常。肾超声显示双肾回声较小。脑MRI正常。

【诊疗经过】 患儿以不明原因肾衰竭收入院,并给予静脉注射生理盐水。住院期间,经过静脉和口服补充治疗,患儿的电解质水平缓慢恢复正常。住院期间的眼科裂隙灯检查提示了诊断(图3-6)。

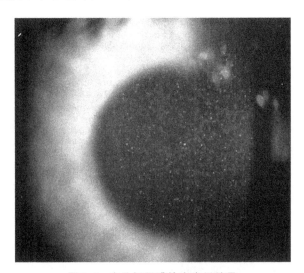

图3-6 患儿视网膜检查类似结果

(经许可转载自 Oppenheim RA,Mathers WD. The eye in endocrinology. In:Becker KL, ed. Principles and Practice of Endocrinology and Metabolism. Philadelphia:Lippincott Williams and Wilkins,2001:1968.)

★病例3-3 讨论

【鉴别诊断】 患儿的体征和症状提示范科尼综合征(表3-5),一种广义的近端肾小管功能障碍,导致氨基酸、葡萄糖、重碳酸盐、尿酸和磷酸盐经尿过度丢失。范科尼综合征可为先天遗传性或后天获得性。遗传病因包括胱氨酸贮积症、Lowe综合征(眼脑肾综合征)、半乳糖血症、遗传性果糖不耐受、酪氨酸血症、Wilson 病、Dent 病、范科尼比克尔综合征、糖原贮积症、线粒体疾病和 Alport 综合征。后天获得性病因包括肾病综合征、干燥综合征、肾静脉血栓形成、肿瘤或药物(硫唑嘌呤、庆大霉素、四环素)和重金属(铅、汞、镉)损害。

表 3-5 范科尼综合征特征和症状

体征
血清:高氯性代谢性酸中毒,阴离子间隙正常
低钠
低钾
低磷酸盐
低尿酸
尿液:氨基酸增加
重碳酸盐增加
小分子量蛋白质增加
葡萄糖增加(＋～♯)
白蛋白增加(＋～♯)
钾、钠、镁和磷酸盐增加
pH 升高(＞5.5)
特异性尿比重 1.01～1.015
症状
生长发育停滞
呕吐
多饮多尿
脱水
佝偻病、弯曲畸形、骨软化症

【辅助检查】 如检测到尿中氨基酸、葡萄糖、磷酸盐和重碳酸盐过量丢失,而血浆浓度并没有升高,则可诊断范科尼综合征。一旦确诊范科尼综合征,应进一步完善检查,以明确具体病因。新生儿或婴儿,如临床提示酪氨酸血症(尿琥珀酰丙酮)、半乳糖血症(红细胞 1-磷酸半乳糖尿苷酸转移酶)、遗传性果糖不耐受症(尿还原物质)和 Lowe 综合征,应进行相应检测。对病史怀疑有重金属摄入的患儿,可进行血清水平测试。

【诊断】 该患儿血清和尿液检查结果符合范科尼综合征。眼科检查发现眼角膜结晶,符合胱氨酸沉积(图 3-6)。随后确认白细胞胱氨酸水平升高,证实了胱氨酸贮积症的诊断。

【发病率和流行病学】 胱氨酸贮积症是一种少见的常染色体隐性遗传性溶酶

体储存障碍,发病率在北美约1/200 000活产婴儿。携带者的频率约为1/225。该病主要影响欧洲血统的人;但大多数种族均有病例报道。胱氨酸贮积症是由于位于染色体17p13的编码胱氨酸转运蛋白的CTNS基因缺失或突变所致。因此,该缺陷使细胞内胱氨酸累积在几乎所有的体细胞和组织。

【临床表现】 胱氨酸贮积症有3种表现形式,症状的严重程度和发病年龄均不同。婴儿型或肾型胱氨酸贮积症是最常见类型,发病年龄为3~18个月。患儿表现范科尼综合征的症状,包括脱水、电解质紊乱、生长发育停滞和佝偻病。随着时间推移,出现肾小管间质及肾小球疾病导致慢性肾衰竭。肾型胱氨酸贮积症婴儿不能出汗,随之频繁地出现发作性发热和面色潮红。到1岁时出现特征性角膜晶体表现,导致畏光或眼刺激症状。15%的患儿发生角膜溃疡,但10岁前视力通常不受影响。婴儿型胱氨酸贮积症患者由于胱氨酸晶体在甲状腺滤泡中沉积,10岁内可出现甲状腺功能减退。如不治疗,所有患者10岁时即可发展为终末期肾病。

第二种类型是幼年型胱氨酸贮积症。该型患者在青春期时表现蛋白尿和慢性肾衰竭,但无范科尼综合征。患者缓慢进展为终末期肾病,不表现生长发育停滞。

第三种类型是眼型/非肾型胱氨酸贮积症。患者在成年后出现畏光。无范科尼综合征、肾病或视网膜色素脱失。患有该类型胱氨酸贮积症的成年人,细胞内胱氨酸水平仅有轻度增加(正常值的30~50倍),而患有胱氨酸贮积症的婴儿细胞内胱氨酸水平是正常值的100~1000倍。眼型胱氨酸贮积症患者的胱氨酸晶体只沉积在角膜、骨髓、白细胞和皮肤成纤维细胞。

【诊断方法】 对所有表现范科尼综合征和生长发育停滞的婴儿均应想到胱氨酸贮积症。

1. 尿液检查 符合范科尼综合征表现,包括蛋白尿、糖尿、氨基酸尿和高磷酸盐尿。

2. 白细胞胱氨酸含量测定 可检测外周血白细胞胱氨酸水平评估其升高程度。

3. 眼科检查 1岁以上患者通常在眼裂隙灯检查中可明显看到角膜晶状体。

4. 皮肤活检 检测皮肤成纤维细胞也可评估沉积的胱氨酸水平。因为检测血液可以得到相同的资料,所以通常不做此项检查。

5. 产前检查 通过验证在培养的羊水细胞或绒毛膜绒毛标本胱氨酸水平升高可进行产前诊断。

【治疗】 疾病的早期阶段,管理的目的在于纠正范科尼综合征所致的电解质紊乱、促进生长发育。患者需要口服补充重碳酸盐、钾、磷和1,25-二羟维生素D。可能也需要给予肠内营养补充。随着肾衰竭的进展,需要进行肾移植。移植的肾不会复发范科尼综合征;但胱氨酸会继续在肾外组织中储积。因此,患者可能会出现视力下降、角膜溃疡、视网膜变性、胰腺外分泌功能不全、糖尿病、甲状腺功能减退、性成熟延迟、不孕不育和肺病。由于胱氨酸晶体在大脑和肌肉中沉积,存活到成年后期的患者可出现进行性神经肌肉疾病。

除了补充电解质和肾移植治疗范科尼综合征,所有患者均应口服半胱胺。半胱胺进入溶酶体,与胱氨酸形成化合物,该化合物可被转运到溶酶体外,从而降低细胞内胱氨酸含量。疾病任何阶段口服半胱胺均有益,但早期应用疗效最佳。如果 2 岁之前即开始口服半胱胺,可延缓肾衰竭、并改善生长发育状况。即使肾移植后也应继续口服半胱胺,有助于降低肾外组织中胱氨酸水平。眼内局部沉积患者给予半胱胺有助于预防眼部并发症。

推荐阅读

[1] Gahl WA,Thoene JG,Schneider JA.Cystinosis.N Engl J Med,2002(347):111-121.

[2] Gahl WA.Early oral cysteamine therapy for nephropathic cystinosis.Eur J Pediatr,2003 (162):S38-S41.

[3] Greco M,Brugnara M,Zaffanello M,et al.Long-term outcome of nephropathic cystinosis:a 20-year singlecenter experience.Pediatr Nephrol,2010(25):2459-2467.

[4] Kalatzis V,Antignac C.New aspects of the pathogenesis of cystinosis.Pediatr Nephrol, 2003,18(3):207-215.

[5] Markello TC,Bernardini IM,Gahl WA.Improved renal function in children with cystinosis treated with cys teamine.New Engl J Med,1993(328):1157-1162.

[6] Nesterova G,Gahl W. Nephropathic cystinosis:late complications of a multisystemic disease.Pediatr Nephrol,2008(23):863-878.

 病例 3-4 10 岁女孩

【现病史】 10 岁女孩,白种人,呕吐。既往体健,5d 前开始出现非胆汁性、非血性呕吐,每天 5～7 次。乏力、头晕、嗜睡 2d。同时有食欲减退、尿量减少,近 1 周内体重减轻 2.26kg(5 磅)。无发热、腹泻、腹痛、皮疹、关节痛或排尿困难。

【既往史及家族史】 轻度间歇性哮喘史,但从未接受类固醇激素或住院治疗。间断应用沙丁胺醇,但未用哮喘维持治疗方案。家族中无自身免疫性疾病或胃肠道疾病史。

【体格检查】 T 37.8℃,RR 28/min,HR 138/min,BP 108/53mmHg,体重(22.9kg)在第 5 百分位数,身长(150cm)在第 95 百分位数。

女孩,身材瘦弱,呼吸平稳。黏膜干燥,颊黏膜和舌面散布大量色素沉着斑(彩图 6)。心血管检查示心动过速,律齐,脉搏正常。肺部检查未见异常。腹软,无压痛,无肝脾增大,未触及肿块。神经系统检查正常。皮肤略呈古铜色。

【实验室检查】 全血细胞计数正常。血生化:钠 123mmol/L,钾 6.6mmol/L,氯 95mmol/L,重碳酸盐 14mmol/L,血尿素氮 19.6mmol/L(55mg/dl),肌酐 212μmol/L(2.4mg/dl),糖 2.2mmol/L(40mg/dl),钙 2mmol/L(8.1mg/dl),磷 2.62mmol/L(5.2mg/dl);尿钠 30mmol/L。尿液分析显示比重 1.020,酮体卌。静脉血气示 pH7.25。

【诊疗经过】 患者收入院,静脉注射生理盐水、继之输注葡萄糖液。进一步追问病史,母亲陈述患儿已有 1 年的嗜盐史,最近身上出现黑斑(彩图 6)。根据病史、查体和实验室检查,作出初步诊断,并开始给予适当治疗。

★病例 3-4 讨论

【鉴别诊断】 急性肾衰竭患者应首先归类为肾前性、肾性或肾后性氮质血症。肾前性氮质血症是由低血容量、低血压、低蛋白血症或心力衰竭所引发的肾血流灌注减少所致。肾性急性肾衰竭以肾实质损害为特征,可继发于血管功能障碍(肾静脉血栓形成、溶血性尿毒综合征、血管炎)、肾小球功能障碍(链球菌感染后、过敏性紫癜、狼疮)或肾小管功能障碍(急性肾小管坏死、间质肾炎肿瘤溶解综合征、药物性肾炎)。肾后性氮质血症继发于尿路梗阻(后尿道瓣膜、出血性膀胱炎、尿路结石、肿瘤)。

该患儿有呕吐、进食减少的症状,查体发现黏膜干燥、体重减轻,尿液分析示尿比重高、酮体卌,上述表现均提示低血容量性肾前性氮质血症。低血容量可由出血、吐泻、第三间隙或肾上腺疾病所致。根据实验室检查所示高钾血症、低钠血症、低血糖和高尿钠,拟诊肾上腺疾病。

【辅助检查】 低血糖、低钠血症和高钾血症这样一组的基础代谢异常启发原发性肾上腺皮质功能减退症的诊断。收集 24h 尿液有助于发现尿钠排泄增加以及尿钾排泄减少。原发性肾上腺皮质功能减退症的确诊试验是分别测定注射 ACTH 前后的血清皮质醇水平。原发性肾上腺皮质功能减退症患者,静息皮质醇水平低;注射 ACTH 之后,其水平不能正常地增加。

【诊断】 该患儿呕吐、厌食、体重减轻、嗜盐和色素沉着病史,均提示原发性肾上腺皮质功能减退症(表 3-6)。实验室检查所示血清钠、糖和重碳酸盐减低,血清钾和尿素氮升高符合该诊断。心电图证实患儿高钾血症并未引起心脏异常。患儿进行了 ACTH 刺激试验。注射 ACTH 之前的化验结果示血清皮质醇水平低、ACTH 水平高。注射 ACTH 后,患儿未出现皮质醇反应性升高,证实了原发性肾上腺皮质功能减退症的诊断。住院期间开始给予恰当的糖皮质激素和盐皮质激素静脉注射替代治疗,各项化验检查指标恢复正常。出院后口服氢化可的松和氟氢可的松。

表 3-6　原发性肾上腺皮质功能减退症的症状和体征

糖皮质激素缺乏
　低血糖
　胰岛素敏感度增加
　酮症
　心排血量减少,血管张力降低,低血压
　恶心、疲倦、头痛
　色素沉着

盐皮质激素缺乏
　脱水和体重减轻
　低血容量
　低血压
　低钠血症、高钾血症、酸中毒
　高肾素血症
　嗜盐

雄激素缺乏
　第二性征缺失
　阴毛和腋毛减少
　性欲减退

【发病率和流行病学】　肾上腺皮质功能减退症按病因可分为原发性或继发性。原发性肾上腺皮质功能减退症(Addison 病)中,全部三组肾上腺皮质激素均分泌减少或缺失。本症罕见,据估计发病率(90～140)/(1 000 000)。原发性肾上腺皮质功能减退症可为先天性的,也可继发于肾上腺皮质的自身免疫性破坏、双侧肾上腺出血、肾上腺皮质变性(肾上腺脑白质营养不良)或由创伤、血栓、肿瘤或感染(如结核分枝杆菌、脑脊髓膜炎球菌血症)所致的肾上腺损伤。

　原发性肾上腺皮质功能减退症的最可能病因取决于发病年龄。出生时,肾上腺皮质功能减退症的最常见病因是围产期事件所致的肾上腺出血。婴儿期,先天性肾上腺皮质增生症(CAH)是肾上腺皮质功能减退症的最大可能病因。发达国家的年长儿和成年人,肾上腺皮质的自身免疫性破坏是引起肾上腺皮质功能减退症的最常见病因。45％的自身免疫性肾上腺皮质功能减退症患者,同时有自身免疫性内分泌病,或自身免疫性多内分泌腺病综合征。Ⅰ型自身免疫性多内分泌腺病综合征是一种常染色体隐性遗传病,由 AIRE 基因突变所致。它可导致慢性皮肤黏膜念珠菌病、外胚层发育不良、甲状旁腺功能减退和 Addison 病。Ⅱ型自身免疫性多内分泌腺病综合征可导致甲状腺疾病、1 型糖尿病和 Addison 病。

　继发性肾上腺皮质功能减退症更为常见,发病率(150～280)/1 000 000。继发性肾上腺皮质功能减退症是由促肾上腺皮质激素释放激素(CRH)缺乏,或促肾上腺皮质激素(ACTH)缺乏引起。这些缺陷可能是因先天性垂体或下丘脑异常所致,或者继发于长期应用类固醇激素,以及由感染、肿瘤、出血或放射因素导致的垂体/下丘脑破坏。

【临床表现】 原发性肾上腺皮质功能减退症导致皮质醇和醛固酮缺乏。患者会因此而出现脱水、低血糖、高钾血症、酮症、低血压,最终发生休克。

儿童肾上腺皮质功能减退症的临床表现取决于患儿的年龄和病因。新生儿和小婴儿几天内病情进展,出现严重的电解质紊乱,休克。婴儿期,因肾尚未发育成熟,往往不会发生酮症。年长儿的肾上腺皮质功能减退症更隐匿起病,需要数周或数月才会表现出明显症状,这些症状包括肌肉无力、疲倦、厌食、体重减轻、呕吐和低血压,病初血钾可不高。

年长儿原发性肾上腺皮质功能减退症可出现色素沉着,尤其在皮肤、生殖器、牙龈和口腔黏膜。色素沉着因皮质醇缺乏所致。皮质醇不足,使得下丘脑和垂体的负反馈减少,导致 ACTH 和促黑素分泌增加。因该体征需要较长的时间才逐渐形成,所以婴儿通常不表现色素沉着。

儿童原发性肾上腺皮质功能减退症最严重的表现是肾上腺危象。此时,患儿呈休克样状态,出现呼吸困难、低血压、恍惚、嗜睡和昏迷。在前驱感染或机体应激状态下,机体因无法增加足够的糖皮质激素反应而出现危象。危象可发生在未确诊的患者,或既往已确诊但替代治疗剂量不足的患者。如果未能给予及时且强有力的治疗,该病症可迅速致命。

继发性肾上腺皮质功能减退症无盐皮质激素的缺乏。所以,患者表现为疲倦、头痛、乏力或低血压,通常无电解质紊乱。因 ACTH 水平不高,患者不出现色素沉着。

【诊断方法】 临床表现为类似胃肠炎和其他急性感染症状时,应高度拟诊肾上腺皮质功能减退。当患者出现低钠血症和高钾血症,尤其伴有色素沉着时,应该考虑到肾上腺皮质功能减退症,直到被证实排除。

1. 血清电解质 如上所述,低钠血症、高钾血症和低血糖。

2. 尿液分析 收集 24h 尿液进行检测,显示尿钠和尿氯排出增加而尿钾排出减少。

3. 血清皮质醇测定 肾上腺皮质功能减退症的确诊试验是注射 TACTH 前后,测定其血清皮质醇水平。原发性肾上腺皮质功能减退症患者,静息皮质醇水平较低,注射 ACTH 后也不升高。

4. 其他血清学检查 如果怀疑是自身免疫性病因,应送检血清查抗肾上腺抗体和其他自身抗体。

5. 腹部 CT 扫描 CT 扫描有助于评估肾上腺钙化、出血或浸润。

【治疗】　急性肾上腺皮质功能不全是一种危及生命的急症,需要紧急处理休克和电解质紊乱。确保呼吸道通畅并稳定呼吸后,立即建立静脉或骨内输液通道。给予生理盐水积极复苏,纠正低血压和低钠血症,输入葡萄糖纠正低血糖。如果有严重高钾血症,须行心电图检查,必要时给予碳酸钙、碳酸氢钠、胰岛素或钾结合树脂治疗。一旦确诊肾上腺皮质功能不全,必须进行糖皮质激素替代治疗。紧急治疗措施包括静脉推注 50～100mg 氢化可的松。尽可能在给予氢化可的松之前留取血标本,检测血清 ACTH 及皮质醇、醛固酮、肾素、17α-羟孕酮和肾上腺雄激素水平,因类固醇激素可影响上述化验检查结果。盐皮质激素治疗不会很快有效,因为其保钠效应需要数日才会出现。患者病情稳定后,应尽可能明确并治疗产生危象的诱因。长期替代治疗方案是每日口服氢化可的松和醋酸氟氢可的松(氟氢可的松)。

　　肾上腺皮质功能减退症患者需要接受有关该病症的健康教育。患者必须理解在应激状态下,加大氢化可的松剂量的重要性。所有原发性肾上腺皮质功能减退症患者,均应佩戴医疗警报手镯,并随身携带应激剂量的类固醇激素以备紧急情况应用。

推荐阅读

[1]　Arlt W,Allolio B.Adrenal insufficiency.Lancet,2003(361):1881-1893.

[2]　Coursin DB,Wood KE.Corticosteroid supplementation for adrenal insufficiency.JAMA,2002(287):236-240.

[3]　Laron Z.Hypoglycemia due to hormone deficiencies. J Pediatr Endocrinol,1998 (11):s117-s120.

[4]　Schatz DA,Winter DE.Autoimmune polyglandular syndrome:clinical syndrome and treatment.Endocrinol Metabol Clin N Am,2002(31):339-352.

[5]　Shulman DI,Palmert MR,Kemp SF.Adrenal insufficiency:still a cause of morbidity and death in childhood.Pediatrics,2007(119):e484-e494.

[6]　Ten S,New M,Maclaren N. Clinical review 130:Addison's disease. J Clin Endocrinol Metab,2001(86):2909-2922.

 病例 3-5　4 岁女孩

【现病史】　4 岁女孩,急性淋巴细胞白血病(ALL)临时性维持化疗中,因呕吐、便血来肿瘤门诊就诊。发病前状态良好,3d 前开始出现懒动、厌食,2d 前进展为每 2 小时 1 次非血性、非胆汁性呕吐,1d 前出现 3 次褐色血便。今晨呕吐增加到每小时 6 次,并出现倦怠、精神差。无发热、皮疹、腹痛、瘀点或紫癜。无疾病接触史。

【既往史及家族史】　4 个月前确诊 ALL,1 个月前接受化疗。除了 1 次因肺炎住院(1 个月前)、1 次因发热住院(1 周前),无其他并发症。两次住院期间血培养均呈阴性。

【体格检查】 T 37.7℃,RR 28/min,HR 160/min,BP 100/60mmHg,体重14.2kg,在第5百分位数(1周前16.6kg),身高150cm,在第50百分位数。

昏睡状态,辨物不清,只对声音和疼痛刺激有反应。眼窝凹陷,黏膜干燥,无黏膜炎征象。心脏检查示心动过速、律齐,外周灌注良好。肺部检查未见异常。腹膨隆,无压痛、反跳痛或腹肌紧张,肠鸣音亢进。肛门检查有少量血,无肛裂或肿块。脑神经检查无异常。

【实验室检查】 白细胞计数 $10.2×10^9$/L,其中带状核细胞 0.06,分叶中性粒细胞 0.64,淋巴细胞 0.08,单核细胞 0.20;血红蛋白水平为 100g/L,血小板 $240×10^9$/L。血生化示钠 133mmol/L,钾 3.2mmol/L,氯 78mmol/L,重碳酸盐20mmol/L,血尿素氮 37.5mmol/L(105mg/dl),肌酐 123.8μmol/L(1.4mg/dl),糖 5.56mmol/L(100mg/dl),磷 2.3mmol/L(7.2mg/dl),尿酸 1225.7μmol/L(20.6mg/dl),胆红素 2μmol/L(1.2mg/dl),丙氨酸转氨酶 342U/L,天冬氨酸转氨酶 96U/L,乳酸脱氢酶 1532U/L,淀粉酶 36U/L,脂肪酶 82U/L,氨 24μmol/L。

腹部 X 线显示多发小肠肠襻扩张,远端大肠未见气体,腹腔内未见游离气体。入院时即留取血培养和尿培养。

【诊疗经过】 液体复苏后患儿的精神状态无改善。给予万古霉素和头孢吡肟以达广谱抗菌覆盖。头颅磁共振成像(MRI)示,无颅内压升高或出血征象。留置鼻胃管进行腹腔减压。腹部 CT 扫描及随后核医学影像检查明确了诊断(图 3-7)。

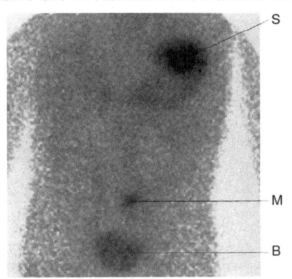

图 3-7 梅克尔扫描

(经许可转载自 Sawin RS. Appendix and Meckel's diverticulum//Oldham KT, Colombani PM, Foglia RP, Skinner MA, eds. Principles and Practice of Pediatric Surgery. Philadelphia:Lippincott Williams & Wilkins,2005:269-1282.)

★病例 3-5 讨论

【鉴别诊断】 患儿腹部平片呈现的多发小肠肠襻扩张以及远端大肠无气体，提示肠梗阻。肠梗阻病因可以是腔内或腔外因素。4 岁儿童的腔内梗阻原因包括粪石、粪便嵌塞、异物、肠腔内肿瘤、炎症性肠病、寄生虫或先天性巨结肠；腔外梗阻病因包括嵌顿疝、先天性肠旋转不良肠扭转、重复畸形，腔外肿瘤或淋巴结压迫或腹部手术后肠粘连。

【辅助检查】 疑似肠梗阻的患儿，病程早期血液学检查通常正常。随着呕吐和脱水的持续进展，患儿可出现血液浓缩、电解质紊乱和酸中毒。立位和仰卧位腹部平片有助于评估胃肠道内的气体和液体分布。完全性梗阻在梗阻近端会有多个气液平面和肠管扩张，而梗阻远端结肠空虚。如果在肠壁、门静脉系统或腹腔内见到气体，强烈提示穿孔。对比研究有助于鉴别麻痹性肠梗阻和机械性肠梗阻。但是，如果怀疑肠穿孔或结肠梗阻，应该避免钡剂检查。计算机断层扫描有助于梗阻定位以及明确病因。

【诊断】 患儿行 CT 扫描，发现伴有梗阻的憩室。随后的^{99m}锝（Tc）-高锝酸盐扫描，证实为梅克尔憩室（图 3-7）。手术台上发现，患儿为与梅克尔憩室相关的远端小肠梗阻。手术切除憩室，未发现肠壁梗死。

【发病率及流行病学】 梅克尔憩室是最常见的先天性胃肠道发育畸形，人群发生率约 2%。憩室是在胚胎发育过程中，由连接中肠与卵黄囊的卵黄管闭合不全所致。梅克尔憩室通常长 2~6cm，位于回盲瓣近端系膜小肠边缘约 60cm（2 英尺）处。所有梅克尔憩室的一半包含胃、胰腺、十二指肠或结肠异位组织。

梅克尔憩室在男性更常见，也会更多地表现出症状。常伴有其他先天性发育畸形，如心脏缺陷、腭裂和肛门直肠畸形。

【临床表现】 只有 5% 的梅克尔憩室患者会有临床症状，症状大多在出生后 3 年内出现。最常见的表现是无痛性便血，呈鲜红色或褐色。直肠出血的最常见原因，是由于异位胃组织产生酸性分泌物，导致溃疡和出血。梅克尔憩室也可表现为肠梗阻，导致腹痛、腹胀和呕吐。梗阻最常见的原因是憩室成为肠套叠的起始点。梗阻也可由连接残余卵黄管到回肠和脐部的腹腔带所致。另外，梅克尔憩室可发生炎症（憩室炎）导致严重的右下腹痛，酷似阑尾炎。发生炎症的憩室可穿孔，导致腹膜炎。

【诊断方法】 遇到无痛性直肠出血的患者应想到梅克尔憩室。便血的其他原因见表 3-7。

表 3-7 便血的鉴别诊断

肛裂
痔
息肉
动静脉血管畸形
梅克尔憩室
重复畸形
炎性肠病
感染性结肠炎
过敏性直肠炎

腹部 X 线平片和常规钡剂检查通常对梅克尔憩室的诊断没有帮助。

1. 梅克尔核素扫描　最有价值的检查是静脉注射^{99m}锝-高锝酸盐后进行梅克尔放射性核素扫描。高锝酸盐被胃黏膜吸收。在异位胃黏膜患者中,异位黏膜区(通常是右下象限)活动增强,给予西咪替丁、胰高血糖素或胃泌素可改善吸收。儿童梅克尔核素扫描敏感性 85%,特异性 95%。必须注意可能出现的假阳性和假阴性,当其他部位的异位胃黏膜、局部小肠病变、血管异常、肠溃疡或肠梗阻等可出现假阳性;当憩室的异位胃组织很小,或当核素活性因血管供应受损、活动性出血或肠道分泌物过多而被稀释时,可出现假阴性。

2. 计算机断层扫描(CT 扫描)　当核素扫描不能确诊时,CT 扫描可用于检测发炎或阻塞的憩室。

3. 开腹手术与腹腔镜　剖腹探查中所见发炎的梅克尔憩室可能是右下腹疼痛或肠梗阻的病因。梅克尔憩室也可在腹部手术中偶然发现。

【治疗】　治疗开始应首先确保血流动力学稳定。明确的方法包括急诊或部分选择情况下梅克尔憩室切除术。并发的肠套叠通常需要手术,而不是水压灌肠复位。偶尔需要行部分肠切除术。无症状梅克尔憩室的治疗尚无定论。提示发生并发症的风险增加,且因此需要手术切除的临床特征包括:年龄小(<10 岁)、憩室较长(>2cm)以及基底较窄(直径<2cm)。

推荐阅读

[1] Bani-Hani K,Shatnawi N.Meckel's diverticulum:comparison of incidental and symptomatic cases.World J Surg,2004(28):917-920.

[2] Cullen JJ,Keith K,Moir C,et al.Surgical management of Meckel's diverticulum.Ann Surg, 1994(220):564-569.

[3] D'Agostino J.Common abdominal emergencies in children.Emer Med Clin North Am,2002 (20):139-153.

[4] Sharma R,Jain V.Emergency surgery for Meckel's diverticulum.World J Emerg Surg,2008 (3):27.

[5] Uppal K,Tubbs S,Matusz P,et al.Meckel's diverticulum:a review.Clin Anat,2011(24): 416-422.

 病例 3-6　10 月龄女孩

【现病史】　10 个月女孩,呕吐伴发热 1d,体温达 38.3℃。呕吐呈非血性、不含胆汁。有便秘和生长发育停滞病史。最近排便规律无变化,仍为每周 1 次大便。排便痛苦但不含血或黏液。母亲用西梅汁、玉米糖浆和通便剂帮助其肠蠕动。患儿昨天开始进食减少,尿量轻微减少。母亲诉患儿一直腹胀。

【既往史及家族史】 胎龄 39 周,阴道自然分娩,母亲妊娠期无并发症。母亲诉患儿出生后即便秘。出生后第 2 天患儿未排胎便即出院回家。有生长发育停滞病史。4 个月时,体重达第 50 百分位数,随后体重增加减慢,跌落至生长曲线最低百分位数以下。有贫血、肌张力低下和发育延迟病史。

【体格检查】 T 38.7℃,RR 56/min,HR 150/min,BP 92/50mmHg,体重(6.2kg),身长(66cm),头围(40.5cm),均明显低于第 5 百分位数。

面色苍白,哭闹不安。心肺检查均正常。腹胀,肠鸣音减弱,右下腹部可触及包块。无肝脾大。神经系统检查示四肢肌张力减低明显。

【实验室检查】 血常规:白细胞 25×10^9/L,其中分叶中性粒细胞 0.81,淋巴细胞 0.10,单核细胞 0.06;血红蛋白水平为 87g/L,且浅染,偶见裂细胞和棘红细胞。MCV 7.6fl,RDW 23.2,网织红细胞比例 2.2%。血小板计数 649×10^9/L。血生化:钠 137mmol/L,钾离子 4.9mmol/L,氯离子 115mmol/L,重碳酸盐 18mmol/L,血尿素氮 1.1mmol/L(3mg/dl),肌酐 17.7μmol/L(0.2mg/dl),糖 5.4mmol/L(98mg/dl),胆红素 1.7μmol/L(0.1mg/dl),碱性磷酸酶 77U/L,总胆红素 13.7μmol/L(0.8mg/dl),ALT 98U/L,AST 156U/L。

【诊疗经过】 胸片正常,腹部 X 线所见提示需要急诊治疗(图 3-8)。

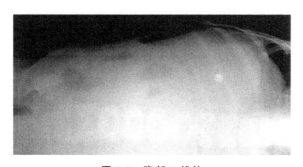

图 3-8 腹部 X 线片

★病例 3-6 讨论

【鉴别诊断】 腹部 X 线平片显示患儿巨大气腹。呕吐的患儿 X 线平片示气腹,且伴腹胀、腹部触痛和右下腹包块,提示肠穿孔,需要立即手术探查。一旦发现并修复了穿孔,必须明确并治疗致穿孔的病因。

该患儿出生后即有便秘病史,提示穿孔有潜在的基础病因。便秘的鉴别诊断包括非器质性或功能性便秘、解剖畸形(肛门闭锁或前置性肛门,狭窄)、腹部肌肉疾病(腹肌发育缺陷综合征、腹裂、唐氏综合征)、肠神经或肌肉疾病(先天性巨结肠、继发于内脏肌病和神经病变的假性梗阻)、代谢/内分泌疾病(甲状腺功能减退症、高钙血症、低钾血症)、脊髓缺陷、药物、肠道功能紊乱(乳糜泻、炎症性肠病、囊性纤维化、牛奶蛋白不耐受、肿瘤)、结缔组织疾病和肉毒中毒。尽管大多数儿童便秘的原因是非器质性或功能性,但该患儿病史特征提示器质性病因。新生儿期大便排出困难的病史提示先天性巨结肠、内脏肌病、内脏神经病变或甲状腺功能减退症。患儿生后胎便排出延迟至出生 24h 后,更加提示先天性巨结肠的可能。对便秘且有胎便排出延迟病史的婴儿,如果检查已排除先天性巨结肠,还应该想到囊性纤维化。生长发育停滞、腹胀以及发热并呕吐的急性症状均提示器质性病因,符合先天性巨结肠。

【诊断】 腹部 X 线平片显示腹腔游离气体提示肠穿孔(图 3-8)。手术中,进入腹腔时感觉到大量涌动的气体,可见明显扩张的结肠,切除 18cm 结肠段后,于乙状结肠处发现 3mm 的穿孔。切除肠段的病理学检查证实了先天性巨结肠的诊断。

【发病率和流行病学】 先天性巨结肠是肠道动力障碍最常见的先天性病因,发病率 1/5000 活产婴儿。男孩发病率是女孩的 2~4 倍。

【临床表现】 先天性巨结肠患儿的临床表现取决于无神经节细胞肠管段的长度。先天性巨结肠是在胚胎发育中,迷走神经衍生的神经嵴细胞在肠道中不能头尾迁移,导致远端肠管形成无神经节细胞肠管段。大多数病例(75%~80%)被归类为短段先天性巨结肠,因为神经节细胞缺如仅限于直肠区域。20%为长段先天性巨结肠,神经节细胞缺如延伸到乙状结肠近端。少数变异的先天性巨结肠,会累及整个结肠、整个肠道或仅累及远端直肠和肛门。

大多数先天性巨结肠患儿在新生儿期即表现症状,出生 24h 内不能排便以及肠梗阻症状,包括呕吐、腹胀和拒食。90%以上的正常新生儿,不到 10%的先天性巨结肠患儿,于生后 24h 内排出胎便。有些短段先天性巨结肠患儿,晚至婴儿期或儿童期才因严重便秘大便呈条状、持续性腹胀、呕吐、生长发育停滞以及直肠无大便而就诊。患儿亦可表现先天性巨结肠相关性小肠结肠炎(HAEC),病死率为 20%。HAEC 的症状和体征可包括发热、腹胀、大便恶臭、喷射性腹泻、呕吐、嗜睡、直肠出血和休克。

先天性巨结肠大多是孤立性畸形,但有 12%的病例与先天性染色体异常相关,18%的病例伴有其他先天性疾病。唐氏综合症是最常见的与先天性巨结肠相关的染色体异常。与先天性巨结肠相关的其他综合征,包史-伦-奥三氏综合证、瓦尔登布尔综合征、莫厄特-威尔逊综合征、先天性中枢性低通气综合征和软腭心面综合征。

【诊断方法】 所有便秘的儿童,均应详细收集病史、进行全面的体格检查。凡同时具有胎粪排出延迟病史和肠梗阻体征者均应想到先天性巨结肠的可能。自生后即严重便秘的年长儿,病史中出现条状大便、生长发育停滞和腹胀者也应注意排查先天性巨结肠。便秘患儿突然发热、腹胀、大便恶臭,应高度怀疑先天性巨结肠并发小肠结肠炎。

疑似先天性巨结肠的患儿应在具备相应设施的医疗中心进行必要的辅助检查,该医疗中心应同时有小儿胃肠道专家和小儿外科医生。诊断和治疗不应该延迟,否则会增加先天性巨结肠并发小肠结肠炎的风险。多项辅助检查可以帮助诊断先天性巨结肠,但直肠抽吸活检及肛门直肠测压是唯一可靠地排除先天性巨结肠的检测方法。

1. 腹部 X 线检查 先天性巨结肠患儿腹部 X 线平片可显示结肠胀气而直肠无气体,两者之间有移行区。

2. 钡灌肠 先天性巨结肠的钡灌肠可显示正常扩张的近端结肠和远端狭窄的无神经节细胞段之间的移行区、不规则的结肠收缩、不规则的结肠黏膜、或异常的直肠乙状结肠指数。因为该项检查的假阴性和假阳性风险,所以不应该用于诊断先天性巨结肠。但是,先天性巨结肠一旦确诊,钡灌肠有助于明确受累肠管的范围。此外,因有穿孔的风险,对疑似先天性巨结肠并发小肠结肠炎的患儿,不应行钡灌肠检查。

3. 直肠肛门测压 如果可以证实肛门内括约肌对直肠球囊充气存在正常的反射性松弛,则可以排除先天性巨结肠的诊断。但是,该测试对小婴儿很难实施。

4. 直肠活组织检查 直肠抽吸活检是诊断先天性巨结肠的金标准。存在乙酰胆碱酯酶阳性神经纤维和神经节缺失可以诊断先天性巨结肠。偶尔,如果直肠抽吸活检不能确诊,需要行直肠全层活检。

【治疗】 先天性巨结肠一旦确诊,需手术治疗。先天性巨结肠并发小肠结肠炎的急性患者,建议给予液体复苏、抗生素和直肠冲洗以稳定病情。既往患者要接受多阶段的手术操作,首先做临时造口术,等患儿长大些再行无神经节细胞段切除和结肠造口。患有小肠结肠炎、先天性畸形或其他并发症的患儿,可能初始造口术后一段时候才能进行最终修复手术。但是,现在大部分先天性巨结肠患者首选的治疗方法是腹腔镜一期直肠拖出术。对于长段先天性巨结肠和其他少见类型的患儿,可能需要替代方法。

推荐阅读

[1] Sreedharan R, Liacouras CA. Major symptoms and signs of digestive tract disorders//Kliegman RM, ed. Nelson Textbook of Pediatrics. 19th ed. Philadelphia: Saunders, 2011: 1245-1247.

[2] Constipation Guideline Committee of the North American Society for Pediatric Gastroenterology, Hepatology, and Nutrition. Evaluation and treatment of constipation in infants and children: recommendations of the North American Society for Pediatric Gastroenterology, Hepatology and Nutrition. J Pediatr Gastroenterol Nutr, 2006, 43(3): e1-e13.

[3] Kenny SE, Tam PKH, Garcia-Barcelo M. Hirschsprung's disease. Semin Pediatr Surg, 2010,

19(3):194-200.

[4] Amiel J, Sproat-Emison E, Garcia-Barcelo M, et al. Hirschsprung disease, associated syndromes and genetics: a review. Journal of Medical Genetics, 2008, 45(1):1-14.

[5] Haricharan RN, Georgeson KE. Hirschsprung disease. Seminars in Pediatric Surgery, 2008, 17(4):266-275.

[6] Langer JC, Durrant AC, de la Torre L, et al. One-stage transanal soave pullthrough for Hirschsprung disease: a multicenter experience with 141 children. Ann Surg, 2003, 238(4):569-576.

[7] Coran AG, Teitelbaum DH. Recent advances in the management of Hirschsprung's disease. Am J Surg, 2000, 180(5):382-387.

[8] Jones KL. Smith's Recognizable Patterns of Human Malformation. 6th ed. Philadelphia, PA: Saunders, 2005.

[9] Fiorino K, Liacouras CA. Congenital aganglionic megacolon (Hirschsprung disease).// Kliegman RM, ed. Nelson Textbook of Pediatrics. 19th ed. Philadelphia: Saunders, 2011: 1284-1287.

 病例 3-7　2 岁男孩

【现病史】　2 岁男孩,呕吐伴腹痛 2d。呕吐含有胆汁但无血丝,疼痛在脐周。就诊前 1d 尿量减少,进食尚可。无发热或腹泻。

【既往史及家族史】　在急诊室已初步评估,患儿近 1 个月内已发生 3 次非胆汁性呕吐。每次检查电解质正常。最后一次尿液检查均在正常范围。患儿足月顺产,母亲无妊娠并发症。无住院史,无手术史。无恶性肿瘤家族史。

【体格检查】　T 37.8℃,RR 24/min,HR 88/min,BP 120/64mmHg,体重和身长在第 75 百分位数。

舒适静息状态,呼吸平稳。心肺检查未见异常。腹软,无触痛,肠鸣音消失,左上腹饱满。无肝脾大。直肠检查显示括约肌张力正常,直肠穹窿处大便隐血试验阴性。

【实验室检查】　白细胞计数 23×10^9/L,其中带状核细胞 0.01,分叶中性粒细胞 0.47,淋巴细胞 0.45,单核细胞 0.07;血红蛋白 122g/L,血小板计数 300×10^9/L。血清电解质正常。

【诊疗经过】　腹部 X 线片显示左上腹/侧腹部肿块,将肠管推向右侧。引起患儿腹部肿块的最大可能病因是什么?

★**病例 3-7 讨论**

【鉴别诊断】　伴有腹部肿块的呕吐必为急症,需要尽早行影像学检查。小儿腹部肿块的鉴别诊断包括脏器肿大、恶性肿瘤和良性肿瘤、先天性发育异常和脓肿。腹部肿块的最可能病因取决于患儿年龄、肿块的位置以及伴随症状。

小婴儿,腹部肿块最常见原因是肾积水、多囊肾,通常表现为腹侧肿块。引起单侧肾积水最常见的原因是肾盂输尿管连接部梗阻,而后尿道瓣膜症(PUV)是引起双侧肾积水最常见的原因。患后尿道瓣膜症的新生儿还可触及大的膀胱。肾积水也可由远端尿路梗阻以及肾静脉血栓形成所致。新生儿的消化道重复畸形、胃肠道功能障碍、卵巢囊肿和子宫阴道积水,可表现为腹部肿块。中胚层肾瘤通常是良性肿瘤,可见于新生儿期,年长儿罕见。婴儿期最常见的恶性肿瘤是神经母细胞瘤,但也可见到肾母细胞瘤、性腺外生殖细胞瘤、肝母细胞瘤和软组织肉瘤。

较大婴儿和儿童,腹部肿块为恶性的可能性要高于新生儿。神经母细胞瘤和肾母细胞瘤是儿童期最常见的腹部实体瘤,但肝细胞癌、泌尿生殖道横纹肌肉瘤、畸胎瘤和卵巢生殖细胞肿瘤也可见到。

肿块的位置可以为判断其来源提供线索(表 3-8)。右上腹部(RUQ)肿块常来源于肝。良性肝肿块包括多囊肝、肝良性肿瘤、血管病变、贮积病、脓肿和肝炎。先天性胆总管囊肿和胆囊梗阻也可能表现为 RUQ 肿块,而脾病变表现为左上腹部(LUQ)肿块。侧腹和上腹部肿块可能是由肾或肾上腺疾病引起。儿童右下腹肿块伴有炎症的症状和体征,提示阑尾穿孔或炎性肠病引起脓肿。

表 3-8　儿童腹部肿块根据部位和器官的恶性和非恶性病因

区　域	器　官	恶性疾病	非恶性疾病
腰部	肾	• 肾母细胞瘤 • 肾细胞癌 • 淋巴瘤肾肥大 • 肾透明细胞癌	• 肾积水 • 多囊性肾病 • 多囊肾 • 中胚层肾瘤 • 肾静脉血栓形成
	肾上腺	• 癌 • 神经母细胞瘤 • 嗜铬细胞瘤	• 腺瘤 • 失血
	腹膜后	• 神经母细胞瘤	
右上腹部	肝	• 肝母细胞瘤 • 肝细胞癌 • 转移 • 间质瘤	• 局灶性结节状增生 • 血管内皮瘤 • 错构瘤　• 肝炎 • 贮积病　• 囊肿
	胆道系统	• 平滑肌肉瘤	• 梗阻 • 水肿 • 胆总管囊肿
	右肾上腺	• 见上面肾上腺	• 见上面肾上腺

（续　表）

区　域	器　官	恶性疾病	非恶性疾病
	右肾	• 见上面肾	• 见上面肾脏
	肠		• 肠套叠　• 重复畸形
	胃		• 幽门狭窄
左上腹部	脾	• 白血病 • 淋巴瘤 • 组织细胞增生症 X	• 贮积病　• 囊肿 • 单核细胞增多症 • 充血性脾大
	肠		• 肠套叠
	左肾上腺	• 见上面肾上腺	• 见上面肾上腺
	左肾	• 见上面肾	• 见上面肾
右下腹部	右侧卵巢	• 生殖细胞肿瘤	• 囊肿
	肠		• 脓肿
	淋巴	• 淋巴瘤	• 淋巴管瘤
左下腹部	左侧卵巢	• 生殖细胞肿瘤	• 囊肿
	淋巴	• 淋巴瘤	• 淋巴管瘤
	肠		• 粪便
骨盆	膀胱	• 横纹肌肉瘤	• 梗阻
	其他	• 盆腔神经母细胞瘤	
	泌尿生殖道	• 横纹肌肉瘤	• 子宫阴道积水
上腹部	胃		• 幽门狭窄　• 胃石
	胰腺	• 胰母细胞瘤	• 假性囊肿

注:表中所列包括文献描述的许多但不是所有的小儿腹部肿块的病因

　　该患儿肿块位于左上腹到侧腹,提示病因在肾、肾上腺或脾。进食正常而尿量减少的病史更加提示尿路梗阻的可能性。

　　【诊断】　患儿入院后的腹部超声检查发现了大的囊性肾病变。利尿肾造影术显示扩大的肾排空延迟,及近端输尿管梗阻的证据,提示肾盂输尿管连接部梗阻的诊断。利尿肾造影术也证实了肾功能降低。放置肾盂引流管后患儿出院,3 周内随访,如果肾功能持续差,则行肾盂成形术或肾切除术。

　　【发病率和流行病学】　肾盂输尿管连接部(UPJ)梗阻,是儿童中最常见的尿路梗阻,年发病率 5/100 000。男女比例 2∶1。绝大多数情况(90%)只累及一个肾,60%病例左肾受累。

【临床表现】　肾盂输尿管连接部梗阻的特征是肾盂输尿管交界处堵塞,阻碍尿液经由肾盂进入膀胱。梗阻的原因可能是管腔内或者外的、可以是先天性或后天性的。然而,大多数 UPJ 梗阻病例是先天性的,是因输尿管近段无蠕动引发的内在梗阻。输尿管息肉、瓣膜黏膜褶、持续性胎儿卷曲和异常动脉是导致 UPJ 阻塞不太常见的原因。

目前大多数先天性 UPJ 梗阻患儿通过胎儿超声可做出产前诊断。产前超声未能发现的先天性 UPJ 梗阻患儿,可在婴儿期出现症状,包括可触及的无痛性侧腹部肿块、喂养困难或生长发育停滞。年龄稍大的患儿可表现为发作性腹部绞痛或侧腹痛,伴有恶心和呕吐。UPJ 梗阻患儿于轻微外伤或复发性尿路感染时会出现血尿。

【诊断方法】　尽管大多数先天性 UPJ 梗阻病例可产前诊断,但对产前超声发现的偶发肾盂扩张而出生后无症状的婴儿,很难作出诊断。

1. 肾和膀胱超声检查　当怀疑尿路梗阻时,超声通常是首先推荐的影像学检查。胎儿超声发现的肾盂扩张应在生后进行超声评估。因新生儿早期少尿,超声检查应尽可能在出生 3d 后进行。如果超声检查是正常的,应在 1 个月内复查。超声检查也被用以评估儿童期症状疑似 UPJ 梗阻的患儿。超声检查可明确肾盂积水的位于哪一侧、严重性以及肾实质的变化。

2. 排尿性膀胱尿道造影　排尿性膀胱尿道造影(VCUG)常用于 UPJ 梗阻所致肾积水患儿,以评估与之相关的膀胱输尿管反流(VUR)。

3. 肾动态显像利尿试验　先天性尿路梗阻包括 UPJ 梗阻患儿,用 ^{99m}Tc-巯基乙酰基三甘氨酸(MAG3)进行肾动态显像利尿试验被认为是功能成像的金标准。利尿肾动态显像中示踪剂的吸收过程可衡量肾功能。该试验也可用以确认梗阻及评估梗阻程度。

4. 磁共振成像　磁共振成像可评估肾的解剖和功能,但在尿路梗阻患者中的应用价值尚未得到充分验证。

【治疗】　过去,开放性肾盂形成术是先天性 UPJ 梗阻患儿首选的治疗方法,而且尽早手术以保留肾功能。然而,近来对产前诊断先天性 UPJ 梗阻的病例采取保守观察。UPJ 梗阻的婴儿并发腹部包块、双侧重度肾积水、孤立肾或受累肾功能下降时,仍需要立即手术治疗。然而,肾功能良好的无症状患者,可在系列超声检查和重复肾动态显像利尿试验下随访观察。手术治疗的适应证包括与 UPJ 梗阻相关的症状、肾功能恶化、结石、尿路感染或高血压。特殊情况下,应施行经皮肾穿刺造口术以利于积水肾排尿,留置引流管数周,然后再评估肾功能。

对于确实需要手术的患者,近年来已开展多种微创手术以替代开放性肾盂成形术,包括经皮肾穿刺肾盂内切开术、输尿管镜肾盂内切开术以及球囊扩张结合内切开术等。遗憾的是,这些微创手术的成功率一直低于开放性肾盂形成术。然而,腹腔镜肾盂成形术的成功率已证实近似于开放性肾盂成形术,并可减少住院天数、降低病死率。腹腔镜肾盂成形术并不适用于所有患者,尤其是儿童。机器人辅助腹腔镜肾盂成形术的技术也得到了发展,但它比常规腹腔镜肾盂成形术的优势尚未得到充分证实。

推荐阅读

[1] Crane GL, Hernanz-Schulman M. Current imaging assessment of congenital abdominal masses in pediatric patients. Semin Roentgenol, 2012, 47(1): 32-44.

[2] Mahaffey SM, Ryckman FC, Martin LW. Clinical aspects of abdominal masses in children. Semin Roentgenol, 1988, 23(3): 161-174.

[3] Chandler JC, Gauderer MW. The neonate with an abdominal mass. Pediatr Clin North Am, 2004, 51(4): 979-997, ix.

[4] Brodeur AE, Brodeur GM. Abdominal masses in children: neuroblastoma, Wilms tumor, and other considerations. Pediatr Rev, 1991, 12(7): 196-206.

[5] Golden CB, Feusner JH. Malignant abdominal masses in children: quick guide to evaluation and diagnosis. Pediatr Clin N Am, 2002, 49(6): 1369-1392.

[6] Zitelli BJ, McIntire SC, Nowalk AJ, eds. Zitelli and Davis' Atlas of Physical Diagnosis, 6th ed. Philadelphia: Saunders, 2012.

[7] Canes D, Berger A, Gettman MT, et al. Minimally invasive approaches to ureteropelvic junction obstruction. Urol Clin N Am, 2008, 35(3): 425-439.

[8] Elder JS. Obstruction of the urinary tract.//Kliegman RM, ed. Nelson Textbook of Pediatrics. 19th ed. Philadelphia: Saunders, 2011: 1838-1847.

[9] Peters CA, Chevalier RL. Congenital urinary obstruction: pathophysiology and clinical evaluation.//Wein AJ, ed. Campbell-Walsh Urology. 10th ed. Philadelphia: Saunders, 2012: 3028-3047.

[10] Lam JS, Breda A, Schulam PG. Ureteropelvic junction obstruction. J Urology, 2007, 177(5): 1652-1658.

[11] Schulam PG. Ureteropelvic junction obstruction.//Litwin MS, Saigal CS, ed. Urologic Diseases in America. Washington DC: US Department of Health and Human Services, Public Health Service, National Institutes of Health, National Institute of Diabetes and Digestive and Kidney Diseases, 2012.

[12] Nadu A, Mottrie A, Geavlete P. Ureteropelvic junction obstruction: which surgical approach? Eur Urol Suppl, 2009(8): 778-781.

[13] Braga LHP, Pace K, DeMaria J, et al. Systematic review and meta-analysis of robotic-assisted versus conventional laparoscopic pyeloplasty for patients with ureteropelvic junction obstruction: effect on operative time, length of hospital stay, postoperative complications, and success rate. Eur Urol, 2009, 56(5): 848-858.

[14] Milla SS, Lee EY, Buonomo C, Bramson RT. Ultrasound evaluation of pediatric abdominal

masses.Ultrasound Clinics,2007,2(3):541-559.

 病例 3-8　2 岁女孩

【现病史】　2 岁,非洲裔美国女孩,呕吐 1 周。每天非血性、非胆汁性呕吐。每天在呕吐后即拒食。活动量正常,大小便正常。无发热、腹泻、腹痛或体重减轻。

【既往史及家族史】　胎龄 36 周,因胎儿宫内窘迫经剖宫产娩出。在新生儿重症监护病房住院 8d,无后遗症。无手术史。

【体格检查】　T 36.5℃,RR 22/min,HR 111/min,BP 94/67mmHg。体重(14.8kg)在第 75 百分位数,身长(91cm)在第 50 百分位数。

反应好,呼吸平稳。心肺检查正常,无肝脾大,肋脊角无压痛。查体显著异常的只有眶周肿胀和双下肢凹陷性水肿。

【实验室检查】　血常规:白细胞计数 14.6×10⁹/L,其中杆状核细胞 0.06,分叶中性粒细胞 0.34,淋巴细胞 0.55,嗜酸性细胞 0.06,单核细胞 0.05;血红蛋白 147g/L,血小板计数 383×10⁹/L。血生化:钠 130mmol/L,钾 3.5mmol/L,氯 103mmol/L,重碳酸盐 24mmol/L,血尿素氮 3.2mmol/L(9mg/dl),肌酐 35.4μmol/L(0.4mg/dl),糖 5.7mmol/L(103mg/dl),胆红素 1.7μmol/L(0.1mg/dl),ALT 36U/L,AST 49U/L,白蛋白 14g/L,胆固醇 3.17mmol/L(122mg/dl);ESR 0mm/h;尿检呈阴性(无蛋白)。胸部和腹部平片均正常。

【诊疗经过】　因患儿血清白蛋白减少而尿蛋白阴性,故作为蛋白丢失性肠病进行评估。上消化道造影和内镜检查明确了诊断(图 3-9)。

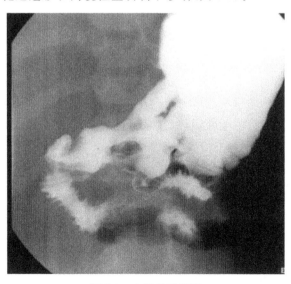

图 3-9　上消化道造影

★病例 3-8 讨论

【鉴别诊断】 患儿有显著的全身性水肿伴呕吐。全身性水肿可由 4 个机制所致：①毛细血管通透性增加；②胶体渗透压降低；③静水压增加；④淋巴引流受损。全身性水肿的病因中，一旦心血管疾病被排除，通常继发于肾源性低蛋白血症。该患儿的全身性水肿是由低蛋白血症引发的胶体渗透压下降所致。低蛋白血症是由于肝合成蛋白减少，或者肾或胃肠道丢失增加所引起。引起低蛋白血症的原因概括见表 3-9。尿液分析蛋白阴性，又无肝病征象，提示蛋白丢失性肠病可能性更大。蛋白丢失性肠病的鉴别诊断包括腹腔疾病、克罗恩病、囊性纤维化、肠淋巴管扩张症、胃炎、嗜酸性胃炎和 Ménétrier 病。

表 3-9 低蛋白血症病因

产生减少	增加损失（胃肠道或肾）
营养不良	胰腺功能受损
肝硬化	小肠细菌过度生长
病毒性肝炎	胃肠道感染（病毒、细菌和寄生虫）
自身免疫性肝病	蛋白丢失性肠病
肝恶性肿瘤	炎性肠病
代谢性疾病	肠切除术
布-加综合征导致急性肝衰竭	肾病综合征
对乙酰氨基酚的毒性	肾衰竭
	肾淀粉样变性
	囊性纤维化
	药物（新霉素）
	严重烧伤（渗出性蛋白丢失）

【诊断】 确定患者最大可能是蛋白丢失性肠病后，行上消化道钡剂检查，显示胃襞肥厚[（胃窦部拇指印和扩大的褶皱）图 3-9]。随后的上消化道内镜检查显示解剖结构正常，而组织学证明为 Ménétrier 病，其病理改变包括小凹（坑）增生和显著的泌酸腺丢失伴囊性变。血清巨细胞病毒（CMV）IgM 阳性，从尿中通过"套片小管"试验快速分离出 CMV。

【发病率和流行病学】 Ménétrier 病是一种极为罕见的疾病，在儿童人群中报道约 60 例。1888 年该病首次被报道，特征是蛋白丢失性胃病、胃黏膜皱襞增生和低蛋白血症。由于壁细胞萎缩、黏液细胞增多，大量黏液分泌引起胃黏膜病变、胃增生。由此血浆蛋白水平降低、随之出现水肿。超过 1/3 的患儿证实存在急性 CMV 感染，有些病例与幽门螺杆菌感染有关。本症通常见于 10 岁以下的儿童，平均年龄为 5.6 岁，男女比例 3∶1，男孩居多。其病因似乎是转化生长因子 α（TGF-α）升高，激发了胃上皮生长因子异常调控。

【临床表现】 起病突然,通常在前驱病毒感染后 1～2 周发病。以胃肠道症状为主,几乎 80% 的患儿出现呕吐,50% 腹痛或厌食,10% 明显的上消化道出血。几乎所有患儿出现全身水肿,1/3 伴胸腔积液。实验室检查的特征性异常是血清白蛋白和血清总蛋白水平均降低。

【诊断方法】 当临床表现支持 Ménétrier 病时,确诊有赖于化验检查、影像学检查和内镜检查结果的综合评估。

1. 全血细胞计数 结果无特异性,20% 有轻度正色素正细胞性贫血,60% 有嗜酸性粒细胞增多。

2. 肝功能 血清白蛋白降低,通常<20g/L,支持诊断。肝酶检测有助于明确是否因合成功能障碍导致低蛋白血症,但肝酶在 Ménétrier 病中相对正常。

3. 上消化道造影 X 线片造影显示,胃底和胃体部黏膜皱褶肿胀,而胃窦部不明显,这是本病的特征性改变。也有超声诊断该病的报道。

4. 内镜 内镜下可见肿胀纡曲的皱褶。组织学特征包括伴囊性扩张的曲折坑,可扩展到黏膜肌层和黏膜下层,固有层水肿伴嗜酸性粒细胞、淋巴细胞和圆形细胞增多。出现黏膜增厚、腺体萎缩和胃酸减少。另外,可对活检组织进行感染病原检测,包括幽门螺杆菌检测。

【治疗】 Ménétrier 病的治疗主要包括高蛋白饮食的支持治疗、抑酸治疗胃部炎症以及利尿药减轻水肿。幽门螺杆菌相关病例可给予适当治疗。本病通常呈自限性,数周到数月后可自愈,无复发或后遗症。成年人患者倾向于慢性病程,常需手术治疗,且与患胃癌风险增加有关。

(于永慧)

推荐阅读

[1] Menetrier's Disease Feldman:Sleisenger & Fordtran's Gastrointestinal and Liver Disease. 6th ed. W.B. Philadelphia:Saunders Company,1998:724-726.

[2] Hassall E. Peptic diseases.//Rudolph CD,Rudolph AM,eds. Rudolph's Pediatrics.21st ed. New York:McGraw-Hill,2003:1429-1435.

[3] Meuwissen SG,Ridwan BU,Hasper HJ.Hypertrophic protein-losing gastropathy:a retrospective analysis of 40 cases in the Netherlands (The Dutch Menetrier Study Group).Scan J Gastroenterol,1992(194):s1-s7.

[4] Zenkl B,Zieger MM.Menetrier disease in a child of 18 months:diagnosis by ultrasonograph. Eur J Pediatr,1988(147):330-331.

[5] Fretzayas A,Moustaki M,Alexopoulou E,et al.Menetrier's disease associated with Helicobacter pylori:three cases with sonographic findings and a literature review.Ann Trop Paediatr,2011,31(2):141-147.

[6] Iwama I,Kagimoto S,Takano T,et al.Case of pediatric Menetrier disease with cytomegalovirus and Helicobacter pylori co-infection.Pediatr Int,2010,52(4):200-203.

第4章 咳 嗽

【定义】 咳嗽是儿科最常见的主诉之一,它并非是一个"疾病",而是很多潜在病理异常的临床表现。咳嗽是机体的一种保护性反应,由呼吸道的咳嗽接收器(耳、鼻窦、气道、胸膜、心包膜、膈膜)主动或被动接收刺激后出现。咳嗽反应是为了清除气道内的刺激性物质、多余或异常的分泌物,也可能是继发于气道内外压力异常的反应。

咳嗽可以分为四个步骤:吸气、加压、呼气、放松。每个阶段的特点是:深吸气、声门关闭、呼气肌收缩伴随声门开放、肋间肌和腹肌放松。因此,喉神经和神经肌肉异常的患者往往伴随无效性咳嗽。

咳嗽首先需要区分是急性还是慢性,慢性咳嗽指咳嗽时间>3周。然后根据临床症状发现潜在病因,例如非连续性(百日咳或支原体感染)、犬吠样(喉炎)、吼鸣(哮喘)、干咳(心因性)。此外,咳嗽的时间、和日常活动的关系、患者的年龄均对病因有进一步的提示作用(表 4-1)

表 4-1 咳嗽的病史和查体

病史						
年龄	持续时间	诱因	咳嗽的特点	症状	环境暴露	前期治疗
婴儿	急性(<3周) 慢性(>3周)	运动、笑/哭、冷空气刺激气候改变、近期呼吸道感染近期窒息	干咳/有痰咳嗽的时间(白天、夜间、睡眠时、运动时、体位改变时、进食流质物后)	发热 头痛 体重下降 吞咽困难 呻吟 气促 咯血 结膜炎	香烟 木屑 煤油炉 狗/猫毛 灰尘 花粉	非处方药 支气管扩张药 口服/吸入激素 抗生素
幼儿						
青少年						
查体						
生长发育	营养	五官	胸部	心脏	腹部	四肢	皮肤
身高 体重 头围	BMI值	过敏 耳内异物 咽后壁鹅卵石样变 鼻窦压痛 鼻息肉	桶状胸 喘息	异常心音	肝/脾大	杵状指	湿疹

【病因】　最常见慢性咳嗽的病因包括：上呼吸道病毒感染和哮喘(表 4-2)，年龄也是对慢性咳嗽鉴别诊断很重要的因素(表 4-3)。此外，咳嗽也可根据病因分为：感染性、过敏性、先天性畸形、刺激性、吸入性、心因性等(表 4-4)。

表 4-2　儿童最常见咳嗽病因

上呼吸道感染
胃食管反流
鼻窦炎
喉炎
哮喘
窦炎
毛细支气管炎
过敏性鼻炎/鼻后滴漏

表 4-3　不同年龄段儿童咳嗽的病因

发病率	婴儿期	学龄前期	学龄前/青少年期
常见	感染	感染	感染
	—病毒(呼吸道合胞病毒)	—病毒	—病毒
	—沙眼衣原体	—支原体	—支原体
	—百日咳	—百日咳	—百日咳
	胃食管反流	—细菌	
		气道高反应/哮喘	气道高反应/哮喘
		异物呛入	心因性
			—习惯性咳嗽
			—声带功能障碍
少见	先天性畸形	先天性畸形	感染
	—气管食管瘘	—气管食管瘘	—细菌性
	—气管支气管软化	—气管支气管软化	—HIV
	—血管环	—血管环	—麻疹
	—大叶性肺气肿	—大叶性肺气肿	—结核菌
	—支气管囊肿	—支气管囊肿	—真菌
	—隔离肺	—隔离肺	
	—喉裂	—喉裂	
	—气道血管瘤	—气道血管瘤	
	—先天性肺通气畸形	—先天性肺通气畸形	
	感染	感染	过敏性鼻炎/鼻后滴漏

（续　表）

发病率	婴儿期	学龄前期	学龄前/青少年期
	—细菌性	—细菌性	
	—HIV	—HIV	
	—麻疹	—麻疹	
	—结核菌	—结核菌	
	—真菌	—真菌	
	囊性纤维化	囊性纤维化	囊性纤维化
		过敏性鼻炎/鼻后滴漏	鼻窦炎
	吸入性	吸入性	吸烟
	—胃食管反流	—胃食管反流	
	—吞咽功能障碍	—吞咽功能障碍	
	充血性心力衰竭		异物呛入
	毒物暴露	毒物暴露	
	—被动吸烟	—被动吸烟	
	—粉尘	—粉尘	
	支气管肺发育不良		
罕见	原发性纤毛运动障碍	原发性纤毛运动障碍	原发性纤毛运动障碍
	间质性肺炎	过敏性肺炎	过敏性肺炎
	先天性免疫缺陷	间质性肺炎	间质性肺炎
		先天性免疫缺陷	先天性免疫缺陷
		支气管扩张	支气管扩张
		恶性肿瘤	恶性肿瘤
		呼吸道乳头状瘤	呼吸道乳头状瘤
		肉芽肿性疾病	肉芽肿性疾病

表 4-4　咳嗽的病因学分类

感　染	病　毒
	衣原体
	百日咳菌
	结核菌
	真菌
	鼻窦炎
	人类免疫缺陷病毒（艾滋病毒）
	细菌性肺炎

（续　表）

感　染	病　毒
	哮喘
过敏/炎症	变应性鼻炎/鼻后滴漏
	气道高反应性疾病/哮喘
	高敏性肺炎
先天性畸形	食管气管漏
	气管支气管软化症
	环状血管
	大叶性肺气肿
	支气管源性囊肿
	隔离肺
	喉裂
	先天性肺叶气道畸形
刺激性物质	主动/被动吸烟
	胃食管反流
呛入	神经肌肉疾病
	异物呛入
心因性	习惯性咳嗽
	声带功能障碍
其他	囊性纤维化
	恶性肿瘤
	支气管肺发育不良
	充血性心力衰竭
	间质性肺炎
	原发性纤毛运动障碍
	肉芽肿性疾病

【鉴别诊断线索】　对于大多数咳嗽患儿中,需要通过细致的病史采集和查体明确病因,可关注一下几点。

★病初是否有上呼吸道感染

——咳嗽最常见的原因是上呼吸道病毒感染,可伴随(或不伴随)气道高反应性(如哮喘)。如不合并呼吸道疾病或其他疾病的表现,通常无须做进一步检查及治疗。儿童通常会在一年中出现多次(6～8次)以咳嗽为表现的病毒感染,易被误认为慢性咳嗽。

★某些特殊表现

——发热、鼻窦压痛和头痛提示鼻窦炎可能;消瘦和盗汗提示结核感染或肿瘤性疾病;吞咽困难提示气道异物;发音障碍提示喉部或声门异常。

★婴幼儿是否伴随结膜炎

——婴幼儿同时出现结膜炎和肺炎提示衣原体感染。

★环境中是否有刺激性因素

——婴儿和儿童被动吸烟、青少年主动吸烟均可引起慢性咳嗽,气溶胶类和软性毒品可加重慢性咳嗽。

★咳嗽与日常活动的关系

——如在进食时或进食后不久出现咳嗽,提示呛入或胃食管反流;如与冷空气及运动相关,提示气道高反应性疾病;季节性咳嗽提示过敏性原因;夜间咳嗽提示鼻后滴漏、鼻窦炎或过敏。

★睡眠时的状态

——入睡后无咳嗽、或仅在成年人在场时出现,提示心因性咳嗽。

★是否有窒息

——典型的窒息通常出现在异物呛入的时候,因此,需要仔细询问病史。异物呛入在幼儿最常见,但是也有年长儿将异物置于婴儿口中的情况。一旦怀疑异物呛入,需要进行 X 线检查。

★是否反复出现感染

——反复感染提示免疫功能不全可能,需考虑:HIV 或先天性免疫功能缺陷。反复肺炎可能与鼻窦炎、中耳炎、支气管扩张有关,如合并内脏转位,则提示原发性纤毛运动障碍。

★生长发育情况

——生长发育迟缓、脂肪泻、反复肺炎可能提示囊性纤维化,此外,也可合并鼻息肉、反复鼻窦炎、直肠脱垂等情况。

★是否合并咯血

——病毒性或细菌性肺炎可出现咯血,但其他疾病中也可能出现:真菌性疾病、自身免疫性疾病、肉芽肿性疾病、囊性纤维化、先天性心脏病、肺结核和肺含铁血黄素沉积症。

【诊断思路】 通常咳嗽是自限性的,鲜少需要干预。但是,慢性咳嗽(即咳嗽时间＞3 周)往往提示潜在疾病,需要进一步检查。除了详细的询问病史和查体,胸片及肺功能等辅助检查也有帮助。病史采集很重要,包括年龄、咳嗽时的状态、咳嗽的性质和时间、诱发因素、初期治疗的反应。此外,医疗史、家族史和用药史也很重要。体格检查时,尤其需要注意以下情况:体重不增、呼吸费力(呼吸节律增快、鼻翼扇动、辅助呼吸肌运动、胸廓起伏、呻吟)、过敏症状(黑眼圈、鼻甲肥大、鼻息肉、口臭、咽后壁鹅卵石样变)、心音异常、肝/脾大、杵状指、发绀和肌张力低下。单纯胸片不能直接诊断疾病(异物吸入除外)。此外,肺功能检查(肺活量和肺容积)有助于鉴别阻塞性和限制性通气障碍。慢性咳嗽和很多因素有关,需要通过合适的方法确诊和治疗。

推荐阅读

[1] Pasterkamp,H.The history and physical examination.//Chernick V,Boat TF,eds.Kendig's Disorders of the Respiratory Tract in Children.Philadelphia,PA:W.B.Saunders Company,1998:98-101.

[2] Durbin WA. Cough.//Hoekelman RA,Friedman SB,Nelson NM,Seidel HM,Weitzman ML,eds. Primary Pediatric Care.St.Louis,MO:Mosby,1997:895-897.

[3] Tunnessen WW.Cough.//Tunnessen WW,ed.Signs and Symptoms in Pediatrics.Philadelphia,PA:Lippincott Williams & Wilkins,1999:375-382.

[4] Bachur R,Cough.//Fleisher GR,Ludwig S,eds.Textbook of Pediatric Emergency Medicine.Philadelphia,PA:Lippincott Williams & Wilkins,2000:183-186.

[5] Morgan WJ,Taussig LM.The child with persistent cough.Pediar Rev,1987(8):249-253.

[6] Kamie RK.Chronic cough in children.Pediatr Clin N Am,1991(38):593-605.

[7] Chang AB.Cough.Pediatr Clin N Am,2009(56):19-31,ix.

[8] Goldsobel AB,Chipps BE.Cough in the pediatric population.J Pediatr,2010(156):352-358.

 病例 4-1　16 岁女性

【现病史】　患者为一名 16 岁黑种人女性,干咳 2 周,伴气促,平卧时加重。自诉发病后需垫高 3 个枕头方可入睡,夜间常因咳嗽和气促醒来,端坐位可缓解。深吸气及左侧卧位时伴明显胸痛,近期有间断发热和盗汗。

病初口服沙丁胺醇无好转,后就诊时发现左侧呼吸音降低,行胸片检查后收入院治疗。

起病以来,食欲及体重下降,入院前 2 个月出现轻度皮肤瘙痒。此外,无头痛、咽痛及声音异常等症状。

【既往史及家族史】　3 个月前发现右侧乳腺纤维腺瘤,无住院史和严重疾病史。家族中,外婆患子宫癌,阿姨患乳腺癌,曾祖母患甲状腺癌。

【体格检查】　T 38.1℃,HR 127/min,RR 22/min,BP 139/73mmHg,体重位于第 50 百分位,身高位于第 95 百分位。

年轻女性患者,前倾坐位,呼吸急促,左肺呼吸音降低,肺底明显。左前胸壁可触及 2 个皮下结节,余查体未见异常。

【实验室检查】　外周血常规:白细胞 21.2×10^9/L,中性粒细胞 0.94,淋巴细胞 0.03,单核细胞 0.03,血红蛋白 84g/L,平均红细胞体积 63fl,血小板 386×10^9/L。血电解质、肝、肾功能均未见异常,血细胞沉降率 60mm/h。

【诊疗经过】　胸部 CT 进一步明确了胸部放射学异常(图 4-1),因可能出现呼吸衰竭,收入 ICU 病房继续治疗。

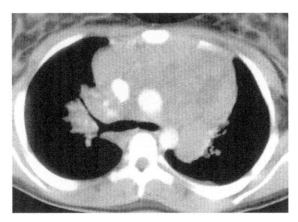

图 4-1　胸部 CT

★病例 4-1 讨论

【鉴别诊断】　咳嗽的主要原因是感染和哮喘,其中病毒感染最为常见,此外还包括肺炎支原体、百日咳杆菌等细菌感染。少见病原菌包括人类免疫缺陷病毒(HIV)、麻疹病毒、结核杆菌和真菌。哮喘患者通常有喘息病史或疑似过敏史。另外,慢性咳嗽需考虑到过敏性鼻炎、鼻窦炎、胃食管反流和吸烟等情况。其他很少见的病因有:原发性纤毛运动障碍、间质性肺炎、肉芽肿性疾病和恶性肿瘤。

　　该患者以呼吸急促和端坐体位为显著特点,在普通的病毒感染和哮喘发作中较少见。持续发热和盗汗提示全身性疾病,例如结核病、肿瘤性疾病,均需要进一步检查明确诊断。

【诊断】　胸部 X 线片提示巨大前纵隔包块,伴气管向右侧偏移。胸部 CT 显示自锁骨到膈平面巨大前纵隔浸润性包块(图 4-1),且浸润至中纵隔,伴双侧腋窝淋巴结长大和左侧胸腔积液。胸腔闭式引流出 1200ml 液体,实验室分析显示,红细胞 $3.9×10^9$/L,白细胞 $772×10^6$/L(中性粒细胞 0.22,淋巴细胞 0.78),pH 7.44,糖 5.5mmol/L(100mg/dl,LDH 386U/L,淀粉酶<30 U/L。淋巴结活检显示结节硬化性霍奇金淋巴瘤,骨髓检查未显示血液系统浸润,腹部 CT 未见异常,诊断为ⅡB 期,即将开始化疗。

【发病率及流行病学】　霍奇金淋巴瘤是成熟 B 细胞的恶性肿瘤性疾病,其发病年龄在工业化国家有双峰化特点:15—35 岁,>50 岁。可分为 3 个年龄阶段:儿童(<14 岁),青年(14—34 岁),老年(55—74 岁)。为青少年期(15—19 岁)最常见的肿瘤,而在 5 岁以下儿童中极为少见。男性发病率稍高。

　　单转化 B 细胞出现克隆性增殖即出现霍奇金淋巴瘤,恶性肿瘤细胞包括 R-S

细胞、淋巴细胞和组织细胞。有趣的是仅 1%肿瘤组织由恶性细胞组成,绝大多数为炎症因子刺激下产生的炎症细胞。根据组织学分型,其被分为 4 种亚型:淋巴细胞为主型、混合细胞型、结节硬化型和淋巴细胞减少型。结节硬化型为青少年最常见类型,而混合细胞型在儿童中更常见。部分病例可能和 EB 病毒导致的病毒再激活有关,该现象在年幼儿童中更常见。目前,45 岁前确诊患者的治疗后 10 年生存率已>90%。

【临床表现】 多以无痛性淋巴结长大起病,近 60%患者病初已有纵隔浸润,以膈下症状首发少见。全身症状常见,包括乏力、体重减轻、厌食、发热和盗汗。有意思的是瘙痒也是常见的伴随症状。

实验室检查异常可包括白细胞增多,淋巴细胞减少,嗜酸性粒细胞增多,单核细胞增多,贫血、血小板减少。和成年人不同的是大多数儿童患者确诊时淋巴细胞计数正常。该病可合并自身免疫性疾病,如肾病综合征、自身免疫性溶血性贫血、中性粒细胞减少症、血小板减少。血细胞沉降率、铁蛋白等非特异性炎性指标可升高。

【诊断方法】 大量胸腔积液和前纵隔占位为该患者的主要表现,需进一步完善胸腔积液穿刺检验和胸部放射学检查。

1. **胸部 X 片** 大量胸腔积液需要详细的影像学检查,侧卧位胸部 X 线片可鉴别积液是包裹性还是流动性,前者多见于感染性病变,后者则见于多种情况。就该患者而言,前纵隔包块、腋窝淋巴结长大、胸膜浸润均提示恶性病变。

2. **超声** 胸部超声检查能迅速判断积液是否为包裹性。

3. **胸部增强 CT** 胸部 CT 能有效定位胸膜浸润程度,提示普通 X 线片难以发现的细微病变,且能够详细提示纵隔病变和增大淋巴结的情况。霍奇金淋巴瘤最常见的结外病变部位包括:肺实质、胸壁、胸膜和心包。

4. **胸腔穿刺** 胸穿对于大量胸腔积液是很重要且有效的诊治手段。通过分析积液的酸碱度、性状、革兰染色、细胞数目及分类、糖含量、蛋白量和 LDH(表 4-5),有助于鉴别胸腔积液系渗出液还是漏出液。渗出液多见于炎症、肿瘤、结缔组织疾病,而漏出液多见于心力衰竭、肾病综合征、硬化症等。胸腔积液 pH>7.4 时,渗出液的可能性小。在恶性胸膜浸润性疾病中(如霍奇金淋巴瘤),胸腔积液常规多提示渗出液,且糖含量明显降低,有时甚至能在胸腔积液中找到恶性细胞。

表 4-5 胸腔积液分析

项 目	漏出液	渗出液
pH	7.4—7.5	<7.4
蛋白(mg/dl)	<3.0	>3.0
LDH(U)	<200	>200

（续　表）

项　目	漏出液	渗出液
胸腔积液/血浆 LDH 比值	<0.6	>0.6
糖	同血浆中浓度	低于血浆中浓度
红细胞(/mm³)	<5000	>5000
白细胞(/mm³)	<1000	>1000

5. 组织活检　诊断霍奇金淋巴瘤的金标准是病理活检,可通过包块或淋巴结活检完成。

6. 其他部位 CT　一旦诊断该病,需完善其他身体部位 CT 检查以确定疾病分期。

7. MRI　部分病人可进一步进行该检查,明确淋巴结浸润情况和疾病分期。

8. 骨髓活检　有助于疾病分期。

9. FDG-PET　PET 扫描能够全面评估疾病分期和治疗效果,相比于镓扫描更加敏感。

【治疗】　确定疾病分期对霍奇金淋巴瘤治疗尤为关键,目前参照 Ann Arbor 分期法为标准。

* Ⅰ期——病变局限于一个淋巴结区或单个结外器官。

* Ⅱ期——病变累及横膈同侧 2 个或 2 个以上的淋巴结区,或病变局限侵犯淋巴结。

外器官及横膈同侧一个以上淋巴结区。

* Ⅲ期——横膈上下均有淋巴结病变。

* Ⅳ期——一个或多个结外器官受到广泛性播散性侵犯,伴或不伴淋巴结肿大。

根据疾病的浸润程度、包块大小和是否合并全身症状,病人被分为低危、中危、高危 3 组。标准的治疗包括高风险的化疗和局部放疗,临床分型较好的病例(淋巴结浸润少,不合并全身症状和占位效应)仅需要相对短的化疗周期和低剂量的放疗,相反,临床分型差的病人(全身症状明显、纵隔巨大占位、浸润广泛和Ⅲ B/Ⅳ期),则需要更强有力的化疗。

推荐阅读

[1]　Hudson MM,Onciu M,Donaldson SS. Hodgkin lymphoma.//Pizzo PA,Poplack DG,eds. Principles and Practice of Pediatric Oncology. 5ᵗʰ ed. Philadelphia:Lippincott Williams & Wilkins,2006:695-721.

[2]　Montgomery M.Air and liquid in the pleural space.//Chernick V,Boat TF,eds.Kendig's Di-

soders of the Respiratory Tract in Children. 6th ed. Philadelphia：W. B. Saunders Company，1998:389-411.

[3] Punnet A，Tsang RW，Hodgson DC. Hodgkin lymphoma across the age spectrum:epidemiology，therapy，and late effects. Semin Radiat Oncol，2010(20):30-44.

 病例 4-2　7 周龄男婴

【现病史】　患儿 3 周前出现流涕、鼻阻,不伴发热,于儿科就诊,胸片提示左下肺渗出样改变,诊断肺炎。使用红霉素治疗 10d,期间患儿呼吸状况有所好转,但是仍有呼吸增快和咳嗽。1 周后复查胸片,提示左肺病变无好转。患病以来,患儿进食和小便无异常。

【既往史及家族史】　患儿系孕 41 周产,出生体重 3kg,围生期无异常,无发绀及喂养困难史,进食规律。有 2 兄长,均体健。

【体格检查】　T 37.3℃,HR 153/min,RR 54/min,BP 93/59mmHg(右上肢),87/62mmHg(左上肢),94/63mmHg(右下肢),未吸氧下经皮氧饱和度 0.95。体重 4.5kg。

初步印象:中度肺炎生长发育良好的患儿. 鼻翼扇动、肋间隙凹陷和间断鼻阻是主要的异常体征,双肺底均可问及散在湿啰音。心脏查体第一心音正常,肺动脉区第二心音增强,胸骨左缘问及Ⅱ～Ⅲ级收缩期杂音。肝右缘位于肋骨下 4cm。余查体未见特殊。

【实验室检查】　外周血常规:白细胞 $8.4×10^9$/L,中性粒细胞 0.35,淋巴细胞 0.60,嗜酸性粒细胞 0.05,血红蛋白 114g/L,血小板 $203×10^9$/L。血电解质、尿素氮、肌酐均正常。RSV(呼吸道合胞病毒)抗原检测阴性。

【诊疗经过】　心脏彩超检查提示异常(彩图 7)。

★病例 4-2 讨论

【鉴别诊断】　婴儿咳嗽的病因较多,最常见的是感染,尤其是病毒感染(呼吸道合胞病毒、副流感病毒、流感病毒)。一般儿童 1 年内可出现 8 次病毒感染,如每次持续 1～2 周,则可出现类似慢性咳嗽的表现。细菌感染也可导致长时间咳嗽,对于有曾有结膜炎、母亲宫颈感染和沙眼衣原体感染的患儿,尤其需警惕。此类患儿的咳嗽特点是阵发性干咳。百日咳菌感染通常表现为慢性咳嗽,伴有窒息样停顿、呕吐、发绀和心动过缓,出现典型的"鸡鸣样"咳嗽。当胸片提示大叶样肺炎改变时,同样需要警惕其他细菌感染。

持续性咳嗽同样可由非感染性因素引起。如患儿出现喘息,且支气管扩张药治疗有效,应考虑哮喘。其他少见的病因需考虑先天性畸形,如气管食管瘘、气管支气管软化症、环状血管、隔离肺、大叶性肺气肿、支气管囊肿、喉裂和气道血管瘤。

此外,当患儿曾有胎粪性肠梗阻、腹泻、体重增长缓慢或家族史时,需警惕囊性纤维化。

当患儿有喂养困难、体重增长缓慢、生长发育落后、心动过速、鼻翼扇动、心脏杂音和(或)肝增大等情况时,需警惕充血性心力衰竭。婴儿期可能的病因包括:容量负荷过重(动脉导管未闭、永存动脉干、室间隔缺损、共房室通道、全肺静脉异位引流),心肌功能障碍(心肌炎、左冠状动脉异常),心律失常(室上性心动过速),压力负荷过大(主动脉缩窄、主动脉狭窄)和其他继发原因(高血压、脓毒症)。

病例的特点是:合并心脏杂音,P_2增强、双侧啰音和肝大。心电图提示双室肥厚,胸片提示心脏增大和血管影增强。

【诊断】 心电图显示心室率 150/min 和双心室肥大。超声心动图显示一个大的膜周部室间隔缺损(VSD)与左向右分流。它也表现出轻中度双心室收缩功能降低(下降 29%)。诊断为膜周部室间隔缺损。

【发病率及流行病学】 室间隔缺损是儿童中最常见的心脏畸形,占 40%。研究显示,室间隔缺损在新生儿中发病率为(5~50)/1000,女性稍多见。虽然大多数患者没有染色体异常,但与染色体异常有关的先天性心脏病中,室间隔缺损最常见。部分基因异常已被证实和室间隔缺损有关,如单基因缺陷:TBX5 和 GATA4 基因突变。但先天性心脏病患者中仅有 3% 存在单基因缺陷。母体感染等环境因素也与其发病有关。

室间隔缺损可分为四种类型:膜周型,也被称为膜质或嵴下型(最常见,占 80%);出口型,也被称为肺动脉瓣下型或嵴上型、圆锥型、漏斗型或双动脉瓣下型(占 5%~7%);入口型(占 5%~8%)和肌部型(占 5%~20%)。各种类型的室间隔缺损在彩图 8 描述。肌部缺陷型最有可能自行性闭合。75%~80% 小型缺损会在 2 岁前自行闭合。

【临床表现】 左向右分流的程度由缺损口的大小、肺血管阻力和双侧心室的压力决定。小缺损因血流通过缺口处受限,又被称为限制性缺损,通常杂音响亮并可伴有震颤。该类患儿通常没有限制症状,生长发育尚可。相对的,大缺损则被称为非限制性缺损,其临床表现由肺血管相对于全身血流阻力决定。出生时,肺血管阻力大,分流量小,可无杂音和震颤。出生后随着肺血管阻力的下降,胸骨左侧可闻及典型的收缩期粗糙性杂音,通常在 1~6 周龄时杂音尤其典型(表 4-6)。大型缺损的婴儿往往可查见明显的心前区搏动,中重度的患儿也出现气促、易激惹、多汗和喂养困难表现,此时常提示将出现心力衰竭和肺水肿的可能。合并呼吸道感染时,由于心肺负荷增加,患儿症状明显。本例患儿胸片已证实左下肺渗出样改变。

表 4-6 提示室间隔缺损的体征

缺损类型	典型体征
大型室缺	全收缩期杂音(心脏血流动力学改变不明显)
	可能无收缩期杂音
	先出现舒张期隆隆样杂音(二尖瓣血流增加)
	无震颤
	肺动脉瓣区第二心音增强(肺动脉压增高)
	心尖搏动外移(左心室增大)
小型实缺	响亮的收缩期杂音
	有震颤
肌部缺损	胸骨左缘杂音最明显
	整个收缩期中可能杂音强度有所变化(缺损相对大小的改变)
膜周部缺损	可能出现收缩期喀喇音(三尖瓣主动脉瘤)
漏斗部缺损	胸骨左上缘杂音最明显
艾森曼格综合征	发绀
	杵状指
	收缩期杂音消失
	右心室增大
	肺动脉区第二心音亢进

非限制性左向右分流的患者,随着肺血流和肺静脉回流的增加,出现左心房和心室的扩张性肥厚。随着时间的推移,肺血流增加导致肺动脉压增高,缺损部位的分流转为右向左。这种情况称为艾森曼格综合征,临床特点包括发绀、血氧饱和度降低和红细胞增多症。

【诊断方法】

1. 胸部 X 线片 小型缺损,胸片可能无异常;大型缺损,可出现心脏增大和血管影增强(图 4-2),随着时间推移,未经治疗的缺损可出现肺血管阻力增加,血管影改变减少。

2. 心电图 和胸片类似,缺损小,心电图可正常;缺损较大时,由于左心室容量负荷增加、右心室压力负荷增加,出现心室肥厚改变。需要注意的是,中度缺损时,心电图改变不明显。

3. 超声心动图 二维心脏彩超可发现缺损的大小、部位,了解心室、肺动脉和室间隔压力差,以及其他心脏缺损和周围血管改变。三维超声心动图越来越多的被使用,因其能对缺损及周围部位提供很多详细的信息,尤其在外科手术和介入手术前被采用。当经胸廓彩超检查受限,或手术时,可选择经食管超声心动图检查。

4. 磁共振成像 如超声心动图没有显示足够的细节,可以使用心脏磁共振成

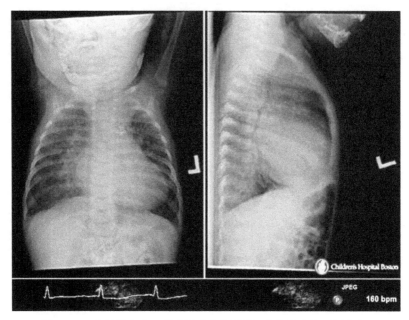

图 4-2　4 个月龄患儿合并大型室间隔缺损,后前位胸片(左图)提示心脏增大,双侧对称性肺血流增减

（经许可摘自 the Multimedia Library of Congenital Heart Disease,Children's Hospital,Boston,MA,editor Robert Geggel,MD,www. childrenshospital. org/mml/cvp）

像,此外,MRI 可用于评估心外血管异常。

5. 心导管检查　对于心脏解剖学或血流动力学复杂的患者,可选择性采用,能够更细致的了解肺血流和血管阻力情况。此外,肌部缺损行介入封堵治疗时,也常被采用。

【治疗】　一般来说,中度/重度缺损会出现一定程度的充血性心力衰竭,此时需要医疗干预,口服利尿药、地高辛及血管紧张素转化酶抑药以降低心脏后负荷。如生长缓慢,则需要增加热量的摄取。如心力衰竭和生长落后仍无法改善,则需要考虑手术治疗。标准的修补以关闭缺损和体外循环,术后并发症少,死亡率低。近年来,介入下室间隔封堵术已被广泛应用,尤其是肌部缺损的患者,此外,包括外科手术、心脏介入及经食管超声心动图等新技术也被混合采用。根据 2007 年修订的感染性心内膜炎预防指南,无口腔、胃肠道和泌尿道感染或检查时,不推荐使用抗生素预防性治疗。建议维持口腔卫生健康,尤其对于牙科前的患者,该项措施比抗生素更能预防感染性心内膜炎。但是,由于能够抑制内皮化,对于人工修复缺损部位的患者,仍建议预防性使用 6 个月抗生素。

艾森曼格综合征患者目前被认为已失去手术机会,建议症状性治疗以改善活动情况和发绀症状,部分性换血被建议改善红细胞增多症症状。

推荐阅读

[1]　Zitelli BJ.Chronic cough.//Gartner JC,Zitelli BJ,eds.Common & Chronic Symptoms in Pe-
diatrics:A Companion to the Atlas of Pediatric Physical Diagnosis.St.Louis:Mosby,1997:
189-200.

[2]　Shehab ZM.Pertussis.//Taussig LM,Landau LI,eds.Pediatric Respiratory Medicine.2nd ed.
Philadelphia:Mosby/Elsevier,2008:589-595.

[3]　Penny DJ,Vick GW.Ventricular septal defect.Lancet,2011,377(9771):1103-1112.

[4]　McDaniel NL,Gutgesell HP.Ventricular septal defects.//Moss AJ,Allen HD,eds.Moss and
Adams' Heart Disease in Infants,Children,and Adolescents:Including the Fetus and
Young Adult.7th ed.Philadelphia:Wolters Kluwer/Lippincott Williams & Wilkins,2008:
667-682.

[5]　Minette MS,Sahn DJ.Ventricular septal defects.Circulation,2006,114(20):2190-2197.

[6]　Chen FL,Hsiung MC,Hsieh KS,Li YC,Chou MC. Real time three-dimensional
transthoracic echocardiography for guiding Amplatzer septal occluder device deployment in
patients with atrial septal defect.Echocardiography,2006,23(9):763-770.

[7]　Wilson W,Taubert KA,Gewitz M,et al.Prevention of infective endocarditis:guidelines from
the American Heart Association:a guideline from the American Heart Association Rheu-
matic Fever,Endocarditis,and Kawasaki Disease Committee,Council on Cardiovascular Dis-
ease in the Young,and the Council on Clinical Cardiology,Council on Cardiovascular
Surgery and Anesthesia,and the Quality of Care and Outcomes Research Interdisciplinary
Working Group.Circulation,2007,116(15):1736-1754.

 病例 4-3　7 月龄女婴

【现病史】　患儿为 7 个月女性婴儿,4d 前出现咳嗽伴发热,最高体温 40.5℃,
就诊后出现喘息,面部及肢体出现皮疹。皮疹由胸部发展至面部。4d 以来患儿咳
嗽显著加剧。在家使用沙丁胺醇雾化治疗两次,病情无好转。患病以来,患儿进食
差,小便少。

【既往史及家族史】　患儿系足月顺产,因喘鸣发作 3 次就诊于急诊科,均使用
沙丁胺醇雾化治疗。此次发病时,患儿与其家属居住在收容所内。该收容所的一
位住客近期因皮疹、发热及肺炎住院。

【体格检查】　T 40.6℃,HR 168/min,RR 60/min,BP 102/55mmHg,未吸氧
下经皮氧饱和度 0.99,体重位于第 50 百分位,身高位于第 75~90 百分位。

初步印象:患儿较敏感,啼哭但能被安抚,面色稍苍白。体格检查:右侧鼓膜上
红肿,双侧结膜充满黄色分泌物,中度流涕,颊黏膜可见明显鹅口疮,口咽部红肿。

胸部查体发现呼吸明显增快,无三凹征,双肺可闻及细小的呼气性喘鸣,双肺底呼吸音降低。面部及躯干皮肤可见红色斑丘疹,四肢皮疹较少,手掌及足掌未见皮疹,皮疹在会阴部及躯干汇合。余查体未见特殊。

【实验室检查】 外周血常规:白细胞 $10.9×10^9/L$,分叶中性粒细胞 0.41,淋巴细胞 0.50,单核细胞 0.08,无杆状细胞,血红蛋白 106g/L,血小板 $290×10^9/L$。尿常规正常,胸片提示轻微过度充气,右肺中叶不张,部分有支气管周袖套征。

【诊疗经过】 患儿接受过 2 次沙丁胺醇雾化剂治疗,呼吸状态未显著改善。血和尿培养均阴性。在接下来的 2d 中患儿的发热和皮疹均消退,呼吸趋于平稳。患儿于入院 4d 后出院。住院期间的血检结果证实了查体提示的诊断结果。

★病例 4-3 讨论

【鉴别诊断】 病毒感染是引起婴儿咳嗽的常见原因,其中鼻病毒、冠状病毒、呼吸道合胞病毒、副流感病毒、人偏肺病毒以及流感病毒感染最多见。这些病毒常会引发下呼吸道疾病,因此,引发的毛细支气管炎常会合并咳嗽。若患毛细支气管炎,患儿通常会表现为通气下降,听诊可闻及弥漫的啰音以及喘鸣。发热和大量流涕也很常见。

在鉴别诊断中需考虑其他可能的感染原因,例如沙眼衣原体、百日咳和细菌性肺炎。偶有还会有肺结核和真菌感染。麻疹或寄生虫感染合并咳嗽一类的感染较罕见。

虽然先天畸形和基础肺部疾病也会导致咳嗽,但该患儿的病史强烈提示感染可能性大。该病例还需考虑到皮疹和呼吸道的发现。

【诊断】 该患儿的皮疹具有麻疹的特点(彩图 9)。就诊时送检的麻疹抗体滴度呈阴性。入院后 4d 再次复查,麻疹特异的 IgM 抗体检测呈阳性。诊断为麻疹。

【发病率及流行病学】 麻疹是由麻疹病毒引发的感染症状。麻疹病毒是一种RNA病毒,属于副黏液病毒科。麻疹在北美和南美地区以外仍有地方流行。在1963 年引入麻疹疫苗之前,美国每年有 200 000～300 000 例麻疹病例。自开始使用麻疹疫苗后,美国的麻疹病例减少了 99%。至 2000 年,麻疹在美国的流行传播终止。自此以后,在 2001—2010 年,每年的麻疹病例中位数为 60 例。但不幸的是,2011 年病例大幅增长至 222 例并有 17 次暴发。近年的美国本土人中的麻疹病例可以归因于海外,或是由于在国外旅行期间感染,或是由于接触了在国外感染的人。最易感染的地区为欧洲或者东南亚。最近的病例显示,感染者通常未接种疫苗。在未接种的儿童病例中,大部分的患儿是由于未能达到接种要求而未接种(太幼小或者有药物禁忌),或因患儿父母的宗教信仰或者个人排斥,或因父母推迟了接种的时间。接种失败的案例较少见。

麻疹是一种通过空气传播的病毒。病人通过接触患者的呼吸道分泌物感染。

麻疹具有高度传染性,约 90%的易感人群在暴露后出现麻疹症状。通常的潜伏期为 10d(范围 7～21d)。儿童在皮疹出现前 3d 至出现后 6d 之间具备传染性。在美国,该病死亡率为(1～2)/1000,多发于婴儿及儿童或者免疫抑制的个体。患者通常需要住院,且婴儿和儿童入院率更高。并发症常见肺炎并可能导致严重肺炎。脑炎较少见,但其并发症非常严重。

【临床表现】 前驱期会有 3～5d 的乏力,发热,咳嗽,鼻炎或者结膜炎等症状。随前驱期发展症状加重。在皮疹出现前,可见柯氏斑。这些在红色基底上的青白色的小点通常出现在口腔黏膜上,偶见唇部、颚部、牙龈、结膜褶或阴道黏膜上。柯氏斑是麻疹的特异病征。皮疹出现于柯氏斑剥落后。皮疹起于脸部,向下发展。皮疹开始为红斑和斑丘疹,后发展融合。皮疹通常持续 5～7d。最顽固的症状是咳嗽。

通常麻疹患者的病情会持续 7～10d。其他的临场表现包括咽炎、中耳炎、淋巴结肿大、喉炎、毛细支气管炎、鼻窦炎、腹泻、呕吐和脱水。热性惊厥也可以发生。还可能并发一些更严重的并发症,例如肺炎、闭塞性细支气管炎、气管炎、乳突炎、咽后脓肿、阑尾炎、急性脑炎、心肌炎、心包炎、出血性皮疹和角膜炎。孕妇感染麻疹会增加胎儿死亡、婴儿夭折以及先天性畸形的发生率。亚急性硬化性全脑炎是一种罕见的延迟的神经系统并发症,死亡率很高。该并发症会引发一种由细胞内麻疹感染引起的持续的中枢神经系统退化并可在感染后持续数年。

【诊断方法】 麻疹的诊断一般基于患者的临床表现,需对该病具有高度警觉性。麻疹发病率低,又容易与其他发热出疹的疾病混淆,因此容易误诊。识别麻疹对于控制其传播和暴发至关重要。基于以上原因,所有的疑似病例均需做确诊检查。所有确诊和疑似病例均需上报美国国家卫生部和疾病预防控制中心(CDC)。

1. 血清学滴定 麻疹可以通过测定血清中麻疹特异的免疫球蛋白 M(IgM)来确诊。该方法是最简便的诊断方法。根据检测的敏感性,出疹 1～3d 后即可检测到抗体。麻疹 IgM 一般在皮疹出现后 10d 达到峰值并持续 30～60d。麻疹 IgM 阳性即可确诊。也可使用急性期和缓解期 IgG 滴度作为诊断依据。

2. 临床标本检测/采集 麻疹的诊断也可通过对麻疹病毒 RNA 的核酸扩增检测来确定。该方法的可用样本包括鼻/咽拭子、鼻分泌物、咽喉冲洗物或者尿液。病毒分离最好在出疹后 1～3d 后进行,但出疹 7d 内均可检测。根据基因序列数据,临床样本还可用于感染源检测。

【治疗】 对于无合并症的麻疹的治疗通常仅需进行支持治疗,包括使用解热药和液体补充。抗生素仅在细菌重叠感染特别是肺炎时使用。典型的会导致重叠感染细菌性肺炎的病菌包括肺炎链球菌、金黄色葡萄球菌、流感嗜血菌以及化脓性链球菌。维生素 A 缺乏会增加该病的死亡率,加入维生素 A 治疗后可以降低病死率和并发症的发生,因此,对于一些特定个体建议加用维生素 A 进行治疗。

【预防】 麻疹、流行性腮腺炎及风疹(MMR)疫苗需在 12～15 个月大时接种，并在 4～6 年后复种。如有国际旅行的计划,建议所有 6 个月以上的婴儿接种麻疹疫苗。麻疹疫苗非常高效。暴露的易感个体可以通过接种疫苗及被动免疫球蛋白进行预防。

推荐阅读

[1] Regamey N,et al.Viral etiology of acute respiratory infections with cough in infancy:a community-based birth cohort study.Pediatr Infect Dis J,2008,27(2):100-105.

[2] Wilbert HM.Measles.//Kliegman RM,Stanton BMD,St.Geme J,eds.Nelson Textbook of Pediatrics.19th ed.Philadelphia,PA:Saunders,2011:1069-1075.

[3] Center for Disease Control and Prevention (CDC).Measles-United States,2011.MMWR Morb Mort Wkly Rep,2012(61):253-257.

[4] Center for Disease Control and Prevention (CDC).Measles Homepage.http://www.cdc.gov/measles/.Accessed July 15,2012.

[5] Parker Fiebelkorn A,Redd SB,Gallagher K,et al.Measles in the United States during the postelimination era.J Infect Dis,2010(202):1520-1528.

[6] Watson JC,Hadler SC,Dykewicz CA,et al.Measles,mumps,and rubella-vaccine use and strategies for elimination of measles,rubella,and congenital rubella syndrome and control of mumps:recommendations of the Advisory Committee on Immunization Practices (ACIP).MMWR Recommendations & Reports,1998,47(RR-8):1-57.

 病例 4-4　3 岁男孩

【现病史】 患儿为 3 岁男性,有哮喘史,发作时咳嗽伴胸痛。2 周前,患儿出现吸气时左胸疼痛。患儿家属错放了他的哮喘药。他于急诊科就诊,自觉肌肉骨骼疼痛,后逐渐好转。8d 后患儿因喘息、流涕再次于急诊科就诊。患儿家属诉其呼吸困难伴咳嗽,无发热。急诊科考虑患儿轻度呼吸窘迫,给予泼尼松及沙丁胺醇治疗后出院。出院后患儿开始咳带血丝痰,后逐渐加重为少量咯血,遂再次于急诊科就诊,病程中无发热、畏寒、体重减轻。

【既往史及家族史】 患儿曾因哮喘住院 3 次。最后一次入院是 3 年前。目前患儿使用沙丁胺醇每天 2 次以及氟替卡松吸入治疗。近几周患儿停用了氟替卡松。

【体格检查】 T 37.2℃,HR 70/min,RR 30/min,BP 108/52mmHg,未吸氧下经皮氧饱和度 0.99。

初步印象:无急性病容、发育良好的患儿。体格检查:双肺呼吸音清,未闻及干湿啰音及哮鸣音。余查体未见明显异常。

【实验室检查】 胸片见图 4-3。结核菌素试验阴性。

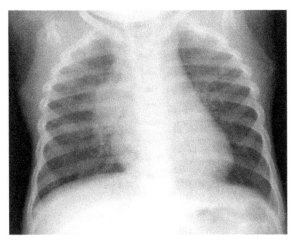

图 4-3 胸片

【诊疗经过】 最初怀疑支原体肺炎,给予阿奇霉素治疗,患儿仍有胸痛,但咯血好转。鉴于患儿胸片的发现,做了进一步的检查以确诊。

★病例 4-4 讨论

【鉴别诊断】 结合患儿病史,咳嗽最可能的原因是哮喘合并了感染。经支气管扩张药和激素的哮喘标准疗法后,患儿症状稍有好转。在这个年龄组,过敏及鼻窦症状也可以引起咳嗽。同样,还需仔细询问是否有烟雾及异物吸入史。

该病例中出现的咯血在以上提到的疾病中都比较少见。首先,需要明确是真正的咯血还是呕血,或者是鼻腔出血(表 4-7)。囊性纤维化、肺炎、支气管扩张、先天性心脏病及气管支气管炎是引起咯血的常见原因。最后,胸片上肺门处淋巴结肿大需要做进一步检查,要考虑到分枝杆菌感染和肉芽肿病的可能性。

表 4-7 咳血与呕血

	颜 色	pH	组 成	症 状
咳血	鲜红色,有泡沫	碱性	可能与痰液混合	伴有咳嗽,之前有气过水声
呕血	暗红色或褐色	酸性	可能伴有食物残渣	之前有恶心

【诊断】 胸片显示右肺中叶浸润影伴右肺门淋巴结肿大(图 4-3)。将鼻胃吸出物行抗酸杆菌(AFB)染色及培养。AFB 染色阴性,但 AFB 培养出了胞内鸟型分枝杆菌。该患儿的诊断为肺部胞内鸟型分枝杆菌感染。

【发病率及流行病学】 非结核分枝杆菌(NTM)在自然界中无所不在。它们

存在于土壤、水、食物、灰尘以及家养或野生的动物身上。人类吸入带有病菌的雾
化颗粒后受到感染。人和人之间不能相互传染。由于 NTM 感染无需向卫生主管
部门汇报,因此很难得知 NTM 感染的发病率。该病与结核分枝杆菌感染的症状
很相似,难以区分。此外,要将无症状的定植与真正的感染区分开来也非常困难。
NTM 培养阳性也并不意味着有侵袭性的感染。另外,呼吸道标本培养阳性时需要
考虑到环境污染的可能。

NTM 最常见的形式是胞内鸟型分枝杆菌(MAC)。MAC 由鸟分枝杆菌和胞
内分枝杆菌组成。除了 HIV 患者外,有肺部基础疾病(如慢性阻塞性肺病、慢性支
气管炎、支气管扩张、反复误吸、囊性纤维化)的患者也是感染 MAC 的高危人群。
但也有报道发现无肺部基础疾病的患者感染了 MAC。美国东南部 MAC 的感染
率最高。播散性的 NTM 感染很少见,对于这种病人,需要警惕是否存在免疫缺
陷,如 IFN-γ 受体缺陷以及 IL-12 缺陷的患者非常容易感染 NTM。

【临床表现】 儿童 NTM 感染有 4 种主要的临床综合征表现:淋巴结炎、肺部
感染、皮肤软组织感染、播散性疾病。NTM 肺部感染多见于老年人,儿童罕见。
MAC 是 NTM 中最常导致肺部感染的一种类型,但也有堪萨斯分枝杆菌和偶发分
枝杆菌导致肺部感染的报道。与结核感染相似,该病也有咳痰、发热、体重下降的
症状。不到 25% 的肺部 MAC 感染患者会出现咯血。如果患者免疫力正常,很少
会出现肺外的播散性感染。喘息也是常见的症状,肺门淋巴结肿大引起支气管阻
塞也会导致相应的症状,儿童出现这种症状,一般会首先考虑是否有异物吸入,最
后才发现原来是 NTM 感染。有时候,儿童会因为出现反复的发热、咳嗽而被诊断
为复发性肺炎。

【诊断方法】 不能单凭临床症状诊断 NTM 感染,如要确诊,需分离出病原
菌,同时具有相关的临床表现。以下内容对诊断 NTM 可能有所帮助。

1. 血液学检测 NTM 感染的患者全血细胞计数、血细胞沉降率、尿常规、血
生化一般正常。

2. 痰液及胃液(分枝杆菌培养与抗酸染色) 由于病原菌较小,NTM 患者痰
液、胃液抗酸染色多为阴性。因此,AFB 染色阴性不能排除 NTM 感染。痰液、胃
液可以培养出 NTM,但使用该检查结果时必须小心,因为无症状患者有 NTM 定
植时,也可以培养阳性。因此,临床诊断标准要求必须有影像学证据加一次以上痰
液阳性或者 1 年内反复多次培养阳性。

3. 结核菌素纯化蛋白衍生物检测(PPD) MAC 感染的病人硬结一般有 0~
10mm。很少会有很强的反应。PPD 皮试无论是阳性还是阴性,都不能作为 NTM
感染的诊断证据。

4. 胸片 该病可能与结核呈相似的影像表现。空洞较常见,但较结核分枝杆
菌感染小。其他的影像学表现包括斑片影、结节浸润、独立肺结节。还可能有肺门

淋巴结肿大。

5. 支气管镜检查　儿童痰液标本通常较少,因此,使用支气管镜检查可以得到足量的标本进行培养。当淋巴结肿大导致支气管阻塞时,可以使用支气管镜检查排除是否因解剖异常导致的阻塞。

【治疗】　由于大部分 NTM 在体外对单药耐药,因此联合用药时基本的原则。治疗药物一般包括异烟肼、利福平、利福布汀、乙胺丁醇、链霉素、阿米卡星、阿奇霉素或克拉霉素。大部分病人需要治疗 18～24 个月,痰培养至少 12 个月阴性。许多药物不良反应很强,需要密切监测。不良反应包括:利福平(肝炎)、利福布汀(与大环类脂类药物共同使用时容易导致葡萄膜炎、肝炎、多关节疼痛)、乙胺丁醇(球后神经炎,表现为视敏度下降或红绿色觉异常)、阿米卡星(耳毒性、神经毒性)、阿奇霉素(可逆的听力损失,胃肠道不适)、克拉霉素(胃肠道不适)。

推荐阅读

[1]　Ferfie JE,Milligan TW,Henderson BM,et al.Intrathoracic Mycobacterium avium complex infection in immunocompetent children:case report and review.Clin Infect Dis.1997(24): 250-253.

[2]　Havlir DV,Ellner JJ.Mycobacterium avium complex.//Mandell GL,Bennett JE,Dolin R, eds.Mandell,Douglas,and Bennett's Principles and Practice of Infectious Diseases.5th ed. Philadelphia:Churchill Livingstone,2000:2616-2630.

[3]　Osorio A,Kessler RM,Guruprasad H,et al.Isolated intrathoracic presentation of Mycobacterium avium complex in an immunocompetent child.Pediatr Radiol,2001(31):848-851.

[4]　Starke JR.Nontuberculous mycobacterial infections in children.Adv Pediatr Infect Dis,1992 (7):123-159.

[5]　Starke JR,Correa AG.Management of mycobacterial infection and disease in children. Pediatr Infect Dis J,1995(14):455-470.

[6]　Stone AB,Schelonka RL,Drehner DM,et al.Disseminated Mycobacterium avium complex in non-human immunodeficiency virusinfected pediatric patients.Pediatr Infect Dis J,1992 (11):960-964.

[7]　Freeman AF,Olivier KN,Rubio TT,et al.Intrathoracic nontuberculous mycobacterial infections in otherwise healthy children.Pediatr Pulmonol,2009(44):1051- 1056.

[8]　Blyth CC,Best EJ,Jones CA,et al.Nontuberculous mycobacterial infection in children:a prospective national study.Pediatr Infect Dis J,2009(28):801-805.

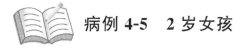 **病例 4-5　2 岁女孩**

【现病史】　患儿系 2 岁女性幼儿,发热伴干咳 1 个月。发病前 6 周,患儿曾因发热、干咳于当地医院诊断为"中耳炎"和"肺炎",给予静脉抗生素治疗 2d 后出院,

家属自觉病情没有好转,患儿仍反复发热,频率几天 1 次,最高体温 39～41℃。接受沙丁胺醇雾化治疗后咳嗽无好转。

患病以来患儿食欲下降,体重减轻 2kg。每日呕吐非血性、非胆汁性胃内容物 3～4 次。每日排稀便 3～4 次,医院检查大便隐血阳性。

【既往史及家族史】　患儿系足月儿,出生体重 2.8kg,过去曾患 4 次中耳炎、2 次鼻窦炎。治疗方面仅必要时使用了沙丁胺醇。患儿的 2 个阿姨患有哮喘。

【体格检查】　T 40℃,HR 140/min,RR 44/min,血压 98/60mmHg,未吸氧下氧饱和度 0.90～0.92,体重在第 5～10 百分位。

查体时患儿呼吸轻微困难。胸部查体发现双肺通气良好,左上肺及右肺前区呼气末可闻及喘鸣,双肺未闻及干湿啰音。余查体未见明显异常。

【实验室检查】　外周血常规:白细胞 8.8×10⁹/L,中性粒细胞 0.66,淋巴细胞 0.27,单核细胞 0.07,血红蛋白 122g/L,血小板 268×10⁹/L。血细胞沉降率 24mm/h。电解质和肝功正常。PT 和 APTT 均延长,分别为 15.1s 和 33.5s。血及尿培养未见明显异常。

【诊疗经过】　胸片提示弥漫的支气管壁周增厚及右肺中叶亚段不张。窦部 CT 显示上颌窦广泛病变及部分筛窦混浊。胸部 CT 显示隆突下及肺门淋巴结肿大。

最后,诊断程序提示了最终的诊断。

★病例 4-5 讨论

【鉴别诊断】　幼儿以及其他各年龄组的儿童咳嗽最常见的病因是感染。病毒、肺炎支原体、百日咳都是需要考虑的可能病因。结合该患儿的症状以及影像学表现,肺炎、毛细支气管炎都是可能的诊断。对于这个年龄的患儿,呼吸道异物的可能性也很大,需进行详细的病史采集。另外,就像该患儿一样,胸部听诊有局部哮鸣音也提示异物的可能。如果考虑呼吸道异物,推荐做吸气相和呼气相的胸片,如患儿年龄太小不配合,可以做双侧卧位胸片。呼吸道异物时,胸片上可以发现患侧持续过度充气。

对于该患儿,结合她相对的生长迟缓、鼻窦弥漫病变、大便次数变多以及咳嗽的症状,还需考虑到先天性免疫缺陷、HIV 感染以及囊性纤维化(CF)等罕见疾病。

【诊断】　结合患儿生长迟缓、鼻窦弥漫病变、慢性咳嗽以及大便次数变多的症状,对其进行了汗液检测。结果显示汗液氯离子浓度为 96mmol/L 和 88mmol/L(正常<40mmol/L),提示囊性纤维化的诊断。

【发病率及流行病学】　囊性纤维化是白种人中最常见的致命性遗传疾病。在白种人、非洲裔美国人、亚洲人中的发病率分别为 1/2500,1/17 000,1/90 000。这是一种常染色体隐形遗传疾病,携带率为 1/25。囊性纤维化患者的预期寿命近 50 年来有了很大的提高。在 20 世纪 50 年代,该病中位生存时间不到 5 年。而现在该病的中位预期寿命已经达到了 35—40 岁。

该病的致病基因于 1989 年被发现,位于 7 号染色体上。该基因的产物是一种环磷酸腺苷激活氯离子通道,被称作囊性纤维变性膜透性调节蛋白(CFTR)。CFTR 在多种器官中都有表达,包括胰腺、汗腺、胃肠道、生殖道以及呼吸道。CFTR 功能缺陷会使受累的上皮表面电解质转运功能失调,腔面发生脱水,分泌黏厚的分泌物,导致受累器官堵塞、炎症以及进行性的瘢痕形成。

【临床表现】 鉴于 CFTR 基因在身体各部位广泛表达,囊性纤维化的临床表现也多种多样。尽管囊性纤维化肺外的表现也很多,但最常见和致命的表现是呼吸道系统的疾病(表 4-8)。

表 4-8 囊性纤维化的临床表现

慢性鼻窦和(或)肺部疾病

　持续的 CF 病原体定植和(或)感染(金黄色葡萄球菌、不可分型流感嗜血杆菌、铜绿假单胞菌、嗜麦芽窄食单胞菌和洋葱伯霍尔德杆菌)

　慢性咳嗽

　胸片持续改变

　鼻窦病变,包括反复的鼻窦炎,鼻息肉

　气道阻塞表现,如喘鸣

　杵状指

肝胆

　新生儿黄疸延迟

　胆道梗阻

　胆汁性肝硬化

　门脉高压

　胆结石

胃肠道

　胎粪性肠梗阻

　远端肠道梗阻综合征

　肠套叠

　直肠脱垂

胰腺

　胰腺功能不全

　反复的急慢性胰腺炎

泌尿生殖与肾

　无精液症

　急性盐分消耗

　慢性代谢性碱中毒

（续　表）

血液
　出血倾向

营养
　发育停滞
　水肿伴低蛋白血症
　脂溶性维生素缺乏症

経许可摘自 Farrell PM，Rosenstein BJ，White TB，et al. Guidelines for diagnosis of cystic fibrosis in new-borns through older adults：Cystic Fibrosis Foundation consensus report. J Pediatr，2008(153)：S4-S14.

　　囊性纤维化最初的临床表现多种多样。由于目前广泛开展了新生儿 CF 筛查，越来越多的患儿在症状出现前便被诊断(图 4-4)。婴儿期的症状可能有胎粪性肠梗阻(10％～15％)、发育停滞、直肠脱垂以及慢性咳嗽。由于肠道吸收障碍导致的发育停滞是 CF 早期最常见的表现。儿童期其他的症状还包括鼻息肉、咳嗽、频繁哮喘发作、频繁呼吸道感染、肝疾病、反复鼻窦炎和(或)胰腺炎以及不孕。

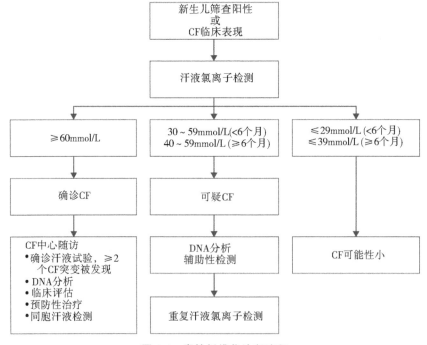

图 4-4　囊性纤维化诊断流程

経许可摘自 Farrell PM，Rosenstein BJ，White TB，et al. Guidelines for diagnosis of cystic fibrosis in newborns through older adults：Cystic Fibrosis Foundation consensus report. J Pediatr，2008(153)：S4-S14.

呼吸系统并发症是 CF 发病和死亡的重要因素。经典的 CF 肺部三联征包括炎症、黏膜纤毛清除受损和慢性气道感染,最后会导致反复的急性肺部感染,还可能会表现为反复病毒感染或哮喘。CF 常见的病院体为金黄色葡萄球菌、流感嗜血杆菌,铜绿假单胞菌,嗜麦芽窄食单胞菌和洋葱伯霍尔德杆菌。最终,反复的肺部感染会导致肺部组织受损和支气管扩张。CF 患者的并发症包括过敏性支气管肺曲霉病(表现为慢性喘息、肺功能下降、慢性咳嗽和胸片上短暂浸润)、咳血和气胸。胃肠道疾病在 CF 中也很常见,包括胰腺功能不全。因此,发育迟滞也是常见的症状,由于脂肪吸收不良,通常还伴有频繁的大量恶臭粪便。其他的胃肠道并发症包括肝疾病、CF 相关的糖尿病、胃食管反流以及直肠脱垂。远端小肠被厚厚的黏液嵌塞会导致远端小肠梗阻综合征(DIOS)。

CF 患者不论男女,生育功能都容易受到影响。90％的男性患者都有先天性双侧输精管缺失。女性也容易因为营养、呼吸道以及子宫颈黏液的异常使生育能力下降。

【诊断方法】

1. 汗液检测　定量毛果云香碱离子电渗试验是诊断囊性纤维化的金标准(图 4-4)。收集汗液,测定其氯离子浓度,正常为 0～40mmol/L,40～60mmol/L 是临界值(<6 个月婴儿:30～59 mmol/L),超过 60mmol/L 为阳性。如果汗液氯离子浓度处于临界值,诊断 CF 还需至少两个 CFTR 基因相关突变。汗液氯离子浓度升高也可见于其他疾病(如未经治疗的肾上腺功能减退、营养不良、甲状腺功能低下、肾性尿崩症、外胚层发育不良症、黏多糖贮积症和全垂体功能减退),但以上这些疾病在临床表现上与囊性纤维化有很大差别。

2. 基因突变分析　目前已经发现了 1000 多种不同的 CFTR 基因突变。标准的基因检测通常会筛选 20～70 个突变。分散检测约 40 个最常见的突变基因可以发现超过 90％的患者。利用扩展序列分析技术可以检测出更多的突变,但其价格非常昂贵,还可能检测到新的多态性和未知意义的突变。血液和颊黏膜拭子都可以用于检测。

3. 胸片　尽管胸片不能用于确诊 CF,但对该病还是有提示作用,例如明显的支气管壁周增厚、过度充气以及支气管扩张。CF 患者进行性的肺部疾病会导致肺结节浸润和不典型囊性病变,易发生气胸。

4. 痰培养　开始时,大部分囊性纤维化患者定植有金黄色葡萄球菌和流感嗜血杆菌。在青少年和成年时,接近 80％的病人定植的是铜绿假单胞菌。

【治疗】　囊性纤维化的治疗需要针对疾病不同表现进行多学科协作。为将肺功能最大化,需要积极的治疗策略。作为治疗慢性肺病的一部分,推荐中重度患者每日使用吸入性重组人脱氧核糖核酸酶或阿法链道酶以及吸入性妥布霉素。对于特定人群,囊性纤维化基金会推荐的药物还有吸入性高渗盐水、大环内酯类抗生素、布洛芬以及吸入性 β 受体拮抗药。气道清理技术也是被广为推荐的治疗方案的一部分。目前有许多清理的方法,包括拍击、体位引流、呼气正压装置以及胸壁振荡通气设备。目前的研究并未发现哪种方法更具有优越性,因此,可以根据个人的喜好选择清理技术。最后,还要重视营养状态,这对患者的长期生存以及肺的健康非常重要。对于临床或者亚临床胰腺功能不全的患者,粪弹性蛋白酶浓度降低,除了脂溶性维他命,还需要补充胰酶。

积极治疗肺部的恶化可以提高预后。治疗包括抗生素、加强气道清理以及优化营养。一般来说,抗生素治疗需要 2~3 种不同作用机制的抗生素联合使用约14d。鉴于 CF 病人铜绿假单胞菌感染率很高,β-内酰胺与氨基糖苷类抗生素联合使用比较合适。

对于终末期的肺病患者,可以将肺移植作为最后的治疗手段。儿童移植后 5年生存率约为 50%,移植的成功取决于很多因素。最后,针对 CF 特异突变基因的治疗仍处于早期研究阶段。

推荐阅读

[1] Borowitz D,Robinson KA,Rosenfeld M,et al.Cystic Fibrosis Foundation evidence-based guidelines for management of infants with cystic fibrosis.J Pediatr,2009(155):S73-S93.

[2] Farrell PM,Rosenstein BJ,White TB,et al.Guidelines for diagnosis of cystic fibrosis in newborns through older adults:Cystic Fibrosis Foundation consensus report.J Pediatr,2008(153):S4-S14.

[3] McNally P.Cystic fibrosis.//Florin TA,Ludwig S,eds.Netter's Pediatrics.Philadelphia:Elsevier,2011:246-249.

[4] O'Sullivan BP,Freedman SD.Cystic fibrosis.Lancet,2009(373):1891-1904.

 病例 4-6　4 月龄男婴

【现病史】　患儿为 4 个月男性婴儿,既往为 28 周早产儿,咳嗽 1 周。在接下来的 4d,患儿母亲诉咳嗽加重,不伴发热、流涕。发病以来患儿食欲下降,小便减少,咳嗽后有呕吐,无腹泻。患儿叔叔在最近的 3 周有流涕、咳嗽症状。

【既往史及家族史】　患儿系孕 28 周产,出生后曾接受短暂的气管插管。在NICU 治疗期间曾患坏死性小肠结肠炎,内科治疗后好转。出院后给予呼吸暂停监护器和口服咖啡因治疗。近期,患儿母亲自行停药。有 2 同胞,均体健。

【体格检查】　T 37.2℃,HR 138/min,RR 27~40/min,血压未测,未吸氧下氧饱和度 0.96,进食时降至 0.93。体重处于第 25 百分位。

查体时,患儿有中等程度的呼吸窘迫及频繁的咳嗽。胸部查体可闻及明显呻吟,三凹征阳性。右肺可闻及啰音,通气良好。未闻及喘鸣。余查体未见明显异常。

【实验室检查】　外周血常规:白细胞 25.4×10^9/L,淋巴细胞 0.51,异型淋巴细胞 0.17,分叶中性粒细胞 0.25,单核细胞 0.06,血红蛋白 123g/L,血小板 494×10^9/L。

【诊疗经过】　患儿接受沙丁胺醇雾化治疗后无明显好转。在急诊科治疗期间频繁咳嗽,2 次咳嗽时伴有心动过缓,心率低至 60/min,血氧饱和度低至 0.80。患儿接受了胸部 X 线检测(图 4-5)。医院对患儿作出了拟诊,并行相关检查以明确诊断。

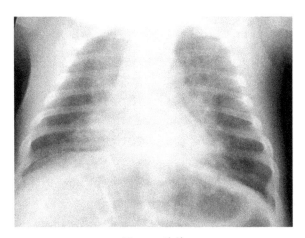

图 4-5　胸片

★病例 4-6 讨论

【鉴别诊断】　婴儿咳嗽最常见的原因是感染,特别是病毒感染,其中尤以呼吸道合胞病毒居多。但是除病毒之外,还需考虑到其他的感染因素。一些细菌感染,例如百日咳杆菌,就算按计划注射了疫苗,但还是不能完全预防。此外,尽管肺炎支原体感染在婴儿年龄组很少见,但偶尔也会发生。

反应性气道病是除病毒感染外引起婴儿咳嗽的第二大原因。就算没有明显的胃肠道症状,也不能忽略胃食管反流这一疾病。

引起婴儿咳嗽比较少见的原因还有先天畸形,例如气管食管瘘、气管支气管软化、血管环、肺叶气肿、支气管源性囊肿、肺隔离症、喉裂、先天性肺部气道畸形。此外,还需注意病史中是否存在吞咽障碍,这可能会引起反复吸入性肺炎。

其他引起婴儿咳嗽不常见的原因还有囊性纤维化、充血性心力衰竭、间质性肺炎以及先天性免疫缺陷。

该患儿出现症状前 1 周身体状态都很良好,提示感染的可能性大。但由于该患儿为早产儿,需警惕支气管肺发育不良这一疾病,患有该疾病的患儿受到病毒感染后容易发展为反应性气道病。

【诊断】 胸片提示双侧肺门旁浸润影(图 4-5)。结合影像学表现,以及患儿咳嗽加重、白细胞明显增多、淋巴细胞增多并伴有异型淋巴细胞以及接触了咳嗽成年人的病史,推测诊断为百日咳。该患儿鼻咽部标本百日咳杆菌 PCR 检测为阳性。因此,诊断为百日咳杆菌感染。

【发病率及流行病学】 百日咳杆菌是一种革兰阴性菌,是百日咳病的致病菌。类百日咳综合征也可以由副百日咳杆菌、肺炎支原体、沙眼衣原体、肺炎衣原体以及一些腺病毒引起。

百日咳是一种传染性极强的疾病,通过患者的呼吸道分泌物传播。由于青少年及成年人是在儿童时期接种的疫苗,对百日咳免疫力逐渐下降,因此是婴幼儿最常见的感染源。

百日咳真实的发病率目前还不清楚,原因是许多患病的青少年和成年人没有被识别出来。世界卫生组织预测全世界每年有 2000 万～4000 万人患病,其中90%的患者来自发展中国家,该病每年可导致 295 000 人死亡。据美国疾病控制和预防中心报道,尽管美国的青少年与成年人在 1980—2005 年该病的发病率明显增加,但该病在 1 岁以下儿童的发病率仍最高,每 100 000 中就有 55.2 人患病。一般来说,该病是地方性的,但是每 3～5 年就会出现 1 次流行。百日咳女性更易感,发病率也高于男性,具体原因未知。

【临床表现】 该病的潜伏期一般为 1～3 周,传染期分为 3 个阶段。最开始的时候是卡他期,患者有轻度的上呼吸道感染症状,持续几天到 1 周。接下来是痉咳期,为典型的吸气性喘息。婴儿由于力量不足,喘息不明显,但容易发生咳嗽后呕吐以及发热。胸内压以及腹内压增高可能会引起结膜及巩膜出血、上半身瘀点、鼻衄以及视网膜出血。对于婴儿,该病还容易并发呼吸暂停。该病还可能导致年轻成年患者出现喉痉挛。缺氧或抗利尿激素异常分泌导致的低钠血症可以造成癫痫发作。

百日咳病程一般为 6～10 周,但婴儿和儿童的咳嗽可以迁延 3～4 个月。这种持续几周到几个月的慢性咳嗽就是百日咳的第 3 个阶段:恢复期。如阵发性咳嗽期间出现呼吸窘迫,则提示多种病毒(腺病毒、呼吸道合胞病毒、巨细胞病毒)或者细菌(肺炎链球菌、金黄色葡萄球菌)的重叠感染。其他的并发症还包括气胸、脑病、婴儿喂养困难。该病在<1 岁的婴儿中最严重,特别是早产儿。

【诊断方法】

1. 血常规 75%以上未接种疫苗的患儿在卡他后期以及痉咳期出现白细胞增高(WBC>$15×10^9$/L),这通常是由于绝对淋巴细胞增多所致。淋巴细胞增多的程度与疾病的严重程度成正比。对于接种过疫苗的患儿,很少会出现淋巴细胞增多。嗜酸性粒细胞增多也很少见。

2. 胸片 肺门旁浸润很常见。绒毛状的右心缘是经典的征象,但没有特异性。支气管周围袖套征与肺不张也可能出现。实变影通常提示继发细菌感染,极少因为百日咳肺炎引起。百日咳感染还可能引起气胸以及纵隔积气。胸片还可以排除引起咳嗽或呼吸窘迫的其他原因,如肺炎和充血性心力衰竭。

3. 百日咳杆菌培养 细菌培养是诊断的金标准。卡他期或痉咳早期是培养的最佳时期。出现阴性结果有以下几种可能:接种过疫苗、接受了抗百日咳治疗、已经过了痉咳期。

4. 直接免疫荧光测定(DFA) 取鼻咽部分泌物进行检测,该方法敏感度不定,特异度较低。此外,该方法对技术要求高,因此,结果不太可靠也难以重复。

5. 聚合酶链式反应(PCR) 即使已经培养不出百日咳杆菌,PCR 技术仍然可以检测出感染。因此,无论是痉咳后期还是治疗后都能检出该病。这是推荐使用的确诊百日咳的方法。

【治疗】 由于百日咳的小婴儿患并发症的风险很大,应优先收入院。大部分这种患儿需要收入 ICU 治疗,监测呼吸暂停发作以及神经系统后遗症。治疗上婴儿可以用大环内酯类抗生素,包括红霉素、阿奇霉素及克拉霉素。红霉素是最常见的选择。对于<1 个月的婴儿,AAP 以及 CDC 均推荐使用阿奇霉素。红霉素可以作为备选药物。不推荐使用克拉霉素。红霉素可能会引起婴儿肥厚性幽门狭窄,而阿奇霉素不良反应较红霉素要少。对于 2 个月以上不能服用大环内酯类药物以及感染了对大环类脂类药物耐药的儿童,复方磺胺甲噁唑也可以作为备选药物使用。

抗生素治疗疗程推荐为 14d。如使用新一代的大环类脂类药物,如阿奇霉素和克拉霉素,疗程可适当缩短(5~7d)。对于在卡他期使用抗生素是否可以降低疾病严重性仍存在争议。但就算是在痉咳期,抗生素治疗也是必须的,因为可以阻止疾病的发展。此外,对于重症的婴儿,目前有研究正在评估百日咳免疫球蛋白辅助治疗的有效性。

推荐所有与患者同住及有亲密接触的人接受抗生素预防性治疗,一般使用10~14d 的红霉素,也可以使用 5d 的阿奇霉素或 7d 的克拉霉素。预防性用药可以控制百日咳的发病率和病死率。现在推荐使用与白喉和破伤风联合的无细胞百日咳疫苗(DTaP)。入学前建议使用 5 剂该种疫苗。

(杨 蕾)

推荐阅读

[1] American Academy of Pediatrics.Pertussis.//Pickering LK,Baker CJ,Kimberlin MD,Long SS,eds.2009 Red Book:Report on Infectious Diseases.28th ed.Elk Grove Village,IL:American Academy of Pediatrics,2009:504.

[2] Hewlett EL.Bordetella species.//Mandell GL,Bennett JE,Dolin R,eds.Mandell,Douglas, and Bennett's Principles and Practice of Infectious Diseases.5th ed.Philadelphia:Churchill Livingstone,2000:2414-2419.

[3] Hoppe JE.Neonatal pertussis.Pediatr Infect Dis J,2000(19):244-247.

[4] Long SS,Edwards KM.Bordetella pertussis (pertussis)and other species.//Long SS,Pickering LK,Prober CG,eds.Principles and Practice of Pediatric Infectious Diseases.2nd ed. New York:Churchill Livingstone,2003:880-888.

[5] Senzilet LD,Halperin SA,Spika JS,et al.Pertussis is a frequent cause of prolonged cough illness in adults and adolescents.Clin Infect Dis,2001(32):1691-1697.

[6] Sprauer MA,Cochi SL,Zell ER,et al.Prevention of secondary transmission of pertussis in households with early use of erythromycin.Am J Dis Child,1992(146):177-181.

第5章 背、关节及肢端疼痛

【定义】 背、关节及肢端疼痛是儿童期令人烦恼的症状。尽管该症状可由良性肌肉骨骼疾病解释,但还需要排除更多的恶性疾病。因年龄较小的儿童不能清楚地描述疼痛的部位及特征,使得诊断变得非常困难。因为相同病因可引起各种不同的背、关节及肢端疼痛,因此,统一症状的描述有利于明确诊断。

【病因】 背部疼痛或脊柱及脊柱旁区的不适可能反映了一大类器官系统的病理现象,包括骨骼肌肉系统、中枢神经系统、肺、血管及腹腔和腹膜后的结构与器官(表5-1)。年龄较小的儿童不能准确地对疼痛进行定位,这就需要通过对间接的症状进行评估。例如,拒绝行走、激惹、不愿进行一些能早期反应背部疼痛的特殊运动。

步态的改变或肢体动作的改变也能提示潜在的肢体或关节功能障碍(表5-2)。对患者主诉疼痛主要关节的上或下一个关节进行检查,以避免遗漏可能的牵涉痛。比如膝关节疼痛可能为髋关节病变的伴随症状。关节或肢体的症状也可能代表来自脊柱或脊柱旁病变的牵涉痛。腰椎神经根放射性疼痛可能表现为足痛。

对背、肢体及关节痛进行评估需要对这类表现中存在的症状、体征及病因学进行充分广泛的理解。如果患者的疼痛影响了日常活动,并且伴随神经系统症状(如衰弱、反射或肠/膀胱控制改变)或者一些不良的症状(如体重下降、发热、疼痛日益加重),应及时对其进行诊断性评估。

【鉴别诊断线索】 对疼痛的发作、定位、持续时间、特征、放射痛、疼痛的强度等进行常规询问有助于鉴别诊断。监护人的观察有助于对病史进行补充,尤其对于不能自己用语言表达的患者。与外伤相关疼痛的发作时间可能会导致部分病因诊断困难。很多非外伤性疼痛的儿童首先会注意到一些无关紧要的损伤所致的症状。例如,患有脊柱肿瘤的孩子从自行车上摔下并以腿痛为主诉,然而事实上肿瘤已经存在数周,进行性的轻度肢体瘫痪可能是导致孩子从自行车上摔下的原因。大多数孩子近期病史中存在的偶然性损伤可能与潜在疾病相关,也可能与原发疾病无关。

部分有助于鉴别诊断的问题如下。

★患者的年龄?

——年龄较小的儿童,尤其是<5岁的患儿,背痛常常是严重潜在疾病的一种表现。相反,较年长的青少年更有可能是与成年人背痛相似,为非特异性肌肉骨骼病变。

表 5-1　　儿童背痛的病因	表 5-2　　儿童关节或肢体疼痛的病因
感染/炎症	感染/炎症
化脓性脊椎骨髓炎	细菌性关节炎
脊髓硬膜外脓肿	莱姆关节炎
关节盘炎	传染性淋球菌病
脊柱旁化脓性肌炎	骨髓炎
肺炎	化脓性肌炎
肾盂肾炎	急性风湿热
骨科疾病	反应性/感染后关节炎
脊柱后凸畸形(少年)	免疫接种
脊椎滑脱/前移	骨科疾病
脊柱侧凸	外伤
椎间盘疝	骨软骨炎
外伤	髌骨软化症
肌肉劳损	过度使用症
风湿类疾病	胫骨粗隆骨软骨病
青少年强直性脊柱炎	风湿性疾病
青少年类风湿关节炎	青少年全身性特发性关节炎
肿瘤	系统性红斑狼疮
骨样骨瘤	皮肌炎
神经母细胞瘤	肿瘤样疾病
神经节瘤	白血病
淋巴瘤	淋巴瘤
白血病	骨/软组织肿瘤
嗜酸细胞肉芽肿	转移性恶性肿瘤
其他	血液系统疾病
镰状细胞病	镰状细胞病
肾结石	血友病
	其他
	川崎病
	血清病
	贝赫切特综合征
	结节病
	过敏性紫癜
	吉兰-巴雷综合征

★疼痛的发作时间？

——机械性张力或紧张所致的疼痛通常在夜间改善,数周内缓解。而峡部裂、脊椎滑脱和青少年脊柱后凸症可以在休息后得到改善。若疼痛在夜间加重则更可能为肿瘤或感染性疾病的典型表现。

★是否伴有全身症状？

——发热、烦躁及体重减轻常提示为炎症、肿瘤或感染性疾病。

★是否伴随神经系统表现？

——肠道或膀胱功能障碍、减弱、深反射改变提示可能为脊柱病变,如脊髓空洞症、椎间盘断裂或椎管肿瘤。

★背部活动范围是否缩小?

——较小年龄的儿童很少有脊柱僵硬,若有脊柱僵硬表现则提示可能为感染、炎症或肿瘤。对于青少年而言,过度运动损伤导致肌肉痉挛可以使背部活动范围缩小,但症状可迅速缓解。

★是否有明显的背部畸形?

——正常的脊柱曲线出现异常可能提示有原发性脊柱疾病。先天性/特发性脊柱病变或肌肉发育异常可能导致进行性加重的脊柱侧凸或后凸。急性肺炎期间的如果应用夹板可导致暂时性胸椎侧弯曲线异常。中线部位的皮肤病损,如血管瘤、骶骨凹陷或局部多毛等可能为潜在脊柱裂的诊断线索。

 # 病例 5-1　2 岁男童

【现病史】　一名 2 岁男孩因背痛至急诊室就诊。3d 前患儿诉腹痛,并且拒绝进食午餐,下午大部分时间在家看电视,而不是像往常一样和兄弟姐妹们在室外玩耍。患儿当天被送至附近的医院就诊。体检发现,全腹弥漫性轻度压痛,无反跳痛及肌紧张。腹部摄片发现直肠及远端结肠内可见明显粪便影。患儿被诊断为便秘,并予以甘油栓剂,排出中等量大便后返家。

入院当天,患儿因持续性腹痛伴后背疼痛再次就诊。至入院前,患儿进食很少,并且对于甘油栓剂治疗反应小。患儿在换尿布时表现非常难受。病程中无发热、咳嗽、呕血、便血、排尿困难及尿频现象。无疾病接触史及明确外伤史。曾接触过在本周被实施了安乐死的年长宠物狗。

【既往史及家族史】　因反复中耳炎于 15 个月时行鼓膜造孔术,术后仅发生 1 次中耳炎。既往无便秘病史。无经常服药病史。其伯父在 55 岁时患心肌梗死。

【体格检查】　T 38.9℃,HR 130/min,RR 36/min,BP115/55mmHg,SpO$_2$ 0.99,体重 18.0kg(大于 98 百分位)

患儿表现非常难受,拒绝站立。眼、鼻及咽部干净。颈软,腹部轻度膨隆,广泛压痛,右下腹压痛明显,无反跳痛及肌紧张。肋椎角无压痛。曲右膝时无不适表现。在沿着椎旁进行叩击时发现 L$_1$ 椎体区水肿及叩痛。无脊柱后凸、侧凸及前凸。虽然背痛及腹痛对评估四肢肌肉紧张程度造成一定的困难,但体格检查未发现感觉或运动方面的神经系统异常。直肠功能正常。深反射对称、灵敏。余查体均正常。

【实验室检查】　全血计数如下:WBC 19.7×10^9/L(中性粒细胞分类 0.67,淋巴细胞 0.29,单核细胞 0.03),Hb 114g/L,PLT 390×10^9/L。值得注意的是血电解质检查碳酸氢盐水平为 19mmol/L,血尿素氮为 2.5mmol/L(7mg/dl),血肌酐为 27μmol/L(0.3mg/dl)。小便分析结果显示比重为 1.020,尿酮卌,镜检正常。

血白蛋白及转氨酶正常。CRP 7 9mg/L,ESR 65mm/h。腹部梗阻性试验显示散在气液平及直肠内少量粪便。

【诊疗经过】 脊柱的磁共振(图 5-1)定位了异常部位,介入性研究明确了诊断。

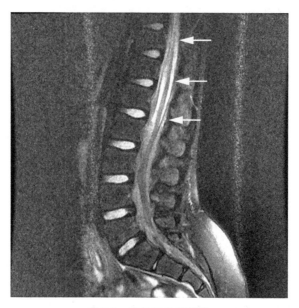

图 5-1 脊柱磁共振图像

★病例 5-1 讨论

【鉴别诊断】 尽管有不到 2% 的儿童出现背痛需要进行专业的医学评估,然而背痛是儿童相对常见的主诉。对于年龄较小的儿童,要考虑到肿瘤、感染及炎症。根据症状出现前的病史通常可以明确是否外伤所致。恶性疾病可能为原发性或转移性的,包括骨样骨瘤、神经母细胞瘤、Wilms 肿瘤及白血病。感染或炎症包括肾盂肾炎、化脓性脊椎骨髓炎、脊髓硬膜外脓肿、化脓性肌炎。儿童椎间盘炎通常累及低位的胸椎及腰椎。若出现与背痛相关的发热,则椎间盘炎可能性较小。局部压痛及 CRP(C 反应蛋白)、ESR(血细胞沉降率)升高可能提示感染性疾病或肿瘤性疾病。MRI 有助于鉴别椎间盘炎、化脓性脊椎骨髓炎及脊髓硬膜外脓肿。风湿性疾病包括青少年类风湿关节炎及强直性脊柱炎。脊椎滑脱及前移可以见于儿童,但机械性功能障碍如肌肉紧张及椎间盘突出等很少见,即使无神经系统体征,也不能排除以上疾病存在的可能。

【诊断】 脊柱 MRI 显示在 $L_{1\sim3}$ 椎体水平的硬膜外可见异常的不均匀增强信号(图 5-1 箭头所示)。可见相应的硬膜囊被压缩。尿高香草酸及香草基苦杏仁酸水平正常,神经母细胞瘤可能性小。对肿块进行活检及对脓性渗出物进行革兰染色发现大量白细胞及革兰阳性球菌。培养发现 A 组链球菌生长。因此诊断为由 A 组链球菌感染导致的脊髓硬膜外脓肿。宠物狗的死亡与患者诊断无关。

【**发病率和流行病学**】　脊髓硬膜外脓肿在儿童中发病罕见,一家儿童医院对该院 15 年来的病例系列报道表明,其发病率为 0.6/10 000 个入院患者。大多数儿童既往史健康,但有可能存在某些易感危险因素,包括镰状细胞病(SCD),血液肿瘤及脊柱手术史。脊髓硬膜外脓肿偶可增加连续腰椎穿刺的困难程度,可使水痘感染的临床表现更复杂化。对于成年人而言,该病的危险因素还包括外伤及侵袭性操作(如脊髓麻醉)。超过 2/3 的病因是由于金黄色葡萄球菌所致,其他的病原见表 5-3。由于社区获得性耐甲氧西林的金黄色葡萄球菌(MRSA)的发病率有所上升,近年来 MRSA 感染性脊髓硬膜外脓肿的发病也相应增加。

表 5-3　硬膜外脓肿的病因

病　原	注　释
金黄色葡萄球菌	大多数、常见病原
A 组链球菌	
B 组链球菌	新生儿或婴儿
沙门菌属	镰状细胞病患者,接触过两栖爬行类动物
大肠埃希菌	肠道炎性疾病患者,合并泌尿生殖系统感染
铜绿假单胞菌	血液肿瘤或中性粒细胞减少患者
厌氧菌	肠道炎性疾病患者
念珠菌	罕见,报道见于免疫功能不全患者及中心静脉置管患者
黄曲霉菌	罕见,报道见于免疫功能不全患者,部分见于慢性肉芽肿性病患者及中心静脉置管患者
结核杆菌	在结核杆菌高发病率地区常见

该病通常由血源性播散所致,偶见于由感染邻近部位直接扩散导致。大于 50% 的患者存在相应部位的骨髓炎。据一个病案系列报道发现,8 名患脊髓硬膜外脓肿的患儿中有 7 名患者发生腰大肌或椎旁脓肿。

【**临床表现**】　大多数儿童在疾病早期出现发热。常见的主诉为背部及肢体疼痛,拒绝行走。臀部疼痛是较少出现的症状,对于较激惹的患儿而言,很难将背痛与臀部疼痛区分开来。感染进展与受累部位及程度相关,可导致脊髓压迫、肌肉松软及由于瘫痪所致肠道、膀胱失禁。体格检查可以发现脊柱及脊柱旁组织压痛。部分患儿可以出现脊柱旁肌肉保护性痉挛。也可能出现正常脊柱弯曲消失(通常是脊柱前凸消失)及腰骶活动度受限。腹痛是相对较常见的症状,提示可能为牵涉痛或相应腰大肌脓肿。

【诊断方法】 脊髓硬膜外脓肿常有一系列的临床表现和实验室结果,高度怀疑该病时应尽量在感染早期得以诊断。鉴定出特殊病原菌后可以选择最佳抗生素,而外科手术也常是临床选择实施的方案。其他检查也有助于疑似脊髓硬膜外脓肿的诊断。

1. 全血细胞计数 全血细胞计数是反映急性感染的非特异性指标。大约50%的患者出现外周白细胞计数升高。外周血中性粒细胞占优势或未成熟多核细胞百分比增高,可表现为血小板增多症。

2. CRP 和 ESR 炎性反应指标通常会增高,尤其是化脓性脊椎骨髓炎。非感染性疾病中炎症反应指标也可升高,如恶性肿瘤。CRP 和 ESR 常被用于评估抗生素的治疗反应。脊髓硬膜外脓肿患者 CRP 和 ESR 恢复正常的时间目前尚未见报道,可能与骨髓炎的发展趋势相平行,在治疗的头 2d,CRP 处于峰值,在 7~10d 恢复至正常,治疗的头 5~7d,ESR 处于峰值,于 4 周内恢复至正常。

3. 血培养 约 10%的患者可以从血培养中分离出微生物。血培养对于指导特异性抗生素治疗非常重要。

4. 脊柱摄片 脊柱摄片有助于排除其他原因导致的背部疼痛。具有长时间持续症状的儿童,更可能为相关椎体的骨髓炎。

5. 脊柱 MRI 尽管最终诊断需要活检明确,然而脊柱 MRI 检查可以证实脓肿的存在。MRI 显示 20%~50%的患者可并发脊椎骨髓炎。

6. 结核菌素试验 由于结核杆菌能导致脊髓硬膜外脓肿,在血或脓肿培养未能分离出细菌微生物时,进行结核菌属试验是很有必要的。

7. 其他检查 在进行活检诊断的同时,对采集的标本进行细菌、真菌及分枝杆菌的染色和需氧及厌氧培养。若考虑脓肿可能为血源性播散所致的患者应进行放射性骨扫描,该项检查是为了检测在远离脓肿部位是否发生骨髓炎。脊髓硬膜外脓肿通常会伴有脑脊液异常。在一项病例系列报道中发现,42 名患脊髓硬膜外脓肿的儿童中有 33 名(78%)符合脑膜炎的表现(脑脊液白细胞数升高及糖降低)。12%的患者仅有脑脊液蛋白升高。10%患儿脑脊液检查正常。脓肿发生在腰椎区域可以不考虑进行腰椎穿刺检查。

【治疗】 硬膜外脓肿的标准治疗方案包括抗生素治疗及外科引流。散发的个案报道有仅使用抗生素治疗的病例。仅使用抗生素治疗而不进行外科引流适用于无神经系统缺陷的患者及有多个脓肿而在技术上难以进行引流的患者。对于使用抗生素治疗而未进行外科引流的患者,建议进行诊断性外科针吸以鉴定感染微生物。感染科及神经科医师会诊通常会提出通过针吸检查微生物的建议。经验性的抗生素治疗应包括对金黄色葡萄球菌具有抗菌活性的药物,如苯唑西林或万古霉素。以下情况时应将万古霉素作为首选抗生素:①该地区分离出的金黄色葡萄球菌中超过 10%~15%为 MRSA;②有家庭成员在护理院工作或曾接触过具有高

MRSA 定植率的设备；③患者与已知克隆出 MRSA 的人或动物一起居住。当怀疑有革兰阴性菌或厌氧菌感染时，可加用头孢噻肟或甲硝唑。随着革兰阴性菌对第三代头孢菌素耐药率的增加，很多医师建议使用头孢吡肟而不选用头孢噻肟。抗生素最终的选择依赖于血及脓液的培养结果。抗生素治疗的疗程取决于临床表现（如疼痛及功能的改善）、实验室检查（ESR 和 CRP 正常水平）及影像学检查的好转（如 MRI 显示硬膜外液体消失），通常建议最短疗程为 6 周。

　　成年人脊柱硬膜外脓肿的病死率为 5%～25%，儿童脊柱硬膜外脓肿的病死率明显低于成年人。一宗病例系列报道了 34 例儿童患者无一例病死。经过治疗的儿童脊柱硬膜外脓肿患者中，78%～85% 的患者在疗程完成后能恢复正常的神经功能。存在持续后遗症的危险因素包括多种临床医学问题，如既往脊柱手术史以及具有严重的神经系统损害是其危险因素之一。

推荐阅读

[1]　Auletta JJ,John CC.Spinal epidural abscesses in children:a 15-year experience and review of the literature.Clin Infect Dis,2001(32):9-16.

[2]　Grewal S,Hoching G,Wldsmith JA.Epidural abscesses.Bri J.Anaesth,2006(96):292-302.

[3]　Darouiche RO.Spinal epidural abscess.N Engl J Med,2006(355):2012-2020.

[4]　Bair-Merritt MH,Chung C,Collier A.Spinal epidural abscess in a young child.Pediatrics,2000(106):e39.(http://www.pediatrics.org/cgi/content/full/106/3/e39).

[5]　Yogev R.Focal suppurative infections of the central nervous system//Long SS,Pickering LK,Prober CG,eds.Principles and Practice of Pediatric Infectious Diseases.3rd ed.Philadelphia:Churchill Livingstone,2008:324-335.

[6]　Rubin G,Michowiz DS,Ashkenasi A,et al.Spinal epidural abscess in the pediatric age group:case report and review of the literature.Pediatr Infect Dis J,1993(12):1007-1011.

[7]　Tunkel AR.Subdural empyema,epidural abscess,and suppurative intracranial thrombophlebitis//Mandell GL,Bennett JE,Dolin R,eds.Principles and Practice of Infectious Diseases.7th ed.Philadelphia:Churchill Livingstone,2010:1279-1287.

 病例 5-2　2 岁男童

　　【现病史】　一名 2 岁男孩，主要表现为行走困难 2 周。病初，其父母注意到患儿在与其兄弟姐妹玩耍时不愿奔跑，并在近几周出现跛行，拒绝爬楼，患儿无发热、咳嗽、流涕、咽痛、腹泻、外伤等，无疾病接触史。患儿与父母及兄弟姐妹一起居住，家里喂养狗。

　　至儿科医生处就诊，体格检查发现脾大，右侧髋关节压痛，因此，被立即送入急诊室并进行了髋关节摄片及实验室检查。

　　【既往史及家族史】　患儿足月出生，出生时无并发症。于 4 个月龄时因喘息住院治疗,于 12 个月龄时因肺炎在门诊接受治疗。无药物治疗史及过敏史。其姨母患风湿性心脏病史。

【体格检查】 T 37.7℃,HR 104/min,RR 34/min,BP 98/43mmHg,身高及体重位于同龄第 25 百分位。

体格检查发现患儿面色苍白、疲乏,巩膜无黄染。心肺听诊正常。腹部检查发现脾于左肋缘可触及,肝于右肋缘下 3cm 处触及。对右髋关节进行被动弯曲检查时,患儿有轻度不适,但能完成运动,皮肤无明显发红及皮温升高。左侧髋关节无明显异常。在正常体位进行检查,髋关节未见肿胀及压痛。双侧下肢见较多散在出血点。颈前及腹股沟区可扪及较多小淋巴结。

【实验室检查】 全血计数如下:白细胞 $4.3×10^9$/L,杆状核白细胞 0.03,中性分叶核粒细胞 0.08,淋巴细胞 0.85,中性粒细胞绝对计数为 $0.473×10^9$/L(473/mm^3),Hb 80g/L,网织红细胞为 0.013,PLT$31×10^9$/L($31000/mm^3$)。CRP 26mg/L,ESR 60mm/h。血清乳酸脱氢酶、尿酸、转氨酶、血电解质正常。髋关节摄片见彩图 10。

【诊疗经过】 根据髋关节摄片结合外周血涂片(彩图 10)结果可作出诊断。

★病例 5-2 讨论

【鉴别诊断】 导致患儿髋关节疼痛的感染性病因包括髋关节化脓性关节炎、股骨及骨盆的骨髓炎和腰大肌脓肿。患儿症状持续且近期加重,伴随 CRP 及 ESR 升高可能提示为股骨骨髓炎并且蔓延至髋关节。然而,体格检查发现髋关节疼痛轻微,病程呈亚急性而非急性,提示不可能为髋关节化脓性关节炎。若为骨髓炎且伴全血细胞减少则提示病情危重。该年龄段可出现毒素性滑膜炎导致的髋关节疼痛。病毒所诱导的骨髓抑制可致全血细胞减少,而疼痛程度轻与关节渗出不一致。

导致全血细胞减少、肝脾大、骨痛的原因包括白血病、骨骺肿瘤、神经母细胞瘤、传染性单核细胞增多症、噬血细胞综合征、戈谢病。尿酸及乳酸脱氢酶正常不能排除恶性肿瘤的可能。

【诊断】 髋关节摄片显示双侧干骺线密度增高,而邻近的干骺端透亮,这提示白血病可能(彩图 10)。外周血涂片显示大量胞质少而均匀分布可变的浓缩染色体,其形态学改变与淋巴母细胞一致(彩图 10)。骨髓穿刺显示细胞的形态学、细胞化学、免疫表型结果可诊断为急性淋巴细胞白血病。患儿开始使用长春新碱、地塞米松、阿糖胞苷鞘内注射治疗。

【发病率和流行病学】 白血病是由于停滞于某一特定阶段而不能继续进展分化为正常成熟形态的造血细胞克隆增殖及恶性转化而形成的。白血病分为急性和慢性两型,进一步根据白血病细胞形态学分为淋巴细胞白血病(淋巴细胞系细胞增殖)和非淋巴细胞白血病(粒细胞系、单核细胞系、红细胞系或血小板系细胞增殖)。

超过 95% 的儿童白血病为急性白血病,进一步细分为急性淋巴细胞白血病(ALL)及急性非淋巴细胞白血病,如急性髓性细胞白血病(AML)。下面主要讨论 ALL。

ALL 是最常见的儿童恶性肿瘤,约占所有儿童肿瘤的 25% 及所有儿童白血病的 75%。大多数 ALL 儿童的诊断年龄为 2—5 岁。在美国,白种人的 ALL 发病率高于黑种人,男孩高于女孩。遗传因素是 ALL 发病的危险因素,同胞罹患 ALL 的儿童发生 ALL 的风险比正常儿童高出 2～4 倍。同卵双生的一致性发病约为 25%。染色体异常(包括 21-三体)及表现为染色体脆性综合征(如 Bloom 综合征和范科尼贫血)的儿童发生白血病的风险也很高。

【临床表现】 ALL 的儿童表现的症状和体征反映了白血病细胞的骨髓浸润程度及髓外扩散程度。症状包括发热、厌食、疲乏及苍白,可以存在数日或数月。当白血病细胞侵犯骨膜及骨时可以出现骨痛。年龄较小的儿童表现为跛行及拒绝行走。头痛、呕吐及惊厥提示中枢神经系统受累。由于高尿酸血症所致急性肾衰竭导致的少尿非常罕见。

体格检查发现,由于髓外扩散所导致的无痛性淋巴结肿大(50%)及肝脾大(68%)。出血点及紫癜是常见症状,部分 ALL 儿童可以出现结膜下及视网膜出血,也可以出现局限性骨痛。约 5% 的男性患者可出现由于白血病细胞浸润导致的睾丸增大。除了上述体格检查的发现外,还有 3 个致命的、值得高度重视并及时干预的临床症状:感染/粒细胞减少症、肿瘤溶解综合征及高白细胞血症(表 5-4)。

表 5-4 ALL 致死性的临床表现

致死性临床表现	临床特点	治 疗
感染或粒细胞减少症	发热 败血症 细菌性盲肠炎 坏死性小肠结肠炎发生于严重粒细胞减少患者	血培养 广谱抗生素 升压药物支持
肿瘤溶解综合征	快速的细胞溶解可释放细胞内物质 高尿酸血症 高钾血症 高磷酸盐血症 低钙血症 肾衰竭	积极水化 碱化尿液(静脉输注碳酸氢盐) 别嘌醇/尿酸氧化酶 严密监测电解质及肾功能
高白细胞血症	WBC$>100\times10^9$/L 高黏滞度 脑血管意外 肾功能不全 肺梗死	换血或白细胞去除术 迅速治疗白血病

(来源:Reproduced,with permission,from Florin T,Ludwig S,et al. Netter's Pediatrics. Philadelphia:Saunders,2011.)

【诊断方法】

1. 全血细胞计数　30%的儿童 ALL 患者外周血 WBC 计数为 $10 \times 10^9/L \sim 50 \times 10^9/L$，约 20%的患者超过 $50 \times 10^9/L$。粒细胞减少症[中性粒细胞绝对计数$<0.5 \times 10^9/L(500/mm^3)$]常见。其他表现还包括中-重度贫血及异常的网织红细胞降低。75%的患者血小板计数低于 $100 \times 10^9/L$，但是很少出现孤立性血小板减少症。外周血涂片可见白血病细胞，尤其在白细胞计数正常或偏高的情况下。

2. 骨髓穿刺或活检　外周血涂片细胞的形态学并不能真实反映骨髓中的细胞形态，因此，骨髓穿刺或活检才能最终诊断 ALL。骨髓单克隆抗体检测能识别特异性细胞表面抗体，从而区分淋巴细胞及粒细胞的分化阶段。免疫表型与细胞化学染色、分子基因型鉴定相结合可以更特异性地进行诊断分类、治疗及预后评估。

3. 其他实验室检查　其他实验室检查的异常可以反映白血病细胞的浸润、过度增殖及破坏。肝受累时血清转氨酶可轻度异常，而凝血功能异常较为少见。白血病浸润骨骼时可出现高钙血症。细胞溶解可导致磷酸盐、LDH(乳酸脱氢酶)、血尿酸升高，反映了嘌呤分解增加。

4. 放射摄片　长骨放射性摄片异常包括干骺端生长闭合线的横向透光度增高，反应性骨膜下皮质增厚及溶骨性缺损。

5. CT(计算机断层扫描)　CT 可以显示弥漫性淋巴结肿大及肝脾大。5%～10%初诊的患者在进行胸部成像检查时可发现前纵隔肿块。

【治疗】　尽管各医院的特异性治疗策略有所不同，然而目前所有现代化手段均包括治疗白血病、白血病并发症及处理与治疗相关的并发症。急性期方案包括血液制品输注、控制感染及高黏滞血症、减轻压迫症状、改善代谢异常。肿瘤溶解综合征是由于自发性或治疗诱导的肿瘤细胞坏死所导致的一系列代谢异常。急性肿瘤细胞破坏会将细胞内物质释放入血液循环，从而导致低钙血症、高磷酸盐血症、高钾血症及高尿酸血症。肿瘤溶解综合征的治疗措施包括强有力的水化、碱化尿液、降低尿酸水平及利尿治疗。

ALL 特异性的治疗包含 3 个不同的治疗阶段。诱导缓解治疗持续约 4 周，在此期间大多数患儿可获得完全缓解，表现为临床症状及体征消失，恢复正常的血细胞计数及骨髓像。目前常用于诱导缓解的药物包括地塞米松、泼尼松、长春新碱及L-天冬酰胺酶。若高度怀疑或诊断患者有中枢神经系统受累，可考虑使用其他药物。巩固治疗的目的是进一步通过全身性治疗杀灭过多的白血病细胞，通过鞘内注射化疗防止中枢神经系统白血病复发。维持治疗的目的是维持头两个治疗阶段所达到的缓解状态。该阶段非常重要，较短的治疗方案可能与复发高风险相关。甲氨蝶呤和巯嘌呤常用于巩固及维持治疗。

若<2 岁或>10 岁的患儿白细胞计数升高[>$50 \times 10^9/L(50000/mm^3)$]则预

后不良。而 95%～98% 的 ALL 患儿在诱导治疗后可到达完全缓解。在后续治疗或完全缓解后头 2 年内,20%～30% 患儿可出现复发。尽管骨髓复发最为常见,但复发部位可见于全身各处。由于采用了有效的中枢神经系统治疗,中枢神经系统的复发率降至 5% 左右。约有 1% 的男性患儿发生孤立性睾丸白血病复发。骨髓复发患者通常需要使用强有力的化疗联合骨髓移植治疗。复发后的存活率为 30%～60%。

ALL 治疗晚期的转归包括二次肿瘤的发生、神经心理效应、内分泌紊乱及其他器官特异性并发症。约有 2.5% 的患者发生二次肿瘤,以神经系统肿瘤最常见。<5 岁的 ALL 患儿及接受过头颅辐射的患儿发生二次肿瘤的风险增高。矮身材是由于头颅辐射导致的生长激素缺乏所致,一些晚期并发症与特殊的化疗药物相关,如蒽环类药物所致心肌病,环磷酰胺所致膀胱纤维化。化疗对儿童的免疫系统也具有长期影响。免疫系统的恢复通常在完成化疗的 1～2 年。部分患儿可检测到低滴度的、有临床意义的病毒抗体,可能为早前的免疫反应所致。

推荐阅读

[1] Hermiston ML,Mentzer WC.A practical approach to the evaluation of the anemic child.Pediatr Clin N Am,2002(49):877-891.

[2] Margolin JF,Poplack DG.Acute lymphoblastic leukemia//Pizzo PA,Poplack DG,eds.Principles and Practice of Pediatric Oncology.3rd ed.Philadelphia:Lippincott-Raven Publishers,1997:409-462.

[3] Meister LA,Meadows AT.Late effects of childhood cancer therapy.Curr Probl Pediatr,1993(23):102-131.

[4] Neglia JP,Meadows AT,Robison LL,et al.Second neoplasms after acute lymphoblastic leukemia in childhood.N Engl J Med,1991(325):1330-1336.

[5] Pui CH,Crist WM.Biology and treatment of acute lymphoblastic leukemia.J Pediatr,1994(124):491-503.

[6] Rubnitz JE,Look AT.Molecular genetics of childhood leukemias.J Pediatr Hematol Oncol,1998(20):1-11.

[7] Sanders JE.Bone marrow transplantation for pediatric leukemia.Pediatr Ann,1991(20):671-676.

 病例 5-3　14 岁男性患儿

【现病史】　一名 14 岁男性患儿,因主诉左膝关节疼痛而进入急诊科。3d 前患儿在打篮球后出现左膝关节疼痛并伴跛行,之后左膝关节疼痛有所缓解。而在入院当天,患儿在木制地板上行走时发生滑到。站起时发现左膝关节疼痛并偶有放射至左侧髋关节。无其他部位骨骼疼痛,未伤及头部,也未诉头痛及视物模糊,无意识丧失。无发热、体重减轻、肌痛及心慌。

【既往史及家族史】 8 岁时因车祸后发生定向障碍住院治疗,症状已完全恢复。10 岁时患链球菌感染后肾小球肾炎,曾接受短期皮质类固醇治疗。近期无药物治疗史。无内分泌或自身免疫性疾病家族史。

【体格检查】 T 37.1℃,HR 105/min,RR 24/min,BP 125/80mmHg,体重 101kg。

体格检查提示患者肥胖,头部未见外伤。患者反应灵敏,查体合作。心肺听诊正常。腹部触诊柔软,未扪及脏器增大。下肢未见畸形。当向内、向外旋转及被动弯曲左侧髋关节时,左膝关节疼痛加重。与右侧相比,向内旋转左侧髋关节时受限。左膝关节无压痛及红肿,活动自如,无不适。无膝关节韧带不稳定的体征。右下肢正常。患者因疼痛而不愿左腿负重,呈疼痛步态。

【实验室检查】 全血细胞计数如下:WBC 8.6×10^9/L(中性粒细胞分类 0.65,淋巴细胞 0.30,单核细胞 0.05%),Hb 131g/L,PLT 204×10^9/L,CRP 7mg/L,ESR 12mm/h。血电解质及血钙正常。

【诊疗经过】 左膝关节摄片正常。髋关节摄片可作出诊断(图 5-2)。

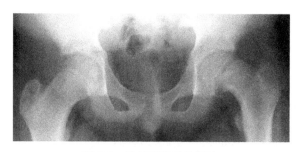

图 5-2 髋关节前后位摄片

★病例 5-3 讨论

【鉴别诊断】 对于青少年膝关节疼痛的病因诊断很困难。因为膝关节疼痛很有可能是经由臀部闭孔神经放射所致的牵涉痛,诊断时需要同时考虑到髋关节及膝关节。尽管患者坚持认为疼痛的部位是膝关节,然而膝关节查体正常。由于查体缺乏膝关节的定位体征,故膝关节化脓性关节炎及股骨远端、髌骨、胫骨近端及腓骨骨折的诊断不成立。先前的外伤可能会使膝关节过度伸展及髌骨不稳定的可能性增加,但是膝关节查体正常,鉴别诊断考虑其可能性较低。胫骨粗隆炎典型表现为胫骨粗隆处的局部压痛及肿胀,本病案无相应的表现。

青少年髋关节功能障碍性疾病需要考虑到股骨头缺血性坏死、化脓性髋关节炎、股骨或骨盆骨髓炎、股骨颈骨折、慢性进行性髋关节发育不良、腹股沟疝、股骨头骨骺滑脱、尤因肉瘤及骨肉瘤。股骨头缺血性坏死可由于使用皮质类固醇所致，也可以发生于患镰状细胞病患儿或为特发性坏死（儿童特发性股骨头坏死病）。患者无发热，结合 CRP 及 ESR 正常，提示急性化脓性关节炎及骨髓炎可能性不大。髋关节摄片能缩小鉴别诊断的范围以便进一步明确诊断。

　　【诊断】　髋关节前后位摄片（图 5-2）显示左侧股骨头的位置较股骨颈低。蛙式腿侧位影像提示股骨头较股骨颈偏中、后位。这些影像学证据证实了股骨头骨骺滑脱（SCFE）的诊断。患者接受了经皮螺丝内固定术（图 5-3）。同时，对侧也进行了预防性螺丝内固定。

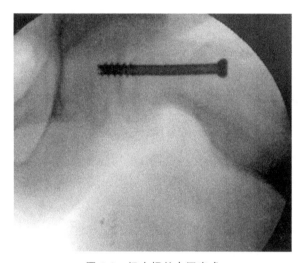

图 5-3　经皮螺丝内固定术

　　【发病率和流行病学】　SCFE 是指股骨头相对于股骨颈通过骺板（生长板）发生位移。该位移可能为正常累积的张力作用于薄弱的骺板所致，也可能为急性外伤作用于正常的或先前就已薄弱的骨板所致。SCFE 的年发生率为（2～3）/100 000人。通常发生于青少年急剧生长期，男孩为 10—16 岁，女孩为 10—13 岁。男女发生率之比为 2.5∶1。美国黑种人的发生率较高加索人高。肥胖是其易感因素。1/2～2/3 的 SCFE 患儿身高标准体重超过第 95 百分位。在运动时，肥胖可能会增加对薄弱骺板的剪切力。潜在的内分泌及代谢紊乱可以延迟骨骼成熟，如原发性或继发性甲状腺功能减退症、全垂体功能减退症及性腺功能减退症，当患者年龄或体重超过 SCFE 典型发病的范围时应考虑以上病因。本病例患者在 10 岁时曾接受皮质类固醇治疗，但不认为与本次 SCFE 发病相关。

　　【临床表现】　SCFE 的诊断常常会被延误。在诊断前 3～4 个月，患者可频繁出现症状，即使患者主诉为髋关节疼痛、而大腿或膝关节疼痛的定位较为模糊，仍需要高度怀疑 SCFE 诊断可能。

SCFE 患者常诉髋关节或腹股沟疼痛。患者感受到大腿中部及膝关节疼痛是由于髋关节疼痛沿着股骨及闭孔神经的感觉分布放射所致。儿童 SCFE 患者仅表现为孤立性膝关节疼痛者可到达 15%。在疾病早期,疼痛多与运动有关,当滑脱进展时,症状持续并加重。

体格检查发现,当对髋关节进行旋转时会出现疼痛,尤其是在极度旋转时疼痛最为明显。而内旋可能会使疼痛明显减轻。此外,当弯曲髋关节时,大腿呈外旋状态。当肥胖型青少年查体出现这些表现时几乎可以明确诊断为 SCFE。当长期症状存在或废用时可以出现大腿及臀部肌肉萎缩。

【诊断方法】

1. 髋关节前后位及蛙式腿侧位摄片　在前后位,沿着股骨颈上缘做一条线(Klein 线),正常情况下与股骨头部分相交。而在 SCFE 患者,股骨头位于该线下方。在蛙式腿侧位摄片,股骨头位于股骨颈的后内侧。在 SCFE 早期阶段,可能仅发现骺板增宽模糊。在慢性患者(症状持续超过 3 周),放射摄片可能见沿着股骨颈内后方向的骨骼重构。约有 25% 的 SCFE 患者可累及双侧,因此双侧髋关节均应进行检查。有 20%～50% 已知单侧受累的 SCFE 患者最终会进展至对侧髋关节。放射摄片也可排除具有类似表现的疾病,如股骨颈骨折。

2. 其他影像学检查　当髋关节摄片不能做出决定性诊断时,也可使用髋关节超声、CT 及 MRI 检查以明确诊断。

3. 其他检查　若超过 SCFE 典型发病的年龄及体重范围时,要考虑进行甲状腺及垂体功能的评估,因为甲状腺功能减退及生长激素缺乏是 SCFE 的易感因素。当考虑到骨髓炎及化脓性关节炎时,要进行全血细胞计数、CRP 及 ESR 检查。

【治疗】　治疗的目的是为了防止髋关节进一步滑脱及恢复其功能。一旦明确诊断,患者受累的下肢禁止负重。较稳定的滑脱未经治疗可能会进展为更为严重的不稳定滑脱,导致 SCFE 的发病率增高。最常见的外科治疗包括经皮使用一个或多个金属针或螺丝对移位的股骨头进行固定。

对无症状的对侧髋关节是否需要进行预防性治疗目前存在争议。预防性钢针置入的并发症如缺血性坏死、置入体周围股骨骨折、取出置入体时的疼痛等的发生率约为 5%。然而,病程进展最终导致双侧髋关节受累的发生率较高,为 15%～40%。133 名单侧 SCFE 患者在接受单侧固定治疗后,在 2 年内有 20 名(15%)的患者病情进展至对侧髋关节受累。因此,部分外科医生主张在开始外科治疗时应对对侧髋关节一起进行处理。而一些整形外科医生则建议,仅对于一些具有进展至对侧髋关节高风险的 SCFE 患者进行无症状的对侧髋关节固定术,如内分泌及代谢紊乱患者。改良牛津骨龄评分可以更好的对可能发生对侧 SCFE 高风险的儿童进行识别,这些患者可以从预防性钢针置入术中获得最大收益。

修复后的预后通常良好,其恢复程度取决于修复前的损伤程度。15% 的患者可并发继发性股骨头缺血性坏死。缺血性坏死是最常见的并发症,常继发于病初股骨头移位后所致的血管损伤,而不是修复后的不良结局。若股骨头发生中-重度移位,可导致相关骨髓炎。钢针置入后可能发生软骨溶解或破坏,也可见于未经外科治疗的患者。双侧差异性腿长可能是不完全恢复、缺血性坏死及软骨溶解症所致。早期识别及治疗 SCFE 可以防止这些并发症的发生。

推荐阅读

[1]　Baghdadi YM,Larson AN,Sierra RJ,et al.The fate of hips that are not prophylactically pinned after unilateral slipped capital femoral epiphysis.Clin Orthop Relat Res,2013[Epub ahead of print,PMID 23283674].

[2]　Ledwith CA,Fleisher GR.Slipped capital femoral epiphysis without hip pain leads to missed diagnosis.Pediatrics,1992(89):660-662.

[3]　Loder RT,Wittenberg B,DeSilva G.Slipped capital femoral epiphysis associated with endocrine disorders.J Pediatr Orthop,1995(15):349-356.

[4]　 Matava MJ,Patton CM,Luhmann S,et al.Knee pain as the initial symptom of slipped capital femoral epiphysis:an analysis of initial presentation and treatment.J Pediatr Orthop, 1999(19):455-460.

[5]　Perron AD,Miller MD,Brady WJ.Orthopedic pitfalls in the ED:slipped capital femoral epiphysis.Am J Emerg Med,2002(20):484-487.

[6]　Popejoy D,Emara K,Birch J.Prediction of contralateral slipped capital femoral epiphysis using the modified Oxford Bone Age Score.J Pediatr Orthop,2012(32):290-294.

[7]　Sankar WN,Novais EN,Lee C,et al.What are the risks of prophylactic pinning to prevent contralateral slipped capital femoral epiphysis? Clin Orthop Relat Res,2012[Epub ahead of print,PMID 23129473].

 病例 5-4　16 岁女性患者

【现病史】 一名 16 岁女性患者,主诉关节疼痛,在患病近 7 个月内体重减轻 15.8kg(35 磅)。入院前 7 个月的体操季结束后,患者发现双侧肘关节、腕关节、膝关节及踝关节无力、僵硬、轻微肿胀。被诊断为幼年特发性关节炎,给予萘普生(一种非甾体抗炎药)治疗,疼痛有轻微改善。萘普生治疗开始后不久,患者出现鼻出血,每天需要使用 4~5 张面巾纸才能止血。入院前 5 个月,将萘普生改为布洛芬治疗,而关节疼痛的症状改变不明显。

入院前 3 个月出现排便习惯的改变。每周排便 2~3 次变为每日排便,且经常便中带血。入院前 1 个月出现间歇性腹部绞痛,患者仍有鼻出血,使用氟卡替松鼻喷雾药和口服抗组胺药治疗可疑的过敏性鼻窦炎。体重从 67kg(148 磅)降至 51.2kg(113 磅)。近几个月患儿出现倦怠、活动乏力。无发热、肋骨压痛、排尿困难及尿急、尿频。无情绪改变及节食。经期规律无改变,近期无旅行史。

【既往史及家族史】 无住院史。11岁开始初潮,月经周期规律。无疾病史。仅有布洛芬、氟卡替松鼻喷雾剂及口服抗组胺药使用史。老年亲属有患高血压病史。

【体格检查】 T 35.8℃,HR 93/min,RR 18/min,BP 123/66mmHg,体重40kg,身高162cm(第50百分位),身高标准体重小于第5百分位

体格检查发现消瘦,睑结合膜稍显苍白。左侧鼻中隔可见数个浅表的活动性出血性糜烂。无口腔溃疡。心肺听诊正常。腹部柔软,右下腹触诊轻度压痛。无腹膜刺激征。直肠检查见鲜红色血液与大便。左侧膝关节少量积液,双侧踝关节有积液征象。所有关节活动度正常。

【实验室检查】 全血细胞计数显示,WBC $8.9×10^9$/L ,Hb 96g/L,PLT $463×10^9$/L($463000/mm^3$)。平均血红蛋白容积70fl。网织红细胞计数0.015。ESR 89mm/h,凝血酶原时间、部分凝血活酶时间及血清转氨酶正常。血白蛋白30mg/L。尿妊娠试验阴性。小便分析未见红细胞及白细胞。大便进行了培养、寄生虫、虫卵检查及艰难梭菌毒素检测。腹部摄片直肠穹窿可见粪便影。

【诊疗经过】 上消化道钡剂造影进行小肠全程对比检查提示诊断(图5-4)。

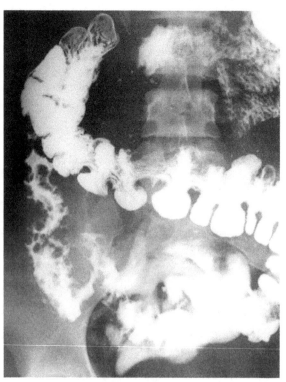

图 5-4 上消化道钡剂造影小肠全程对比检查

★病例 5-4 讨论

【鉴别诊断】　青少年出现血便及腹部绞痛要考虑几个潜在的可能病因。患者长期使用 NSAID(非甾体抗炎药)可以导致胃肠道溃疡形成,即使胃及十二指肠溃疡的典型症状为黑粪而不是鲜红色血粪,也应想到该疾病的可能。感染性小肠结肠炎可由沙门菌属、志贺菌属、空肠弯曲杆菌、肠侵袭性及肠出血性大肠埃希菌(包括大肠埃希菌 O157：H7)、耶尔森菌及艰难梭状芽胞杆菌导致。寄生虫感染包括溶组织内阿米巴原虫、隐孢子虫、血吸虫、粪线虫。接触未煮熟的肉类、且呈人群聚集性表现相似症状则提示有共同的感染源。若无相应的旅行史则寄生虫感染性疾病可能性小。盲肠炎可由淋病奈瑟菌、单纯疱疹病毒及梅毒螺旋体感染所致。过敏性紫癜(HSP)可以出现血便。胃肠道血管畸形常常表现为反复出现黑粪及血粪。嗜酸性细胞胃肠道病是一种慢性、反复发生的疾病,表现为胃肠道嗜酸性细胞的炎性浸润,常出现腹痛及直肠出血。15%的贝赫切特综合征患者因回盲部溃疡形成可出现腹痛。克罗恩病及溃疡性结肠炎常表现为腹痛及下消化道出血。

　　上述疾病可出现关节受累。反应性关节炎可能与弯曲杆菌、沙门菌、志贺菌及耶尔森菌感染性肠炎相关。然而,反应性关节炎通常在腹泻开始的 1~6 周出现,在 3 周内恢复。65%~85%的 HSP 患者可以出现关节炎及关节痛。尽管 HSP 可以复发且呈持续性,但是无皮疹及肾炎表现,而关节炎症状持续存在是少见的。贝赫切特综合征通常有反复发生的口腔溃疡、生殖器溃疡、虹膜炎及葡萄膜炎,此外还有关节炎表现。10%~15%的克罗恩病及溃疡性结肠炎患者可出现关节炎表现。

【诊断】　消化道钡剂造影检查是利用对比剂通过十二指肠、空肠及近端回肠的正常过程来对消化道进行追踪。而在回肠及盲肠仅见非常纤细的线样钡剂连接(卡托尔线征),则提示在回肠末端有明显水肿(图 5-4)。在回肠远端及升结肠可见严重的黏膜激惹征。放射摄片的结果结合血便、关节炎、鼻黏膜溃疡、贫血及 ESR 升高,高度提示克罗恩病可能。结肠镜检发现线状溃疡及升结肠肠腔水肿。患者被给予口服柳氮磺吡啶、静脉输注甲泼尼龙、休息胃肠道、胃肠道外营养支持。经过 1 周治疗后症状有所改善。3 个月后体重增至 63.4kg(140 磅)。

【发病率和流行病学】　克罗恩病是肠道炎性疾病的一种主要形式,从食管至结肠的任何部位均可受累,呈节段性表现。约 90%的患者表现为回肠终末段的炎性病变。回肠及结肠均受累者占 60%,上消化道受累者占 30%。相反,溃疡性结肠炎的病变多为连续性,从直肠延续至结肠,消化道近端多为正常。约 10%的克罗恩病仅累及结肠,此时很难与部分溃疡性结肠炎鉴别。

　　克罗恩病在北美的发病率为(26~198)/100 000 人,在北纬有较高的发生率。

克罗恩病最常见于高加索人,在西班牙裔及亚裔美国人中最为少见。发病高峰年龄为年轻人,其次为60多岁成年人。约有15%的克罗恩病患者在儿童时期得以诊断。儿童患者的平均诊断年龄为12.5岁。克罗恩病的病因未知,可能与环境、遗传及免疫调节相关。若一级亲属患 IBD(炎性肠病),则患克罗恩病的比例高达25%。

【临床表现】 约82%的儿童患者表现为腹痛、腹泻、厌食、体重减轻、伴或不伴胃肠道外症状。反复口腔溃疡常见。右下腹疼痛提示回盲部受累,上腹部疼痛提示胃十二指肠受累,脐周疼痛提示广泛小肠病变。50%的患者出现肉眼或镜下血粪。40%患者可出现直肠周围病变,如肛裂、肛瘘、肛周疣状物及脓肿。

以胃肠道外症状为主要表现者占8%～10%,这可能会对诊断产生干扰以及延误诊断(表5-5)。关于胃肠道外症状的描述多达100种,下面仅就常见症状进行讨论。关节症状,如关节炎,是最常见的儿童胃肠道外症状,占15%～30%。约50%的儿童克罗恩病合并外周关节症状的患者可出现眼睛及皮肤改变(表5-5)。1%的克罗恩病患者可发生硬化性胆管炎。硬化性胆管炎的症状为黄疸、全身瘙痒及腹痛。胰腺炎可能为胃肠道外表现,也可能为十二指肠炎、硬化性胆管炎及药物治疗的并发症。克罗恩病并发肾结石可能是由草酸钙、磷酸钙及尿酸升高所致。当肠道病变处于活动期时可发生结节性红斑,这与疾病严重程度无关。由于营养不良导致矿物质缺乏可出现皮疹。

表 5-5 克罗恩病的胃肠道外症状

受累部位	临床表现
眼	葡萄膜炎
	外层巩膜炎
	眼眶肌炎
肝胆管系统	硬化性胆管炎
	慢性活动性肝炎
	胆石症
胰腺	胰腺炎
肾	肾结石
	膀胱肠道瘘
皮肤	结节性红斑
	坏疽性脓皮病
血管	血栓性静脉炎
	血管炎
	深部静脉栓塞
	肺栓塞
	脑血管意外

（续　表）

受累部位	临床表现
骨及关节	关节炎——周围性（膝关节、踝关节、髋关节、腕关节、肘关节）
	关节炎——中心性（强制性脊柱炎、骶髂关节炎）
	关节痛
	骨质疏松
	无菌性坏死

【诊断方法】　早期筛查包括全血细胞计数、血细胞沉降率、肝功能检查、大便隐血、细菌及寄生虫检查。这些筛查对决定进一步检查是非常必要的。

1. 全血细胞计数　40%～70%的患者可出现贫血。平均红细胞容积降低可能与铁缺乏及慢性炎症相关。维生素 B_{12} 及叶酸的缺乏亦可导致贫血。白细胞计数多为正常。半数以上的患者可出现血小板增多症。

2. 急性时相反应蛋白　大多数患者 CRP 及 ESR 升高，但 CRP 及 ESR 正常不能排除克隆病诊断。

3. 肝功能检测　无并发症时血清 γ-谷氨酰基转移酶（GGT）可轻度升高。与克隆病相关的并发症，如硬化性胆管炎及慢性活动性肝炎可导致转氨酶及 GGT 明显升高。低白蛋白血症反应了营养状况落后及弥漫性炎症。

4. 大便检查　儿童血便及疑似克罗恩病，需要排除其他原因时应进行大便细菌培养、寄生虫及虫卵检查及艰难梭状芽胞杆菌检测。大便钙结合蛋白及乳铁蛋白是非特异性的炎性指标，炎性指标有助于鉴别克罗恩病及非炎性疾病如胃肠激惹综合征。

5. 内镜评估　内镜结肠检查是诊断的金标准，如有血粪存在，应在钡剂造影之前进行内镜检查。即使黏膜看上去是正常也应进行结肠黏膜活检，因为可能存在肉芽肿的形成。如果可能，检查部位应延伸至回肠末端。食管胃十二指肠镜检用于评估上消化道情况。胶囊内镜的使用呈上升趋势，可用于对年长儿童及成年人的小肠进行评估。一项对成年人克罗恩病的 meta 分析表明，胶囊内镜的检出率为 63%，结肠镜及回肠镜检出率为 46%，而小肠钡剂造影检出率为 23%。研究表明，小肠钡剂造影检查后再经胶囊内镜检查，在 3 个钡剂造影呈阴性的患者中可再检出 1 个为克罗恩病患者，而结肠及回肠镜检后再经胶囊内镜检查，在 7 个镜检阴性患者中再检出 1 个为克罗恩病患者。

6. 上消化道钡剂造影全小肠检查　90%的克罗恩病患者可累及回肠末端，因此该检查在早期评估中很重要。克隆病可能的表现包括回肠末端增厚（卡托尔线征）、结核样改变、溃疡及瘘管连接。

7. 其他检查　炎性肠病的血清学检查有助于鉴别克罗恩病和溃疡性结肠

炎,但这些检查并不被推荐用于炎性肠病的筛查。血清学检查包括抗啤酒酵母菌属的 IgA 及 IgG(克隆病)、细胞核周围的抗中性粒细胞胞质抗体(p-ANCA,溃疡性结肠炎)。一些生物学标志如大便钙结合蛋白可作为筛查工具。以下检查可用于评估患者的营养状况:叶酸、维生素 B_{12} 和脂溶性维生素(尤其是维生素 D)、凝血酶原时间、部分凝血活酶时间、锌、铁、总铁结合力、钙、镁、磷及前白蛋白。

【治疗】 治疗策略包括药物联合外科手术。药物治疗包括皮质类固醇、对氨水杨酸、免疫调节药及抗生素。对于具有中-重度临床表现的克罗恩病,皮质类固醇是主要的治疗手段,通过减少细胞因子的释放、降低毛细血管通透性及抑制中性粒细胞及单核细胞的功能来发挥作用。新一代的皮质类固醇对肠道类固醇受体有较高的敏感性,可导致局部高效的抗炎效能。这些皮质类固醇在吸收后迅速被肝转化为无活性的代谢产物,因此很少有全身不良反应。比如布地奈德与肠道类固醇受体的结合能力是泼尼松龙的 15 倍,且能迅速经肝代谢,与泼尼松龙 80% 的生物利用度相比,其生物利用度仅为 10%。布地奈德的延迟释放(依赖于时间及 pH)使得药物在回肠末端及结肠近端能更有效地释放和发挥作用。

柳氮磺吡啶是由 5-对氨基水杨酸(5-ASA)与磺胺嘧啶结合形成。磺胺嘧啶作为载体,使药物易于在结肠部位释放,并通过肠道残留细菌的分解作用变为具有治疗活性的 5-ASA。5-ASA 通过花生四烯酸代谢途径的脂氧化酶作用可抑制白三烯的合成,从而减轻结肠的炎症反应,也可通过干扰髓过氧化物酶及清除活性氧自由基来降低中性粒细胞所介导的组织损伤。新一代的口服 5-ASA 类似物(如美沙拉明)可以通过 pH 依赖及时间依赖释放机制使药物能分布于全小肠内。

免疫调节药成为克罗恩病管理中的标准化用药。硫唑嘌呤及巯嘌呤可以干扰嘌呤的合成,用于维持缓解,但其最大效果并不能维持 6 个月。对于难治性患者,甲氨蝶呤是二线免疫调节药。

生物治疗对于中-重度克罗恩病也是有用的。肿瘤坏死因子 α(TNF-α),一种细胞因子,可以激活克罗恩病的免疫系统成分。英夫利昔是抗肿瘤坏死因子 α 的嵌合型 IgG 抗体(小鼠-人),可与 TNF-α 结合从而抑制其活性。中-重度克罗恩病患者间隔 4～12 周输注英夫利昔可诱导缓解,并使瘘管易于治愈。英夫利昔也可减少儿童患者类固醇的用量。

蛋白质-能量营养不良很常见。营养支持有助于患者维持功能并减少无脂肪组织的丢失。水解营养配方有助于减轻肠道炎症。甲硝唑可以减轻克罗恩病的活动及有助于治疗肛周瘘及脓肿。难治性患者、严重瘘管形成、不能控制的出血及肠穿孔时可以考虑外科手术。在诊断克隆病后 10～15 年,超过 50% 的患者会接受肠道手术治疗。由于该病并不局限于胃肠道的部分节段,因此外科治疗的效果有限。肠切除术后的复发病例也较常见。

克罗恩病的典型病程是恶化与缓解症状交替出现。仅有 1‰明确诊断克罗恩病的患儿在诊断及开始治疗后无复发。很多克罗恩病患儿会发生药物及中心静脉置管相关的并发症。病程长的患者会出现生长发育速度缓慢。约 8‰的严重克罗恩病患者会发展为结肠癌。死于克隆病的儿童罕见。通过年龄匹配比较,儿童的病死风险高于成年人,约为成年人的 1.5 倍。

推荐阅读

[1] Di Nardo G,Alio M,Oliva S,et al.Investigation of the small bowel in pediatric Crohn's disease.Inflamm Bowel Dis,2012(18):1760-1776.

[2] Hyams JS.Inflammatory bowel disease.Pediatr Rev,2000(21):291-295.

[3] Hyams JS. Extraintestinal manifestations of inflammatory bowel disease in children. J Pediatr Gastroenterol Nutr,1994(19):7-21.

[4] Hyams JS. Inflammatory bowel disease//Altschuler SM, Liacouras CA, eds. Clinical Pediatric Gastroenterology.Philadelphia:Churchill Livingstone,1998:213-221.

[5] Mamula P,Telega GW,Markowitz JE,et al.Inflammatory bowel disease in children 5 years of age and younger.Am J Gastroenterol,2002(97):2005-2010.

[6] Stephens MC,Shepanski MA,Mamula P,et al.Safety and steroid-sparing experience using infliximab for Crohn's disease at a pediatric inflammatory bowel disease center.Am J Gastroenterol,2003(98):104-111.

[7] Thomas DW,Sinatra FR.Screening laboratory tests for Crohn's disease.West J Med,1989 (150):163-164.

[8] Triester SL,Leighton JA,Leontiadis GI,et al.A metaanalysis of the yield of capsule endoscopy compared to other diagnostic modalities in patients with nonstricturing small bowel Crohn's disease.Am J Gastroenterol,2006(101):954-964.

[9] Glick SR,Carvalho RS.Inflammatory bowel disease.Pediatr Rev,2011(32):14-25.

 病例 5-5　13 岁男童

【现病史】 一名 13 岁的美国男性黑种人儿童因背部疼痛加重 2d 进入急诊科。疼痛位于上背部及下背部,站立时背部疼痛明显加重。环苯扎林(一种肌松药)不能使疼痛减轻。无外伤史,否认乏力、感觉丧失、肠道及膀胱功能失调。无发热,无上呼吸道症状、无咳嗽、恶心、呕吐、体重减轻及盗汗。

【既往史及家族史】 患儿于 2 年前因背部疼痛而使用 2 周轮椅,因发现贫血接受铁剂补充治疗。此外的具体病情不能提供。无住院病史,无外科疾病史,无性活动史,无吸烟或吸毒史,其姐姐为镰状细胞病患者。

【体格检查】 T 37.7℃,HR 110/min,RR 24/min,BP 105/70mmHg,体重35kg(小于第 10 百分位)。

患者,男性,发育良好,营养状况良好,因为疼痛难以忍受而哭泣。头、眼、耳、鼻及咽喉正常。无淋巴结肿大。无咽喉壁压痛。心肺听诊正常。腹部柔软,无压痛,无肝脾大。背部无压痛点。患儿诉骶骨"内部疼痛"。直肠检查括约肌张力正常,未扪及肿块。肢体暖和,周围血管搏动好,四肢活动度正常。神经系统检查提示肌张力、感觉正常,反射＋＋。

【实验室检查】 全血细胞计数显示,WBC 8.4×10⁹/L(中性粒细胞 0.81,淋巴细胞 0.17,嗜碱性粒细胞 0.02,嗜酸性粒细胞 0.01),Hb 104g/L,平均红细胞容积(MCV) 72fl,平均血红蛋白浓度(MCHC) 234g/L,红细胞分布宽度(RDW) 15.1,PLT 241×10⁹/L,网织红细胞计数 0.03%。血涂片显示红细胞大小不均、呈异形及染色不均。电解质、血尿素氮、肌酐及血糖正常。ESR 20mm/h。尿液分析显示少量尿胆原。

【诊疗经过】 患者被给予吗啡及酮咯酸治疗而无明显缓解,并出现发热,体温38.7℃,进行了血及小便培养。疼痛定位于骶尾部,无麻痹及刺痛感,反射检查正常。腹部摄片未发现肠道梗阻表现,提示需要进行特殊检查以进一步明确潜在疾病(图 5-5)。腰骶椎 MRI 未发现脓肿及局部浸润改变。

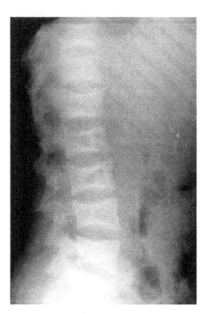

图 5-5 脊柱 X 线平片显示由于骨髓增生及破坏导致的脊椎骨质破坏,椎体变宽,两侧凹面消失,表现为"H 形"或"鱼嘴样"脊椎

★ 病例 5-5 讨论

【鉴别诊断】 与成年人相比,儿童的背部疼痛少见,成年人的背部疼痛通常是严重、潜在的疾病结果。对于青少年来说,要考虑外伤及过度损伤导致,如压缩性骨折、肌肉骨骼系统紧张、脊椎脱位、脊椎前移及椎间盘突出等。大多数损伤见于青少年生长发育迅猛阶段,与反复负重及背部肌肉紧张有关,尤其是与运动相关。脊柱感染导致的背部疼痛包括骨髓炎及椎间盘炎,尤其见于初学步的小孩及年龄较小的儿童。少见而严重的感染包括硬膜外、脊柱旁或腰大肌脓肿、横贯性脊髓炎、化脓性肌炎。尿路感染及肺炎可导致背部疼痛,但很少不伴有泌尿道及呼吸道症状。若为进行性加重的钝痛,应考虑肿瘤性疾病如白血病及淋巴瘤。恶性肿瘤

通常会伴随原发疾病的症状,包括体重下降、疲乏无力、发热及厌食。较为少见的病因还包括脊柱血肿、脊柱结核(Pott 病)、布鲁菌病(一种由动物传播给人的动物源性感染,导致包括背部疼痛在内的类似流感样的症候群)。继发于急性骨折的背部疼痛常见于患镰状细胞病(SCD)的青少年,患者体温及 ESR 常表现为正常或轻度升高。但在某些情况下,该病与急性骨髓炎难以鉴别。SCD 是一类特殊的疾病,见于美国黑种人,有贫血及镰状细胞病家族史。在本病例中,患者出现血红蛋白急剧下降,脾大,脊柱畸形,患者症状的持续性及严重程度促使他就医并进一步检查作出诊断。大部分患者可以通过新生儿筛查得以诊断,而一些患者偶会被漏诊或失访。

【诊断】　脊柱侧面凹陷消失,又称为"鱼嘴样"畸形,提示 SCD 可能(图 5-5),该病的特征为血红蛋白 S 存在于血红蛋白 A 中或其含量明显高于血红蛋白 A。患儿的血红蛋白电泳证实为镰状细胞-β^+ 珠蛋白生成障碍性贫血(S-β^+ 珠蛋白生成障碍性贫血):HbA(18.4%),HbS(63%),HbF(8.1%),HbA2(7.7%)。镰状细胞-β 珠蛋白生成障碍性贫血是由镰状细胞血红蛋白(HbS)及 β 珠蛋白生成障碍性贫血基因的遗传所致。镰状细胞-β 珠蛋白生成障碍性贫血患者的血红蛋白中存在部分正常的 β 链,因此部分 HbA 是正常的。输血后也可出现 HbSS 及类似血红蛋白的特征。然而,本病例从未接受红细胞输注。因此,该患者的诊断为继发于镰状细胞-β^+ 珠蛋白生成障碍性贫血所致血管闭塞。回顾既往病史,患者之前的背部疼痛更可能是镰状细胞病(SCD)导致而非缺铁性贫血。

【发病率和流行病学】　SCD 是一类常染色体隐形遗传病,表现为红细胞内存在镰状细胞血红蛋白 S(HbS)。约有 8% 的美国黑种人为镰状细胞血红蛋白携带者(杂合子),约有 0.2% 的美国黑种人新生儿患 SCD(纯合子),超过 70 000 名美国人患有 SCD。SCD 最常见的表现为纯合子镰状细胞病(HbSS),镰状细胞-血红蛋白病 C(HbSC)及两类镰状细胞-β 珠蛋白生成障碍性贫血:镰状细胞-β^+ 珠蛋白生成障碍性贫血及镰状细胞-β^0 珠蛋白生成障碍性贫血(表 5-6)。若遗传了 HbA 及 HbS 两种基因则为临床表现轻微的无症状携带者。

表 5-6　美国人四种常见的镰状细胞病的基因型

基因型	全　称	基因型频率
$\beta S/\beta S$	镰状细胞病-SS	65%
$\beta S/\beta C$	镰状细胞病-SC	25%
$\beta S/\beta^0$ 珠蛋白生成障碍性贫血	镰状细胞-Sβ^0 珠蛋白生成障碍性贫血	3%
$\beta S/\beta^+$ 珠蛋白生成障碍性贫血	镰状细胞-Sβ^+ 珠蛋白生成障碍性贫血	7%

HbS 是由于 β 珠蛋白基因第 6 个位点的谷氨酰胺被缬氨酸取代导致的血红蛋白异常的遗传性疾病。脱氧的 HbS 聚合在一起使红细胞形态发生扭曲。SCD 最突出的特征为扭曲的红细胞可以导致红细胞溶解及血管闭塞。β 珠蛋白生成障碍性贫血通常是由于点突变所致，导致 β 珠蛋白合成的下降（β^+ 珠蛋白生成障碍性贫血）或缺乏（β^0），常为小细胞低色素性贫血。

镰状细胞-β 珠蛋白生成障碍性贫血的发病率取决于两个正常基因的分布和发生率。镰状细胞基因常高发于非洲赤道附近、地中海、中东及印度，这些地区的人群在进化选择过程中暴露于恶性疟疾。β 珠蛋白生成障碍性贫血的分布呈散发，高发于地中海及东南亚地区。β 珠蛋白生成障碍性贫血合并镰状细胞的突变可导致两种疾病杂合状态，如 HBS-β 珠蛋白生成障碍性贫血。临床表现的多变性依赖于 HbA 的数量变化。镰状细胞-β^0 珠蛋白生成障碍性贫血无正常的 β 链，因此无 HbA。S-β^0 珠蛋白生成障碍性贫血的血红蛋白电泳、血液学及临床表现类似 HbSS。相反，HbS-β^+ 珠蛋白生成障碍性贫血的临床表现依赖于 β 珠蛋白生成障碍性贫血的突变，其 HbA 波动于几乎无至接近正常的范围。

【临床表现】 自 1986 年以来，美国大多数州开始对 SCD 进行广泛普查，因此，大多数 SCD 患者能在新生儿期得以诊断。极少数婴儿未被筛查或被漏诊的主要原因是过早早产、筛查前接受输血治疗及出院后未予充分随访。部分镰状细胞-β^+ 珠蛋白生成障碍性贫血患者的 HbA 含量高，减少了 HbS 的聚合及血管内镰状红细胞的数量，早期可无或仅有轻微症状，而在成年人或老年后才出现明显症状。

SCD 的急慢性并发症常累及多个器官系统（表 5-7）。SCD 患者至急诊科就诊或住院的最主要的急性并发症是疼痛，并可因极端气候或温度改变、脱水、感染、紧张及月经等原因而加重。然而，多数疼痛无明确的诱因。疼痛程度不等，可能轻微，严重者甚至虚弱不堪。疼痛呈自限性，持续数小时至数天，若未经充分治疗，也可延长至数周。发生血管闭塞时，骨及关节是疼痛最常见的部位。急性骨痛是由于骨髓梗死导致的坏死及骨周炎症所致。在急性疼痛的极期，疼痛呈广泛的，游走性的。严重疼痛时可出现局部压痛、皮温增高、肿胀及运动功能下降。发生于手指及足趾时为指趾炎，由于红骨髓逐渐被黄骨髓替代的过程，因此该症最早可见于 6个月，最晚见于 10 岁。在本病例中，脊椎梗死导致终板塌陷，被称为"鱼嘴样"脊椎。尚无任何一种孤立的临床表现可以可靠地鉴别骨髓炎及骨梗死。在 30 岁的人群中，无菌性股骨头坏死发生率为 30%。

其他血管闭塞性事件的临床表现还包括急性胸部综合征，儿童发病多于成年人，而成年人的病死率（4%）高于儿童（2%）。卒中多见于 HbSS，20 岁的患者发生率为 8%～10%，且儿童有较高的反复发生率（70%～90%）。40%左右的男性患者（包括儿童）可以发生阴茎异常勃起。10%的患者可发生腿痛及溃疡，多见于 10

表 5-7　镰状细胞病各器官系统的并发症

血液系统	皮肤
贫血	慢性溃疡
再生障碍性贫血	神经系统
反复感染	卒中
脾梗死	蛛网膜下腔出血
隔离脾	昏迷
功能性无脾	惊厥
肺	眼
肺内分流增加	玻璃体出血
胸膜炎	视网膜梗死
反复肺部感染	增殖性视网膜病
肺梗死	视网膜脱落
心血管系统	胃肠道
充血性心力衰竭	胆石症(色素性结石)
肺心病	胆囊炎
心包炎	肝梗死
心肌梗死	肝脓肿
骨骼系统	肝纤维化
滑膜炎	泌尿生殖系统
关节炎	血尿
股骨头无菌性坏死	肾乳头坏死
手及足的微小骨梗死(指趾炎)	肾浓缩功能受损(等渗尿)
脊椎两侧凹陷(鱼嘴样)	肾病综合征
骨髓炎	肾功能不全
	肾衰竭
	阴茎异常勃起

岁以后。半数患者可出现肝大，30%～70%患者发生胆石症。随着病程进展，可发生脾梗死，导致功能性无脾，6 个月患者中有 14%受累，5 岁患者中约 94%受累。5%～18%的患者可出现肾衰竭，其中位发生年龄为 23 岁。半数 SCD 患者可以存活至 50 岁而无明显器官衰竭，却可能死于急性发作的疼痛、胸部综合征或卒中。临床症状表现复杂多样以及胎儿血红蛋白水平低者存活率低。

【诊断方法】

1. **血红蛋白电泳** 本方法为最常用以明确血红蛋白表型的临床试验方法。

2. **全血细胞分类计数** S-β⁺珠蛋白障碍性贫血患者的血红蛋白、网织红细胞及白细胞计数在基线水平的评估接近正常,主要差异在于平均红细胞容积(MCV)及平均血红蛋白浓度(MCHC)轻度降低。与此相反,HbSS病患者的WBC及网织红细胞总是会高于正常人。骨梗死及感染患者的白细胞计数通常增高。而中性粒细胞占优势提示更可能为骨髓炎而非梗死。

3. **外周血涂片** 小细胞低色素、红细胞大小不均及异形红细胞是HbS-β⁺珠蛋白障碍性贫血的特征。镰状细胞不是总能在外周血涂片中可见,尤其是当非S血红蛋白呈高水平时,这使得某些患者诊断困难。

4. **血培养** 血培养应在抗生素治疗前进行。骨梗死时血培养为阴性,而骨髓炎多为阳性。

5. **连续性骨髓及骨放射性扫描** 骨髓扫描放射性摄入减少提示骨髓血流量降低,骨扫描可显示因骨梗死导致的疼痛部位骨骼的异常摄入。相反,急性骨髓炎可导致正常活性的骨髓扫描及骨扫描活性降低。

6. **磁共振** MRI可以取代骨扫描用于评估镰状细胞病患者的骨痛情况而使患者免于电离辐射暴露。MRI可发现骨皮质缺损、相邻软组织内液体聚集及骨髓增强影像提示感染。

7. **X线平片** X线摄片常用于检测已明确的感染、梗死及骨髓炎的病变进展,而不是对急性感染及梗死进行诊断。在年长儿及青少年,X线平片可以显示由于骨髓增生、变平导致的去皮质改变,椎体增宽,终板两侧凹陷消失,称为"H形"或"鱼嘴样"脊椎(图5-5。)

【治疗】 严重的骨骼疼痛应立即急诊,予以及时的、积极的处理直至疼痛减轻至可忍受的水平。对疼痛不能进行有效治疗的主要原因是不能充分对疼痛进行评估及对于阿片类药物使用的偏见。这些偏见大多基于临床尚未明确的一些考虑,如阿片耐受、精神依赖及成瘾。

如前所述,骨梗死与骨髓炎相似。若骨梗死出现发热则可能与骨髓梗死所致的坏死及炎症反应相关。经验性抗生素治疗开始之前应进行血培养检查。恰当的抗生素选择应覆盖沙门菌及金黄色葡萄球菌,这些细菌是镰状细胞病患儿骨髓炎最常见的病原。

有中-重度脱水的患者应予以静脉输注10~20ml/kg的正常钠盐,继之予以静脉输注液体量相当于或略多于(1~1.5倍)每日所需液体量。使用适龄疼痛测量尺度对疼痛的严重程度及间隔频率进行评估是非常重要的。每15分钟反复对疼痛进行评估直至开始缓解,然后每30~60分钟评估1次也是必要的。严重的急性疼痛需要静脉注射药物如硫酸吗啡、氢可酮、芬太尼,可用或不用非甾体抗炎药如酮咯酸及布洛芬。病人自控镇痛（PCA）装置有助于患者对疼痛的控制,可用于严重疼痛的患者。PCA 泵可以低基础速率持续提供镇痛药物,当患者感到需要缓解更严重的疼痛时,能允许患者自行给予超过基础剂量的阿片类药物。疼痛部位低于第 4 胸椎皮区的患者对于静脉 PCA 阿片无效以及无阿片类药物提供时,可以考虑持续硬膜外止痛,然而目前尚无 SCD 患者使用的可供参考的可靠信息。

患者及父母对疼痛药物的偏好需要被考虑,因为药物代谢的个体差异决定了患者对镇痛的剂量反应。父母应避免使用哌替啶,因为其代谢产物去甲哌替啶对中枢神经系统具有毒性。接受阿片类药物治疗超过 1～2 周的患者,应在数周内逐渐减量以避免撤退症状出现。应密切监测阿片类药物的不良反应,包括呼吸抑制及镇静作用。止吐药如丙氯拉嗪或甲氧氯普胺可以有效地治疗阿片相关性呕吐的症状。若患者持续使用阿片类药物超过数天,应每天使用大便软化剂以防止便秘。

SCD 的慢性期治疗应在血液科医生的监督下进行,包括恰当的免疫治疗,儿童青霉素预防性使用、叶酸补充及羟基脲增加胎儿血红蛋白的产生。部分患者可以接受输血治疗以降低卒中的发生风险。

推荐阅读

[1]　Benjamin LJ,Dampier CD,Jacox AK,et al.Guidelines for the Management of Acute and Chronic Pain in Sickle-Cell Disease.APS Clinical Practice Guidelines Series,No.1.Glenview, IL:American Pain Society,1999.

[2]　Clarkson J.The ocular manifestations of sickle-cell disease:a prevalence and natural history study.Trans Am Ophthalmol Soc,1992(90):481-504.

[3]　Ejindu VC,Hine AL,Mashayekhi M,et al.Musculoskeletal manifestations of sickle cell disease.Radiographics,2007(27):1005-1021.

[4]　Embury SH,Hebbel RP,Mohandas N,eds.Sickle Cell Disease:Basic Principles and Clinical Practice.New York,NY:Raven Press,1994.

[5]　Lane PA.Sickle cell disease.Pediatr Clin N Am,1996(43):639-664.

[6]　Moriarty B,Acheson,R,Condon P,et al.Patterns of visual loss in untreated sickle cell retinopathy.Eye,1988(2):330-335.

[7]　Platt OS,Brambilla DJ,Rosse WF,et al.Mortality in sickle cell disease:life expectancy and risk factors for early death.N Engl J Med,1994(33):1639-1644.

[8]　Serjeant GR,Sergeant BE.Sickle Cell Disease.2nd ed.Oxford,England:Oxford University Press,2001.

[9]　Yaster M,Kost-Byerly S,Maxwell LG.The management of pain in sickle cell disease. Pediatr Clin N Am,2000(47):699-710.

 病例 5-6　9 岁男童

【现病史】　一名 9 岁活泼的男孩因左踝关节疼痛大约 5d 就诊。患者母亲描述患者上个月曾出现各种肌肉性损伤。3 周前出现跛行,患者认为是打篮球过程中右膝关节受伤所致。在"放松休息"后几天,疼痛完全缓解。此后不久,出现左肘关节疼痛,患者母亲推测是由于他与哥哥摔跤时受伤所致。患者接受布洛芬治疗,数天后可以玩电子游戏而未诉不适。几天后,患者母亲发现他再次出现跛行,而患者否认任何不适,直到其室内足球教练发现并让他在整个学期内只能旁观不能参加训练。患者承认左踝关节曾受伤,而他不想错过任何比赛,教练致电告知母,患者不能参加训练直至医生确认已经恢复正常。

患者描述膝关节及肘关节症状为隐痛,当患肢运动时加重。患者否认肘关节或膝关节出现症状时有红肿表现,但他认为目前踝关节稍有肿胀。

患者母亲描述患者偶有感到发热,食欲不好。她感到患者有体重减轻,曾有几天早上唤孩子起床上学时发现床单湿润。患者否认头痛、皮疹、咽痛、恶心、呕吐、腹泻、心悸或乏力。患者希望尽快参加体育训练并询问以后是否能按计划训练。

【既往史及家族史】 接受所有要求的免疫接种,3 年前因打壘球发生鼻破裂。无重大疾病史。无任何规律的预定药物治疗史。无已知的药物过敏史。

其母及外祖母患偏头痛,其弟弟为 21-三体。无关节炎及恶性肿瘤家族史。夏天在新泽西海岸度假,未超过 2 周,在宾夕法尼亚州东北部露营 1 个月,其间以"睡觉打发时间"。

【体格检查】 T 38.6℃,HR 112/min,RR 18/min,BP 112/60mmHg。体重位于第 60 百分位,但是较 4 个月前体格检查时体重下降 3kg。身高位于第 75 百分位,较前次测量长高 1cm。

患者男性,查体合作,无急性痛苦病容。身材苗条,衣着宽大。眼、鼻、耳及口咽部无红肿。扁桃体对称,肿大卌,无发红及渗出。颈部柔软,颈前可扪及弹丸大小淋巴结肿大。甲状腺无肿大。双肺呼吸通畅、呼吸音清楚。心律整齐,心率快,在心尖区可闻及全收缩期杂音,柔和。腹部软,无压痛,无膨隆,无肝脾大。左踝关节显示有积液征象,伴皮温升高及轻度发红,主动、被动运动及轻轻触诊时关节剧痛。其他关节检查正常,无皮疹。

【实验室检查】 全血细胞计数显示,WBC 12.2×10^9/L(中性粒细胞 0.74,淋巴细胞 0.20,单核细胞 0.05,嗜酸性粒细胞 0.01),Hb 95g/L,PLT 556×10^9/L。基础代谢正常。炎性反应指标升高,ESR 120mm/h,CRP 83mg/L。咽部快速链球菌抗原检查及培养均阴性。关节 X 线片正常。

【诊疗经过】 因怀疑为莱姆关节炎接受多西环素治疗。规律性按计划地使用萘普生后,关节疼痛症状明显缓解。几天后,莱姆关节炎 Western blot 试验阴性。心电图(ECG)提示了另一个可能的病因(图 5-6)。其他检查也证实了这个诊断,并按要求开始治疗。

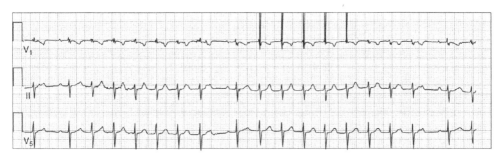

图 5-6　心电图

★病例 5-6 讨论

【鉴别诊断】　患者既往健康,以关节疼痛 1 个月为主要表现,在就诊时踝关节有真正关节炎的表现。关节炎累及相关的大关节,并以非同步的顺序发生。这种方式更像是一种游走性方式,即新的关节炎症的出现发生于前一个关节炎症缓解之后。发热、体重下降、炎性指标升高及轻度贫血是值得注意的,提示可能为感染、风湿性或恶性肿瘤性疾病。

关节的感染性病因包括关节原发感染或邻近关节的骨或软组织感染,伴或不伴与感染关节直接相连部位的症状。多累及单个部位,亦可见持续性或间歇性菌血症导致的多个血源播散所致的多部位感染。若有超过 2 个关节受累应考虑感染后关节炎,为前述感染的结果,通常认为是无菌的,而是由免疫反应介导的。EBV 及细小病毒 B19 是与反应性关节炎相关的常见病毒。脑膜炎球菌及 A 组 β 溶血性链球菌是反应性关节炎常见的细菌性病原。

莱姆病晚期表现为关节炎,并在蜱叮咬后 6～12 周病情进展。大关节,尤其是膝关节受累,关节炎的反复发作类似于游走性模式。每次关节炎症状可持续 1～2 周,若未给予治疗,则更为迁延。受累关节突出的表现是肿胀,伴或不伴皮肤发红,尽管受累的下肢关节有积液表现,但仍能维持行走。表现为传导阻滞的心脏炎可使病情变得更为复杂,但也是疾病早期播散阶段常见表现,常发生于感染后数周至数月。

若累及多个关节及出现急性皮肤红斑要着重考虑风湿性疾病。幼年特发性关节炎全身型在病初可有或无关节炎表现,但若持续至少 6 周的慢性关节炎应考虑该诊断。系统性红斑狼疮多累及关节,并有体质性症状,如疲乏、体重下降、发热及典型红斑,几乎都有抗核抗体(ANA)滴度增高。进行性肌无力是皮肌炎特征性表现,可能会有手足症状,通常为真正的关节炎表现。强制性脊柱炎最终会出现背部疼痛,男孩远多见于女孩,9/10 病例与 HLA-B27 相关。混合结缔组织病可以为这些疾病的重叠表现,但关节炎常累及小关节。血管炎综合征也可表现为关节炎。

HSP(过敏性紫癜)为儿童最常见的血管炎,其临床特征为明显瘀斑或紫癜样皮疹,尤其出现在下肢,而无血小板减少症的表现,是诊断这个 IgA 介导的血管炎的关键。其他炎性疾病,如克隆病、溃疡性结肠炎、莱特综合征、贝赫切特综合征或干燥综合征也可表现关节炎、体质性症状、ESR 升高,但通常可伴有疾病的其他特征表现,或最终表现为该疾病的特征。

关节或肢体疼痛,伴有发热及体重下降,要怀疑恶性肿瘤可能。真正的关节炎(关节腔积液、皮温增高、发红及疼痛、活动受限)不是肌肉骨骼肿瘤典型的表现,但可能为副肿瘤综合征反应性关节炎的部分表现。播散性恶性肿瘤,如神经母细胞瘤或白血病,也可能通过直接破坏邻近关节的骨质导致关节或骨骼系统受累。受累肢体 X 线摄片可见异常,亦可未见异常。

【诊断】 ECG 检查提示心室率为 110/min,窦性节律,一度房室传导阻滞(P-R 间期为 0.2s),及莫氏 II 型房室传导阻滞[(心房波动偶有未传导至心室)图 5-6]。心脏超声心动图显示轻度主动脉瓣关闭不全及中度二尖瓣反流。抗核抗体滴度低于 1:40。抗链球菌溶血素 O 滴度及抗 DNA 酶 B 滴度阳性,分别为 1:1955,1:680。检查结果证实诊断为急性风湿热(ARF)。

在本病例中,莱姆病血清学检查阴性及链球菌抗原滴度升高对于诊断急性风湿热是很重要的。琼斯标准用于诊断该病(表 5-8)。

表 5-8　诊断初发风湿热的琼斯标准

主要标准	次要标准
心脏炎	发热
关节炎	关节痛
环形红斑	急性时相反应蛋白增高(ESR,CRP)
舞蹈病	心电图 P-R 间期延长
皮下小结	

加上通过培养、快速抗原检测或抗链球菌素抗体滴度证明先前有 A 组溶血性链球菌感染的证据

2 条主要标准或 1 条主要标准加 1 条次要标准,同时有先前感染 A 组 β 溶血性链球菌(GABHS)的证据,则考虑诊断急性风湿热可能性大。该患者表现出了几个本病的特征,如心脏瓣膜疾病的听诊证据及游走性多关节炎(2 条主要标准),还有发热、心电图显示 P-R 间期延长、ESR 及 CRP 升高(3 条次要标准)。心脏超声心动图显示轻度主动脉瓣关闭不全及中度二尖瓣反流且伴有二尖瓣增厚。

对阿司匹林及其他非甾体抗炎的治疗反应可能为其诊断提供线索。使用阿司匹林治疗 AFR 关节炎症状的患儿对其治疗反应非常好,首剂使用后数小时内可以从卧床不起变为下床跑步。目前,因发热患者对镇痛药或布洛芬的的任意使用,能

使症状有所缓解,从而掩盖了经典的游走性关节炎表现。

【发病率和流行病学】　尽管 ARF 仍是全世界心血管疾病的一个重要病因,但是在发达国家,自 20 世纪早期开始,其发病率已经出现下降。从 20 世纪 80 年代至 20 世纪 90 年代,美国发生了局部地区暴发,而这次暴发被认为是可能与更具有"发生风湿的"GABHS 菌株流行性增高相关。

发生 ARF 最大风险的人群反映了 GABHS 咽炎发病率增高的人群:密集聚居的 5—15 岁及老年人,如军队。20 世纪早期,在发展中国家及美国,很少有较高比例的社会经济群体发生 GABHS 咽炎及 ARF。然而,近年美国更多的 ARF 暴发集中于郊区及农村的中产阶级群体,此外还有军队。

ARF 的发病机制并不完全清楚,然而,越来越多分子模拟试验所提供的证据表明,针对 GABHS 的抗体与宿主抗原有交叉反应。导致脓疱病的 GABHS 菌株不是致 ARF 的重要病因。遗传易感性在疾病的发展中扮演着重要作用。继 GABHS 咽炎之后的 ARF 反复发作是常见的,因此,二次预防是本病处理策略的重要特点。

【临床表现】　ARF 是 GABHS 咽炎的非化脓性后遗症,在咽部感染后 2～4 周出现症状。然而,在很多病例中未见咽痛的报道。非咽部的 GABHS 感染并不能诱发 ARF。

约 80% 的患者表现为关节炎,典型症状为游走性多关节炎,且多累及大关节。较之莱姆关节炎,ARF 关节炎的主观疼痛常较检查者所见客观表现严重。对急性炎症关节的积液进行分析发现白细胞计数升高,其范围为 $(20～40)×10^9/L$ $(20\,000～40\,000/mm^3)$,且中性粒细胞占优势。

心脏炎可累及心脏的任何部位,但是大多数典型表现为心内膜炎,尤其二尖瓣及主动脉瓣易受累。在急性期,瓣膜表现为关闭不全,随着病程进展,病损发展为狭窄。心肌受累也可见,尤其表现为充血性心力衰竭。常可并发心包炎及心外膜炎,孤立性心包炎及心外膜炎罕见。约半数患者可发生心脏炎,而在最近美国暴发病例中其发生率可高达 80%。心脏炎的临床体征包括杂音、心脏长大、充血性心力衰竭或心包摩擦音。最新修订的琼斯标准(1992 年)认为,听诊无杂音而超声心动图检查发现的瓣膜炎不能作为明确 ARF 心脏炎的证据。

环形红斑及皮下小结不常见。典型的环形红斑表现为匐形的红色边界,中央皮肤正常,不伴瘙痒。环形红斑是 ARF 特征性表现,但其诊断价值有限,因为环形红斑消散快,仅有不超过 10% 的患者出现。皮下小结常是 ARF 较晚期的表现,可能与较严重或持续时间长的心脏炎有关,其表现为豌豆大小、无触痛,常位于肘关节、膝关节或跟腱的伸肌面。

舞蹈症是 ARF 晚期的一个表现,可以出现在其他症状消失之后,也可以无其他临床表现而孤立存在。在进展为不随意性、不可控制的及无意识的舞蹈样运动之前可表现为轻微的书写障碍。由于舞蹈症出现较晚,若仅表现为舞蹈症而无其他临床表现,需要在排除其他导致舞蹈症样疾病后考虑 ARF。

ARF 的一些次要标准和某些主要标准有所重叠。只有当关节炎不被作为主要标准时,关节痛(无关节炎的其他客观证据)才被考虑。然而,除了心脏炎的听诊证据外,ECG 检查发现 P-R 间期延长也应被考虑。急性期疾病的 ESR 和 CRP 是明显增高的,ESR 通常超过 50mm/h,可接近或超过 100mm/h。发热无特征性模式,甚至无需治疗而于 3 周内缓解。

ARF 的其他临床表现无特异性,常为其他临床症状的部分(表 5-9)。

表 5-9 急性风湿热的相关特征

症　状	体　征	实验室检查
疲乏、萎靡	苍白	贫血
腹痛	与发热不成比例的心动过速	血小板增多症
鼻出血		
心悸		

【诊断方法】　诊断 ARF 包括对主要标准及次要标准进行评估,证明先前有 GABHS 感染,并排除与 ARF 表现相似的疾病。

1. 琼斯标准　前面部分已经讨论了 5 个主要标准。对次要标准的评价包括临床评估(发热、关节痛)、实验室评估(ESR,CRP)及心电图检查房室传导阻滞的证据(P-R 间期延长)。

2. 感染 GABHS 的证据　可以通过以下方式获得。

(1)在症状出现前数周,咽拭子快速检测 GABHS 抗原阳性或培养出 GABHS。大多数患者表现为 ARF 时并无咽拭子阳性发现,是因为在潜伏期时感染已被清除。此外,表现 ARF 症状时发现的咽拭子阳性可能为定植菌,不代表曾经患 GABHS 咽炎。

(2)在数周前患猩红热病史:在 ARF 症状出现期间不会出现猩红热,但猩红热是 GABHS 特异性的感染,可能为既往感染的证据。

(3)血 GABHS 抗体(抗链球菌溶血素 O,抗 DNA 酶 B,抗透明质酸酶、抗链激酶):增高。针对几种溶血性链球菌属抗原的联合检测能快速得到结果,且被广泛应用,但与特异性抗体的滴度定量测定相比,这种检测缺乏标准化,具有不能重复性。80% 的 ARF 患者的 ASO 定量呈阳性。对 3 个抗体进行定量检测,95% 的 ARF 患者至少有一个抗体滴度出现升高。

3. 排除与 ARF 相似的疾病　当关节痛症状突出时,要考虑到 ARF 的鉴别诊断,如化脓性关节炎、幼年类风湿关节炎、系统性红斑狼疮、莱姆病、感染后反应性关节炎、血清病及恶性肿瘤。当心脏炎表现明显时,要考虑到感染性心内膜炎及病毒性心肌炎/心包炎。

【治疗】　AFR 的治疗包括 3 个方面:清除 GABHS,二级预防及针对 ARF 的症状治疗。

1. 清除感染　当诊断 ARF 时,无论咽部分泌物培养或快速抗原检测结果如何,患者都需要针对急性溶血性链球菌性咽炎进行治疗。该治疗被认为不能改变急性 ARF 的进程,而是为了清除抗原的刺激。推荐方案与治疗链球菌性咽炎一致,口服青霉素或阿莫西林 10d,或单用长效青霉素肌内注射。该治疗方案结束后即开始二级预防。

2. 二级预防　继发于 GABHS 感染可导致 ARF 复发是被公认的,而心脏受累的程度会随着每一次 ARF 活动而增加。无症状的及有症状的 GABHS 咽部感染均可导致 ARF 的复发。因此,预防 GABHS 的感染是至关重要的。对于所有 ARF 患者而言,持续抗生素的预防是必需的。美国心脏病协会(AHA)提出了抗生素选择的指南、管理的路径及计划、预防持续的时间等建议。在 ARF 初发的头 5 年内发生复发的风险最高,而某些患者则需要终身预防。

AHA 还对具有细菌性心内膜炎高风险的患者提出指南,建议应接受抗生素预防感染性心内膜炎(如接受口腔疾病处理、膀胱镜检查及肠道手术)。并非所有的风湿性心脏疾病患者都需要预防感染性心内膜炎,但是对于某些特殊情况(如指南中所提到的)应根据 AHA 推荐意见接受短期抗生素治疗。

3. 治疗 ARF 的症状　抗炎药物,如阿司匹林对于治疗 ARF 的心脏炎及关节炎症状是有效的。阿司匹林对于治疗 ARF 的关节炎症状非常有效,如使用阿司匹林治疗无效则应怀疑 ARF 诊断。充血性心力衰竭可以通过利尿药及强心药等药物治疗或外科手术方式,如根据症状的炎症程度提示需要进行瓣膜修补或置换术。

(余　莉)

推荐阅读

[1]　Special Writing Group of the Committee on Rheumatic Fever,Endocarditis,and Kawasaki Disease of the Council on Cardiovascular Disease in the Young of the American Heart Association.Guidelines for the Diagnosis of Rheumatic Fever:Jones Criteria,1992 Update. JAMA,1992(268):2069-2073.

[2]　Kliegman RM,Behrman RE,Jensen HB,et al.Nelson's Textbook of Pediatrics.18th ed. Philadelphia:WB Saunders Co,2007.

[3]　Ruddy S,Harris ED,Sledge CB.Kelley's Textbook of Rheumatology.6th ed.Philadelphia: WB Saunders Co,2001.

[4]　Gerber MA,Baltimore RS,Eaton CB,et al.Prevention of rheumatic fever and diagnosis and treatment of acute Streptococcal pharyngitis : a Scientific Statement from the American

Heart Association Rheumatic Fever，Endocarditis，and Kawasaki Disease Committee of the Council on Cardiovascular Disease in the Young，the Interdisciplinary Council on Functional Genomics and Translational Biology，and the Interdisciplinary Council on Quality of Care and Outcomes Research：Endorsed by the American Academy of Pediatrics．Circulation，2009，119(11)：1541-1551．

第6章　体重不增

【定义】　体重不增、生长落后及发育停滞是一种与很多潜在致病因素有关的疾病状况。导致这种状况的根本原因包括能量摄入不足、吸收障碍、能量消耗增加或能量需求增加。无论何种疾病,体重都是衡量儿童基本健康状况的一个敏感指标。在体重增长问题上,必须以广义的角度理解健康,包括家庭、心理、社会经济因素及可能存在的疾病和缺陷。

多数生长落后的患者无须住院,可在门诊进行诊断并治疗。然而,一些因为生长发育延迟程度严重或者年龄小易出现严重影响远期发育后果者,则需要住院。有时,一些复杂和(或)疑难的病例也需住院进行更加详细的评估和诊疗(表6-1)。

表 6-1　生长停滞患儿住院指征

<6个月婴儿
出生后6周体重小于出生体重
6个月内头围增长低于正常生长曲线
虐待
严重的忽视
门诊治疗后仍持续体重增长不足
需要评估潜在疾病
家庭环境不安全
家庭看护者认识不足

【病因】　生长落后不是一个单纯的疾病,而是可能由很多潜在疾病导致的一种疾病状态,必须要在明确潜在疾病后方可给予合适的干预措施。引起生长落后的原因包括热量摄入不足、热量丢失过多、热量消耗过多、生长调节机制异常等(表6-2)。

【鉴别诊断线索】

★患儿一直以来是什么样的生长模式?

——这个问题有助于确定体重增长不足的时间,几周还是几个月?回顾既往就医记录包括初诊儿科医师记录的生长曲线图,可以提示是急性或慢性病程。

★生长的哪个方面受到影响?

表 6-2　体重增长不足病因

热量摄入不足	呕吐
食欲不足	胃食管反流
慢性疾病（如中枢神经系统疾病、胃肠道疾病、慢性感染）	代谢性疾病
贫血(如缺铁性贫血)	药物/毒物
心肺疾病	吸收障碍
心理障碍(如焦虑、淡漠、抑郁)	胆管闭锁/硬化
进食障碍	乳糜泻
喂养障碍	炎性肠病
心理障碍（如淡漠）	酶缺陷疾病（乳糖不耐受、囊性纤维化）
神经系统疾病（如脑瘫、肌张力增高、肌张力低下）	食物或蛋白过敏/不耐受
颜面部畸形（如鼻后孔闭锁、唇裂/腭裂、小颌畸形/颌后缩）	感染性腹泻
吸吮吞咽不协调	短肠综合征
全身肌肉无力/肌肉病变(如肌病)	肾丢失
气管食管瘘	糖尿病
遗传性综合征	肾小管酸中毒
先天性综合征(如婴儿乙醇综合征)	热量需求增加
食物不能利用	高代谢状态 /热量需求增加
母乳喂养不足	先天性/获得性心脏病
喂养方式不当	慢性呼吸系统疾病(如支气管肺发育不良、囊性纤维化)
食物不足	恶性肿瘤
不适合年龄的食物喂养	慢性/反复性感染
食物禁用（虐待,冷落）	内分泌疾病（如甲状腺功能亢进、醛固酮增多症）
热量吸收不足（从吸入不足到丢失过多）	慢性贫血
呕吐	药物/毒物（如铅、左旋甲状腺素片）
中枢神经系统疾病（高颅压）	热量利用障碍
胃肠道梗阻（如幽门狭窄、小肠旋转不良）	代谢性疾病（如氨基酸代谢障碍、糖代谢障碍）
	肾小管酸中毒
	生长调节机制改变
	产前胎儿期受到不良因素影响
	染色体疾病/遗传综合征
	内分泌疾病

　　——对体重、身长、头围的比较,有助于提供病因线索,从三者受影响的顺序可以鉴别潜在疾病病因。后天获得性疾病,体重往往最先受到影响,影响程度也最重,其次为身长,最后影响头围。先天性疾病、遗传性疾病或内分泌疾病,这三者受

累往往比较均匀,或有其典型的特点。

★患儿有无症状?

——有无提示胃肠道营养丢失的症状,如呕吐、腹泻?有无提示热量需求增加的高代谢症状如心肺疾病?详细询问病史,注意有无疾病症状,对于确定生长落后病因非常重要,往往比实验室检查更有提示意义。

★患儿一直以来的饮食结构及习惯是什么样的?

——儿童食物类型及喂养方式均有其发展的特定顺序。

例如,患儿可能总是挑食或拒食被提供的食物。或者随着年龄增长,他们希望自己进食。如果父母没有根据患儿发育来改变喂养方式,而是一直提供同样的种类和数量的食物,孩子则易出现拒食及体重不增。在这种情况下,通过观察一次进食过程可能会帮助了解患儿进食过程中到底存在哪些问题。

★家庭状态及其生活方式是什么样的?

——通过这个问题,探索可能存在的心理和社会经济因素?家庭是否在其他方面也有问题?是否有支持机构帮助家庭?家庭是否有足够的经济来源为孩子购买足够的食物?确定家庭环境可以帮助健康专家明确除病人自身以外的潜在因素。

(翁若航　译　李正红　校)

推荐阅读

[1]　Miller LA,Grunwald GK,Johnson SL,et al.Disease severity at time of referral for pediatric failure to thrive and obesity:time for a paradigm shift? J Pediatr,2002(141):121-124.

[2]　Schwartz ID.Failure to thrive:an old nemesis in the new millennium.Pediatr Rev,2000(21):257-264.

[3]　Shah MD.Failure to thrive in children.J Clin Gastroen terology,2002(35):371-374.

[4]　Homer C,Ludwig S.Categorization of etiology for failure to thrive.Amer J Dis Child,1981(135):848-851.

[5]　Zenel JA.Failure to thrive:a general pediatrician's perspective.Pediatr Rev,1997(18):371-378.

[6]　Jaffe AC.Failure to thrive:current clinical concepts.Pediatr Rev,2011(32):100-108.

 病例 6-1　16 月龄男孩

【现病史】　患儿,16 月龄,非洲裔美国人,因发育停滞(failure to thrive,FTT)就诊。父母还发现其发育倒退。入院前 1 周,患儿似有“发热”,未测体温。每天排稀便 2～3 次,无便血。无呕吐。轻微咳嗽,无鼻炎、皮疹或耳痛。患儿发育较其双胞胎兄弟落后。10 个月会翻身,尚不会坐或走。近期发现其笑容减少,交流减少。

患儿正接受早期干预,进行专业物理康复治疗。儿科医生建议补充营养,但家长尚未开始应用。

【既往史及家族史】 该患儿为双胞胎第一产,出生体重 2550g(5 磅 10 盎司)。母亲 20 岁,因臀位行剖宫产。出生后人工喂养,无住院史。7 个月龄时患肺炎,予门诊治疗。9 个月龄时患鹅口疮,制霉菌素治疗效果好。最近诊断为中耳炎,门诊治疗。无过敏史,无特殊用药史。未到过异地。家里唯一的宠物是一只喂养较久的猫。1 个月前,其母亲因脑血管事件入院,住院评估过程中发现 HIV 抗体阳性。

【体格检查】 T 37.8℃;HR 130/min,RR 40/min,SpO₂1.00(室温),体重7.94 kg(低于 8 个月龄孩子的 5%),身高 75.5cm(第 10 百分位,11 个月龄孩子的第 50 百分位),头围 47cm(第 25 百分位)。

一般情况,该患儿淡漠,易烦躁,但拥抱可安抚。前额隆起,双颞部消瘦。鼓膜外观及运动正常。口咽清洁,无鹅口疮。可触及颈部、枕部、腋窝、腹股沟、滑车上多个小淋巴结。心脏查体可闻及正常第一、第二心音,无杂音、摩擦音或奔马律。双肺听诊呼吸音清。腹软,无压痛及肌紧张。肝肋下 3cm,脾肋下 2cm。肌张力低下,深腱反射对称性亢进。跖反射减弱。

【实验室检查】 血常规:血红蛋白 110g/L,白细胞 37.9×10⁹/L(37 900/mm³),分叶核中性粒细胞 0.08,淋巴细胞 0.47,非典型淋巴细胞 0.38,血小板195×10⁹/L(195 000/mm³)。血电解质、尿素氮、肌酐正常。其他实验室检查包括LDH1586U/L;ALT 98 U/L;AST 139 U/L;ALP 108 U/L;TC 212 及白蛋白34g/L。

【诊疗经过】 鉴于母亲近期诊断 HIV 感染,入院时即予患儿 HIV 抗体检查,为阳性。初始评估集中于患儿 HIV 感染状态(宫内暴露或真正感染),因为来源于母亲的 HIV 抗体可存在于患儿最初 18 个月。进一步行 HIV 聚合酶链反应阳性,确诊患儿为 HIV 感染。

考虑到 HIV 暴露,怀疑其发育停滞是继发于 HIV 脑病。CT 平扫发现弥漫性脑萎缩。住院后不久,该患儿出现发热,最高体温 40.1℃,伴心动过速、呼吸急促。氧合维持尚可。几天后,患儿出现持续性呼吸急促,呼吸轻度费力,左下肺偶可闻及啰音。X 线胸片提示右肺上叶轻度肺野缺失,左肺下叶和右肺上叶斑点影、肺不张。怀疑是由于播散性结核分枝杆菌感染导致发热,因此行腹部超声,提示腹膜后淋巴结肿大。腹部超声显示肝大,回声增强,无局部肿块或脓肿。无胆管扩张或胆囊壁增厚。脾大,无局部损伤。肝门部、腹膜后主动脉旁数个淋巴结肿大;肾正常。

HIV 阳性婴儿出现发热和肝脾大的原因是什么呢?

★病例 6-1 讨论

【鉴别诊断】 FTT 有很多可能的病因。腹泻、发热提示可能为感染所致。然而,患儿营养辅食添加不顺利、母亲感染 HIV,患儿为双胎之一,应考虑到非感染性因素。混合性 FTT 的可能性极高。

　　就感染因素而言,HIV 是众所周知的引起 FTT 的原因之一。需要其他检查来鉴别抗体是从母亲来的还是婴儿真正感染。PCR 阳性确定是真正的感染,可解释患儿 FTT。因此,高热提示为机会性感染所致(表 6-3)。HIV 阳性发热的患儿需要详细的检查来确定病原体。初始的评估包括寻找感染部位和大致估计疾病严重程度。缺乏特定的感染部位给诊断造成了更大的困境。

表 6-3　HIV 阳性患儿发热的鉴别诊断

病毒感染
　乙肝病毒
　丙肝病毒
　单纯疱疹病毒
　水痘-带状疱疹病毒
　巨细胞病毒
　EB 病毒
局灶性细菌感染
　肺炎
　鼻窦炎
　腹腔内脓肿
分枝杆菌感染
　结核分枝杆菌
　鸟型结核分枝杆菌复合物
真菌感染
　人类卡氏肺囊虫
　新型隐球菌
寄生虫
　刚地弓形虫
　隐孢子虫
其他
　淋巴间质性肺炎

　　【诊断】　弓形虫 IgM 阴性,但 IgG 阳性,并且患者的临床表现与播散性弓形虫病一致。患儿有肝炎、肺炎、弥漫性淋巴结炎及外周血涂片显示异形淋巴细胞增多。为评估有无视网膜病变行眼科检查,未见异常。病人进行抗弓形虫病治疗,包括乙胺嘧啶、磺胺嘧啶和亚叶酸解救。最后诊断是刚地弓形虫,一种胞内寄生虫。

　　【发病率和流行病学】　该病原体分布广泛,感染率差异很大。美国和英国人群 16%~40% 曾有过感染,而美国中部、南部和欧洲大陆的感染率 50%~80%。人类感染可无症状,对于免疫抑制者也可严重致死。猫是唯一的最终宿主。人类间传播途径包括血液传播、器官移植、胎盘传播,食入鸡蛋、肉类、牛奶或污染水源中的卵囊或沾有猫粪的蔬菜。生活周期包括在猫体内的性阶段和在猫及人体或其他中间宿主体内的无性阶段(图 6-1)。由于地理位置及研究人群年龄的不同,报道的在猫、其他动物及人体中的发生率不同。

　　【临床表现】　弓形虫感染的临床表现因宿主及感染时间决定(表 6-4)。出生后感染者 70%~90% 无症状。对于免疫功能正常的个体来说,常见症状包括淋巴结肿大,质软或不软。这些患儿可表现为单核细胞增多症样表现。对于免疫功能抑制的患儿,疾病可累及多个系统。对 AIDS 病人,中枢神经系统受累常见。可表现为头痛、轻偏瘫、视力受损。更严重的表现包括言语异常、癫痫、抗利尿激素分泌不当综合征。

　　先天性弓形虫病常无症状,缺乏有意义的症状或体征,但仔细观察会发现,30%~40% 感染的新生儿有异常表现。美国 1/3000~1/10 000 的活产新生儿有

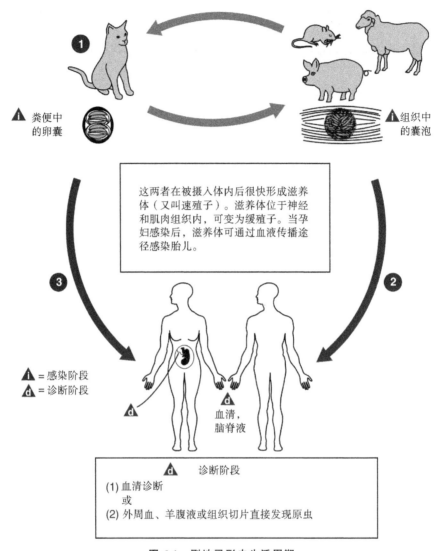

这两者在被摄入体内后很快形成滋养体（又叫速殖子）。滋养体位于神经和肌肉组织内，可变为缓殖子。当孕妇感染后，滋养体可通过血液传播途径感染胎儿。

粪便中的卵囊

组织中的囊泡

i = 感染阶段
d = 诊断阶段

血清，脑脊液

诊断阶段
(1) 血清诊断
或
(2) 外周血、羊腹液或组织切片直接发现原虫

图 6-1　刚地弓形虫生活周期

（感谢疾病控制预防中心，寄生虫疾病和疟疾分部——网址：http://www.dpd.cdc.gov/dpdx/Default.htm）

先天性弓形虫病。这些新生儿可出现脑积水、发热、肝脾大、持续性高胆红素血症、失明、失聪及其他表现，包括腹泻和喂养困难。眼弓形虫病可以是先天性感染或出生后获得性感染的后果。

　　感染为终身性，可有急性期和慢性期。急性期包括初始感染后的寄生虫血症阶段。慢性期，寄生虫形成卵囊存在于宿主组织内。寄生虫可周期性从囊泡中暴

发出来,导致疾病局部再燃。在免疫抑制个体,再燃可导致疾病播散和系统间传播。

先天性弓形虫病的长期后遗症包括发育迟滞、癫痫、强直痉挛、视力损害和失聪。

【诊断方法】

1. 刚地弓形虫抗体 血清检测最常用,检测宿主抗体存在情况。在免疫抑制个体,任意滴度的刚地弓形虫特异性 IgG 抗体可提示活动性感染。血清转化试验或 3～6 周抗体 4 倍及更高滴度的升高可确诊。有多重弓形虫血清学检查方法;对于复杂病例,多数专家使用帕洛阿尔托医学机构弓形虫血清学实验室方法(Palo Alto Medical Foundation,http://www.pamf.org/serology/)。

2. 其他方法 感染可通过寻找组织中的病原体或对潜伏感染者某些无病原体囊泡的部位行核酸检测(PCR),如脑脊液或支气管肺泡液。对免疫功能正常的个体进行诊断时,需要行 HIV 检测。

3. 腰穿 先天性弓形虫病的鉴别诊断范围广。因此,脑脊液检查需包括细胞计数、蛋白、糖、革兰染色、细菌培养。此外,还应行脑脊液 PCR 检测肠道病毒和单纯疱疹病毒,性病研究实验室(VDRL)检查梅毒。

4. 影像学检查 头颅超声或 CT 可显示弥漫性颅内钙化。与此对比,先天性巨细胞病毒感染患儿的颅内钙化典型表现为脑室周围钙化(图 6-2)。

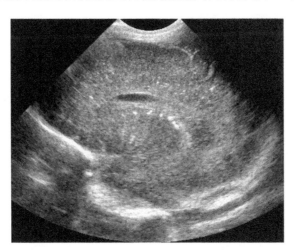

图 6-2 先天性弓形虫病典型的脑室周围钙化

5. 眼科会诊 先天性弓形虫病婴儿可存在脉络膜视网膜炎,少见小眼畸形或白内障。脉络膜视网膜炎存在于多数先天性弓形虫病所致神经系统损害的婴儿中,及近 2/3 的全身性弓形虫病婴儿中。脉络膜视网膜炎还可出现于先天性巨细胞病毒、单纯疱疹病毒、风疹病毒和水痘-带状疱疹病毒感染。小眼畸形还可出现于先天性风疹病毒感染,尽管在美国很少见。

【治疗】 治疗弓形虫病推荐联合疗法。主要药物为乙胺嘧啶,一种叶酸拮抗药。甲酰四氢叶酸与乙胺嘧啶一起服用,帮助对抗其骨髓抑制不良反应。磺胺嘧啶或克林霉素推荐用于辅助治疗。乙胺嘧啶和磺胺嘧啶起协同作用。螺旋霉素用于治疗孕妇患者。甲氧苄啶-磺胺甲氧异噁唑也具有治疗弓形虫病作用,但不是一线药物。其他与乙胺嘧啶联合治疗的药物包括阿奇霉素、克拉霉素、阿托伐醌和氨苯砜。CD4$^+$T 淋巴细胞少于$(100\sim200)\times10^6$/L$(100\sim200/mm^3)$者需要持续抗微生物治疗。

表 6-4 弓形虫病临床综合征

	临床特征	其他特征
先天性	疾病谱广泛,从亚临床疾病到严重受累。颅内钙化、小头畸形、脑积水、脉络膜视网膜炎、癫痫、发育迟滞、贫血、血小板减少伴瘀点。临床表现可在出生后出现,也可逐渐出现	在孕早期传播概率最小,但表现常最严重;孕晚期传播者在出生时可无症状
免疫抑制个体(HIV/AIDS患者,实质器官移植受体,血液系统恶性疾病患者,接受免疫抑制药治疗如糖皮质激素、细胞毒性药物或抗 TNF 治疗)	肺炎,脑炎,脉络膜视网膜炎和心肌炎最常见;未治疗者常进展为播散性,病死率高	可为初发感染,也可为潜伏感染再燃;甲氧苄啶-磺胺甲氧异噁唑作为预防药物有一定效果;实质器官移植受体可经移植器官感染
免疫功能正常宿主	许多感染为无症状性;常表现为脑萎缩;系统性疾病的表现与传染性单核细胞增多症相似;可进展为播散性感染,包括心肌炎、肺炎、肝炎或脑炎;脉络膜视网膜炎可单独存在,也可为系统性疾病的一部分;可以为不明原因发热(FUO)的原因	常为自限性
眼部	脉络膜视网膜炎和葡萄膜炎(后部或全葡萄膜炎);频繁复发	可以由于急性感染或潜伏感染再燃;眼部疾病可来源于先天或后天感染

(马菁苒 译 李正红 校)

推荐阅读

[1]　Hill D,Dubey JP.Toxoplasma gondii:transmission,diagnosis and prevention.Clin Microbiol Infect,2002(8):634-640.

[2]　Tamma P.Toxoplasmosis.Pediatr Rev,2007(28):470-471.

[3]　Weiss LM,Dubey JP.Toxoplasmosis:a history of clinical observations.Int J Parasitol,2009 (39):895-901.

[4]　McAuley JB.Toxoplasmosis in children.Pediatr Infect Dis J,2008(27):161-162.

[5]　Montoya JG.Laboratory diagnosis of Toxoplasma gondii infection and toxoplasmosis.J Infect Dis,2002(185):S73-S82.

 病例 6-2　7 月龄男孩

【现病史】　7 月龄白种人男婴因生长发育落后入院。该患儿是 37 周出生的双胎之一,母孕史无特殊,患儿 3 个月龄前无明显异常,行双侧腹股沟疝修补术后,父母发现其体重不增,大便呈稀糊状,伴有恶臭,每天 6~7 次,无发热、呕吐等伴随症状,纳奶可。

【既往史及家族史】　患儿母孕史、分娩史均无异常。母亲否认性传播疾病。患儿无用药史及过敏史。6 个月龄前常规进行预防接种。父亲患有糖尿病。与父母、双胞胎兄弟及 3 岁姐姐同住,兄妹均体健。发育方面,患儿不能独坐,不能翻身,反复测试发现竖头不稳。

【体格检查】　T:37.2℃,HR110/min,RR20/min,BP 78/50mmHg,身长及体重均低于第 5 百分位。

患儿体格均匀偏瘦。头颅无畸形,双侧瞳孔等大等圆,对光反射灵敏,巩膜无黄染。鼓膜外观及功能正常。颈软,活动可,浅表未触及肿大淋巴结及异常肿物。双肺呼吸音清,心脏听诊未闻及异常心音、心脏杂音及心包摩擦音。腹软,无肌紧张,无肠鸣音亢进,无肝脾大,未及肿物。外生殖器无畸形。先天性指(趾)弯曲。神经系统查体显示全身肌力减退及竖头不稳,四肢末端可见红色斑丘疹。

【实验室检查】　血常规:Hb22g/L;PLT180×10^9/L(180 000/mm^3);WBC 1×10^9/L(1000/mm^3),杆状核细胞 0.02,分叶核细胞 0.08,淋巴细胞 0.81,单核细胞 0.09。

电解质:钠 138mmol/L;钾 3.6mmol/L;氯 103mmol/L;碳酸氢根 22mmol/L。

白蛋白 42mg/L。

凝血:凝血酶原 12.5s,部分凝血活酶时间 31.0s。

发汗试验:正常。

【诊疗经过】　患儿进行了粪便检查,发现粪便中脂肪增多及胰腺分泌功能不足,结合查体及血常规分析结果考虑 Shwachman-Diamond 综合征可能性大。

★病例 6-2 讨论

【鉴别诊断】 多种疾病可造成胃肠道消化吸收不良,从而导致生长发育落后。若将消化吸收障碍的原因局限于胰腺外分泌功能异常,可分为遗传性及获得性两大类。遗传性胰腺外分泌功能障碍的病因包括囊性纤维化、Shwachman-Diamond 综合征、Johnson Rizzaldon 综合征、Pearson 胰腺炎、骨髓综合征及孤立性酶缺乏。获得性胰腺外分泌功能障碍的诱因包括慢性胰腺病变及外科手术后导致的胰腺病变。可造成胃肠道吸收不良的其他原因包括消化道管腔异常、黏膜异常、吸收转运障碍。表 6-5 提示了可用于鉴别诊断的辅助检查。

表 6-5 吸收不良相关实验室检查

初步筛查
粪便隐血、白细胞、pH
难辨梭状芽胞杆菌毒素测试、虫卵及寄生虫镜检
便培养及相关病毒的病原学检查
血电解质,血白蛋白及总蛋白
尿常规及培养
吸收不良的定量和定性评估
H_2 呼吸试验
D 木糖吸收试验(测试小肠黏膜吸收功能)
粪便找脂肪滴
血清铁、维生素 B_{12} 及叶酸含量
特异性诊断检查
汗液氯化物测定
肠黏膜活检行病理及免疫组化检查
影像学检查:上消化道钡剂造影
胰腺分泌功能测试
超声:胆管系统异常
ERCP 进一步检查胆管及胰管

(源自:Hill ID.Disorders of digestion and absorption//Rudolph CD,Rudolph AM,eds.Rudolph's Pediatrics,21st ed.New York:McGraw-Hill;2003.)

【诊断】 中性粒细胞减少、骨骼发育异常[先天性指(趾)弯曲]及胰腺功能障碍提示了 Shwachman-Diamond 综合征可能,该病是除囊性纤维化外,导致遗传性胰腺功能不足的最常见病因。该病患儿排便及生长发育异常的表现与囊性纤维化相似,但 Shwachman-Diamon 综合征也有其特殊的临床表现。有一些病程短的患儿生长发育不受影响。有些患儿有胸廓及手指骨骼畸形。也有一部分患儿显示出骨髓造血异常,最常见的是中性粒细胞减少症和频繁感染,也会出现贫血及血小板减少。

【发病率和流行病学】 Shwachman-Diamond 综合征,是一种常染色体隐性遗传病,会导致胰腺外分泌功能障碍、骨骼畸形[并指(趾),多指(趾)和骨髓功能异常]。后者导致骨髓增生异常综合征及急性非淋巴细胞白血病发生概率更高。该病确切的发病率难以统计,但与囊性纤维化的数据比较后预测发病率为 1/75000,无种族及民族差异性,但男性较女性发病多。该病患儿可有某种程度上的胰腺外分泌功能不全。婴儿期诊断尤其困难。典型的表现包括消化系统症状、脂肪泻、生长发育停滞,脂溶性维生素缺乏表现。中性粒细胞数量及功能异常造成反复细菌性感染,最常见的是肺部感染,皮肤软组织感染偶尔出现,有时可导致骨髓炎发生。骨髓异常导致贫血、易感染,易反复鼻出血。牙釉质发育不全需牙科护理。大多数病人有轻度的认知功能障碍。Shwachman-Diamond 综合征的儿童罹患血液系统恶性肿瘤的风险也更高。

【诊断方法】 诊断方法与诊断囊性纤维化相近,发汗试验结果正常,但目前有更多有助鉴别诊断的方法。目前没有单一的辅助检查金标准。Shwachman-Diamond 综合征是一种胰腺及骨髓功能障碍的临床表现。其他可以造成胰腺功能障碍的疾病必须被排除。

1. 汗液测试 汗中氯化物水平正常,可除外囊性纤维化。

2. 血常规 可观察到中性粒细胞持续或周期性减少。血清碳酸氢根浓度可下降。消化道吸收障碍可导致低白蛋白血症。

3. 肝功能检查 ALT 及 AST 可轻度升高。

4. 72h 排泄物脂肪含量测定 提示排泄物中脂类及脂肪酸增多,缺少脂肪泻并不能除外 Shwachman-Diamond syndrome 的可能。

5. 血清免疫球蛋白水平 IgA 和 IgG 水平可能偏低。

6. 骨髓活检 可能提示纤维组织发育不全,该项检查同时也可提示有无血液系统恶性肿瘤。首发症状年龄<3 个月,诊断时血液学参数偏低及随访期间罹患血液系统恶性及非恶性肿瘤的概率最高。

7. 影像学检查 可能会提示骨质减少、干骺端骨发育不良,肋骨增厚,长骨腔异常。

8. 腹部 MRI 可提示胰腺被脂肪组织代替。

【治疗】 治疗包括酶替代,营养支持,避免感染,警惕血液系统恶性肿瘤,应注意添加脂溶性维生素,积极治疗感染及其他血液系统恶性肿瘤。大多数病例治疗效果好。患儿可能会因低中性粒细胞血症而易被感染。一些患儿也可能会罹患急性非淋巴细胞白血病(AML)。

(王 红 译 李正红 校)

推荐阅读

[1] Mark DR,Forstner GG,Wilchanski M,et al.Shwachman syndrome:exocrine pancreatic dysfunction and variable phenotypic expression.Gastroenterology,1996(111):1593-1602.

[2] Baldassano R,Liacouras C.Chronic diarrhea:a practical approach for the pediatrician.Pediatr

Clin North Amer,1991(38):667-674.

[3] Rothbaum R,Perrault J,Vlachos A,et al.Shwachman-Diamond syndrome:report from an international conference.J Pediatr,2002(14):266-270.

[4] Ruggiero A,Molinari F,Coccia P,et al.MRI findings in Shwachman-Diamond syndrome.Pediatr Blood Cancer,2008(50):352-354.

[5] Donadieu J,Fenneteau O,Beaupain B,et al.Classification of and risk factors for hematologic complications in a French national cohort of 102 patients with Shwachman-Diamond syndrome.Haematologica,2012(97):1312-1319.

 病例 6-3   20 日龄女婴

【现病史】   20 日龄女婴,白种人,因发育停滞就诊于急诊。其为足月儿,出生体重 2.53kg,经阴道自然分娩,母孕期无并发症。患儿出生后 36h 由于吸吮力差而出现喂养困难,当时其肠鸣音及尿量均正常。36h 后,患儿进食好,与其母亲一同出院。在过去的 3 周里,保健医生定期随访其体重均低于其出生时体重。患儿每2～3小时喂养 70～84g(2.5～3 盎司)奶,同时也适当添加了配方奶,喂养过程中无呕吐、过敏等。入院前 2d,患儿排松软便,无血便。患儿有鼻充血,但无发热。除了母亲在本次就诊前 1 周有头痛及发热症状外,患儿无其他疾病接触史。

【既往史及家族史】   母亲产前有明确吸烟史(约每日半包),但无其他违禁药物使用史。围生期检测 B 族链球菌、乙肝病毒及 HIV 均阴性。产前超声检查提示胎动正常。母亲产前服用维生素,孕期无其他服用药物史。患儿经阴道娩出,出生时伴胎粪,Apgar 评分不详。

无死胎或流产家族史,无遗传代谢病及先天性心脏病家族史,无癫痫及神经系统疾病家族史,无囊性纤维化家族史。

【体格检查】   T36.9℃, HR160/min, RR40/min, BP96/62mmHg, 体重 2.42kg(＜第 5 百分位),身长 46cm(＜第 5 百分位),头围 35cm(第 10 百分位)。

患儿一般情况较差(恶病质),但反应尚可。前囟平软,后囟约 1cm 宽。面部无畸形,双侧瞳孔对称。口咽部无异常,无鹅口疮,未及淋巴结肿大。肺部和心脏听诊正常。腹软,肝脏右侧肋缘下 1cm。皮肤苍白有斑纹,左侧顶叶可见一约 1cm 的血管瘤。神经系统查体未见明显异常。

【实验室检查】   血清钠 136mmol/L;钾 5.5mmol/L;氯 100mmol/L;碳酸氢盐 28 mmol/L。血尿素氮、肌酐、葡萄糖、钙、镁、磷均正常。

【诊疗经过】   这个 20 日龄的新生儿由于中度营养不良及生长发育停滞收入院,进行严格的热卡计数及喂养观察。接下来 2d 内,患儿均获得足够的热量摄入[180～200kcal/(kg·d)],但其体重并无增长,同时我们发现,患儿大便量增多,排出量较摄入量多。其大便中还原物质测定阳性,便 pH 5.5,大便隐血阴性。

★病例 6-3 讨论

【鉴别诊断】　本例病例的鉴别诊断非常广泛。当开始喂养患儿时,发现其吸吮及吞咽功能差,对于这种摄食困难应鉴别为原发性(如神经病变、脊髓性肌萎缩)或因营养不良及无力所致继发性。当对患儿进行喂养后发现其力量有所增加但是体重无改变。因即使每日给予足够热量,患儿体重仍无明显增长,因此我们考虑可能为吸收障碍性疾病。

【诊断】　我们对患儿进行了汗液试验,结果显示在试验的 30min 内 2 个取样处的汗液氯化物含量分别为 95 及 105(正常<40,临界值 40~60,>60 为异常)。之后又重复了一次汗液试验仍提示异常。患儿因此被诊断为囊性纤维化(CF)。其胸部 X 线正常。此后患儿开始补充酶、维生素,同时雾化吸入沙丁胺醇及色甘酸治疗。开始补充酶治疗后患儿较前好转,在住院期间即有满意的生长追赶。

当一个给予正常或最后给予超常热量摄入的患儿,仍不能正常增加体重时,临床上应考虑囊性纤维化。这个病例中,首先我们考虑为吸收障碍性疾病,而囊性纤维化为最常见的可导致吸收障碍的疾病。

【发病率和流行病学】　囊性纤维化的发病率在不同人种中有所不同,总体而言,其为北美最常见的致寿命缩短的遗传性疾病,为常染色体隐性遗传病。目前已发现数个基因突变位点,最常见的为第 7 号染色体长臂上的 δF508 位点。在北欧,每 2500 个活产婴儿即有一个患此病。约有 4% 的白种人均为携带一个囊性纤维化突变位点的携带者。囊性纤维化的临床表现多种多样。表 6-6 为囊性纤维化的诊断标准。

表 6-6　囊性纤维化诊断标准[1]

临床/病史
- 一个或多个特征性的表型(慢性阻塞性肺疾病、胰腺外分泌功能不全,汗盐流失综合征,男性不育)
- 兄弟姐妹中有 CF 患者或新生儿筛查阳性

囊性纤维化跨膜转导调节因子(CFTR)/CFTR 功能异常的实验室依据
- 汗液实验阳性(在经过毛果芸香碱电离子导入法最大刺激后得到的至少 100mg 的汗液样本中汗液的氯离子浓度>60mmol/L)
- 检测到 2 个已知的可导致 CF 的 CFTR 突变位点
- 特征性的鼻腔上皮转运电位差异

(1)诊断需每一列中至少一条符合

【临床表现】　囊性纤维化的起病年龄及临床表现多种多样。某些病例中,患者可在出生后即出现明显的临床表现;而另一些病例中,患者可能直至成年早期进行生育评估时才被发现,从而得到诊断。可累及以下数个系统:胃肠道、汗腺、呼吸系统、生殖系统、骨骼及内分泌腺/代谢（高血糖症）。生长发育迟缓亦为其中一个最常见的临床表现。表 6-7 所示为进行汗液试验的指征，同时例举了囊性纤维化患者的临床表现。

表 6-7　汗液试验的适应证

消化道
 慢性腹泻
 脂肪泻
 胎粪性肠梗阻
 胎粪栓塞综合征
 直肠脱垂
 肝硬化/门静脉高压
 新生儿黄疸时间延长
 胰腺炎
 脂溶性维生素缺乏（尤其是 A/E/K）
呼吸道
 上呼吸道
  鼻息肉
  影像显示全鼻窦炎
 下呼吸道
  慢性咳嗽
  反复的支气管炎
  反复的喘息
  难治性"哮喘"
  反复或持续性肺不张
  阻塞性肺疾病
  葡萄球菌肺炎
  喉部、痰液或者支气管有铜绿假单胞菌（特别是黏液状类型）
其他
 杵状指
 囊性纤维化家族史
 生长发育停滞
 低血钠、低氯性碱中毒
 与病史不符的严重脱水
 中暑虚脱
 味觉偏咸
 男性不育

（来源：Orenstein DM. Cystic fibrosis//Rudolph CD, Rudolph AM, eds. Rudolph's Pediatrics. 21st ed. New York：McGraw-Hill，2003.）

【诊断方法】 本病的诊断基于临床表型及实验室检查。实验室确诊检查通常为汗液试验阳性（至少 100mg 的汗液样本中汗液浓度＞60mmol/L）。同时还可完善基因检测（表 6-6）。

组织分型为进行汗液试验的适应证，同时也显示了临床表现的多样性。诊断时一定要注意可能出现假阳性及假阴性的结果。进行汗液试验的指征见表 6-7。

【新生儿筛查】 部分病例中，可对囊性纤维化进行早期诊断，因为患有囊性纤维化的新生儿常因胰腺导管梗阻而可检测到血清中免疫活性胰蛋白酶原水平升高。对于免疫活性胰蛋白酶原水平升高超过 99 百分位的婴儿应进行汗液试验证实，在某些病例中应进行 CF 主要突变基因的筛查（$\Delta F508$）。

【治疗】 本病的治疗最好由一个多学科团队共同完成，包括肺部、胃肠道营养和社会心理等多方面，并于专门的多学科中心机构进行治疗。虽然很多研究认为生命早期积极治疗肺部疾病可以改善长期的肺功能和存活率，囊性纤维化的幼儿营养对改善预后亦十分重要。Konstan 等证明，3 岁以下囊性纤维化儿童的营养状况与以后生活中肺部症状相关。在一个对 931 例囊性纤维化儿童的观察性研究中，发现 3 岁时体重位于第 5 百分位数以下的患儿，在 6 岁时肺功能水平比当时位于第 75 百分位以上的患儿低。因此，发育及营养不良，以及生命早期肺疾病的出现对之后的肺功能均有影响。囊性纤维化生存率的中位数已经从 1969 年的 14 岁增长至 2000 年的 32 岁。基因替代疗法是目前研究的热点。同时，亦对本病尝试进行产前筛查，目前得到了较高的病人满意度及理解。患者在专门的囊性纤维化中心持续随访很重要，以便可以在营养、肺功能评估和避免细菌感染等方面获得多学科的服务。

（吴戊辰　译　李正红　校）

推荐阅读

[1] Collins F.Cystic fibrosis：molecular biology and therapeutic implications.Science，1992（256）：774-779.

[2] Farrell PM，Fost N.Prenatal screening for cystic fibrosis：where are we now? J Pediatr，2002（141）：758-763.

[3] Konstan MW，Butler SM，Wohl MEB，et al.Growth and nutritional indexes in early life predict pulmonary function in cystic fibrosis.J Pediatr，2003（142）：624-630.

[4] Ratjen F，Doring G.Cystic fibrosis.Lancet，2003（361）：681-689.

[5] Amin R，Ratjen F.Cystic fibrosis：a review of pulmonary and nutritional therapies.Adv Pediatr，2008（55）：99-122.

[6] McNally P .Cystic fibrosis//Florin TA，Ludwig S，eds.Netter's Pediatrics.Philadelphia：Saunders Elsevier，2011.

病例 6-4　5 日龄男婴

【现病史】　5 日龄亚裔男婴因吃奶差就诊于儿科。患儿父母自述出生后喂养欠佳,每 2～3 小时吃奶量约 14g(0.5 盎司)。出生后纯母乳喂养,因黄疸予加喂新生儿奶粉。患儿就诊于诊所,发现有呼吸窘迫和心脏杂音,为进一步诊治就诊于急诊科。自发病以来,患儿自主活动减少,无多汗、发绀及行为异常,无发热、呕吐,无皮疹。完善尿常规、便常规未见异常。患儿有与呕吐和肠胃炎的 2 岁哥哥接触史。

【既往史及家族史】　孕母规律产检,因 B 族链球菌(+),分娩期予青霉素治疗。产前超声无异常。患儿胎龄 39 周,经阴道分娩,出生体重 3100g。患儿生后出现呼吸急促,予经验性抗感染治疗后呼吸急促好转,血培养阴性,抗感染治疗 48h 后停用,予以出院。家族中外祖母患白血病,外祖父于入院前 2d 猝死;患儿出生后与父母和 2 岁哥哥生活。

【体格检查】　T36.1℃,HR168/min,RR44/min,右上肢血压 74/44mmHg,左上肢血压 85/53mmHg,右下肢血压 77/57mmHg,左下肢血压 77/53mmHg,SpO_2 0.98(无氧气吸入),体重 2.9kg。

精神反应好,哭闹多。面部、躯干皮肤黄染。前囟平软。无异常面容,眶周无瘀斑。鼓膜外观和活动度无异常。鼻部无异常分泌物。口唇黏膜红润。咽无充血。三凹征弱阳性。双肺呼吸音清,未闻及干湿性啰音。胸骨左缘可闻及 4/6 级收缩期杂音,向背部传导。第一心音、第二心音无异常,可闻及第三心音奔马律。最强心尖冲动点轻微向左移位。腹软,全腹未及肿物,肝右肋下 5cm 可及,脾肋下未及。四肢脉搏无异常。神经系统查体未见异常。

【实验室检查】　胸片可见心影增大,双肺间质性病变,无明显斑片影。

血常规:WBC 15.5×10⁹/L,N 0.73,ESO0.03,LY0.13,MO0.03,HGB 215g/L,PLT 140×10⁹/L。

血电解质:Na^+ 140mmol/L,K^+ 3.9mmol/L,Cl^- 105mmol/L,HCO_3^- 15mmol/L。

肝功能:Alb 30g/L,TBil299.2μmol/L(17.5mg/dl),ALT 54U/L,AST 163U/L,GGT 700。APTT 28s。心电图示 T 波广泛异常,电压无异常。心脏彩超示全心扩大,以左心室为主;射血分数 22%;心脏结构未见明显异常。

脑脊液常规:细胞数:WBC 17×10⁹/L,RBC 39×10⁹/L;糖和蛋白质无异常;细菌涂片无异常;单纯疱疹病毒 PCR(−)。

【诊疗经过】　入院后,患儿诊断充血性心力衰竭,予地高辛和呋塞米治疗。初步诊断为心肌病、心肌炎,不除外病毒(柯萨奇病毒、肠道病毒、TORCH 感染)、细菌感染,不除外代谢产物贮积性疾病。

　　患儿初始治疗予氨苄西林、头孢噻肟、阿昔洛韦经验性抗感染治疗,检查结果回报阴性后停用。头颅超声无异常,未见颅内动静脉畸形。监测肝酶持续轻度升高。腹部 CT 见图 6-3。

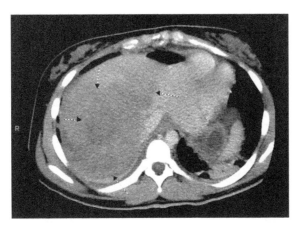

图 6-3　腹部 CT 示肝增大,可见一界限不清分叶状低密度影,大小约
13cm×9cm×7cm

★病例 6-4 讨论

　　【鉴别诊断】　该患儿出生后出现心力衰竭,导致体重不增。心力衰竭病因分为心源性和非心源性(表 6-8)。儿童肝肿物的鉴别诊断见附表(表 6-9)。儿童肝肿物少有实质肿瘤,需明确不同年龄段和不同外观的肿物类型。最常见的肝肿物为转移性肿物,多数肝原发肿瘤为恶性肿瘤,但 1/3 肿物为良性肿瘤,其中最常见的为婴幼儿血管瘤。

表 6-8　新生儿心力衰竭

A. 心脏结构异常

1. 出生后起病——左心发育不良综合征

—重度三尖瓣反流

—严重动静脉瘘

2. 出生后 1 周内起病——大动脉转位

—早产儿动脉导管未闭

—完全性肺静脉异位引流

3. 出生后 1～4 周起病

—主动脉或肺动脉狭窄

—动脉狭窄

（续 表）

B. 非心源性疾病

1. 新生儿窒息导致一过性心肌缺血损伤

2. 代谢性疾病（代谢性酸中毒、低血糖、低血钙）

3. 重度贫血（水肿）

4. 血容量过多或体内水分过多

5. 新生儿败血症

6. 心内膜弹性纤维增生症（一种罕见心肌病）可引起婴儿期充血性心力衰竭。其中 90% 出生后 8 周内起病

表 6-9 　儿童肝肿物的鉴别诊断

恶性肿瘤

　转移瘤

　肝母细胞瘤

　肝细胞癌

　胚胎肉瘤

　血管肉瘤

　Rhaboid 瘤

良性肿瘤

　血管内皮瘤

　肝间充质细胞错构瘤

　肝局灶性结节性增生

　肝结节状再生性增生

　肝细胞腺瘤

【诊断】　腹部 CT 示肝增大，可见一界限不清分叶状低密度影（图 6-3）。肝动脉轻度扩张，可能是病变部位血流增加的原因。为进一步明确诊断完善肝 MRI，MRI 提示该肿物为实体肿瘤而非动静脉畸形。患儿进一步完善开腹肝活检提示为血管内皮瘤。该患儿的病因为巨大血管内皮瘤或者海绵状血管瘤，该肿物可引起高输出量性充血性心力衰竭。

【发病率和流行病学】　儿童肝肿瘤罕见，其中约 30% 为良性病变（表 6-10）。良性肝肿瘤分为 5 类：①肿瘤样上皮细胞病变（如局灶性结节性增生）；②上皮细胞瘤；③囊肿和间叶性肿瘤（如囊性间质错构瘤）；④良性畸胎瘤；⑤间质细胞瘤（如血管瘤、血管内皮瘤）。血管内皮瘤是一种内皮细胞增殖产生的软组织肿瘤，是最常见的肝良性肿瘤。肝血管瘤在 1 岁以内体积逐渐增大，以后数月或数年中缓慢消退，病程与皮肤血管瘤相似。

表 6-10 肝肿瘤分类

诊断	发病年龄	肿物分布	AFP
良性			
血管内皮瘤	<6 个月龄	单发/多发	正常
间质细胞瘤	<2 岁	单发	正常
炎性病变	各年龄均可	单发/多发	正常
UVC 相关	婴幼儿	单发	正常
恶性			
肝母细胞瘤	<3 岁	单发	升高
肝细胞癌	>3 岁	单发/多发	升高
未分化肉瘤	6—10 岁	单发	正常
转移瘤	各年龄均可	单发/多发	正常

【临床表现】 90％儿童 6 个月龄内起病,1 岁以后发现者罕见。女性发病率稍高于男性,各人种发病率无明显差异。肿瘤消退前可有明显肝大、黄疸、体重减轻、厌食、发热。严重并发症包括瘤体破裂出血、贫血、梗阻性黄疸及充血性心力衰竭。许多患儿同时患皮肤血管瘤,尤其是肝多发血管瘤时更为多见。气管、肺、胃肠道、脾、胰腺可有类似病变。尽管血管瘤是良性肿瘤,但可造成动静脉短路,从而导致心排血量增加、引起充血性心力衰竭。血管瘤内血小板破坏可导致 Kasabach-Merritt 综合征。瘤体可产生 3 型脱碘酶并继发甲状腺功能减退。

【诊断方法】 首选实验室检查为超声,发现异常可进一步完善 CT 和 MRI 检查。AFP 无异常可协助诊断,可有肝酶升高和贫血。幼儿肝多发结节、血 AFP 无异常多为肝血管瘤;年长儿童肝多发结节伴 AFP 升高者多为肝细胞瘤。

1. 血常规 50％患儿可见贫血。可有轻到重度血小板减少。

2. 肝功能 常有 AST 升高。胆红素升高多见于梗阻性黄疸。

3. 腹部 B 超 肝血管瘤多为低回声、界限清晰。多普勒超声可见高速血流,与动静脉畸形鉴别困难。

4. 腹部 CT 40％患者可见低密度肿物及散在钙化影。多灶性病变者钙化相对少见。巨大肿物可有内部梗死或出血改变,CT 可见肿物外周高密度影、中心低密度影。

5. 腹部 MRI 较大肿物 MRI 改变不典型,肿物内部出血时可有 T_1 相高信号影。

6. 其他 与肝其他肿物鉴别困难时可进行活检。

【治疗】 不合并血小板减少时,单发肝血管瘤可通过外科手术切除。非手术治疗包括泼尼松和干扰素 α。可试用环磷酰胺和放疗。严重者可能需要肝移植。

(袁裕衡 译 李正红 校)

推荐阅读

[1] Reis-Filho JS, Paiva ME, Lopes JM. Congenital composite hemangioendothelioma: case report and reappraisal of the hemangioendothelioma spectrum. J Cutaneous Pathol, 2002 (29):226-231.

[2] Lu CC, Ko SF, Liang CD, et al. Infantile hepatic hemangioendothelioma presenting as early heart failure: report of two cases. Chang Gun Med J, 2002(25):405-410.

[3] Zenge JP, Fenton L, Lovell MA, et al. Case report: infantile hemangioendothelioma. Curr Opin Pediatr, 2002(14):99-102.

[4] Ayling RM, Davenport M, Hadzic N, et al. Hepatic hemangioendothelioma associated with production of humoral thyrotropin-like factor. J Pediatr, 2001(138):932-935.

[5] Davenport M, Hansen L, Heaton ND, et al. Hemangioendothelioma of the liver in infants. J Pediatr Surg, 1995(30):44-48.

[6] d'Annibale, Piovanello P, Carlini P, et al. Epithelioid hemangioendothelioma of the liver: case report and review of the literature. Transplantation Proc, 2002(34):1248-1251.

[7] Chung E, Cube R, Lewis R, Conran R. Pediatric live masses: radiologic-pathologic correlation, Part 1. Benign tumors. Radiographics, 2010(30):801-826.

[8] Litten J, Tomilson G. Liver tumors in children. The Oncologist, 2008, 13(7):812-820.

 病例 6-5　3 月龄女婴

【**现病史**】 患儿,女,3 个月,因发育不良被儿科医师转入急诊。患儿自 1~2 个月龄时出现体重增长困难,每周随访核实,体重均增长不良。最初母乳喂养,因母乳不耐受,先后换为含铁美赞臣奶粉、去铁、去乳糖及大豆奶粉,现在为雅培含铁奶粉喂养。家属曾尝试用谷类食物及香蕉增稠食物,但并无改善。患儿每餐摄取 112g(4 盎司)食物,每 56g(2 盎司)就会打嗝。每天摄取 784g(28 盎司)食物。患儿经常呕吐,有时比较剧烈,每餐可呕吐达 28~56g(1~2 盎司)。呕吐物为非血性、不含胆汁,偶尔呈喷射性。过去 1 个月,呕吐加重。患儿无腹泻。患儿 3d 前出现活动减少,目光呆滞。尿量减少(她平常每天有 7~10 片湿尿裤,今天只有 2 片)。

【**既往史及家族史**】 孕母 16 岁,孕 2 个月开始产检。患儿为足月儿,出生体重 3440g。无产科并发症,出生后 39h 出院。患儿 6 周龄时可翻身。无用药史。常规预防接种。家族史无特殊。

【**体格检查**】 T37℃;HR 129/min;RR 18/min;BP 68/41mmHg;体重 3.89kg(位于 1 个月龄儿童第 50 百分位)。

体检时哭闹,但可安抚。皮下脂肪显著减少。前囟凹陷。瞳孔对光反射灵敏。无鼻涕。心肺听诊正常。舟状腹,有明显蠕动波。脾尖可在左肋缘处触及。四肢稍凉,毛细血管充盈时间 2～3s。神经系统查体正常。

【实验室检查】　白细胞 8.8×10^9/L(杆状核中性粒细胞 0.01,分叶核中性粒细胞 0.59,淋巴细胞 0.30,单核细胞 0.10)。

血红蛋白 129g/L,血小板 195×10^9/L,钠 129mmol/L,钾 4.8mmol/L,氯 65mmol/L,碳酸氢盐 53mmol/L,血尿素氮 48mmol/L,肌酐 124μmol/L(1.4mg/dl),血清转氨酶正常。其他检查包括胆固醇 5.4mmol/L 和三酰甘油 3.5mmol/L。

【诊疗经过】　患儿在急诊室输入了生理盐水约 40ml/kg。因呼吸增快且呈周期性呼吸收入重症监护病房。腹部 X 线片(图 6-4)示胃胀气、肠充气缺乏。腹部超声(图 6-5)提示了诊断。

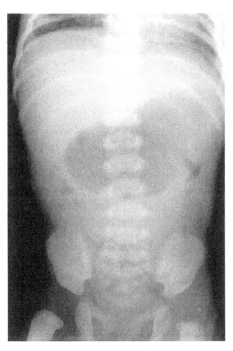

图 6-4　腹部 X 线片

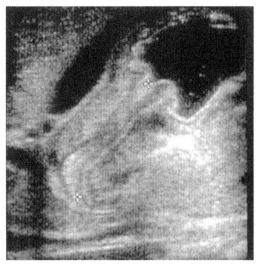

图 6-5　腹部超声

★病例 6-5 讨论

【鉴别诊断】　该病例的鉴别诊断包括一些高位肠梗阻疾病。低氯性碱中毒及相关病史支持这类疾病的液体丢失,可以考虑严重的胃食管反流、胃出口梗阻、幽门狭窄或特殊的十二指肠异常(如重复畸形)。上消化道 X 线片显示为幽门狭窄。电解质紊乱是典型的失钠性上消化道梗阻。

【诊断—幽门狭窄】　腹部超声显示幽门增厚、狭长,最长肌肉达 19mm(图 6-

5）。最厚部分达 5mm。胃窦也有显影及明显液体和先前经口喂养残余食物的证据。这些发现均符合幽门狭窄的诊断。其电解质紊乱纠正后，患儿接受了幽门切开术。术后无特殊。此例为不常见的晚发型幽门狭窄，大部分幽门狭窄病例于出生后 3～6 周诊断。

【发病率和流行病学】 幽门狭窄在男性中的发病率为 1∶200，女性为 1∶1000。为多基因遗传并随性别改变。这些发现与患者较小的家庭规模及较高的社会经济地位有关。更常见于非洲裔美国人及亚洲人。

【临床表现】 临床表现常见呕吐（经常为喷射性）、体重增长不良及便秘。没有其他相关症状。体格检查中，肥大的幽门肌肉（"橄榄样"）可在右上腹触及。体检最好在鼻胃管减压后进行。但是，不能仅依靠临床查体进行诊断。

【诊断方法】 触诊橄榄样的幽门经常很困难，也依赖于检查者的经验。

1. 血清电解质 提示低氯性代谢性碱中毒。

2. 腹部超声 超声提示幽门肌肉典型增厚。如需进行其他鉴别诊断，可行上消化道钡剂检查。随着超声的广泛应用，电解质紊乱较过去少见。

【治疗】 治疗方法是简单的幽门切开术，打开幽门通道，让食物经其进入小肠。手术可经腹腔镜完成。术后数天症状即可消除。无长期并发症，能耐受经口喂养即可出院。

（赵雪臻 译 李正红 校）

推荐阅读

[1] Garcia VF，Randolph JG. Pyloric stenosis：diagnosis and management. Pediatr Rev，1990 (11)：292-296.

[2] Letton RW Jr.Pyloric stenosis.Pediatr Ann,2001(30):745-750.

[3] Glatsein M，Carbell G，Boddu SK，et al.The changing clinical presentation of hypertrophic pyloric stenosis.Clin Pediatr,2011(50):192-195.

[4] Kumar R，Abel R.Infantile hypertrophic pyloric stenosis.Surgery,2008(26):304-306.

[5] Sola JE，Neville HL.Laparoscopic versus open pyloromyotomy:a systemic review and meta-analysis.J Pediatr Surg,2009(44):1631-1637.

 病例 6-6 21 月龄男婴

【现病史】 患儿，男，21 个月，因体重减轻及偏执就诊。5 个月前患中耳炎，予阿莫西林治疗。1 个月后复发，先后予头孢呋辛、阿莫西林-克拉维酸治疗。同时出现大便 2～4/d，量多，糊状，腐烂臭味，油脂状，伴面色苍白。挑食，食欲差。伴间断呕吐，体重下降约 1.36kg（3 英镑），在过去的 3 个月间，体重无线性增长。呕吐常发生于午后或夜间，呕吐物中不含血性物或胆汁。

【既往史及家族史】 足月顺产,G1P1,胎龄 32 周。出生体重 3700g,伴胎粪污染。发育正常。最近喜抱,不愿长时间行走。易疲劳,睡眠差。曾补充多种维生素。母亲 29 岁,为附近大学的护理人员。父亲 30 岁,为药品公司的材料管理员。家族史:祖母患有卵巢癌,祖父患有先天性心脏病及卒中。家族在 5 个月前去过波多黎各。喂养史:出生后母乳喂养,4.5 个月龄时改为含铁的配方奶粉,6 个月龄时开始食用谷物,之后添加蔬菜、水果、肉,1 岁时开始拒绝吃肉。

【查体】 体重 8.77kg(小于第 5 百分位;7 个月龄的第 50 百分位)身高 80.5cm(第 5 百分位,13 个月龄的第 50 百分位)。

一般情况,患儿面色苍白、乏力、精神烦躁。口腔及鼻部无溃疡。颈软,可触及多枚淋巴结。双肺听诊呼吸音清。腹膨隆,肝未触及增大。腹部可见明显血管走行,可触及皮下颗粒状物质。泌尿生殖系统检查正常。其余查体未见异常。

【实验室检查】 白细胞 9.3×10^9/L(杆状核粒细胞 0.07,分叶核粒细胞 0.28,淋巴细胞 0.52,异型淋巴细胞 0.04,单核细胞 0.09)。血色素 127g/L;血小板 417×10^9/L(417 000/mm³)。平均红细胞体积 83fl;网织红细胞 0.013;血细胞沉降率 2mm/h;凝血酶原时间 14.2s;活化部分凝血活酶时间 31.5s;肌酐 44μmol/L (0.5 mg/dl);白蛋白 38mg/L;胆固醇 3.7mmol/L;三酰甘油 1.9mmol/L;ALT134U/L;AST98 U/L;LDH600U/L;发汗试验阴性。

【诊疗经过】 胃镜检查示十二指肠绒毛萎缩及固有层急性炎症反应。最可能的诊断是什么?

★病例 6-6 讨论

【鉴别诊断】 体重减轻的鉴别诊断很广泛,可能涉及每一个器官系统。对该患儿而言,生长发育大致正常,不涉及社会心理因素,除非患儿家庭结构或生活环境最近发生一些变化。短期内体重下降及停止线性增长提示器质性病因。面色苍白及腹膨隆的体征可能缩小疾病的鉴别诊断。

【诊断】 该患儿诊断为乳糜泻。乳糜泻是一种基因病,发生在食用面粉或其他谷物中肽类物质的患儿,这些患儿一旦进食谷物,会引起小肠黏膜吸收出现免疫反应。

【发病率和流行病学】 由于新诊断方法的应用,该病的发生率较前增加。欧洲人群中发生率为 1:250。该病在全球都有发生。

【临床表现】 该病的临床表现多种多样。典型的临床表现如该病例所示,于出生后第二年出现体重下降及生长迟缓。表 6-11 中列出了该病的其他临床表现。免谷物饮食指导治疗前出现的吸收不良可导致营养元素缺乏,包括铁、叶酸及锌。

表 6-11 乳糜泻的临床表现

典型胃肠道表现

　起病年龄＜2 岁,腹泻,腹膨隆,周围肌肉萎缩,易过敏

非典型胃肠道表现

　起病年龄从儿童到成年人,腹泻为间断性或轻度腹泻,腹痛、腹膨隆、恶心、呕吐、食欲改变、
　便秘

胃肠道外表现

　肌肉骨骼系统:身材矮小,佝偻病,骨质疏松,牙釉质缺陷关节炎/关节痛、肌病

　皮肤黏膜:皮炎、脓疱疹、特应性皮炎、口疮性口炎

　生殖系:青春期延迟、不孕症、多次流产、月经不规律

　血液系统:贫血（缺铁、叶酸及维生素 B_{12}）,白细胞减低,维生素 K 缺乏,血小板减少

　中枢神经系统:行为改变,癫痫,痴呆,小脑退化

相关疾病

　自身免疫性疾病:1 型糖尿病,自身免疫性甲状腺疾病、干燥综合征、胶原血管病、肝疾病
　(原发性胆汁性肝硬化)、IgA 肾病

　其他表现:选择性 IgA 缺乏、唐氏综合征、脾功能减退、结肠炎

无症状型

　体检中发现

【诊断方法】 该病诊断主要依靠小肠黏膜活检。小肠黏膜活检是经时间证明的有效方法,对临床可疑乳糜泻患儿尽管已完善酶试验仍应行小肠黏膜活检。活检可见肠黏膜萎缩及淋巴细胞数增加。

血清学检测:血清学检测的意义在于筛查哪些患儿需要行肠黏膜活检。检测的抗体主要包括 IgG 和 IgA。抗平滑肌抗体包括抗黏膜及抗血管内皮抗体(IgA)。最新检测研究发现,IgA 是针对组织转谷氨酰胺酶(tTG)产生的特应性抗体。抗 tTG 抗体与黏膜活检相比灵敏度为 90％,特异性为 95％。这些数据表明,多数乳糜泻患儿会表达 tTG 抗体,假阳性相对不常见。

【治疗】 治疗为终身服用免谷物类食物。对于患儿及家长均是挑战,但是该治疗方法有效。

(刘　妍　译　李正红　校)

推荐阅读

[1] Farrell RJ,Kelly CP.Current concepts:celiac sprue.N Engl J Med,2002(346):180-188.

[2] Kolsteren MMP,Koopman HM,Schalekamp GMA,et al.Health-related quality of life in children with celiac disease.J Pediatr,2001(138):593-595.

[3] Scoglio R,Sorleti D,Magazzù G,et al.Celiac disease case finding in children in primary care. J Pediatr,2002(140):379-380.

[4] Moore JK，West SRA，Robins G.Advances in celiac disease.Curr Opin in Gastro，2011（27）：112-118.

[5] Setty M，Hormaza L，Guandalini S.Celiac disease：risk assessment，diagnosis and monitoring.Mol Diagn Ther，2008（12）：289-298.

[6] Tursi A，Brandimarte G，Giorgetti GM.Prevalence of anti-tissue transglutaminase antibodies in different degrees of intestinal damage in celiac disease.J Clin Gastroentrol，2003（36）：219-221.

 ## 病例 6-7　18 月龄男婴

【现病史】 患儿，男，18 个月，主因"耳道流脓"来急诊室。接诊医生注意到，患儿非常萎靡。生命体征包括体温较正常范围偏低。身长、体重、头围均低于第 3 百分位数。心率 40/min，呼吸频率 26/min。

患儿的双耳均有脓性分泌物，头发稍有脱落，全身皮肤多处瘢痕。尤为引人注意的是，患儿全身几乎见不到皮下组织（彩图 11）。母亲告诉医生，患儿没有体重下降、腹泻，也没有其他不适症状。

【既往史及家族史】 患儿出生时情况平顺。出生后最初几个月的生长发育正常，但之后母亲注意到孩子对多种食物过敏，便对孩子的食谱有所限制。她没有让孩子入托，而是一直电话咨询孩子的情况，并辗转就诊于多家医院。后来孩子逐渐出现发育落后。患儿的父母居住在城郊一处社区，皆为大学毕业生，不吸烟，不饮酒，但父母均承认平时吸食大麻。

【体格检查】 T35.9℃，HR40/min，RR16/min，体重、身长均远低于第 5 百分位数，头围位于第 10 百分位数。

消瘦貌，动作迟缓，哭声细弱。头发短而硬。耳道内可见脓性分泌物。全身未及淋巴结肿大。双肺呼吸音清，心音低而心率慢。舟状腹，肠鸣音减弱。全身特别是尿布区皮肤可见散在结痂和色素沉着斑。神经系统查体方面，患儿反应迟缓，情绪淡漠、虚弱，肌力和肌张力均减低。

【实验室检查】 血红蛋白 96mg/L；血白蛋白低于正常范围。

【诊疗经过】 入院后积极治疗耳内感染，并开始补铁和营养支持治疗。患儿的体重增加，发育也有所进步。入院 2 周后，患儿在生长和发育两方面都有显著提高，食纳佳。

★病例 6-7 讨论

【鉴别诊断】 患儿病情的严重程度使医生需考虑较多的鉴别诊断。患儿父母的经济状况和受教育程度则促使医疗小组需要除外社会心理因素致病的可能。患儿对支持治疗、加强饮食的效果很好，实验室检查也大都是正常的，这提示患儿的病情虽然危重,但病因却是非器质性的。

【诊断】 最终的诊断是社会心理因素导致的体重下降和发育落后。母亲为该患儿选择的食谱过于狭窄,热量也太低。母亲在叙述病情时忽略了患儿显而易见的消瘦,很明显她在感知病情和照顾孩子方面都存在问题。医生对父母双方均进行了精神病学方面的测试,认为两人都不适合照顾孩子。患儿完全康复并出院后,被安排到一户寄养家庭(彩图12)。

【发病率和流行病学】 对于社会心理因素致发育停滞,目前还没有发病率方面的数据。许多有关儿童的生长发育停滞(failure to thrive,FTT)的系列病例报道显示,有40%~80%的病例是社会心理因素所致,或是医学-社会心理因素共同导致的。发育停滞的流行病学数据变化很大,其中母亲产后抑郁、育儿知识缺乏、对孩子明显的虐待、蓄意使其挨饿等,都能成为病因。很难把父母的行为动机加以分类,但是这些行为最终都会对孩子产生极大的摧残。

【临床表现】 患儿的临床表现各异,从生长曲线产生微小的跌落,到某些个案中的饥饿致死。持续监测身长、体重、头围等生长指标对明确是医学原因,还是社会心理因素具有帮助。

【诊断方法】 最好的诊断方法就是基于患儿表现出的症状和体征。如果没有特异症状,则最好能在一个安全的环境中对患儿进行喂养,并监测体重的增长情况。本病没有具有指向性的辅助检查。有时血常规(诊断缺铁性贫血)、尿常规(诊断泌尿系感染、肾小管酸中毒)和结核菌素试验(诊断结核感染)可能对诊断有帮助。HIV感染也是发育停滞的可能原因。如怀疑患儿遭遇暴力虐待,可考虑行全身骨骼X线检查,明确有无创伤。

【治疗】 对非器质性原因导致的发育停滞,需要密切随诊,多学科综合治疗,以满足患儿及其家庭需要。有时,患儿需从生父母处交由看护中心照顾,并建议随访。本病例中,患儿首先被安排在一个寄养家庭,后来才在密切监督下(每周1次)回到生父母家。但不久之后,一次暴力虐待使孩子不得不长期住在寄养家庭。一般来说,孩子挨饿的时间有多长,恢复正常营养状况的时间就需要有多长。

(孙之星 译 李正红 审校)

推荐阅读

[1] Ludwig S. Failure-to-thrive and starvation//Ludwig S, Kornberg A, eds. Child Abuse and Neglect:A Medical Reference.2nd ed.New York:Churchill-Livingstone,1992.

[2] Altemeier WA,O'Connor SM,Sherrod KB,et al.Prospective study of antecedents for non-organic failure to-thrive.J Pediatr,1985(106):360.

[3] Frank DA,Drotar D,Cook J,et al.Failure to thrive//Reece R,Ludwig S,eds.Child Abuse:Medical Diagnosis and Management. 2nd ed. Philadelphia: Lippincott Williams & Wilkins,2001.

第7章 腹 痛

【定义】 腹痛是儿科常见的症状之一,其病因并不局限于胃肠道疾病,可由多种疾病引起,可以是急性的、危及生命的,也可以是慢性的。通常,患者的临床表现、病史、体格检查及针对性辅助检查有助于明确病因,并确定治疗方案。

根据发生机制,腹痛可以分为内脏痛、躯体痛及牵涉痛3种。内脏痛是由于内脏器官肿胀从而刺激局部神经,并将冲动经自主传入神经传至脊髓和中枢神经系统所引起。由于内脏几乎没有传入神经,而且神经纤维的分布经常互相重叠,因此内脏痛一般难以准确定位,多位于上腹部、脐周部和耻骨上部。躯体痛一般是定位明确的锐痛,因为它是通过壁层腹膜、肌肉或皮肤的躯体神经传导的。牵涉痛的疼痛部位是远离受累脏器的,可以是定位明确的锐痛,也可以说弥散性钝痛。对疼痛的感知有很大的个体差异性,故神经解剖、神经生理、病理生理、环境、心理等因素都可以影响对疼痛的感知。腹痛常作为患者就诊的主要症状,需分清急性腹痛和慢性腹痛。

急性腹痛的患者或家长通常能准确说出腹痛发生的过程或者时间。如果腹痛起病较缓,往往进行性加重,并影响睡眠和正常活动。除肠套叠以外的其他需要外科干预的急性腹痛是不会复发的,同时也是不会自行缓解的。恶心、呕吐、腹泻、发热和厌食是急性腹痛常见的伴随症状。患者通常表现为急性起病,保持特殊体位以遮挡腹部,不配合检查。慢性腹痛是指持续两周以上的腹痛,通常不需要外科处理。尽管有明确的定义和指南,慢性腹痛同时也包括了其他所有在较长时间内(至少3个月)多次发作(至少3次)且病因不明的腹痛,常常影响患儿的正常生活,并因此就医。这种腹痛过去也称为反复性腹痛,正是因为它在慢性腹痛中最为常见,2005年美国儿科学会慢性腹痛委员会建议将其改为功能性腹痛。功能性腹痛没有确切的病理学依据,由于患儿及家属的过分关注及需要进行全面的排除诊断,所以该疾病需规范的诊断方法。其最重要的部分则是完整的病史,此外还应包括体格检查、实验室检查、影像学检查及经验性治疗。

【病因】 需要注意的是,腹痛是一个常见症状,但并不是一个诊断,需要进行全面的评估来明确病因。儿童时期的腹痛的病因因年龄而不同(表7-1),可以根据腹痛是急性还是慢性来分类(表7-1),还可以按病因学分类(表7-2)。

表 7-1　不同年龄腹痛的原因

急性腹痛		
新生儿/婴儿	**幼儿/学龄期儿童**	
	肠绞痛	腰大肌脓肿
	先天畸形	肾盂肾炎/尿路感染
	电解质紊乱	镰状细胞贫血
	肥厚型幽门梗阻	睾丸扭转
	感染性胃肠炎	外伤/虐待
	肠梗阻	肿瘤
	肠套叠	尿路结石
	肠旋转不良伴或不伴　**青少年**	急性阑尾炎
	肠扭转	胆囊炎
	坏死性小肠结肠炎	胆石症
	肾盂肾炎/尿路感染	糖尿病酮症酸中毒
	外伤/虐待	异位妊娠
	肿瘤	电解质紊乱
幼儿/学龄期儿童	急性阑尾炎	附睾炎
	急性肾小球肾炎	肝炎
	胆囊炎	带状疱疹
	胆石症	感染性胃肠炎
	饮食过量	传染性单核细胞增多症
	糖尿病酮症酸中毒	梅克尔憩室
	电解质紊乱	肠系膜淋巴结炎
	吞入异物	心肌炎
	溶血尿毒综合征	卵巢囊肿
	过敏性紫癜	卵巢扭转
	肝炎	胰腺炎
	巨结肠相关性小肠结	盆腔炎
	肠炎	肺炎
	感染性胃肠炎	卟啉病
	肠梗阻	原发性细菌性腹膜炎
	肠套叠	腰大肌脓肿
	肠旋转不良	肾盂肾炎/尿路感染
	梅克尔憩室	镰状细胞贫血
	肠系膜淋巴结炎	
	胰腺炎	

（续　表）

急性腹痛		
新生儿/婴儿	**幼儿/学龄期儿童**	
	肠绞痛	腰大肌脓肿
	消化性溃疡（幽门螺杆菌＋或－）	睾丸扭转
		外伤/虐待
	肺炎	肿瘤
	卟啉病	尿路结石
慢性腹痛		
新生儿/婴儿	**青少年**	
	肠绞痛	腹型偏头痛
	双糖酶缺乏症/吸收不良综合征	艾迪生病
		吞气症
	牛奶-蛋白过敏/嗜酸细胞性胃肠炎	糖类吸收不良
		胶原血管病
幼儿/学龄期儿童	腹型偏头痛	便秘
	艾迪生病	囊性纤维化/胎粪性肠梗阻
	吞气症	
	糖吸收不良	痛经
	胶原血管病	子宫内膜异位症
	便秘	功能性腹痛
	囊性纤维化/胎粪性肠梗阻	胃炎
		胃食管反流
	功能性腹痛	重金属中毒
	胃炎	阴道积血
	胃食管反流	食管裂孔疝
	重金属中毒	炎性肠病
	食管裂孔疝	肠易激综合征
	炎性肠病	经间痛
	肠易激综合征	寄生虫感染
	寄生虫感染	消化性溃疡
	消化性溃疡	复发性胰腺炎
	复发性胰腺炎	肠系膜上动脉综合征
	肠系膜上动脉综合征	肝豆状核变性
	肝豆状核变性	

表 7-2　儿童期腹痛按病因分类

感染	过敏性/炎性
猫抓病	急性风湿热
附睾炎	阑尾炎
胃肠炎(病毒性或细菌性)	胆囊炎
幽门螺杆菌性胃炎	椎间盘炎
肝炎	胃炎
带状疱疹	肾小球肾炎
传染性单核细胞增多症	过敏性紫癜
肠系膜淋巴结炎(常由 A 组链球菌引起)	溶血尿毒综合征
坏死性小肠结肠炎	炎性肠病
寄生虫感染(如贾地鞭毛虫)	牛奶-蛋白过敏/嗜酸细胞性胃肠炎
盆腔感染/Fitz-Hugh Curtis 综合征/输卵管	胰腺炎
卵巢脓肿	消化性溃疡
肺炎	胶原血管病相关性浆膜炎
腰大肌脓肿	血管炎
膈下脓肿	功能性及其他
脊柱结核	腹型偏头痛
尿路感染	吞气症
中毒性	肠绞痛
黑寡妇蜘蛛咬伤	便秘
重金属中毒(如铅)	饮食过量
药物(如抗胆碱药、阿司匹林、非甾体抗炎	双糖酶缺乏症
药)	痛经
代谢性	异位妊娠
艾迪生病	子宫内膜异位症
糖尿病酮症酸中毒	家族性地中海热
电解质紊乱(特别是低钾血症)	功能性消化不良
低血糖	功能性腹痛综合征
肝豆状核变性	胃食管反流
肿瘤	高血压危象
所有良性或恶性肿瘤	肠易激综合征
白血病	吸收不良综合征
淋巴瘤	排卵性腹痛
脊髓肿瘤	心肌炎
睾丸肿瘤	肾病综合征伴腹水
肾母细胞瘤	卵巢囊肿
创伤	心包炎
虐待儿童	卟啉病
十二指肠血肿	镰状细胞危象
脾破裂	
先天性/结构性	
胆总管囊肿	
胆石症	
阴道积血	
食管裂孔疝	
嵌顿疝	
肠套叠	
肠梗阻(肠粘连)	
肠旋转不良伴或不伴肠扭转	
梅克尔憩室	
胎粪性肠梗阻	
卵巢扭转	
肠系膜上动脉综合征	
睾丸扭转	
尿路结石/肾绞痛	

【鉴别诊断线索】　明确儿童腹痛的原因需要完整的病史采集和体格检查。每个患者要结合疼痛的部位和性质进行鉴别诊断。以下问题有助于明确诊断。

★腹痛什么时候开始？持续了多长时间？

——区分急慢性腹痛至关重要,这有助于寻找病因,找出需要外科处理的情况(如肠梗阻、急性阑尾炎、肠旋转不良伴中肠扭转、梅克尔憩室、嵌顿性腹股沟疝、肥厚性幽门梗阻、外伤及巨结肠等),明确不需外科手术但危及生命的腹痛(如肠套叠、重症胃肠炎、中毒、脓毒症、溶血尿毒综合征、糖尿病酮症酸中毒、心肌炎、消化性溃疡伴穿孔、暴发型肝炎、异位妊娠、盆腔炎伴输卵管卵巢脓肿)。最常见的急性腹痛和慢性腹痛分别是胃肠炎和便秘,但诊断时必须要排除其他疾病。

婴儿腹痛主要表现是行为改变(如食欲缺乏、易激惹、难以安抚的哭闹),年长儿则可以说出疼痛的特点。对于一些疾病的诊断,比如肠易激综合征,疼痛迁延不愈和持续时间非常重要。此外,对于慢性腹痛,症状出现的时间也很关键。比如疼痛导致患儿夜间惊醒通常提示消化道疾病,进食期间发生的疼痛往往于便秘有关。另外,典型的肠套叠的腹痛表现为阵发性发作伴 20min 左右的缓解间歇。

★疼痛的部位在哪里？

——即使是疼痛看似局限的情况下,也要全面检查以排除胃肠道以外的病因。一些特殊部位的疼痛可能提示特定的疾病,其中最重要的就是与阑尾炎相关的急性右下腹疼痛,更准确地说是麦克伯尼点压痛、反跳痛。阑尾炎是儿童除创伤外最常见的急诊外科情况,但因为儿童常缺乏该病典型的临床表现,经常被误诊。急性阑尾炎通常不以腹痛为首发症状,而其他外科急症(如肠旋转不良伴肠扭转、肠套叠、卵巢扭转)则一般以腹痛起病。典型的急性阑尾炎表现为脐周疼痛,向右下腹转移,随后出现恶心、呕吐及厌食。相对于成年人,上述症状在 12 岁以下儿童非常少见。婴幼儿阑尾炎表现为呕吐、腹痛、腹泻、发热、易激惹、呻吟、拒绝走路或跛行等非特异性症状,易误诊并发生阑尾穿孔。2—5 岁儿童发病率很低(不足 5%),但是典型的转移性右下腹痛、呕吐、发热等症状体征反而更常见。阑尾炎在学龄期和青春期发病率升高,并达到发病高峰,其症状体征如呕吐、厌食、右下腹痛也更典型。

其他疾病也可以引起右下腹疼痛,如克罗恩病、伴发 A 组链球菌感染性咽炎的肠系膜淋巴结炎、细菌性小肠结肠炎(特别是耶尔森菌及空肠弯曲杆菌感染)、梅克尔憩室和肠套叠。右上腹疼痛则需要排除胆囊炎、胆石症、盆腔炎合并肝周围炎、右下肺炎。左上腹疼痛一般提示脾大、溶血危象、脾外伤。上腹痛可能提示胃部疾病(如胃溃疡、胃食管反流性食管炎、胃炎)或胰腺炎。耻骨上疼痛常与尿路感染、月经紊乱或盆腔炎有关。有的疾病常伴有放射痛,需要常规筛查。例如背痛可见于胰腺炎或尿路感染,胆结石常伴有肩痛。

★是否有大便习惯的改变、血便？排便后腹痛是否缓解？

——大便习惯和性状对于急慢性腹痛都很重要。在急性腹痛中,早期出现腹泻提示感染性疾病如病毒或细菌性胃肠炎。此外,直肠指检和大便检查可以协助诊断。肠套叠可以出现黏液血便或胶冻样便,大便隐血阳性则出现得更早。

对于大多数致慢性腹痛的疾病,如便秘、肠易激综合征、炎性肠病等,同样需要这些信息协助诊断。

★是否伴有呕吐?

——呕吐可见于多种伴有腹痛的疾病。呕吐不伴腹痛常提示肠道上段疾病,胆汁性呕吐见于肠梗阻。

★是否能通过检查明确病因?

——诊断不明且不能排除外科情况时,医生对于疾病的再次评估和检查就非常重要,特别是对于像阑尾炎这类不能依靠既往查体和实验室数据而明确诊断的疾病。

一些特殊的体征可以提示诊断,如出血性胰腺炎的 Cullen 征(脐部颜色改变)或 GreyTurner 征(侧腹部颜色改变)、胆囊疾病的 Murphy 征(右上腹深压痛)、阑尾炎的 Rovsing 征(按压左下腹引起右下腹痛)。

★是否有毒物摄入或接触史?

——摄入特殊药物或重金属(如铅)可导致慢性腹痛。

★近期是否合并呼吸道疾病?

——肠套叠之前常有上呼吸道感染,肠系膜淋巴结被认为是套叠的起始部位。

★是否有特殊家族史?

——对于炎性肠病、家族性地中海热、囊性纤维化等疾病,家族史是诊断的关键。

★患儿的身高体重是多少?

——生长发育迟滞提示慢性疾病如炎性肠病。

以下一些是儿童少见原因所致腹痛的病例

 病例 7-1　13 岁男孩

【现病史】　患儿系 13 岁男孩,有明确的反复腹痛药物治疗史。患儿诉过去 1 年内反复出现间歇性右上腹刺痛,每周 2~3 次,每次持续约 1h,与饮食及排便无关,无放射痛。平素易出现瘀斑,无鼻出血、血便、柏油样便、头痛、恶心、呕吐等。期间有 2 个月的解茶色小便病史,患病以来体重下降 2.3kg。

【既往史】　无特殊,足月产无并发症。

【体格检查】　T37.3℃,RR36/min,HR 80/min,BP120/77mmHg。身高位于第 75 百分位,体重位于第 75 百分位。患儿反应好,配合查体,无痛苦病容。查体见巩膜明显黄染,双肺呼吸正常。肠鸣音正常,右上腹压痛,肝脾扪及增大,肝右肋下 4cm,脾左肋下 6cm。青春期发育评估为 Tanner 分期 IV 期,生殖器正常,无外伤。双下肢皮肤见瘀斑。神经系统未见异常。

【辅助检查】 血常规:WBC 3.4×10^9/L,杆状核中性粒细胞 0.02,中性分叶粒细胞 0.61,淋巴细胞 0.27,单核细胞 0.03,血红蛋白 128g/L,血小板 51×10^9/L。血细胞沉降率 12mm/h。肝功能:总胆红素 42.8μmol/L(2.5mg/dl),碱性磷酸酶 450U/L,白蛋白 26g/L,转氨酶升高,AST266U/L,ALT162U/L,GGT5000g/L。凝血功能:PT13s,APTT32s,纤维蛋白降解产物、肝炎标志物(甲肝、乙肝、丙肝)及单斑试验阴性。小便分析查见少量胆红素,少量红细胞,尿胆原 3.38μmol(2mg)。

【诊疗经过】 患儿入院后行急诊腹部超声发现:门静脉血栓、门脉高压、肝硬化、胆石症、脾大,无腹水。HIVELISA 检查阴性,ANCA 阴性,抗核抗体 1:80。尿铜升高,达 296μg/24h(正常值<50μg/24h),但血铜蓝蛋白正常[53mg/dl(正常值 25~63 mg/dl)]。肝活检明确了诊断。

★病例 7-1 讨论

【鉴别诊断】 儿童期多种原因可以导致肝疾病引起高胆红素血症和肝硬化。常见原因是感染性疾病,如病毒感染(甲、乙、丙型肝炎病毒、巨细胞病毒感染、柯萨奇病毒、EB 病毒)、细菌感染、真菌感染及寄生虫感染。炎性疾病包括溃疡性结肠炎、上行性胆管炎、自身免疫性肝炎。药物及毒物也是重要的致病因素。常见药物如对乙酰氨基酚、阿司匹林及铁剂等毒物都可以损伤肝。鉴别诊断还包括胆道梗阻如胆囊炎、胆石症、胆道闭锁、动脉-肝发育异常(Alagille 综合征)、原发性硬化性胆管炎、纤维性胰腺炎及胆总管囊肿。此外还要排除许多遗传代谢性疾病包括囊性纤维化、α_1-抗胰蛋白酶缺乏症、肝豆状核变性等其他疾病。

【诊断】 肝大体标本显示小结节性肝硬化(彩图 13A)。组织学检查示小结节性肝硬化伴门静脉桥接、慢性门脉炎及脂肪变(彩图 13B)。罗丹宁染色见肝细胞内铜(红褐色物质)沉着(彩图 13C)。该患儿接受青霉胺及维生素 B$_6$ 治疗几个月后,肝功能好转,血小板计数稳定在 65×10^9/L。诊断是肝豆状核变性。

【发病率和病理】 肝豆状核变性也叫 Wilson 病,早在 19 世纪 80 年代就有零散报道,直到 1912 年由 Kennier Wilson 最先描述其为神经系统退行性变伴无症状性肝硬化。Wilson 病是常染色体隐性遗传病,也是遗传性铜代谢障碍疾病中最常见的一种。该病患者是由 13 号染色体 ATP7B 基因突变致铜转运障碍而发病。随着更多该病基因突变被发现,估计本病的发生率约 1/3 万。本病世界范围内都有发生,但在同源且地域或文化独立的人群中更多见。

铜是重要的微量元素,也是多个酶系统的辅酶,主要通过胆汁分泌调节机体铜平衡。Wilson 病患者胆道泌铜功能的先天缺陷导致过量铜沉积在脑、肝及其他器官。铜中毒的表现包括自由基的产生、细胞膜脂肪过氧化和 DNA、蛋白合成受抑、细胞抗氧化物水平改变等。

【临床表现】 肝豆状核变性的临床表现多样，可以有肝、神经系统及精神症状，或兼而有之。溶血常见于急性肝衰竭的患者。尽管 5 岁以下出现症状的患者极少，但仍有报道。由于铜最开始沉积于肝，故儿童期肝症状早于神经系统表现。神经系统症状更常见于 20—30 岁患者。

本病的漏诊或误诊主要是由于临床症状不典型造成。年轻患者通过家系筛查或者偶然发现 Kayser-Fleischer 环而明确诊断，因此被称为无症状患者。本病引起的肝损伤也表现多样，包括无症状的生化异常、急性肝炎、慢性活动性肝炎、肝硬化和暴发性肝衰竭。本病出现暴发性肝衰竭的男女比例是 1∶4。中枢神经系统表现包括神经症状（肌张力障碍、震颤、构音障碍、步态障碍、舞蹈症）和精神症状（学习成绩不佳、焦虑，抑郁、神经官能症、精神病）。Kayser-Fleischer 环是具有诊断价值的特征性眼部表现，其形成是铜沉积于角膜，但不影响眼功能。铜沉积于其他组织器官便会引起相应损害，包括内分泌系统、肾、骨骼、心脏。Coomb 试验阴性的溶血性贫血是本病发生急性肝衰竭的常见并发症，其原因目前认为是肝细胞坏死后铜离子释放入血所致。

【诊断方法】 肝豆状核变性被误诊可造成严重后遗症，故对于 3—35 岁出现原因不明的肝和神经系统疾病的患者均应考虑本病。尤其是儿童或青少年出现锥体外系反应、小脑运动障碍、不典型的精神症状、原因不明的溶血、转氨酶升高伴或不伴阳性的肝和神经系统疾病家族史特别要警惕本病。此外，对于无症状但有阳性或可疑阳性家族史的患者也需进行筛查。本病在儿童期常缺乏典型的肝疾病、神经系统损害及 Kayser-Fleischer 环三联征，所以在诊断时要结合临床表现和生化检查，有时甚至要依靠基因检查。

美国肝病学会（AASLD）在 2008 年更新了 Wilson 病的临床指南及一系列诊断流程。

AASLD 推荐，年龄＞3 岁、有不明原因肝病尤其是伴有神经系统症状的患儿需要常规筛查 Wilson 病，重点筛查患有自身免疫性肝炎、伴有溶血的急性肝衰竭及一级亲属中有新近诊断本病的患者。

1. 眼科检查 本病的筛查及诊断都需要行裂隙灯检查。伴有神经系统损害的患者在裂隙灯下可表现为角膜上特征性的金绿色颗粒状沉着即 Kayser-Fleischer 环。由于其他疾病也可出现类似的角膜环，且儿童患者常看不到 Kayser-Fleischer 环，所以存在 Kayser-Fleischer 环不能确诊本病，无 Kayser-Fleischer 环也不能排除本病。在有神经系统病变时常可以在脑部 MRI 上发现基底节区有这种改变。

2. 血浆铜蓝蛋白 铜蓝蛋白是一种由肝合成的糖蛋白,包含六个铜原子。引起 Wilson 病的致病基因影响了铜的转运系统,从而减少铜进入铜蓝蛋白,降低铜蓝蛋白合成和循环中铜的水平。因此 Wilson 病患者血浆铜蓝蛋白是减少的,<50mg/L 则支持诊断,但铜蓝蛋白正常却不能排除本病。其他疾病如蛋白丢失、肠道疾病、肾病综合征甚至 Wilson 病杂合体都可出现铜蓝蛋白降低。此外,铜蓝蛋白也是一种急性时相反应蛋白。在 Wilson 病患者中可以是正常的,也可由激素类避孕药诱导产生。

3. 尿铜 血铜水平不能用于诊断 Wilson 病,但有助于监测治疗的依从性和治疗反应。在有症状的患者尿铜升高明显($>100\mu g/24h$)。当尿铜高于 $40\mu g/24h$ 时已属异常,便需进一步检查。

4. 肝活检 组织中肝铜浓度$>250\mu g/g$ 即大于正常浓度 5 倍以上,可诊断本病。

5. 脑部影像学 有神经系统症状的患者可行脑部 MRI,重点排查基底节区结构异常。

6. 基因检查 基因检查特别是全基因组突变分析是用于其他检查仍无法确诊但高度怀疑本病的患者的最好方法。对已知突变的检测主要用于筛查本病患者的一级亲属。

【治疗】 一旦确诊本病应立即治疗且持续终身。治疗的目标是消除症状,防止疾病进展。治疗方法包括:饮食、药物治疗、肝移植。

低铜饮食对本病的治疗不是最主要的,但是避免含铜高的食物如贝类、坚果、巧克力的摄入还是很重要。

青霉胺是一种口服的铜螯合剂,可通过增加尿铜排泄降低体内铜含量,可有效减少甚至消除铜中毒的影响。由于青霉胺有抗维生素 B_6 的作用,故在使用本药时需同时使用维生素 B_6 每周 3 次。如果临床症状无改善或尿铜减少,可增加青霉胺的用量。可通过检测尿铜、血铜及铜蓝蛋白判断治疗的依从性。大剂量用药时容易出现不良反应。过敏反应如发热、皮疹、白细胞减少、血小板减少及淋巴结肿大可通过逐步调整用药缓解。青霉胺治疗总是有效,且肝活检证实疾病好转。

盐酸曲恩汀是另一种可选的螯合剂,特别适用于服用青霉胺出现了肾毒性和狼疮样综合征等不良反应的患者。尽管使用本药时尿铜排出量较青霉胺少,但临床效果相同。不良反应可见铁缺乏或铁粒幼细胞贫血。

每日 3 次服用锌盐似可诱导肠细胞金属硫蛋白阻断肠道吸收铜从而保护肝细胞。目前还有其他正在研究的螯合剂,如四硫钼酸盐。

本病患者出现肝病时肝移植的指针包括:急性肝衰竭(特别是伴有溶血)、肝硬化晚期失代偿、肝功能不全且正规螯合剂治疗下仍加重。对于仅有神经系统表现的患者是否行肝移植仍有争议。接受肝移植患者的生化指标较前彻底好转。

今后的治疗方向包括基因治疗,但目前早期诊断及螯合治疗仍最为重要。

推荐阅读

[1] Tunnessen WW.Jaundice//Tunnessen WW,ed.Signs and Symptoms in Pediatrics.3rd ed. Philadelphia:Lippincott Williams & Wilkins,1999:102-112.

[2] Chitkara DK,Pleskow RG,Grand RJ.Wilson disease//Walker WA,Durie PR,Hamilton JR,Walker-Smith JA,Watkins JB,eds.Pediatric Gastrointestinal Disease.3rd ed.Hamilton: B.C.Decker,Inc,2000:1171-1184.

[3] Pearce JM.Wilson's disease.J Neurol Neurosurg Psychiatry,1997(63):174.

[4] Robertson WM.Wilson's disease.Arch Neurol,2000(57):276-277.

[5] Schilsky ML,Tavill AS.Wilson's disease//Schiff ER,Sorell MG,Maddrey WC,eds. Schiff's Diseases of the Liver.10th ed.Philadelphia:Lippincott Williams & Wilkins,2007.

[6] Gaffney D,Fell GS,O'Reilly DS.ACP best practice no.163 Wilson's disease:acute and presymptomatic laboratory diagnosis and monitoring.J Clin Pathol,2000(53):807-812.

[7] Sternlieb I.Wilson's disease.Clin Liver Dis,2000(4):229-239.

[8] Wilson DC,Phillips MJ,Cox DW,Roberts EA.Severe hepatic Wilson's disease in preschool-aged children.J Pediatr,2000(137):719-722.

[9] Balistreri WF,Carey RG.Wilson disease//Kleigman RM et al.eds.Nelson's Textbook of Pediatrics.19th ed.Philadelphia:Elsevier Saunders,2011.

[10] Khanna A,Jain A,Eghtesad B,Rakela J.Liver transplantation for metabolic liver diseases. SurgClin North Am,1999(79):153-162.

[11] Durand F,Bernuau J,Giostra E,et al.Wilson's disease with severe hepatic insufficiency: beneficial effects of early administration of D-penicillamine.Gut,2001(48):849-852.

[12] Roberts EA,Schilsky ML.American Association for Study of Liver Diseases (AASLD)diagnosis and treatment of Wilson disease:an update.Hepatology,2008(47):2089-2111.

[13] European Association for Study of Liver.EASL Clinical Practice Guidelines:Wilson's disease.J Hepatol,2012(56):671.

 病例 7-2　5 岁女孩

【现病史】 患儿 5 岁女孩,就诊前 2d 出现呕吐、发热,就诊当天呕吐 2 次,无呕血、无胆汁样呕吐物,体温达 39.4℃。患儿诉脐周疼痛,其父母诉患儿近 3d 有耳痛、咽痛,无咳嗽、排尿困难及尿频。患儿饮食正常,体重无改变。其父母诉 6 个月前患儿有腹痛,据当时的诊治医生说感觉腹中有大便,予西梅汁口服,但患儿未规律服用。

【既往史】 出生史正常,无产时并发症。有轻微哮喘,但无住院史。3 年前有结核接触史,结核菌素皮试阳性,予异烟肼治疗 9 个月。

【体格检查】　T 39℃,RR 24/min,HR 119/min,BP 106/65mmHg。体重 22.9kg,位于第 70 百分位;身高 120cm,位于第 70 百分位。

患儿反应好,营养良好,交流正常。无结膜苍白,双侧扁桃体Ⅱ度肿大,咽后壁轻度充血。锁骨上淋巴结肿大,活动,质硬,无压痛。双肺呼吸音清,胸骨左缘下段闻及Ⅰ/Ⅳ级收缩期杂音。腹部触诊无压痛,脐周部及左上腹部可扪及一固定包块,边界锐,约 6cm×4cm,可轻微活动。直肠检查示直肠正常,肠腔内充满大便,大便隐血阴性。青春期发育评估为 Tanner 分期Ⅰ期,无腹股沟淋巴结肿大,神经系统检查未见异常。

【辅助检查】　实验室检查:血常规,WBC 11.5×10⁹/L,杆状核中性粒细胞 0.02,分叶核中性粒细胞 0.62,淋巴细胞 0.24,单核细胞 0.09,血红蛋白 143g/L,血小板 251×10⁹/L。电解质、血尿素氮、肌酐、钙、镁、磷正常,肝功能正常,尿酸 315.4μmol/L(5.3mg/dl),乳酸脱氢酶 747U/L。腹部 X 线片提示大量粪便。

【诊疗经过】　灌肠效果良好,但腹部仍可扪及包块。腹部 MRI(图 7-1)有诊断意义,活检明确了诊断。

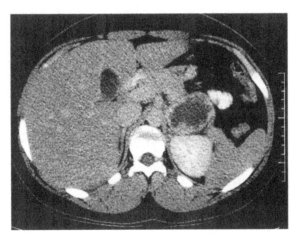

图 7-1　腹部 MRI

★病例 7-2 讨论

【鉴别诊断】　儿童的腹部包块是一种重要症状,可由多种原因引起,包括膀胱扩张、危及生命的恶性肿瘤等。患儿的年龄、病史、体格检查、特殊实验室及影像学检查对于确诊非常重要。5 岁以内儿童腹部包块最常见,儿童期通过查体发现的腹部包块多数由器官肿大造成。

新生儿期最常见的是起源于泌尿生殖系统的腹膜后包块。包括肾积水、多囊肾、中胚层肾瘤及肾静脉血栓。肾静脉血栓主要见于母亲系糖尿病的婴儿或重度脱水患儿。其他原因包括盆腔包块如卵巢囊肿或子宫阴道积水,后者表现为耻骨上包块伴呕吐(由于尿路梗阻导致肾积水所致)。胃肠道方面的原因有肠重复畸形、肠旋转不良及骶尾部畸胎瘤。膀胱扩张常继发于后尿道瓣膜,在新生儿期也较常见。新生儿期肾积水和多囊肾占腹部包块的很大一部分。

婴儿期最常见的恶性实体肿瘤是神经母细胞瘤,幼儿期则是肾母细胞瘤。家长最经典的描述是洗澡时发现腹部包块。半数以上的肾母细胞瘤在 5 岁前被发现。腹部神经母细胞瘤常跨过中线,半数以上见于 2 岁以内。有的肿瘤可分泌儿茶酚胺,临床上有心动过速、高血压、皮肤潮红等表现。原发肿瘤部位多变,因此临床表现可多种多样,但常见的有发热、体重下降。其他发生在婴儿期的腹膜后包块有:横纹肌肉瘤、淋巴瘤、尤因肉瘤及生殖细胞肿瘤。一些肝病变可引起婴儿期的腹部包块,例如良性实体肿瘤、恶性肿瘤、血管病变及囊性肝胆疾病。此外,还有胃部疾病(癌、平滑肌肉瘤、纤维肉瘤)、小肠疾病(肠重复畸形、梅克尔憩室、淋巴瘤)、结肠疾病(粪块)及网膜疾病可引起婴儿的腹部包块。

很多婴幼儿期的腹部包块原因也见于青少年期,但另外一些疾病在青少年更常见,特别是盆腔包块。在月经初潮之前,阴道积血的临床表现通常不典型。卵巢囊性病变很常见,其中多数是良性的,最常见的是畸胎瘤。恶性卵巢病变包括生殖细胞肿瘤、无性细胞瘤、绒毛膜癌、性腺母细胞瘤。在腹膜后,肾细胞癌最常见于 14 岁儿童,表现为腰痛和血尿。

体格检查是早期发现儿童腹部包块最重要的措施。有研究表明,大部分儿童期腹部恶性包块可以在初诊时扪及。

【诊断】 腹部 MRI(图 7-1)发现一个 6cm×4.5cm 起自于左肾上腺的多囊性肿物,不伴其他腹膜后肿物。活检提示该肿瘤为神经节细胞瘤。间碘苯甲胍(MIBG)扫描阴性,提示该肿瘤成分全部为神经节细胞瘤。该患者开始接受术前减瘤化疗。该病诊断为腹部神经节细胞瘤。

【发病率和流行病学】 神经母细胞肿瘤有很多不同的亚型,包括神经节细胞瘤、神经母细胞瘤及起源于神经嵴细胞的节细胞性神经母细胞瘤。不同于神经母细胞瘤,神经节细胞瘤是良性的、分化良好的肿瘤。其发病率不详,常见于儿童及青壮年。该肿瘤常位于后纵隔和腹膜后,通常起源于肾上腺髓质。与来源于肾上腺髓质和交感神经节的嗜铬细胞瘤类似,肾上腺神经节细胞瘤可分泌肾上腺素和去甲肾上腺素引起内分泌系统症状。目前已有神经节细胞瘤恶变为神经母细胞瘤及与嗜铬细胞瘤形成混合肿瘤的报道。

【临床表现】 神经节细胞瘤多见于 5 岁以上儿童。除了腹部包块共有的表现之外,神经节细胞瘤可分泌儿茶酚胺并表现出与嗜铬细胞瘤类似的副肿瘤综合征。其中,高血压是最常见的症状。除此之外,还可出现多汗、震颤、恶心、呕吐、腹泻及其他库欣综合征的表现。神经节细胞瘤可伴发 I 型神经纤维瘤或神经纤维瘤病,故也可出现该病的典型临床表现,如腋窝雀斑和牛奶咖啡斑。

【诊断方法】 诊断肾上腺包块应完善以下检查鉴别神经节细胞瘤、嗜铬细胞瘤和神经母细胞瘤。

1. 腹部影像学 一般最初的检查是腹部 X 线片,用以排除消化道梗阻。有的医生接下来会选择超声以明确起源的器官,辨认囊肿、出血及钙化。MRI 可代替超声更好地显示肾上腺。其他部位如头部、脊柱、胸部的影像学检查有助于排除转移性疾病。

2. 全血细胞计数 全血细胞减少提示恶性疾病导致骨髓受累。如果仅有贫血则提示慢性病或包块内出血。

3. 电解质、钙、磷、尿酸和乳酸脱氢酶 如有异常可能提示肿瘤溶解综合征。

4. 尿高香草酸和香草杏仁酸 有肾上腺包块的患者应该查尿高香草酸和香草杏仁酸以明确是否是神经节母细胞瘤和嗜铬细胞瘤。

5. 其他检查 血甲氧基去甲肾上腺素或甲氧基肾上腺素明显升高,分别超过正常上限 4 倍和 2.5 倍时诊断嗜铬细胞瘤的特异性达 100%。MIBG 筛查用于排除神经母细胞瘤。

【治疗】 腹部神经节细胞瘤的治疗要根据患者的临床表现。总的来说,手术切除即可治愈。如果患者有内分泌症状,需要在手术前加用药物控制症状。

推荐阅读

[1] Squires RH.Abdominal masses//Walker WA,Durie PR,Hamilton JR,Walker-Smith JA, Watkins JB,eds.Pediatric Gastrointestinal Disease.3rd ed.Hamilton:B.C.Decker,Inc,2000: 150-163.

[2] Golden CB,Feusner JH.Malignant abdominal masses in children:quick guide to evaluation and diagnosis.Pediatr Clin North Am,2002(49):1369-1392.

[3] Waguespack SG,Bauer AJ,Huh W,Ying AK.Endocrine tumors//Pizzo PA,Poplack DG. eds.Principles and Practices of Pediatric Oncology.6th ed.Philadelphia:Lippincott Williams &.Wilkins,2010.

[4] Pacak K,LinehanWM,Eisenhoffer G,et al.Recent advances in genetics,diagnosis,localization,and treatment of pheochromocytoma.Ann Internal Med,2001(134):315-329.

[5] CelikV,Una lG,Ozgultekin R,et al.Adrenal ganglioneuroma.Br J Surg,1996(83):263.

[6] Meyer S,Reinhard H,Ziegler K,et al.Ganglianeuroma:radiological and metabolic features in 4 children.Pedi-atr Hematol Oncol,2002,19(7):501.

 病例 7-3 11 岁女孩

【现病史】 患儿为 11 岁女孩。1 年前患链球菌性咽炎,当时有剧烈腹痛,曾怀疑阑尾炎,腹部 X 线片示肠襻扩大。经观察,临床表现及实验室检查均不支持阑尾炎,未行外科治疗。链球菌快速抗原检测阳性,予阿莫西林治疗。此后患儿多次发病,并因头痛和腹痛缺课42d。腹痛为非痉挛性刺痛,表现为广泛性下腹部不适,无放射痛。因为多次尿液分析提示脓尿,她被诊断了3次尿路感染,但尿培养阴性。3个月前被诊断为单核细胞增多症,后症状加重明显。期间患儿食欲差,体重下降4.5kg,此后体重又下降3.6kg。就诊时患儿因咽痛引起进食和吞咽困难。3周前临床诊断咽炎,予足量抗生素治疗(病原培养阴性)。近2个月半数时间缺课,下午睡觉。就诊当周,患儿低热(37.4~37.8℃),诉颈部疼痛、弥散性腹痛、前额痛。入院当天患儿已腹泻、大便稀溏3d,并于就诊时发现大便隐血阳性。首诊医生复查了头部和鼻窦CT。大便培养、血常规、小便常规、血细胞沉降率、莱姆病抗体、免疫球蛋白、抗核抗体、胸片、电解质、肝功能及甲状腺功能均正常。

【既往史及家族史】 患儿在幼儿期有气道高反应的表现,现已没有再发作。5岁时患尿路感染,肾超声正常。2年前露营时发生过脑震荡。无手术史,除感冒时偶尔用沙丁胺醇外无药物使用史。家族史中,外婆患憩室炎、外公患消化道溃疡、奶奶患肠易激综合征。家族中无炎性肠病或儿童期疾病史。患儿目前五年级,在学校成绩优秀,患病前爱运动。患儿自诉想念学校和朋友。

【体格检查】 T 38.1℃,RR 24/min,HR 124/min,BP 105/71mmHg。体重37kg,位于第75百分位;身高155cm,位于第90百分位。

患儿消瘦、疲倦、焦虑面容,咽红,双侧扁桃体增大。扁桃体隐窝及软腭对称、无渗出。齿列正常、口臭,唇红皲裂。颈软,无淋巴结增大。双肺呼吸音清,心脏查体无杂音、无心包擦音、无奔马律。腹部肠鸣音正常,全腹压痛,无肌紧张、无反跳痛、无肝脾大。直肠检查无抓痕、无疣状瘢痕、无裂伤、无痔。直肠通畅、未扪及大便。青春期发育评估为Tanner分期Ⅱ期,无明显阴道病变。神经系统检查正常。

【辅助检查】 血常规:WBC 5.8×10^9/L,血红蛋白及血小板正常,血细胞沉降率14mm/h,正常。电解质:钠144mmol/L,钾4.2mmol/L,氯101mmol/L,碳酸氢钠31mmol/L,血尿素氮2.5mmol/L(7mg/dl),肌酐53μmol/L(0.6mg/dl)。小便常规:尿比重1.036,尿蛋白$^+$,查见少量细菌和大量黏液。A组链球菌抗原快速检测阳性。淀粉酶40U/L,脂肪酶53U/L。大便培养为正常菌群,艰难梭菌检测阴性。腹部X线片提示腰椎侧凸,余未见异常。

【诊疗经过】 腹部CT明确了诊断(图7-2)。

★病例7-3 讨论

【鉴别诊断】 儿童期体重减轻特别是伴有腹痛是需要特别关注的症状。对这类病人最常考虑的是肿瘤,这同时也是患者最关注的问题。急慢性感染是儿童体重减轻最常见的原因。在急性感染如单核细胞增多症、咽炎清除后,患儿体重会恢复。该病例的病史中最主要的内容之一就是体重变化,此类病例更应该考虑慢性、

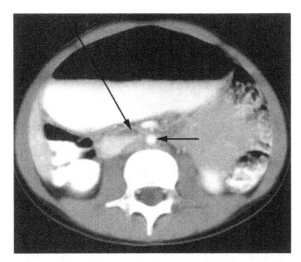

图 7-2 腹部 CT。长箭头所指为十二指肠,短箭头所指为主动脉

隐性感染如腹部脓肿、慢性肝炎、肠道寄生虫、结核、尿路感染或艾滋病。

伴有腹痛时需要考虑胃肠道疾病,如慢性便秘、胃食管反流、炎性肠病(关键看生长曲线)、胰腺炎、肠吸收不良综合征或肠系膜上动脉综合征。

内分泌疾病伴体重减轻包括艾迪生病(常有腹痛和皮肤变色)、糖尿病(伴烦渴、多食、多尿)、甲状腺功能亢进。心肺疾病伴体重减轻包括哮喘、慢性充血性心力衰竭、囊性纤维化及未治疗的心脏病。其他原因引起体重减轻包括营养不良(缺铁、缺锌)、神经系统疾病(进展性颅内病变导致头痛和神经退行性变)、结缔组织疾病和肾衰竭。

青春期女性体重减轻最常见的原因有:节食、体力活动增加、抑郁、神经性厌食和神经性暴食。尽管本病例中的患儿年龄和疾病进展不排除饮食异常的可能,但无法用饮食异常解释腹痛。

【诊断】 腹部 CT 提示胃的异常扩张,十二指肠降部在肠系膜上动脉和主动脉连接的夹角处变细,该病诊断是肠系膜上动脉综合征。

【发病率和流行病学】 肠系膜上动脉综合征是一种少见疾病,也称为石膏综合征、Wilkie 综合征、十二指肠梗阻、十二指肠系膜前压迫综合征。十二指肠横段受到前面肠系膜上动脉和后面主动脉的压迫,造成外源性、急性、慢性或间歇性的十二指肠梗阻,造成经典的上消化道“巨十二指肠”征象。本病于 1861 年由 von Rokitansky 首先描述,但很多人对此并不认同,并把本病和其他原因引起的巨十二指肠混淆,如糖尿病、胶原血管病及其他原因引起的慢性肠道假性梗阻。

本病最常见于大年龄和青春期儿童,在女性及有肠系膜上动脉和主动脉夹角变小的风险的人群发病较多。危险因素包括生长增速期身高增长但不伴体重增加、极度腰椎前弯、体重快速下降使肠系膜脂肪垫减少、严重创伤、外科术后长期卧床、躯体石膏固定、脊柱侧凸手术。从解剖角度来讲，Treitz 韧带较短的人群风险较高。近年来认为本病与饮食异常有关，其原因在于本病临床上可表现出类似饮食异常的症状，但有时患者会因为避免腹痛而减少进食导致饮食异常。

【临床表现】 本病的表现可以表现为急性或慢性腹痛，可加重。典型症状表现为，胃区疼痛和腹痛、呕吐胆汁样物、餐后痛。少数患者可有小肠梗阻。未及时诊断的严重病例则可表现为营养不良、脱水、电解质紊乱。

【诊断方法】 腹部影像学：腹部 X 线片一般正常，仅提示胃扩张。诊断本病往往依靠上消化道钡剂造影，提示十二指肠前两段扩张，在第三段中断。低张力十二指肠造影也可提示梗阻，CT 能更清楚显示主动脉和肠系膜上动脉形成的夹角和解剖结构。

【治疗】 首先是安抚病人，经鼻胃管行维持减压以避免胃穿孔，静脉补液纠正电解质紊乱。告知患儿避免仰卧位以免加重梗阻，可选择右侧卧或左侧卧位，开放主动脉和肠系膜上动脉的夹角。尽管部分病人不耐受经鼻胃管缓慢喂养，一般也不使用肠外营养，可选择经鼻空肠管喂养。患儿需接受非手术治疗直至体重回升。其他治疗无效的患者可接受外科治疗如 Ladd 手术或十二指肠空肠吻合术。

推荐阅读

［1］ Tunnessen WW. Weight loss//Tunnessen WW, ed. Signs and Symptoms in Pediatrics. 3rd ed. Philadelphia：Lippincott Williams & Wilkins,1999：36-40.

［2］ Wesson DE, Haddock G. The surgical abdomen//Walker WA, Durie PR, Hamilton JR, Walker-Smith JA, Watkins JB, eds. Pediatric Gastrointestinal Disease. 3rd ed. Hamilton：B. C. Decker, Inc,2000：435-444.

［3］ Shetty AK, Schmidt-Sommerfeld E, Haymon ML, et al. Radiological case of the month：superior mesenteric artery syndrome. Arch Pediatr Adolesc Med,1999(153)：303-304.

［4］ Jordaan GP, Muller A, Greeff M, et al. Eating disorder and superior mesenteric artery syndrome. J Am Acad Child Adolesc Psychiatry,2000(39)：1211.

［5］ Crowther MA, Webb PJ, Eyre-Brock IA. Superior mesenteric artery syndrome following surgery for scoliosis. Spine,2002(27)：e528-e533.

［6］ BiankV, Werlin S. Superior mesenteric artery syndrome in children：a 20-year experience. J Pediatr Gastr Nutr,2006(42)：522-525.

 病例 7-4 9 岁女孩

【现病史】 患儿 9 岁女孩，入院前 6d 出现呕吐、腹痛、嗜睡。入院前 4d 发热，体温 38.9℃，伴咳嗽，被诊断为下叶肺炎伴腹部牵涉痛而予阿莫西林治疗，未行胸片检查。2d 后腹痛加重，精神差。患儿母亲诉近 3 周其巩膜黄染明显。

【既往史及家族史】 患儿无重大疾病及住院史。近 5 个月有 4 次头晕发作,行脑电图及心电图检查均正常。除本次因诊断肺炎使用阿莫西林外无用药史。家族史中除几名糖尿病患者外无特殊。患儿母亲因腹部外伤行脾切除。

【体格检查】 T 37.4℃,RR 30/min,HR 118/min,BP 91/50mmHg。氧饱和度 0.94,体重 27.9kg(位于第 25 百分位)。

患儿反应好,但内向。巩膜轻度黄染,无口腔病变,咽部无充血,颈软,颈部可扪及淋巴结肿大、质硬。肺部呼吸音清,双肺呼吸音对称。心前区正常,轻微心动过速,第一心音及第二心音正常,无奔马律,无杂音。腹软,无压痛,肠鸣音正常,肝肋下 4cm,脾可扪及。肢端暖,四肢脉搏减弱,神经系统查体正常,皮肤未见皮疹。

【辅助检查】 血常规:WBC 9.6×10^9/L,中性分叶核细胞 0.72,淋巴细胞 0.23,血红蛋白及血小板正常。凝血功能:PT 及 APTT 正常。电解质、血尿素氮、肌酐均正常。肝功能:胆红素 54.7μmol/L(3.2mg/dl),未结合胆红素 30.8μmol/L(1.8mg/dl),白蛋白 38g/L,碱性磷酸酶 78U/L,AST54U/L,LDH237U/L,尿酸 434.4μmol/L(73mg/l)。脂肪酶 168U/L,淀粉酶 63U/L。心电图:窦性心律,心率 129/min,P-R 间期 0.144s,电轴右偏,电压正常,无 ST 段改变。胸片不正常(图 7-3)。

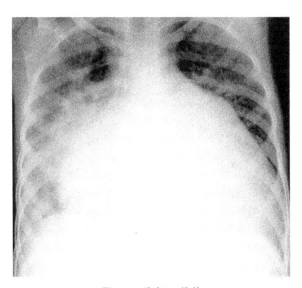

图 7-3 胸部 X 线片

【诊治经过】 患儿行超声心动图检查提示左心室明显扩大,达 5.4cm,中-重度二尖瓣反流,短缩分数明显下降至 10%～18%,予呋塞米及米力农治疗。尽管调整了药物剂量,患儿于住院第 4 天出现颈静脉怒张、气促加重、咳嗽、嗜睡。复查超声心动图提示短缩分数低于 10%,左心室扩大,室壁薄,二尖瓣反流加重,中度三尖瓣反流,右心室压大于右心房压 30mmHg。

★病例 7-4 讨论

【鉴别诊断】 心肌炎和其他心脏疾病可以引起腹痛。该病人 X 线胸片提示心脏扩大初步提示心脏疾病及心力衰竭。此心力衰竭可能的原因包括先天性心脏病,特别是在儿童期需要排除间隔缺损。其他引起心力衰竭的可能原因有扩张型心肌病、肥厚型心肌病、限制型心肌病、致心律失常的右室心肌病、闭塞型心肌病、炎性心肌病(心肌炎)和巨细胞心肌炎。在儿科,最主要的是区别心肌病和心肌炎。

【诊断】 X 线胸片提示心脏显著增大、肺动脉段突出(图 7-3)。行心导管检查并取心肌活检。患儿心指数下降,$1.47mm/m^2$,左心室舒张末压 35mmHg,肺动脉楔压升高,38mmHg,右心房压 18mmHg。心肌活检未发现炎性细胞。患儿被诊断为特发性扩张型心肌病,并等待心脏移植。该病例诊断为特发性扩张型心肌病。

【发病率和流行病学】 心力衰竭在成年人内科是一个主要疾病,但在儿童较少见。心脏移植指针,除了婴儿期最常见的先天性心脏病外,扩张型心肌病是全世界儿童心脏移植最主要的指征。大多数扩张型心肌病都没有明确的病因,目前已经证实有一些基因和分子水平的改变可能与发病有关,包括细胞骨架、肌钙蛋白和其他肌节蛋白基因。目前发现的这些基因遗传模式包括了常染色体显性、常染色体隐性和 X 连锁。家族性扩张型心肌病的诊断关键就是有亲属患病。学界很早就认识到骨骼肌营养不良与骨骼有关,而对家族性扩张型心肌病仍所知甚少,但已越来越多地被认识到。

扩张型心肌病的结构改变包括左心室重量增加、左心室室壁厚度正常或降低及左心室心腔增大。组织学上可有多种改变,包括局灶心肌细胞坏死、间质巨噬细胞增多及间质纤维化。

部分新发的扩张型心肌病可归因于心肌炎。此类扩张型心肌病生存率可高达 80%,其感染可以是暴发型或者隐性感染。隐性感染可能被忽略并造成特发性心肌病。感染原可包括细菌、螺旋体、真菌、原虫、寄生虫、立克次体和病毒。全世界心肌炎最常见的感染原是克氏锥虫(锥虫病)和白喉棒状杆菌(白喉),而在美国病毒更常见。最主要的两种病毒是柯萨奇 B 组病毒和腺病毒。丙型肝炎病毒、人免疫缺陷病毒、EB 病毒、巨细胞病毒也可引起心肌炎。其他可引起心肌炎的原因包括免疫机制和中毒(药物和重金属)。

【临床表现】 扩张型心肌病的临床表现可有心力衰竭,包括疲乏、气促、咳嗽及腹痛,也可多种多样,从无症状患者到暴发性心力衰竭。心肌炎患者多有近期流感样症状,有时会出现继发于心室快速扩张的心律失常。

【诊断方法】 鉴别扩张型心肌病和心肌炎对于治疗方案的选择非常重要。临床症状(心力衰竭、近期流感样症状伴发热)及实验室检查(白细胞增多,嗜酸细胞增多、肌酸激酶或肌钙蛋白升高)有助于诊断心肌炎,但仍需依靠其他手段。

1. 超声心动图　所有患者均需要行超声心动图检查排除结构性畸形。

2. 心肌活检　尽管有其他无创检查手段,心肌活检仍是诊断心肌炎的金标准。

3. 其他　所有儿童期新发的心力衰竭病例均需要行病原学检查(柯萨奇病毒、腺病毒、艾柯病毒、呼吸道合胞病毒、巨细胞病毒、EB 病毒和人免疫缺损病毒)及其他可能的病因检查,排除包括自身免疫性疾病(系统性红斑狼疮)及线粒体疾病。

【治疗】　治疗上以缓解症状和支持治疗为主。目前没有证据支持儿童期心脏病采用特殊治疗,主要还是仿照成年人的药物治疗,包括血管紧张素转化酶抑制药,其次是 β 受体阻滞药和地高辛。尽管缺乏足够的文献和依据支持,活检证实的心肌炎的标准治疗仍是通过免疫调节药(包括免疫球蛋白、激素、环孢素及环磷酰胺)抑制炎症反应。心力衰竭进行性加重的患者可使用机械辅助装置如左心室辅助装置(LVAD)和体外膜肺氧合(ECMO)以稳定病情直至心脏移植。

推荐阅读

[1]　Davies MJ.The cardiomyopathies:an overview.Heart,2000(83):469-474.

[2]　Burch M.Heart failure in the young.Heart,2002(88):198-202.

[3]　Batra AS,Lewis AB.Acute myocarditis.Curr Opin Pediatr,2001(13):234-239.

[4]　Feldman AM,McNamara D.Myocarditis.New Engl J Med,2000(343):1388-1398.

[5]　Luk A,Ahn E,Soor GS,Butany J.Dilated cardiomyopathy:a review.J Clin Pathol,2009,
    62(3):219.

 病例 7-5　8 岁男孩

【现病史】　患儿系 8 岁男孩,就诊前 4h 出现脐周痉挛性疼痛,伴呕吐胆汁样物。家长否认发热、腹泻或特殊疾病接触史。腹痛为间歇性痉挛性疼痛,入院前呕吐 6 次,末次大便为入院前 1d。就诊前患儿母亲为其灌肠 1 次,症状无缓解。

【既往史及家族史】　患儿系足月产,出生时无并发症。3 年前首次出现腹痛和呕吐胆汁样物,此后大约每 4 个月症状反复 1 次,每次持续 2～3d。最近使用苯巴比妥和阿托品治疗,效果不佳。患儿慢性便秘,液状石蜡灌肠治疗有效。就诊前 3 个月曾因类似症状入院,行腹部 CT 检查正常。疼痛与饮食无关,不影响学业。无腹泻、囊性纤维化或其他胃肠疾病如炎性肠病的家族史。

【体格检查】　T 36.5℃,RR 24/min,HR 110/min,BP 135/85mmHg,体重 26kg。

患儿反应好,因腹痛卧床哭闹,不易安抚。口腔无病变,颈软,淋巴结不肿大。双肺呼吸音清,心脏听诊无杂音,无心包摩擦音,无奔马律。腹部查体:肠鸣音减弱,腹软伴间歇性肌紧张,左上腹疑似可扪及一肿物,无局部压痛,肝脾不大。直肠检查无肠裂及皮赘,直肠指检可扪及肠腔内质硬粪团。青春期发育评估为 Tanner 分期Ⅰ期。神经系统检查正常。

【辅助检查】 血常规:WBC $14.5×10^9/L$,中性分叶核细胞 0.80,杆状核细胞 0.03,淋巴细胞 0.07,嗜酸细胞 0.02,血红蛋白 120g/L,血细胞比容 0.394,血小板 $314×10^9/L$。血碳酸氢根 18mmol/L。血电解质、尿素氮、肌酐正常。肝功能、淀粉酶、脂肪酶正常。小便常规查见酮体,余阴性。

【诊疗经过】 患儿行腹部 X 线片检查提示肠腔充气少、直肠见粪团,无游离气体。上消化道造影明确了患者周期性呕吐的原因(图 7-4)。

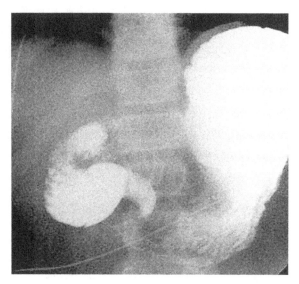

图 7-4 上消化道造影

★病例 7-5 讨论

【鉴别诊断】 腹痛伴呕吐的鉴别诊断非常重要。对于该患儿的诊断关键点是呕吐的周期性。周期性呕吐综合征是一种特发性疾病,其特征为发作期呕吐剧烈而间歇期正常。在一项周期性呕吐综合征的研究中发现,12%的患者有潜在的危及生命的疾病如肠旋转不良伴肠扭转、尿路梗阻或脑肿瘤等。周期性呕吐最常见的原因是腹型偏头痛,占 50%,家族史对诊断偏头痛有意义。第二常见的原因是慢性鼻窦炎。

除肠旋转不良伴间歇性肠扭转,其他引起周期性呕吐的胃肠疾病有慢性特发性假性肠梗阻、肠重复畸形、胰腺炎或胰腺假性囊肿、消化性溃疡及肠系膜上动脉综合征。引起周期性呕吐的泌尿系疾病包括肾结石、间歇性输尿管肾盂连接部梗阻。此外一些内分泌、代谢性疾病也会引起周期性呕吐,包括艾迪生病、卟啉病、鸟氨酸甲酰转移酶缺乏症、甲基丙二酸血症及遗传性果糖不耐受。

【诊断】 上消化道钡剂造影中,Treitz 韧带位于中线上,是一个异常位置,伴有中肠旋转不良(图 7-4)。肠腔内造影剂在空肠近端变细,伴有中肠扭转。该病人被诊断为肠旋转不良。被确诊后,患儿接受了 Ladd 手术及阑尾切除术。

【发病率和流行病学】 了解肠旋转不良的胚胎学基础非常重要。约孕 10 周,肠道围绕肠系膜动脉逆时针旋转,最后附着于后腹壁。此后,中肠绕肠系膜上动脉旋转 270°,十二指肠空肠襻移动到肠系膜上动脉后方,回肠结肠襻旋转至肠系膜上动脉前方。因此十二指肠和升结肠附着于后腹壁。此旋转和附着过程有助于正常的消化道蠕动,平衡了肠道的血供。

肠旋转不良时,正常的旋转过程受阻,回肠位于右上腹部,靠近十二指肠,十二指肠空肠襻停留在中线右侧。因缺少肠系膜附着,中肠扭转易与肠旋转不良同时存在。肠旋转不良伴肠扭转发生率在所有年龄组都是 44%,但在新生儿肠道损伤更严重,故更有可能需要行肠切除。

【临床表现】 肠旋转不良的临床表现多种多样。需要注意的是本病常伴有其他胃肠道畸形,包括食管闭锁、膈疝、空肠闭锁、十二指肠闭锁、脐膨出、腹裂、肠套叠、先天性腹肌缺如综合征及先天性巨结肠。此外本病也可与内脏反位及先天性心脏病伴发。

肠旋转不良伴中肠扭转可发生于任何年龄段,但最常见于婴儿。急性肠旋转不良表现为呕吐胆汁样物质、腹胀、持续性疼痛、直肠见鲜血(提示缺血)。此为外科急症,肠道缺血未经治疗可导致休克、脓毒症及休克。

另一种较少见的现象是肠旋转不良伴间歇性肠扭转,常表现为反复腹痛、呕吐、生长发育落后。

【诊断方法】

1. 影像学检查 腹部 X 线片可提示没有肠道穿孔,在儿童不推荐行 CT 检查。可以采用钡灌肠和上消化道造影,但目前推荐上消化道造影,因为钡灌肠可能造成回肠移动,且不能显示肠扭转。上消化道造影可明确显示肠旋转不良,其征象包括十二指肠螺丝锥样畸形、十二指肠和空肠位于右上腹部或十二指肠慢性梗阻。

【治疗】 在新生儿期,肠扭转提示肠道缺血的可能性,并需要立即行外科手术。年长儿肠旋转不良亦需要外科干预。手术时机取决于患儿的临床表现。如果情况允许,术前准备应包括经鼻胃管行胃肠减压、补液、预防性使用抗生素以应对可能的肠切除术。Ladd 手术包括中肠扭转的逆时针复位、腹膜带松解、阑尾切除、十二指肠放置于右侧腹腔、回肠放置于左下腹腔。

推荐阅读

[1] Tunnessen WW.Cyclic vomiting//Tunnesse WW,ed.Signs and Symptoms in Pediatrics.3rd

ed.Philadelphia:Lippincott William & Wilkins,1999:503-507.

[2] Olson AD,Li BU.The diagnostic evaluation of children with cyclic vomiting:a cost-effectiveness assessment.J Pediatr,2002(141):724-728.

[3] Little DC,Smith SC.Malrotation//Holder TM,Murphy,eds.Ashcraft's Pediatric Surgery. 5th ed.Philadelphia:Saunders Elsevier,2010.

[4] Liu PCF,Stringer DA.Radiography:contrast studies//Walker WA,Durie PR,Hamilton JR, Walker-Smith JA,Watkins JB,eds.Pediatric Gastrointestinal Disease.3rd ed.Hamilton:B.C. Decker,Inc,2000:1555-1591.

[5] Shuckett B.Cross-sectional imaging:ultrasonography,computed tomography,magnetic resonance imaging//Walker WA,Durie PR,Hamilton JR,Walker-Smith JA,Watkins JB,eds. Pediatric Gastrointestinal Disease.3rd ed.Hamilton:B.C.Decker,Inc,2000:1591-1633.

[6] Nehra D,Goldstein AM.Intestinal malrotation:varied clinical presentation from infancy through adulthood.Surgery,2011,149(3):386.

 # 病例 7-6　2 岁女孩

【现病史】　患儿 2 岁女孩,入院前 1 个月出现间歇性腹痛,表现为全腹弥散性钝痛,不影响夜间睡眠。入院前 1 周患儿出现黏液便,无血便,每天 2 次。入院前 2d 出现上呼吸道感染症状,其中一个同胞兄弟姐妹患"感冒"。家长因发热和腹痛加重带她到初诊医生处就诊,医生发现其体重下降 1.4kg,有异食癖特别是食土癖。家中有 2 只猫和 1 只小狗。

【既往史和家族史】　既往有屏气发作病史,并因此行多项检查,包括心脏彩超(正常)、心电图和 Holter(均正常)。家长认为其生长发育不佳。无手术及药物过敏史,正常预防接种。家族中无特殊疾病史。

【体格检查】　T 37.8℃,RR 20/min,HR 120/min,BP 92/62mmHg。

患儿反应好,苍白貌。颈软,无明显颈部淋巴结增大,气管居中。肺部呼吸音清,心脏查体无异常,无杂音、心包摩擦音或奔马律。腹部查体:腹部软,无压痛,肠鸣音正常。脾可扪及,肝右肋下 2cm 可扪及。青春期发育评估为 Tanner 分期 I 期。直肠检查张力正常,无触痛,无肠裂及包块,肠腔少量粪便。神经系统检查正常。

【辅助检查】　血常规:WBC 39.8×10⁹/L,中性分叶核细胞 0.18,杆状核细胞 0.01,淋巴细胞 0.17,嗜酸细胞 0.53,嗜碱细胞 0.03,血红蛋白 78g/L,血细胞比容 0.294,MCV52.7fl,MCHC297g/L,RDW0.195,血小板 1000×10⁹/L。血细胞沉降率 20mm/h。

【诊疗经过】　胸腹部 X 线平片正常,大便查虫卵和寄生虫及大便培养结果未出,血免疫球蛋白升高。抗 A 及抗 B 同族血细胞凝集素显著升高(抗 A＝1:16 000,抗 B＝1:512)。ELISA 结果未出。患儿在检查正常后出院,在门诊随访并检测嗜酸细胞。

★病例 7-6 讨论

【鉴别诊断】　由动物传染到人的疾病被称为动物传染病。全美国 50％家庭有宠物,这使儿童有较高风险通过粪-口途径或直接接触感染动物传染病。该患儿有腹痛和腹泻的症状,对诊断有重要价值的病史包括家中养宠物及异食癖。在儿童通过粪-口途径导致胃肠炎的动物传染病包括沙门菌病(沙门菌感染引起,每年约 500 万例)、弯曲菌病(空肠弯曲菌引起)、隐孢子虫病(隐孢子虫引起)、贾第鞭毛虫病(贾第鞭毛虫引起,在美国日间托儿所 8％的儿童感染)、犬绦虫病(犬复孔绦虫引起)及内脏幼虫移行症。

【诊断】　临床表现及实验室检查支持诊断为内脏幼虫移行症。

【发病率、流行病学及生存周期】　内脏幼虫移行症或称蛔虫病是由犬蛔虫或猫蛔虫感染所致。该寄生虫潜伏感染的宿主常为雌犬。虫卵经被感染动物的粪便排出,根据环境条件不同,需要几周时间形成胚胎并具备感染性(图 7-5)。虫卵脱出率在犬为 13％～75％,在猫为 21％～55％。存在感染性虫卵的地方包括儿童可能去的户外场地、沙箱等。该病在人类主要见于 6 岁以下儿童,特别是有异食癖者吞入含幼虫的土。

在美国,幼儿园儿童有该寄生虫抗体的比例高达 23％,每年 3000～4000 名患者被诊断。各地发病率因地区和社会经济因素有所不同,南方地区及贫困地区发病率最高。

【临床表现】　蛔虫感染的临床表现从无症状到以内脏或眼部为主要表现都有。感染性虫卵被吞入后引起胃黏膜穿孔,并通过门脉系统进入体循环。幼虫移行引起的损伤及嗜酸细胞升高导致临床症状的出现,包括发热、肝脾大、腹痛、易激惹、精神萎靡、痒性皮疹。86％的被感染儿童可以出现肺部受累,可出现重症改变,可能与哮喘发作混淆。本病可以是哮喘的独立危险因素。眼部并发症可单独出现,也可继发于局部炎症出现斜视、视力下降、葡萄膜炎、眼内炎。偶见心肌及中枢神经系统受损。

【诊断依据】　患儿年龄、犬类接触史、异食癖均为重要诊断线索,很少有通过活检确诊的情况。其他有助于诊断的信息包括血免疫球蛋白升高、白细胞及嗜酸细胞升高、抗 A 及抗 B 同族血细胞凝集素滴度升高(见于 50％患者)。寄生虫血清学检查滴度＞1∶32 有较高的敏感性和特异性。

【治疗】　本病治疗存在争议,许多患儿在没有特殊治疗的情况下可好转。过去曾用阿苯达唑[10mg/(kg · d),分 2 次]治疗,但可能导致更强的炎症反应。因此,有学者推荐抗寄生虫药联用皮质激素治疗。预防再次感染非常重要,所有被感染的宠物应同时及时治疗。

弓蛔虫病

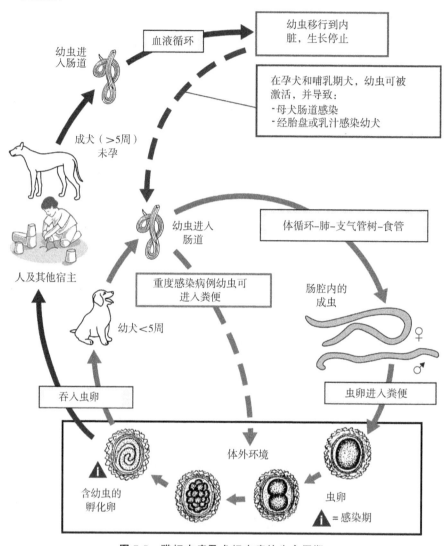

图 7-5 猫蛔虫病及犬蛔虫病的生命周期

（美国疾病预防控制中心寄生虫及疟疾分部，http:// www. dpd. cdc. gov/dpdx/ Default. htm）

推荐阅读

[1] Tan JS. Human zoonotic infection transmitted by cats and dogs. Arch Intern Med, 1997 (157):1933-1943.

[2] Despommier D. Toxocariasis: clinical aspects, epidemiology, medical ecology, and molecular

aspects.Clin Microbiol Rev,2003(16):265-272.

[3] Won KY,Kruszon-Moran D,Schantz PM,et al.National seroprevalence and risk factors for zoonotic.Toxocara spp.Infection Am J Trop Med Hyg,2008(79):552-557.

[4] Congdon P,Lloyd P.Toxocara infection in the United States:the relevance of poverty,geography and demography as risk factors,and implications for estimating county prevalence.Int J Public Health,2011(56):15-24.

[5] The Medical Letter on Drugs and Therapeutics. Drugs for Parasitic Infections. Mark Abramowicz,ed.New Rochelle(NY):The Medical Letter,Inc,2004.

 病例 7-7　3 岁女孩

【现病史】　患儿是 3 岁斯里兰卡裔女童,出生于美国。因发热 2d,体温 40.5℃于急诊科就诊。诉发热时腹痛、膝关节及肘关节疼痛,饮食正常,行走正常。无头痛、咽痛、流涕、咳嗽、腹泻及呕吐。8 个月前患儿家庭旅行去了一个国家公园后便反复出现该症状。旅游归来时患儿首次发作,出现发热,体温 40.4℃,持续 5d,伴前额部疼痛、寒战、身体僵硬和腹痛。于儿科医生处诊断为病毒感染。患儿母亲诉其每月末发作 1 次。第二次出现发热时,被认为是鼻窦炎及鼻后滴漏引起,并使用 3 周抗生素,但每周仍出现相同表现。患儿一共被按照临床诊断鼻窦炎治疗过 3 次。其母亲诉患儿在生病期间无体重减轻,无皮疹,无上呼吸道症状,无咳嗽,无关节肿胀。患儿无出国旅游史,未发现过虱咬史。多次因症状发作在家庭医生处就诊,多次血常规正常、莱姆病血清学阴性。无结核暴露史,生长发育正常,发作间歇期完全正常。其母诉医生多次提到其咽部"稍红",所有咽拭子培养阴性。

【既往史及家族史】　患儿出生史正常,无住院、手术及过敏性鼻炎史。仅在发热时使用对乙酰氨基酚和布洛芬。正常预防接种,近 3 个月内结核菌素皮试阴性。家族中无胃肠道疾病、自身免疫性疾病、儿童期疾病、关节炎、肿瘤、结核病史。患儿上日间托儿所,家庭中无宠物。

【体格检查】　T 39.9℃,RR 28/min,HR 112/min,BP 106/73mmHg,体重 19.8kg(位于第 95 百分位),身高 104cm(位于第 90 百分位)。

患儿健谈、开朗,无急性痛苦貌。巩膜无黄染,无结膜充血,鼓膜正常。咽部充血,扁桃体可见分泌物,无明显口腔黏膜损害。颈部可扪及增大淋巴结,质硬。心肺查体正常。腹部查体:肠鸣音正常,广泛性压痛,腹膜刺激征阴性,无肝脾增大。神经系统检查阴性,皮肤无皮疹及色素脱失。

【辅助检查】　血常规:WBC 15.8×10⁹/L,中性分叶核细胞 0.64,淋巴细胞 0.22,单核细胞 0.13,血红蛋白 112g/L,血小板 323×10⁹/L。肝功能、生化、免疫球蛋白水平正常。尿常规、尿培养、血培养、胸片、快速链球菌抗原、咽拭子培养、莱姆病抗体、EB 病毒及巨细胞病毒血清学、抗核抗体、粪培养、粪查虫卵及寄生虫、血涂片查疟原虫、头部及鼻窦 CT 和核素骨扫描均为阴性。血细胞沉降率 66mm/h。

【诊疗经过】 除白细胞轻度升高、血细胞沉降率增快,患儿其他检查均为阴性。住院第 6 天开始体温正常,安排出院并密切随访。随后 2 个月患儿每周复查 2 次血常规,其中性粒细胞绝对计数一直正常。发热期间其白细胞计数和血细胞沉降率均升高,而随着热退恢复正常。该病诊断依靠回归热和咽炎的一系列表现而得出。

★病例 7-7 讨论

【鉴别诊断】 周期性发热或回归热在文献中有多个定义。最常见的特征是发热,体温超过 38.4℃(或更高,>39℃)并持续 3~6d,在 6 个月内至少发生 3 次,无明确病因,不伴上呼吸道感染等症状,每次发热至少间隔 1 周以上(通常<4 周)。无症状的间歇期可长可短,或固定间期。

回归热的原因可按诊断分类(表 7-3)或按发热是否有规律间歇分类。多种原因可以引起回归热伴不规则间歇期,其中感染性疾病包括病毒感染(如 EB 病毒、细小病毒 B19 及单纯疱疹病毒,反复上呼吸道感染)、细菌感染(如隐匿性短暂菌血症、复发性尿路感染、慢性脑膜炎球菌血症、牙脓肿、布鲁菌病、耶尔森菌感染、分枝杆菌感染)及寄生虫感染(间日疟原虫或卵性疟原虫所致复发性疟疾、三日疟原虫所致疟疾复燃),其他原因有:炎性疾病(炎性肠病、幼年特发性关节炎全身型、贝赫切特综合征)、肿瘤如淋巴瘤、药物热等。病毒感染及诊断不明是回归热伴不规则间歇期最常见的情况。

表 7-3 回归热的病因学分类

感染性疾病	反复上呼吸道感染
	EB 病毒
	人疱疹病毒 6 型
	单纯疱疹病毒
	细小病毒 B19
	慢性脑膜炎球菌血症
	包柔螺旋体
	隐性菌血症
	复发性尿路感染
	布鲁菌病
	耶尔森菌
	不典型分枝杆菌
	疟疾

（续 表）

炎性疾病	PFAPA(周期性发热、口疮性口炎、咽炎、颈淋巴结炎综合征)
	炎性肠病
	贝赫切特综合征
	幼年特发性关节炎全身型
	家族性地中海热
	高 IgD 综合征
	肿瘤坏死因子受体相关周期性发热综合征
血液系统/肿瘤性疾病	周期性中性粒细胞减少症
	白血病
	淋巴瘤
其他	药物热
	特发性/诊断不明

回归热伴规律间歇期的疾病较少,其中包括周期性中性粒细胞减少症,21～28d 反复 1 次;包柔螺旋体感染,14～21d 反复 1 次;PFAPA 综合征(周期性发热、口疮性口炎、咽炎、颈淋巴结炎综合征),21～28d 反复 1 次。此外,一些遗传性疾病可导致回归热伴规则或不规则间歇期,包括家族性地中海热、高 IgD 综合征、肿瘤坏死因子受体相关周期性发热综合征(TRAPS)。PFAPA 及诊断不明是回归热伴规律间歇期最常见的情况。

对该患儿疾病的诊断线索是发热伴咽炎症状的规律性。

【辅助检查】 回归热需要跟多种疾病鉴别,故常需要进行多项检查。以该患儿为例,检查一般包括:血常规可查见病毒感染或中性粒细胞减少时出现不典型淋巴细胞增多;血细胞沉降率在感染性疾病可出现非特异性升高,但在炎性疾病或风湿性疾病时会有显著升高;病毒和细菌血清学检查;风湿性疾病的特殊检查如抗核抗体;各种影像学检查以排除潜在感染或肿瘤如淋巴瘤。

【诊断】 患儿在其中一次发热中被发现 3 个口腔溃疡,咽部充血,被诊断为 PFAPA 综合征(周期性发热、口疮性口炎、咽炎、颈淋巴结炎综合征)。

【发病率和流行病学】 PFAPA 综合征定义为反复周期性发热(>39℃),持续 3～6d,每隔 21～28d 发生 1 次,伴特定临床表现。男性发病略多于女性,一般在 5 岁前发病,似乎有家族遗传倾向,无季节或地域差异。该病病因不明,可能与感染及自身免疫因素有关,是回归热伴规律间歇期最常见的原因。

【典型临床表现】 PFAPA 患儿一般生长发育正常,如上所述表现为有规律性的发热,另外 3 种常见临床表现是口疮性口炎、咽炎、颈淋巴结炎。口疮性口炎通常较小(<5mm),也不多见(2～3 个),无痛性、很快恢复,故常被遗漏。这种溃疡可与单纯疱疹病毒性口腔炎的大块、疼痛明显的溃疡区别(彩图 14)。一项 94 例患

者的系列研究发现,仅 70% 的 PFAPA 患者有口腔溃疡,72% 的患者有咽炎不伴渗出物。颈淋巴结炎是最常见的表现,占 88%,且往往局限于颈部,相对较小(<5mm)。其他症状如腹痛、恶心、头痛时有发生,而上呼吸道症状少见,如有则常提示病毒性上呼吸道感染。本病最重要的特点是规律性的反复发作但发作期和间歇期患儿一般情况都很好。

【诊断思路】 目前使用诊断标准包括自然病程及上文讨论的内容:①规律性回归热,发病年龄小(<5 岁);②不伴上呼吸道感染症状,有口疮性口炎或颈淋巴结炎或咽炎;③发作间歇期无症状;④生长发育正常;⑤排除周期性中性粒细胞减少症。其他发热综合征有其特征性的表现(表 7-4)。

表 7-4 部分发热综合征的特征

特征	PFAPA	高 IgD 综合征	家族性地中海热	TRAPS
发热时间	4~5d	3~7d	1~2d	>7d
周期	26~30d	14~28d[1]	7~28d[1]	无
血统	无	荷兰、法国	犹太人、土耳其、阿拉伯、亚美尼亚	爱尔兰、苏格拉
伴随症状	口腔炎	颈淋巴结炎	腹膜炎	肌痛、关节痛
	咽炎	腹泻	关节炎	结膜炎
	颈淋巴结炎	腹痛	脾大	红斑
				水肿性斑块

[1]常无规律

1. **血常规** 按 PFAPA 诊断标准需要排除周期性中性粒细胞减少症。因为临床表现相似,故鉴别比较困难。周期性中性粒细胞减少症患者粒细胞减少的周期约 21d。虽然发热常没有感染表现,但很可能出现继发于中性粒细胞减少的细菌感染,特别是铜绿假单胞菌感染。鉴别两种病最好的办法是血常规检测。在 PFAPA 患者,发作期白细胞轻度升高,发热间歇期白细胞正常。对于周期性中性粒细胞减少症,血常规需要规律性地复查(至少连续 2 个月,每周 2 次),因为中性粒细胞减少不一定与发热同时出现。周期性中性粒细胞减少症的中性粒细胞绝对计数 $<0.5×10^9/L$,并自行恢复。

2. **其他检查** 其他检查可用于和其他疾病鉴别。基因突变检测可用于鉴别怀疑 TRAPS 的患者。高 IgD 综合征患者 IgD 升高,此外还需要一些其他检查确诊。基因检查可用于诊断家族性地中海热。

【治疗】 本病通常持续数年(>4 年)并自行缓解,发作频率逐渐减少直到完全消失。在发作的数年中,治疗包括支持治疗,根据发热规律调整家庭事务。在发作开始时单用皮质激素可显著减少发热,可作为一线治疗。如果激素无效,可预防性使用西咪替丁。有人发现扁桃体切除在部分患者可有效终止发作,如果激素和西咪替丁均无效可考虑该方法,但需要权衡利弊,因为本病为良性自限性疾病。

(胡　梵)

推荐阅读

[1]　John CC,Gilsdorf JR. Recurrent fever in children. Pediatr Infect Dis J,2002,21(11):
　　　1071-1077.

[2]　Long SS.Syndrome of periodic fever,aphthous stomatitis,pharyngitis,and adenitis(PFA-
　　　PA)—what it isn't.What it is.J Pediatr,1999(135):1-5.

[3]　Thomas KT,Feder HM,Lawton AR,et al.Periodic fever syndrome in children.J Pediatr,
　　　1999,135(1):15-21.

[4]　 Drenth JP,van der Meer JW. Hereditary periodic fever.N Engl J Med,2001,345(24):
　　　1748-1757.

[5]　Burton MJ,Pollard AJ,Ramsden JD.Tonsillectomy for periodic fever,aphthous stomatitis,
　　　pharyngitis,and cervical adenitis syndrome(PFAPA).Cochrane Database Syst Rev,2010
　　　(24):CD008669.

第8章 意识状态改变

【定义】 意识状态改变是指认知、注意力、觉醒和意识出现障碍的一种广泛的非特异性统称。意识状态改变并非一种特定的疾病，而是潜在疾病的一种症状。格拉斯哥昏迷量表提供了一种通过睁眼、语言和运动反应对儿童意识状态进行分类的方法。AVPU评分（警觉、语言、疼痛、无反应）是一种更为简便的方法，可以对儿童意识状态进行快速分类。意识状态改变一般分为急性、慢性或进展性，或表现明显，或起病隐匿。本章节将重点关注儿童急性意识状态改变的原因。

尽管表现为意识状态改变的疾病过程都很严重，但对于危及生命的状况，应尽早识别并给予适当处置。大脑网状激活系统负责维持觉醒状态，该部分神经元的损伤可以导致意识状态改变。感染、中毒、代谢性疾病及创伤是最常见的影响网状激活系统并可能危及生命的疾病。不幸的是，即便危及生命的疾病其临床表现可能隐匿而不易察觉，因而必须提高警惕。

【病因】 意识状态改变并不构成一项诊断，但它是潜在疾病的一种症状，因而需要深入研究。儿童意识状态改变的原因随年龄而有所不同（表 8-1），可以根据以下病因进行分组（表 8-2）。

表 8-1 儿童时期不同年龄段意识状态改变的原因

患病率	新生儿/婴儿	幼儿/学龄儿童	青少年
常见	感染	感染	感染
	脑膜炎	脑膜炎	脑膜炎
	败血症	脑炎	脑炎
	缺氧	感染后	感染后
	低体温	误服	误服
	代谢性疾病	低血糖	低血糖
	酸中毒	外伤	外伤
	低血糖	意外性	意外性
	高/低钠血症	非意外性	非意外性
	低钙血症		精神病
	外伤		
	出生		
	非意外创伤		

（续　表）

患病率	新生儿/婴儿	幼儿/学龄儿童	青少年
较不常见	心脏畸形 　低灌注 痫性发作 代谢性疾病 　高氨血症 脑积水	肠套叠 痫性发作 一氧化碳 高血压 肿瘤 重金属中毒	一氧化碳 肿瘤 高血压
不常见	吸烟 胆红素脑病	吸烟 失神发作 韦尼克脑病 亚急性硬化症 全脑炎 中心静脉血栓	吸烟 假性脑瘤 韦尼克脑病

表 8-2　意识状态改变原因的病因学分类

血管性 　脑梗死 　动静脉畸形 　中心静脉血栓 　高血压性脑病 　大脑低灌注 　　先天性心脏病 　　贫血 　　低血容量 感染性 　脑膜炎 　脑炎 　败血症 　脑脓肿 　感染后 　胃肠炎（志贺菌病） 外伤性 　颅内出血 　脑震荡 中毒性 　乙醇 　一氧化碳 　抗惊厥药 　高铁血红蛋白血症 　三环类抗抑郁药 　重金属	代谢性 　低血糖 　高/低钠血症 　缺氧 　高氨血症 　糖尿病酮症酸中毒 　尿毒症 胃肠性 　肠套叠 肿瘤性 　原发性脑肿瘤 　转移性中枢神经系统肿瘤 精神性 　抑郁症 　精神病 　精神分裂症 　自闭症 神经性 　痫性发作 　癫痫发作后 　颞叶癫痫 　脑积水 　分流功能障碍 　假性脑瘤

【鉴别诊断线索】 对于任何出现意识状态改变的儿童,详尽了解其病史很有必要。诱发因素和相关的临床特征能够为鉴别诊断提供有用的框架。以下问题可以为诊断提供线索。

★之前有无疾病或发热?

——脑膜炎可引起意识状态改变,且对生命存在威胁,因此应首先考虑该可能性。未得出脑脊液培养结果之前,患儿若出现中毒症状、发热和颈项强直,应积极使用抗生素。水痘、支原体肺炎和落基山斑疹热是脑炎的可能原因,均有皮疹表现。志贺菌属胃肠炎伴随的志贺毒素释放及水痘或其他病毒感染所致的小脑炎均可导致意识状态改变。

★是否有误服或毒物暴露史?

——对于幼儿来说,有时仅误服一片药物便可危及生命,如可乐定、β受体阻滞药和钙拮抗药。此时应注意明确家中有哪些药物可能导致孩子误服。此外,家中有其他成员生病时,应考虑到一氧化碳中毒的可能。但是,有一点很重要,许多可能的有毒物质在毒物学筛查中并不能被检出,包括可乐定、有机磷酸酯和麦角酸二乙胺。

★是否有头部外伤史

——任何年龄段人群发生头部外伤后均有可能出现意识状态改变。有一点很重要,即颅内损伤可能会发生于原头部外伤 24h 之后。若出现呕吐、剧烈头痛等颅内压增高表现或局灶性神经功能缺损时应立即行神经影像学检查以排除颅内出血。

 病例 8-1　3 岁男孩

【现病史】 3 岁非洲裔美国男孩,其父亲诉患儿"行为异常"后很快无反应。当日下午,患儿曾诉头痛,表现嗜睡,父亲将其带到室外呼吸清凉秋日空气后清醒。发病前患儿身体健康,无任何其他疾病。无误服证据。患儿在家无疾病接触史。但是,当日下午,其母亲与父亲也出现呕吐、头痛和头晕症状。当日这家人花了整天时间在家清理阁楼、烧炉子、打扫厨房。患儿 8 个月大的妹妹在家睡觉,无特殊不适。

【既往史及家族史】 患儿 1 岁时曾发生热性惊厥。3 岁时行腹股沟疝修补术。无其他特殊病史。

【查体】 T37.5℃,RR23/min;HR100/min,BP111/51mmHg,体重第 50～75 百分位。

体格检查:患儿反应佳、活泼,表情自如。

无口腔病变,未扪及肿大淋巴结,双肺呼吸音清,心音正常。神经系统检查未见异常。其余检查均正常。

【实验室检查】 对患儿进行了初步评估,根据其父亲提供的重要病史,完善了一个简单的血液测试,明确了诊断。

★病例 8-1 讨论

【鉴别诊断】 可导致 3 岁儿童中枢神经系统抑制的原因有很多,常见的有意外性毒物接触(包括阿片类、一氧化碳、铁、镇静催眠药、可乐定、抗组胺药和乙醇)、代谢性疾病(如低血糖、高/低钠血症、低钙血症)、感染(如食物中毒或病毒感染后综合征,可致多位家庭成员出现相同症状;不常见疾病的还有脑炎和脑膜炎)及癫痫复杂部分性发作的发作后状态。该患儿的显著临床特征为中枢神经系统抑制,到室外后迅速缓解,且其他家庭成员出现类似症状。

【诊断】 患儿的父亲提到当日是入秋后第一次烧炉子。患儿的碳氧血红蛋白(HbCO)值为 0.169。诊断为一氧化碳中毒。

【发病率和流行病学】 一氧化碳中毒每年造成近 500 人死亡,其中大部分是由火灾引起,但是吸烟、汽车尾气和不完备的加热设施燃烧释放一氧化碳,导致中毒。一氧化碳气体无臭无味,与血红蛋白的亲和力是氧气的 200～300 倍,可导致组织缺氧(图 8-1)。因分钟通气量较高,且体内含有胎儿血红蛋白,所以幼儿更易致一氧化碳中毒。

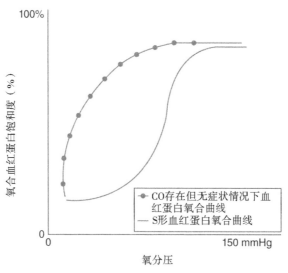

图 8-1 氧/一氧化碳解离曲线

(图片来源:Tintinalli JE,Stapczynski JS,Ma OJ,Cline DM,Cydulka RK,Meckler GD:Tintinalli's Emergency Medicine:A Comprehensive Study Guide,7th Edition:http:/www.accessmedicine.com.Copyright © The Mc-Graw-Hill Companies,Inc.All rights reserved.)

　　【临床表现】　对于火灾幸存者,或者曾暴露于不完全燃烧加热设备的患儿,应高度怀疑一氧化碳中毒。根据临床症状可将一氧化碳中毒分为轻度、中度、重度。轻度中毒有头痛、呼吸困难和意识模糊,中度中毒有恶心、呕吐、嗜睡和运动失调,而重度中毒可出现昏迷、惊厥、低血压甚至死亡。不管哪种程度的中毒,均很少见到典型的樱桃红色皮肤。

　　【诊断方法】

　　1. 碳氧血红蛋白水平　碳氧血红蛋白常用于一氧化碳中毒的诊断和预后评估。因为可以区分 HbCO 和氧合血红蛋白,临床最常用 CO 血氧分光光度法检测方法。根据 HbCO 水平可将患者分为轻度、中度或重度中毒。然而,血液中HbCO 水平会随时间迅速下降,且与持续存在的细胞功能紊乱并不相关。轻度中毒的 HbCO 水平为 0.20,中度中毒的 HbCO 为 0.20~0.60,当 HbCO 水平高于0.70 时可能致死。

　　2. 其他检查　贫血、肌红蛋白尿和代谢性酸中毒是一氧化碳的主要并发症,因此对于一氧化碳中毒患者,应检查全血细胞计数、小便常规、电解质、心电图和动脉血气分析。一氧化碳中毒时经皮血氧饱和度测定结果可能正常,因为该检查并不能区分血红蛋白的类型。

　　【治疗】　氧气是一氧化碳中毒的解毒剂。海平面、呼吸室内空气的条件下,碳氧血红蛋白的半衰期约为 4h。同一位患者如果处于 100% 氧气的环境中,HbCO半衰期将下降至 1h。一氧化碳中毒的治疗目标是给予 100% 氧气,直到 HbCO 水平下降至 0.05 以下。2~3 个大气压的高压氧可以将 HbCO 的半衰期进一步降低至 30min。然而,是否常规给予高压氧治疗目前仍存在争议。高压氧治疗的风险包括气胸、氧中毒、鼓膜破裂和减压病。高压氧治疗的适应证包括新生儿、孕妇、昏迷史、痫性发作或中毒引起的心律失常。所以,应尽早请高压氧治疗中心会诊。其他处理措施包括纠正贫血(如果 Hb<100g/L)以提高携氧能力,嘱患者卧床休息、减少活动,如果出现肌红蛋白尿,应保持尿量在 1ml/(kg·h)以上,如果 pH 低于7.5,应注意监测酸碱状态,给予碳酸氢钠治疗代谢性酸中毒。

　　出现意识丧失或碳氧血红蛋白水平高于 0.25 以上的患者有 25%~50% 会发生神经损伤,如注意力集中障碍、注意力下降、记忆障碍和运动功能损害。这些损害可能出现在一氧化碳暴露后即刻,也可能至暴露后 3 周才出现。最严重的病例,这些症状可能持续 1 个月甚至更久。

推荐阅读

[1]　Baum CR.Environmental emergencies//Fleisher。GR,Ludwig S,eds.Textbook of Pediatric Emergency Medicine.4th ed.Philadelphia:Lippincott Williams & Wilkins,2000:949-951.

[2]　Ellenhorn M,ed.Ellenhorn's Medical Toxicology.2nd.ed.Baltimore:Williams & Wilkins,1997:1465-1475.

[3]　Morgan I. Carbon Monoxide Poisoning//Bates N, ed. Paediatric Toxicology. New York：Stockton Press,1997：321-325.

[4]　Weaver LK, Hopkins RO, Chan KJ, et al. Hyperbaric。oxygen for acute carbon monoxide poisoning. N Engl.J Med,2002(347)：1057-1067.

 病例 8-2　20 月龄男孩

【现病史】　20 个月大的非洲裔美国男孩由外院急诊乘飞机转至我院。患儿母亲尚未抵达,转运人员转述了之前急诊科采集的病史。患儿上呼吸道感染 1 周,于昨日开始出现发热。今日呕吐 4 次,较平时疲倦。其所在幼儿园有几名儿童患细支气管炎。家中养有一只宠物仓鼠。

【既往史及家族史】　患儿无镰状细胞贫血病史或家族史,发病前身体健康。

【查体】　T37.5℃,RR28/min,HR140/min,BP80/60mmHg,室内空气下血氧饱和度 0.85,身高第 50 百分位,体重第 50 百分位。

初步检查见患儿面色苍白,嗜睡,对疼痛刺激有反应。头部和颈部查体发现结膜苍白,巩膜黄染。黏膜湿润,无脑膜刺激征,未扪及肿大淋巴结。可见肋骨间隙凹陷,听诊双肺呼吸音清。心脏检查发现心动过速,胸骨左上缘Ⅲ/Ⅵ收缩期喷射性杂音,未闻及奔马律或摩擦音。毛细血管再充盈时间为 2s,周围脉搏明显。腹平软,无肝大,脾可触及,轻压痛。直肠检查正常。皮肤检查未见皮疹、擦伤或瘀点。

【实验室检查】　血常规:白细胞 $3.08×10^9$/L,(中性粒细胞 0.77,淋巴细胞 0.14,单核细胞 0.07,有核红细胞 0.08),血红蛋白 31g/L,血小板 $608×10^9$/L,平均红细胞容积 90fl,网织红细胞分布宽度 21,网织红细胞计数 0.105。血型 O,直接抗人球蛋白试验阴性。电解质测定示血尿素氮 7.8mmol/L(22mg/dl),其余电解质正常。血糖 6.5mmol/L(117mg/dl),肝功示乳酸脱氢酶 1250U/L,总胆红素 $88.9\mu mol$/L(5.2mg/dl),直接胆红素 $6.8\mu mol$/L(0.4mg/dl)。胸片未见心脏增大。茶色尿,小便常规示血红蛋白阳性。血、尿培养阴性。

【诊疗经过】　立即予患儿 100％氧气面罩吸氧,开放静脉通道,予 10ml/kg 生理盐水。经这些措施处理后,患儿不适有所缓解,生命体征较前改善,经皮血氧饱和度 0.96,心率 110/min,呼吸 22/min。外周血涂片结果揭示了患儿严重贫血的原因(彩图 15)。患儿母亲赶到后提供的补充信息明确了诊断。

★病例 8-2 讨论

【鉴别诊断】　体格检查(苍白、巩膜黄染、脾大)和实验室检查(贫血、非结合胆红素升高、网织红细胞计数升高)提示溶血性贫血。溶血性贫血可分为两种类型,一种由红细胞内部结构异常引起,另一种由外部因素作用于红细胞而引起。除血红蛋白病(镰状细胞贫血和珠蛋白生成障碍性贫血)外,红细胞膜(球形红细胞增多症)和代谢酶(葡萄糖-6-磷酸酶缺乏、丙酮酸激酶缺乏)缺陷是导致溶血的红细胞内部异常因素。外部因素包括自身免疫性溶血性贫血、红细胞物理损伤(人工瓣膜)、感染(疟疾)及药物/毒素(葡萄糖-6-磷酸脱氢酶缺乏)。

【诊断】 患儿母亲赶到后提供的补充信息:4d 前患儿因误食樟脑球就诊于急诊科,当时查血红蛋白 100g/L。目前血涂片可见与红细胞溶血一致的红细胞碎片、泡状细胞、咬痕红细胞、红细胞大小不等(卌)及异形红细胞(卌)(彩图 15)。患儿确诊为葡萄糖-6-磷酸脱氢酶缺乏症,因误食含萘的樟脑球而发病。

【发病率和流行病学】 葡萄糖-6-磷酸脱氢酶(G6PD)缺乏症是一种伴性 X 染色体的酶缺乏性疾病,世界范围内有近 2 亿人患病。库尔德犹太人(60%)、沙特阿拉伯人(13%)及非洲裔美国人(11%)是最常见的患病群体。女性杂合子携带者对疟疾有生存优势。G6PD 可见于所有体细胞,但对红细胞的影响最大。G6PD 参与补充谷胱甘肽的生化通路,谷胱甘肽是一种分解氧自由基和过氧化物的化学物质。因此,缺乏该酶的患者遇到氧化应激反应时会有一定风险。蚕豆、感染、药物如抗疟疾药、磺胺类药物、呋喃妥因,以及萘(樟脑球)是最常见的导致 G6PD 缺乏症患者发生红细胞损伤的诱因。

【临床表现】 患有 G6PD 缺乏症的儿童误食萘后会发生急性溶血性贫血。溶血性贫血最早于误食后 1d 即可出现。氧化代谢物 α-萘酚会引起谷胱甘肽消耗,而缺乏 G6PD 的红细胞不能补充谷胱甘肽,从而导致血红蛋白和蛋白质氧化。血红蛋白和蛋白质变性为 Heinz 小体,红细胞膜裂解。脾需要清除含红细胞的 Heinz 小体,从而导致脾大,且外周血涂片中出现"咬痕红细胞"。红细胞的破坏导致正细胞性贫血、非结合胆红素升高、网织红细胞计数增高及血红蛋白尿。临床特征包括恶心、呕吐、尿色深、黄疸、腹痛、苍白和嗜睡。

【诊断方法】 主要根据病史和体格检查做出诊断。以下实验室检查可协助溶血性贫血的鉴别诊断。

1. 全血细胞计数和外周血涂片 外周血涂片可见红细胞大小不等、异形红细胞、碎裂红细胞及咬痕红细胞,有时可见 Heinz 小体。

2. 网织红细胞计数 发生溶血后网织红细胞计数通常升高,以弥补破坏的红细胞。

3. 抗人球蛋白试验 直接和间接抗人球蛋白试验在葡萄糖-6-磷酸脱氢酶缺乏症患者中为阴性,但其目的在于排除自身免疫性溶血性贫血。

4. 血清结合珠蛋白 与游离血红蛋白结合,溶血时减少。

5. 肝功能 因溶血时细胞内的酶释放,使血浆间接胆红素、谷草转氨酶和乳酸脱氢酶升高。

6. 尿常规 尿胆红素升高。血浆中的血红蛋白结合位点如结合珠蛋白及血红素结合蛋白饱和时即可发生血红蛋白尿。

7. 葡萄糖-6-磷酸脱氢酶测定　葡萄糖-6-磷酸脱氢酶测定使用分光光度计测定 NADPH 的产量。溶血性贫血刚发生时测定结果可能正常,因为尽管患者缺乏葡萄糖-6-磷酸脱氢酶,但是具有正常葡萄糖-6-磷酸脱氢酶水平的幼稚红细胞(网织红细胞)可能替代了缺乏葡萄糖-6-磷酸脱氢酶的衰老红细胞。该项筛查应于溶血发生至少 2 周后进行。此外还有一些筛查项目,通过染料脱色技术对葡萄糖-6-磷酸脱氢酶水平进行定量,确定其为正常或缺乏(<30%正常活性)。这些筛查项目的局限性在于不能检出杂合子,只能检测稳定状态下葡萄糖-6-磷酸脱氢酶的水平,因此对于活动性溶血时或溶血后该项检查不可靠。

【治疗】　主要采取支持疗法。发生急性萘误食后,可给予药用炭和导泻药。此外,患者应避免进食牛奶或脂肪餐,因为这可以促进亲脂性萘的吸收。血流动力学不稳定的溶血性贫血患者可输血。无任何干预情况下,血红蛋白水平会在 3～6 周恢复正常。血红蛋白尿在儿童中很少引起肾衰竭。

推荐阅读

[1]　Cohen AR.Hematologic emergencies//Fleisher GR,Luwdig S,eds.Textbook of Pediatric Emergency Medicine.4th ed.Philadelphia:Lippincott Williams & Wilkins,2000:859-863.

[2]　Desforges,J.Glucose 6 phosphate dehydrogenase deficiency. N Engl J Med,1991(324):169-194.

[3]　Luzzato L.Hemolytic anemias//Nathan D,Orkin S,eds.Hematology of Infancy and Childhood.5th ed.Philadelphia:WB Saunders,1988:704-722.

[4]　Wason S,Siegel E.Mothball toxicity.Pediatr Clin N Am,1986(33):369-374.

 病例 8-3　9 岁男孩

【现病史】　9 岁,男,既往体健,入院前 3d 曾因头痛、乏力就诊于儿科,听诊右肺湿啰音,疑为社区获得性肺炎,给予阿奇霉素治疗。入院前 2d,患儿出现低热、进食减少、呕吐、昏睡、无力,母亲称其“迷迷糊糊”。随后,患儿症状加重,因定向障碍、言语不清、全身无力、流涎和运动迟缓于外院接受检查,颅脑 CT 平扫正常,MRI 示双侧基底节 T_2 高信号,无受限弥散。患儿被转至地区儿童医院接受进一步检查和治疗。患儿无外伤史、无药物或毒物暴露史、无疾病接触史及行为或表现异常。

【既往史及家族史】　患儿 3 个月时曾因细支气管炎住院治疗。曾患原发性遗尿症,过去 6 个月有所改善。患儿为小学三年级学生,成绩优异。其同母异父的哥哥患有注意力缺陷和多动症,无其他神经障碍或发育障碍家族史。患儿 5 岁时曾被寄养,2 年前开始与母亲、继父、同母异父的兄弟、姐妹一起生活。

【查体】　T39℃,HR60/min,RR28/min,BP 114/64 mmHg,室内空气下氧饱

和度 0.94,体重在第 50 百分位,身高在第 50 百分位。

患儿面色苍白,表情呆板,偶尔含泪坐在床上。患儿对人和地点有定向力,但无法明确说出日期和住院原因。自主运动减少。双侧瞳孔等大等圆,对光反应灵敏。未散瞳的眼底检查见视盘边缘锐利,未见 Kaiser-Fleischer 环。眼外肌运动完整无损,无眼球震颤。面部感觉完整,双侧对称。面部肌力完整,对称,自主运动减少。舌、腭垂居中。运动检查见双手静止性震颤。语调正常,声音小。感觉检查:四肢触觉、温度觉和本体感觉完整且对称。指鼻试验动作协调但缓慢。深反射正常。双侧巴宾斯基征阴性。心脏听诊未闻及杂音。双肺闻及湿啰音,左肺底呼吸音减弱。

【实验室检查】 外院检查结果如下:血常规示白细胞 4.6×10^9/L(中性粒细胞 0.57,淋巴细胞 0.33,单核细胞 0.08,嗜酸性粒细胞 0.02)。血电解质、血尿素氮、血肌酐和血钙均正常。血糖 6.88mmol/L(124 mg/dl)。肝功能示乳酸脱氢酶显著升高 228 U/L。血氨 11.2μmol/L(19mg/dl)。血清铜蓝蛋白与铅水平正常。碳氧血红蛋白水平正常。尿分析和尿重金属检测阴性。腰穿示脑脊液清亮,葡萄糖 3.6mmol/L(65mg/dl),蛋白质 400mg/L,脑脊液白细胞 20×10^6/L(20/mm³),无红细胞。血、尿、脑脊液病毒和细菌培养阴性。脑脊液单纯疱疹病毒和肠病毒 PCR 阴性。血浆和脑脊液氨基酸、丙酮酸、乳酸均正常。初次胸片正常(图 8-2A 和图 8-2B)。

【诊疗经过】 入院当天患儿接受阿昔洛韦、万古霉素、头孢噻肟和红霉素治疗。患儿因口咽肌严重无力、吞咽困难,开始予鼻饲。患儿入院后 48h 运动迟缓和震颤加重,且语言沟通能力恶化,但是未见呼吸困难或心血管损害。因患儿出现帕金森样临床表现,予金刚烷胺治疗。胸部 CT 异常,提示了潜在病因(图 8-2C)。脑脊液 PCR 明确了诊断。

★病例 8-3 讨论

【鉴别诊断】 患儿有脑病、无力和运动迟缓,脑脊液细胞增多,MRI 示双侧基底节局灶性 T_2 高信号。脑病可定义为意识水平下降或改变、嗜睡或性格改变超过 24h。该患儿出现进展性嗜睡和定向力障碍超过 5d。儿童脑病可分为急性和慢性,病因可以是中毒性、代谢性或感染性。最常见引起脑病的毒性物质是一氧化碳和铅,但是典型的中毒性脑病无发热和脑脊液细胞数增多,且应该有明确的暴露史。多种影响基底节的代谢性疾病可引起脑病,包括肝豆状核变性(铜在大脑、肝和角膜聚积)和泛酸激酶相关的神经变性(含铁物质在黑质沉积),但这些代谢性疾病非常罕见,一般仅表现为慢性脑病,在代谢及肝功能正常的儿童一般不太会发生。

脑炎,或称之为与临床神经功能障碍相关的大脑炎症是引起儿童脑病的常见

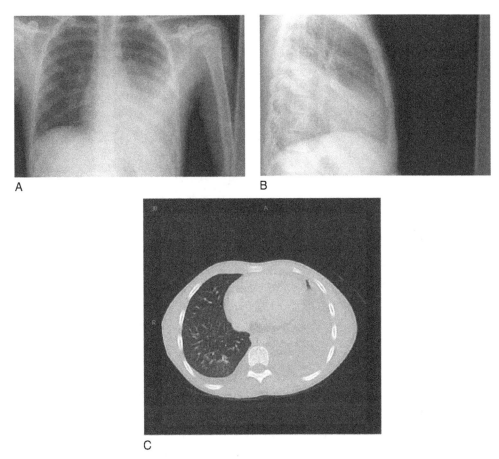

图 8-2　A. 胸部 X 线平片,正位;B. 胸部 X 线平片,侧位;C. 胸部 CT

原因。脑炎可以是原发感染,也可以是感染后免疫介导的一种现象。引起原发感染性脑炎的最常见病因是病毒,包括单纯疱疹病毒、肠病毒或虫媒病毒。另外,非病毒性病原体如包柔螺旋体和立克次体也可引起感染性脑炎。脑炎的临床诊断基于需要住院治疗的脑病、以及发热、痫性发作、局灶性神经功能损伤(本例为运动迟缓)和中枢神经系统炎症的客观检查(如脑脊液细胞数增多或 MRI 特殊改变)。病原微生物的鉴定依赖于对脑脊液及外周血特定微生物的 PCR 和血清学检测。然而,临床上高达 65% 的脑炎患者无法找到病原体。

　　肺炎支原体、水痘病毒及流感病毒是最常见的可同时引起肺炎和脑炎的病原体。水痘引起的中枢神经系统病变一般为感染后小脑炎。

　　【诊断】　胸片(图 8-2A 和图 8-2B)示左侧中度胸腔积液、左肺下叶实变。胸部 CT(图 8-2C)示左肺下叶实变,左侧胸腔积液,左肺上叶压迫性肺不张,右侧少量胸腔积液。患儿的肺炎提示其呼吸系统疾病和中枢神经系统疾病可能为共同病因。对患儿的脑脊液和鼻咽分泌物进行肺炎支原体 PCR 检测,结果为阳性,肺炎支原体脑炎得以确诊。

【发病率和流行病学】 肺炎支原体是最小的可独立生存的微生物,支原体肺炎占 5—9 岁儿童肺炎的 1/3,占 9—15 岁儿童肺炎的 70%,但仅有不到 0.1% 的支原体肺炎患者会发生中枢神经系统并发症。多伦多的一项研究发现,159 例脑炎患儿中,7% 由肺炎支原体引起。加利福尼亚脑炎项目的 1988 例患者中有 111 例(5.6%)近期或正在罹患肺炎支原体感染。肺炎支原体相关脑炎的中位年龄约为 11 岁;无季节或性别差异。

【临床表现】 支原体肺炎常起病缓慢,表现为头痛、不适、发热和流涕,进而发展为咳嗽、呼吸困难和支气管肺炎。除呼吸系统表现外,肺外表现也较为常见。感染的全身表现包括斑丘疹、多形性红斑和(或)Stevens-Johnson 综合征。中枢神经系统受累可能与病毒直接侵犯中枢神经系统(无菌性脑脊髓膜炎、脑脊髓膜脑炎或脑炎)、血管闭塞(系统性或局灶性脑血管炎)和(或)免疫介导的损伤(吉兰-巴雷综合征、横贯性脊髓炎)有关。中枢神经系统表现多种多样,且随发病机制而有所不同。肺炎支原体相关脑炎的症状常包括脑病、脑膜刺激征(头痛、颈项强直、发热＞39℃)和(或)痫性发作。脑炎可不伴随呼吸系统症状,或呼吸系统症状出现 1 周后才发生。免疫介导的肺炎支原体白质损伤可发生于呼吸系统症状出现几周后。

【诊断方法】

1. **肺炎支原体检测** 肺炎支原体感染的诊断基于以下检查结果之一:①血清中肺炎支原体补体结合 IgG 抗体 4 倍以上升高;②血清 IgM 抗体阳性,且呼吸道样本 PCR 阳性;或③脑脊液肺炎支原体 PCR 阳性。然而,确定肺炎支原体作为临床脑炎病例的病原体更为复杂,且充满潜在的困难。首先,肺炎支原体广泛存在于健康人的呼吸道,因此,对于一个临床脑炎病例,血清学检查阳性或者从外周血中分离出该病原体时,并无法确定该病原体是否为中枢神经系统感染的病因或者仅是人群中的偶然检出(基线水平)。加利福尼亚脑炎项目的 111 位近期曾患或正在罹患肺炎支原体感染的患者中,单纯血清学检测(支原体 IgM 阳性)的阳性率为85%,单纯呼吸道 PCR 检测的阳性率为 11%,脑脊液肺炎支原体 PCR 检测的阳性率为 2%。其次,年龄较大的儿童或成年人如果过去曾暴露于肺炎支原体而又发生再次感染,他们可能并不表现出典型的 IgM 应答。因此,无 IgM 抗体时,也可能存在感染,这也是为什么急性期和恢复期血清学检测对诊断均有帮助的原因。第三,IgM 滴度升高于原发感染之后可能持续数月,因此,升高的 IgM 并不表示临床脑炎的并发感染。最后,肺炎支原体在中枢神经系统的确切病理生理学作用目前尚不明确。所以,有些学者认为从脑脊液中分离出该病原体可能是污染,而并没有重要的临床意义。因此,诊断时一定要谨慎,需要结合阳性检查结果,并排除其他可能的情况。

2. 腰椎穿刺　45%～70%的肺炎支原体脑炎患者脑脊液正常。异常可表现为轻到中度单核细胞增多（<100WBCs）。脑脊液蛋白质可正常或轻度升高,葡萄糖正常。

3. 神经影像学检查　肺炎支原体相关脑炎的颅脑 CT 一般正常,但是 49%的病例颅脑 MRI 异常,典型表现为非特异性局灶性、多灶性或弥漫性水肿或缺血、强化病变或白质病变。MRI 对于排除其他脑病和发热的原因最有帮助。

4. 脑电图　79%的肺炎支原体相关脑炎患儿可出现脑电图异常。多数患者表现为非特异性弥散减慢,少数出现局灶性功能障碍或癫痫样活动。

【治疗】　肺炎支原体脑炎的治疗并无明确指南。肺炎支原体没有细胞壁,青霉素和头孢菌素无效。大环内酯类抗生素（红霉素、克拉霉素、阿奇霉素）、四环素和氟喹诺酮类药物能有效根除体内的微生物,但是因穿过血-脑脊液屏障受限,临床上并未证实其能改善神经系统疾病的病程。一项无对照的病例研究表明,糖皮质激素和静脉输注免疫球蛋白可能对中枢神经系统肺炎支原体感染有效,尤其是白质病变为著,且疑为感染后免疫介导的病例。

肺炎支原体相关脑炎的病死率为 8%,患病率为 23%。常见的神经系统远期后遗症包括认知障碍、运动障碍和痫性发作。

推荐阅读

[1] Beskind DL,Keim SM.Choreathetotic movement disorder in a boy with Mycoplasma pneumoniae encephalitis.Ann Emer Med J,1994(23):1375-1378.

[2] Bitnun A,Ford-Jones EL,Petric M,et al.Acute childhood encephalitis and Mycoplasma pneumoniae.Clin Infect Dis,2001(32):1674-1684.

[3] Bitnun A,Richardson SE.Mycoplasma pneumoniae:innocent bystander or a true cause of central nervous system disease? Curr Infect Dis Rep,2010(12):282-290.

[4] Carpenter TC.Corticosteroids in the treatment of severe mycoplasma encephalitis in children.Crit Care Med,2002(30):925-927.

[5] Christie LJ,Honarmand S,Talkington DF,et al.Pediatric encephalitis:what is the role of Mycoplasma pneumoniae? Pediatrics,2007(120):305-313.

[6] Glaser CA,Honarmand S,Anderson J,et al.Beyond viruses:clinical profiles and etiologies associated with encephalitis.Clin Infect Dis,2006(43):1565-1577.

[7] Koskiniemi,M.CNS manifestations associated with Mycoplasma pneumoniae infections:summary of cases at the University of Helsinki and review.Clin Infect Dis,1993,17(1):S52-S57.

[8] Lehtokoski-Lehtiniemi E,Koskiniemi MJ.Mycoplasma pneumoniae encephalitis:severe entity in children.Pediatr Infect Dis J,1989(8):651-653.

[9] Powell DA.Mycoplasmal infections//Behrman RE,Kliegman RM,Jenson HB,eds.Nelson Textbook of Pediatrics.16th ed.Philadelphia,PA:WB Saunders,2000:914-917.

[10] Rautonen J,Koskiniemi M,Vaheri A.Prognostic factors in childhood acute encephalitis.Pediatr Infect Dis J,1991(10):441-446.

[11] Thomas NH,Collins JE,Robb SA,et al. Mycoplasma pneumoniae infection and neurological disease.Arch Dis Child,1993(69):573-576.

 病例 8-4 8 月龄男孩

【现病史】 8 个月男孩因嗜睡送入急诊科,患儿既往体健。患儿母亲诉当日早些时间患儿未表现不适,但近几个小时出现极度嗜睡。在这期间,男婴出现 2 次呕吐,呕吐物无血丝和胆汁,无腹泻。无发热、咳嗽或皮疹。患儿父母诉他们一直在用漂白剂消毒房间,尽管未见孩子吞食任何东西,但孩子的嗜睡似乎与消毒相关。房间内无处方药。

【既往史及家族史】 患儿为足月儿,因出现胎儿窘迫而剖宫产分娩,出生后状态良好,术后 48h 出院回家。母亲在妊娠期间并发子痫前期。无其他特殊既往史。

【查体】 T36.7℃;HR133/min,RR55/min;BP118/57mmHg,室内空气下血氧饱和度 0.99,体重大于第 90 百分位,身高第 75～90 百分位。

患儿发育良好,嗜睡。皮肤黏膜湿润,无口腔溃疡或烧伤。双侧瞳孔等大等圆,对光反应灵敏。颈软。心肺检查未见明显异常。腹部无压痛,肠鸣音活跃。未见肿块。双侧睾丸下降,未见疝气。直肠检查张力正常,大便棕褐色,隐血试验阳性。神经系统查体见患儿嗜睡状态下四肢活动,面部对称,对疼痛刺激有反应。

【实验室检查】 全血细胞计数示白细胞计数 $7.1×10^9$/L(分叶核中性粒细胞 0.70,嗜酸性粒细胞 0.01,淋巴细胞 0.23,单核细胞 0.06),血红蛋白 120g/L,血小板计数 $274×10^9$/L。血电解质、钙、血尿素氮、肌酐均正常。血糖 6.16mmol/L(111 mg/dl)。

【病程】 腹部 X 线平片提示诊断(图 8-3)。

★病例 8-4 讨论

【鉴别诊断】 像患儿这样的意识水平下降可由多种原因导致,但是病史和体格检查可为诊断提供线索。对于这一特殊的年龄段,应高度警惕误食的发生。父母对清洁用品非常在意,然而家用漂白剂、肥皂和清洁剂可刺激胃肠道引起呕吐和轻度腹泻。乙醇、一氧化碳、铁、可乐定、阿片类药物及镇静催眠药的摄入也可导致意识水平下降。一个原本健康的儿童如果出现嗜睡和呕吐,还应考虑闭合性头部外伤存在血肿。因无发热感染不太可能,但是早期志贺菌痢疾可能有呕吐、腹痛和大便隐血阳性。然而,对于该年龄段患儿,志贺菌感染并不常见,一个更为常见的原因可以解释患儿的呕吐、大便隐血阳性和意识水平下降。

【诊断】 嗜睡和呕吐病史、大便隐血阳性及呼吸急促比较棘手。腹部 X 线平

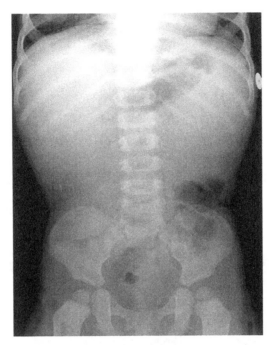

图 8-3　腹部 X 线平片

片见右侧腹部少量肠积气,软组织密度影突入充气的横结肠襻,这些表现提示肠套叠。钡灌肠证实为横结肠中段肠套叠,并轻松复位,复位后造影剂流入未扩张的肠襻(图 8-4)。诊断为回结肠套叠。

　　【发病率和流行病学】　肠套叠是引起 3 个月至 2 岁儿童肠梗阻的最常见原因,其中 60％发生于 1 岁以下儿童,且男性患儿发病率是女性患儿的 4 倍。90％的病例为特发性,最常见的类型为回肠末端突入近端结肠。另外 10％由某些疾病引起,如梅克尔憩室、息肉或淋巴瘤。

　　【临床表现】　肠套叠的典型表现为原本健康的儿童出现间歇性腹部绞痛、"果酱样"大便及腹部包块。然而,近 15％的患儿并不出现腹痛,仅 40％的患儿出现便血,25％的患儿有可扪及的腹部包块。因此,非特异性症状和体征如呕吐、烦躁和进食减少仅提示存在肠套叠的可能。嗜睡是肠套叠的常见主诉,尽管大多数病例也有其他发现(便血、腹部肿块),但是对于出现意识状态改变的患儿,仍应高度警惕肠套叠的可能性。嗜睡的原因包括脱水、休克或套叠肠壁释放细胞因子。

　　【诊断方法】　病史和体格检查可提示肠套叠。

　　1. **腹部 X 线平片**　该检查对诊断非常有帮助。腹部 X 线平片上可见游离气体和梗阻,但是近 30％的病例腹部 X 线平片表现正常。

　　2. **腹部超声**　对肠套叠的诊断和排除有非常高的灵敏性和特异性。其他优

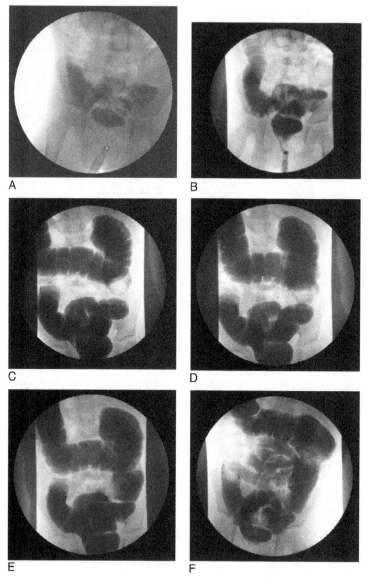

图 8-4　钡灌肠。患者俯卧,图像左侧和右侧与患者左侧和右侧相对应。图像为造影剂从肛门注入(A),流入降结肠(B),通过结肠左曲,经横结肠,通过结肠右曲(C),见肠套叠(D),肠套叠复位(E),肠套叠复位后造影剂迅速流入小肠(F)

势包括安全舒适,能发现基础病因,并有助于鉴别诊断。一些高危特征如肠套叠部分血流缺失可通过超声检出。

　　3. 空气或钡灌肠　如果无法进行超声检查,则应进行空气或钡灌肠以诊断和治疗肠套叠。钡灌肠或水溶性造影剂灌肠的成功复位率分别为 90% 和 65%～

85%。钡灌肠的禁忌证包括腹部 X 线平片见游离气体或临床诊断腹膜炎。

【治疗】 过去 30 年,钡灌肠一直是肠套叠的标准诊断和治疗方法,成功复位率为 80%,但是如果症状持续 48h 以上,成功复位率便相应降低。水溶性造影剂、空气和超声引导的生理盐水灌肠与钡灌肠有相同的复位效果,但是具备一些其他优势,如方法清洁、辐射暴露少,且存在穿孔时发生化学性腹膜炎的风险降低。如果灌肠失败,应进行手术治疗。有明确基础病因的儿童肠套叠复发率较高,10%的患儿经灌肠复位肠套叠后仍会复发,而手术治疗的复发率仅为2%~5%。

推荐阅读

[1] Birkhahn R,Fiorini M,Gaeta TJ.Painless intussusception and altered mental status.Am J Emer Med,1999(17):345-347.

[2] Del-Pozo G,Albillos JL,Tejedor D,et al.Intussusception in children:current concepts in diagnosis and enema reduction.Radiographics,1999(19):299-319.

[3] Harrington L,Connolly B,Hu X,et al.Ultrasonographic and clinical predictors of intussusception.J Pediatr,1998(132):836-839.

[4] Kupperman N,O'Dea T,Pinckney L,et al.Predictors of intussusception in young children. Arch Pediatr Adol Med,2000(15):250-255.

[5] Losek JD.Intussusception:don't miss the diagnosis! Pediatr Emer Care,1993(9):46-51.

[6] Lui KW.Air enema for diagnosis and reduction of intussusception in children:clinical experience and fluoroscopy time.J Pediatr Surg,2001(36):479-481.

[7] Luks FI,Yazbeck S,Perreault G,et al.Changes in the presentation of intussusception.Am J Emer Med,1992(10):574-576.

[8] McGuigan MA. Bleach, soaps, detergents and other corrosives//Haddad LM, Shannon MW,Winchester JF,eds.Clinical Management of Poisoning and Drug Overdose.3rd ed. Philadelphia:WB Saunders,1998:830-835.

[9] Myllyla V.Intussusception in infancy and childhood.Rontgenblatter,1990(43):94-98.

[10] Sargent MA.Plain abdominal radiography in suspected intussusception:a reassessment.Pediatr Radiol,1994(24):17-20.

[11] Schnaufer L,Mahboubi S.Abdominal emergencies//Fleisher GR,Ludwig S,eds.Textbook of Pediatric Emergency Care.4th ed.Philadelphia:Lippincott Williams & Wilkins,2000: 1519-1521.

[12] Wyllie R.Intussusception//Behrman RE,Kliegman RM,Jenson HB,eds.Nelson Textbook of Pediatrics.16th ed.Philadelphia:W.B.Saunders Company,2000:1072-1074.

 病例 8-5 14 岁女孩

【现病史】 14 岁女孩,既往体健,被发现半昏迷倒在地板上,旁边有一打开的瓶子,随后被带到急诊室。其母亲称,患者因其男友最近被确诊为艾滋病而烦恼。在乘救护车来医院途中患者不合作,拒绝监测生命体征。入院时反应尚可,但几分钟之内,反应越来越差。给予吸氧。最初生命体征为心率100/min,血压100/70mmHg。血糖为6.1mmol/L(110mg/dl)。给予纳洛酮和氟马西尼后,精神状态无改善。患者现在只对疼痛刺激有反应。予气管插管。鼻胃管洗胃未发现药物碎片。经鼻胃管给予药用炭。在等待颅脑CT检查时,患者的心率增加到180/min并出现低血压。心电图显示为室上性心动过速。给予腺苷复律后血压回升。

【既往史及家族史】 女孩无特殊病史。患者之前未企图自杀。未服用任何处方药。其父亲有抑郁症病史。

【查体】 T39.0℃,HR120/min,RR16/min,BP110/70 mmHg。

患者气管插管下,仅对疼痛刺激有反应。头部和颈部检查未见颅脑损伤。无鼓室积血。口咽清晰。双侧瞳孔直径5 mm,对光反应灵敏。眼底检查见视盘边缘锐利。轻度心动过速,无杂音。双肺呼吸音清。腹软,未闻及肠鸣音,无肿块。大便失禁,隐血试验阴性。左手腕处皮肤呈显著线性剥脱。神经系统检查格拉斯哥昏迷评分4分,仅对深部痛觉有反应。咽反射存在。双侧巴宾斯基征阴性。

【实验室检查】 全血细胞计数示白细胞$6.6×10^9$/L(中性粒细胞0.54,淋巴细胞0.35);血红蛋白114g/L;血小板$180×10^9$/L。电解质均正常。钙、镁和磷均正常。血尿素氮为2.9mmol/L(8mg/dl),肌酐为$53\mu mol/L$(0.6mg/dl)。凝血酶原时间,部分凝血活酶时间,肝酶均未见明显异常。尿妊娠试验均为阴性。尿毒理学筛查阴性,包括苯环利定、可卡因、安非他明、大麻、阿片类及巴比妥类药物。未检测到对乙酰氨基酚和阿司匹林。头颅CT未见明显异常。心电图显示QTc间期为0.42s,QRS间期为0.110s。

【病程】 气管插管保留下患者又发生了2次室上性心动过速,对腺苷反应良好。患者最后一次复律后不久其父亲赶到,提供了瓶子的内容物。

★病例8-5 讨论

【鉴别诊断】 年轻女士身旁打开的瓶子是一个重要的诊断线索,然而,药物过量之外的诊断仍需考虑。患者出现发热及迅速的精神恶化应该考虑到败血症、脑膜炎、脑炎的可能。此外,应排除自发或者创伤性颅内出血。然而,病史提示的鉴别诊断为误服。临床表现的抗胆碱能中毒综合征(意识状态改变、体温升高、瞳孔散大、无肠鸣音)提示了许多可能的药物:抗组胺药、抗精神病药物、肌肉松弛药。曼陀罗和某些种类蘑菇摄入也可产生类似抗胆碱作用。除了特定抗胆碱能中毒综合征外,心电图出现QRS间期延长。IA和IC类抗心律失常药可卡因、普萘洛尔和地高辛能延长QRS间期。无论如何,患者父亲抑郁症病史为诊断提供了最后线索。

【诊断】　据患者父亲说,他的多虑平药瓶不见了。他服用三环类抗抑郁药治疗抑郁症。该药为 100mg 片剂,瓶中约有 20 片。

【发病率和流行病学】　在美国,三环类抗抑郁药(TCA)是处方药服用过量导致死亡的主要原因。尽管服用过量有显著致死倾向,TCA 仍作为儿童常用的处方药治疗神经功能障碍如遗尿、多动症和抑郁症。阿米替林、丙米嗪、去甲替林、氯米帕明、多塞平为最常用的抗抑郁药。虽然每种药的临床疗效各不相同,但在药物过量方面表现相似。成年人摄入 1g TCA 可危及生命,但是儿童只要 10～20mg/kg,或者仅仅 2 片 50mg 片剂,就同样可致命。

【临床表现】　TCA 中毒的临床表现包括低血压、心律失常、痫性发作、意识水平改变和高热。α肾上腺素受体阻滞作用可导致顽固性低血压,这也是 TCA 过量致死的最常见原因。钠通道阻滞作用引起的心肌抑制可导致 P-R 间期、Q-T 间期尤其 QRS 间期延长。起源于室上性或室性的宽 QRS 波心动过速是 TCA 过量致死性心律失常的特点。但是,由 TCA 的抗胆碱能作用所致窦性心动过速是最常见的心律失常。抗胆碱能作用的主要表现为意识水平改变和高热。痫性发作通常在服药后 1～2h 出现,一般为全身性短暂发作。痫性发作患者中 10%～20%会迅速进展发生心血管系统恶化。TCA 过量的临床表现变化迅速,应快速作出诊断、治疗和监测。

【诊断方法】

1. 心电图(ECG)　心电图是最有帮助的诊断工具。

测量 QRS 间期可帮助评估预后。QRS 间期>0.1s 时痫性发作风险增大,QRS 间期>0.16s 与发生室性心律失常风险有关。另一心电图表现为 aVR 导联 R 波>3mm(图 8-5)。

2. 其他检查　包括电解质、血尿素氮、肌酐、血红蛋白、凝血酶原时间和药物筛查。TCA 中毒紧急处理时检查血清 TCA 水平并无帮助。TCA 的分布容积较大,组织浓度超过血液浓度 10～100 倍,因此,血清药物水平与毒性并无相关性。

【治疗】　疑为 TCA 中毒的患者发生迅速恶化的风险非常大,因此应快速进行评估和治疗,并随时再次评估。初步评估要重点关注呼吸道、呼吸和循环。为了保护呼吸道,应进行机械通气,并密切观察血液灌注和体温。必须采取心电监护,并立即完善 12 导联心电图,评估是否有心脏毒性表现,即 QRS 间期延长,aVR 导联 R 波>3 mm 或室性心律失常。

如果心脏毒性明显,出现传导阻滞、低血压或宽 QRS 波心动过速,使用高渗碳酸氢钠碱化血液为首选治疗。无心脏毒性时不应开始经验性治疗,因为严重碱血症可能会导致心律失常、低钙血症和痫性发作。碱化血液治疗 TCA 中毒的作用机制尚不明确,有纠正酸中毒和通过结合蛋白质减少活性药物两种理论。然而,许多动物模型和无对照病历报道支持通过碱化血液缓解 QRS 间期延长,升高血压及逆

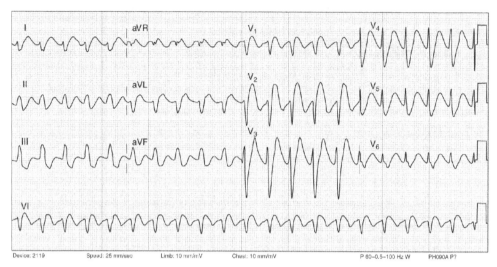

图 8-5 三环类抗抑郁药中毒的心电图表现。患者服用了大量的三环类抗抑郁药,12 导联心电图示 QRS 波增宽

图片来源:Reproduced,with permission,from Knoop K,Stack L,Storrow A,Thurman RJ,eds. Atlas of Emergency Medicine,NewYork:McGraw-Hill,2009.(Photo contributors:Thomas Babcock,MD and Clay Smith,MD.)

转室性心动过速。

碱化血液的目标是血清 pH 达到 7.50～7.55,具体方法是先给予冲击量碳酸氢钠(1mmol/ml)1～2mmol/kg,1～2min 后输注碳酸氢钠(150mmol NaHCO$_3$ 每 1 L 5%葡萄糖溶液)。如果心律失常对碱化血液无反应,应纠正缺氧、酸中毒、高热和低血压,并给予抗心律失常药利多卡因。低血压是 TCA 过量致死的常见原因,应给予冲击量生理盐水(高达 30ml/kg)并碱化血液。补液无效时,给予去甲肾上腺素和小剂量多巴胺可能对低血压有效。

应持续碱化血液,直到患者的意识状态恢复到基线水平、低血压解除、心电图异常表现改善。中毒解除后最好继续观察 24h。但是若患者接受了药用炭治疗且观察 6h 后未再出现 TCA 中毒症状,则可安全出院至精神病医院就诊。

推荐阅读

[1] Harrigan RA,Brady WJ.ECG abnormalities in tricyclic antidepressant ingestion.Am J Emer Med,1999(17):387-393.

[2] Osterhoudt KC,Shannon MD,Henretig FM.Toxicologic emergencies//Fleisher GR,Ludwig S,eds.Textbook of Pediatric Emergency Medicine.4th ed.Philadelphia:Lippincott Williams & Wilkins,2000:925-927.

[3] Pentel PR,Keyler DE,Haddad LM. Tricyclic antidepressants and selective serotonin

reuptake inhibitors//Haddad LM,Shannon MW,Winchester JF,eds.Clinical Management of Poisoning and Drug Overdoses.3rd ed.Philadelphia:WB Saunders,1998:437-451.

[4] Shannon M,Liebelt EL.Toxicology reviews:Targeted management strategies for cardiovascular toxicity from tricyclic antidepressant overdose:the pivotal role for alkalinization and sodium loading.Pediatr Emer Care,1998(14):293-298.

 病例 8-6　4 岁男孩

【现病史】　4 岁非洲裔美国男孩因发热 2d 被送至急诊科就诊。入院前 1d,患儿起床后曾自诉颈部和枕部疼痛。患儿母亲诉其下楼时只能爬而不是走下楼梯,并且无法将食物送进自己的嘴里。母亲诉患儿看起来有些迷糊,她曾让患儿帮她拿一顶帽子,但却带回一本书。患儿无误服药物史,无呕吐、腹泻,无头部外伤或皮疹。无疾病接触史。

【既往史及家族史】　患儿系孕 32 周早产,并有高非结合胆红素血症病史。出生后在新生儿重症监护室住院治疗 2 周,但没有给予气管插管及抗生素治疗。患儿有铅中毒史,最高铅含量为 $25\mu g/dl$,2 周前体内铅含量为 $10\mu g/dl$。患儿无服药史,无过敏史。

【查体】　T 37.5℃,HR110/min,RR24/min,BP100/65mmHg。身高第 50 百分位;体重第 50 百分位。

总体来说,患儿反应正常,安静地坐在母亲怀抱里。查体合作。无颈强直,鼓膜清晰,眼底检查亦正常。心、肺、腹部检查无异常。脑神经完整,反射灵敏、对称,巴宾斯基征阴性。全身肌力与肌张力正常且对称。患儿坐位时出现躯干性共济失调,并出现由共济失调所致独立行走不能。指鼻试验辨距不良。皮疹可提示诊断(彩图 16)。

【实验室检查】　全血细胞计数示白细胞 $7.8\times10^9/L$(中性粒细胞 0.34,淋巴细胞 0.51,单核细胞 0.10,嗜酸性粒细胞 0.05),血红蛋白 122g/L,血小板 $275\times10^9/L$。血电解质、尿液分析、血氨、肝功能、PTT 及 PT 均正常。血糖 4.7mmol/L(84mg/dl)。头部 CT 无明显异常。脑脊髓液检查示白细胞 $3\times10^6/L(3/mm^3)$,红细胞 $1\times10^6/L(1/mm^3)$,葡萄糖 3mmol/L(54mg/dl),蛋白质 150mg/L。脑脊液细菌革兰染色呈阴性。铅含量 $0.39\mu mol/L(8\mu g/dl)$。

【诊疗经过】　患儿入院后给予万古霉素、头孢噻肟和阿昔洛韦经验性治疗。

★病例 8-6 讨论

【鉴别诊断】　能够造成共济失调并且危及生命必须处理的疾病有急性细菌性脑膜炎、小脑脓肿、肿瘤和低血糖、低钠血症、高氨血症等代谢性疾病。误服毒物,特别是乙醇、苯二氮䓬类、苯妥英钠等也必须考虑到。颅后窝肿瘤和转移性恶性肿瘤也可能会造成共济失调。吉兰-巴雷综合征也可出现共济失调,伴下肢无力。感染性病因包括细菌性脑膜炎和利斯特菌脑干脑炎。广泛接种麻疹、腮腺炎和风疹疫苗前,这3种病毒是小脑性共济失调的常见原因。然而,绝大多数共济失调患儿为感染后急性小脑性共济失调,常见病原有肠道病毒、流感病毒、EB病毒和水痘病毒等。

【诊断】 第2天患儿面部和躯干出现水疱疹,伴瘙痒。皮疹由边界清晰充满清澈液体的小疱组成,周围有边界不规则的红斑,类似"玫瑰花瓣上的露珠"。不同阶段的皮疹同时出现于同一部位,与水痘的表现相符(彩图16)。临床诊断为继发于水痘病毒感染的急性小脑性共济失调。

【发病率和流行病学】 水痘疫苗问世前,美国每年约有400万水痘新发病例,其中接近10万人因水痘感染住院并约有100人因此而丧命。20岁以下的患者约占95%,而儿童患者病死人数约占到总病死人数的一半。1995年水痘疫苗发明并广泛接种,使得美国的水痘感染明显减少。该疫苗接种可预防70%~85%的轻症感染及超过95%的严重感染。

水痘在皮疹形成之前的24~48h至所有皮损愈合期间具有传染性。水痘的潜伏期为10~21d,前驱症状包括发热、头痛、不适等。皮疹最开始出现于面部及躯干,然后蔓延至四肢。皮损开始为红色斑疹,然后变成周围伴有不规则红斑并充满清亮液体的疱疹(彩图16)。这些小水疱通常被描述为"玫瑰花瓣上的露珠"。新旧皮损常同时存在,并且皮损部位伴瘙痒。

水痘是良性的自限性感染而且并发症很少,两种最常见的并发症是继发性细菌感染和神经紊乱。A组乙型溶血性链球菌和金黄色葡萄球菌是细菌重叠感染的罪魁祸首。神经系统症状包括小脑性共济失调和脑膜脑炎。小脑性共济性失调的特征有步态失调、眼球震颤、口齿不清等。脑膜脑炎的特征包括痫性发作、意识水平改变及颈强直。神经系统并发症通常发生于皮疹出现3~7d后。而本病例中,神经系统并发症出现在水痘感染潜伏期,加之没有水痘患者接触史而使得临床诊断很困难。神经系统并发症的病因学机制尚不明确,目前有病毒直接入侵学说和自身免疫应答学说。

【诊断方法】 对于表现出共济失调的患儿,应详细追问病史,关注患儿是否有误服、创伤、相关症状及病毒感染综合征等。密切关注患儿生命体征、意识改变及肌无力有助于鉴别共济失调是危及生命的还是良性病因。

1. 腰椎穿刺 脑脊液检查可能正常,或轻度淋巴细胞增多(白细胞低于200/mm^3)及蛋白水平增高(50~200mg/dl)。

2. 水痘病毒检测 水痘病毒可通过PCR技术在脑脊液或皮损碎屑中检出。PCR检测皮肤损伤组织中的水痘病毒的敏感性和特异性>98%。如果无法应用PCR技术,可以对新形成的水疱底部的上皮细胞进行直接荧光抗体染色检测病毒抗原(敏感性 85%,特异性 90%)。这种快速检测能够直接将水痘病毒与表现为类似皮损的单纯疱疹病毒区分开来。分离培养水痘病毒能够确诊,但常需要 3~7d 时间。因此,病毒分离培养用来明确通过临床检查、PCR 或快速抗原检测得出的诊断是否正确。因假阳性和假阴性结果,水痘病毒 IgM 抗体检测不用于临床诊断。

3. 神经影像学检查 可应用 MRI 排除颅后窝肿瘤。如患者有外伤史,局灶性神经功能缺损或者颅内压升高,则需进行神经影像学检查。

4. 其他检查 针对误服毒物进行血清和尿液检查有助于缩小鉴别诊断范围。实验室检查包括葡萄糖和血清电解质也具有一定诊断价值。

【治疗】 阿昔洛韦是包括新生儿及免疫功能不全儿童在内的高危型水痘患者的首选治疗药物。播散性水痘感染(如肺炎、脑炎)患者静脉应用阿昔洛韦也有效。然而,对于小脑性共济失调的病例并不推荐应用阿昔洛韦,因为阿昔洛韦并不能改变疾病病程。另外,既往体健的患者在皮疹最初出现的 24h 内应用阿昔洛韦可能有效,但尚未被广泛推荐。

(王慧卿)

推荐阅读

[1] American Academy of Pediatrics, Committee on Infectious Disease. Varicella vaccine update. Pediatrics,2000(105):136-140.

[2] Arvin AM.Varicella Zoster virus//Behrman RE,Kliegman RM,Jenson HB,eds.Nelson Textbook of Pediatrics.16th ed.Philadelphia:W.B.Saunders,2000:973-977.

[3] Dangond F,Engle E,Yessayan L,et al.Pre-eruptive varicella cerebellitis confirmed by PCR.Pediatr Neurol,1993(9):491-493.

[4] DeAngelis C.Ataxia.Pediatr Rev,1995(16):114-155.

[5] Gieron-Korthals MA,Westberry KR,Emmanuel PJ.Acute childhood ataxia:10 year experience.J Child Neurol,1994(9):381-384.

[6] Haslam RHA.Varicella Virus Infection//Behrman RE,Kliegman RM,Jenson HB,eds. Nelson Textbook of Pediatrics.16th ed.Philadelphia:W.B.Saunders,2000:1793-1803.

[7] Klassen TP,et al.Acyclovir for treating varicella in otherwise healthy children and adolescents:a systemic review of randomized controlled trials.BMC Pediatrics,2002(2):(abstract).

[8] Skull SA,Wang EL.Varicella vaccination:a critical review of the evidence.Arch Dis Child, 2001(85):83-90.

[9] Ziebold C,von Kries R,Lang R,et al.Severe complications of varicella in previously healthy children in Germany:a 1 year survey.Pediatrics,2001(108):E79.

[10] Wilson DA,Yen-Lieberman B,Schindler S,et al.Should varicella-zoster virus culture be eliminated? A comparison of direct immunofluorescence antigen detection,culture,and PCR with a historical review.J Clin Micro,2012(50):4120-4122.

第9章 皮 疹

【定义】 皮疹是一个通用术语,适用于任何急性或慢性皮肤损害,为20%～30%儿童患者就诊于儿科医生、急诊医生和初级保健医生时的主诉或次要症状。皮疹被用以描述多种疾病的皮肤表现。由于多数皮疹为良性并具有自限性,因而以皮肤症状就诊的患者可能仅接受仓促的体格检查和过于草率的诊断。然而,有经验的临床医生应该铭记皮肤表现可能提示某种潜在的全身性疾病,因此,所有以皮疹为主诉的患者都应该接受详细的病史询问及全面的体格检查。

【病史】 病史对缩小皮疹的鉴别诊断范围相当重要。因为皮肤表现可能是全身性疾病的主要体征,有关患儿全身状况及病史的有关问题都很重要。特别是发热、咽炎和关节症状的病史更有助于诊断。了解年龄、性别和种族民族背景对诊断也有意义,因为一些皮肤病只出现在某些特定的年龄段,或在某些特定人群更常见。询问任何的疾病接触史、近期服药史尤其抗生素和抗癫痫药物、旅游和户外活动史如露营和徒步也很重要,其中露营和徒步可能是节肢类动物传播感染性疾病的原因。

【鉴别诊断线索】 了解皮疹的进程对鉴别诊断很关键。有助于缩小诊断范围的具体问题如下。

★皮疹的进展和病程如何?

——病毒感染皮疹常表现为可预测的进展模式。比如麻疹的皮疹起病于头皮和发际,向肢端发展,而猩红热皮疹则起病于上半身躯干。不同疾病的病程各异,但某些皮疹有相对确定的持续时间,可在一个相对特定的时间内缓解。

★皮疹形态怎样?

——成簇或单一的皮疹形态对诊断很有帮助。线形或地图样皮疹常见于过敏性接触性皮炎。带状疱疹呈节段性分布。环形分布的水疱及大疱是儿童线性 IgA 病的特征。

★皮疹在身体上的分布位置?

——如果考虑接触性皮炎,皮疹的分布一定与刺激物接触面积一致。除了婴儿,疥疮几乎不会累及面部。对于年长儿,特应性皮炎好发于肢体屈侧部位。

★皮疹的颜色?

——色素变化包括色素沉着和色素减退,常提示为炎症后改变,该现象是由黑素合成或沉积增加或减少所致。红斑可能提示炎性过程或血管反应。

★伴随症状如何?

——伴发症状,如疼痛或瘙痒有助于诊断。蜂窝织炎会有典型的疼痛感,而时常被误诊为蜂窝织炎的接触性皮炎则是瘙痒性的。

【体格检查】　尽管主要表现在皮肤上,对患者全身仔细检查包括毛发、指甲、黏膜(包括口咽和结膜)很重要。查体时要求适宜的光线,患者应该尽可能脱掉衣裤暴露全身皮肤。皮肤检查不仅包括望诊,也包括触诊。

评估一处皮疹,重要的是区分原发皮损及继发皮损。原发皮损是最具代表性的病变,它源自疾病本身,不会因患者的干扰、疾病潜在的衍进过程或治疗干预而改变。识别原发皮损在鉴别诊断中是最有帮助的一个步骤。继发皮损源于各种因素所致的改变,这些因素包括患者自身原因、病理生理自然进程或者其他影响因素,如局部用药或继发感染。因此,任何患者可能会有不同形态的皮损,包括原发的及一个或多个不同的继发皮损。

在定义原发和继发皮损时使用正确的术语尤为关键。常见皮疹形态术语总结见彩图 17。斑疹(macule)为平坦、不可触的皮损,最大直径不超过 1cm,而斑片(Patch)则为最大直径>1cm 的平坦皮损。丘疹(papules)为高出皮面的、直径不超过 0.5cm 的皮损。结节(nodules)更大,是直径>0.5cm 的、高出皮面的皮损,而肿块(tumors)则为更大的结节,直径常>2cm。斑块(plaques)为边界清楚、高出皮面且平顶的皮损,其直径通常大于高度。风团(wheals)为一过性且高出皮面的水肿性丘疹和斑块。水疱(vesicles)为高出皮面、直径<1cm 的内含液体的皮损,而大疱(bullae)与水疱类似,但其直径>1cm。脓疱(pustules)内含脓性物质,高出皮面且边界清楚。囊肿(cysts)为边界清楚的肿块,其内性质可为液体或固体。红斑(erythema)指压之褪色的红色皮损区域。毛细血管扩张(telangiectasia)是小而浅表的、压之褪色的扩张性毛细血管。瘀点(petechiae)是血液由损伤的毛细血管渗漏至皮肤所致,表现为压之不褪色的红斑。紫癜(purpura)是血液由更大的受损血管渗漏至皮肤所致,外观呈压之不褪的红色至紫色的斑片(不可触),或丘疹及斑块(可触)。窦道是由寄生虫在浅表层皮肤内移动所致的线状丘疹。环形皮损(annular lesions)表现为中央消退的圆形斑片或斑块,而弧形皮损呈弧形或半圆形,该两者均可见于荨麻疹(urticaria)。

继发性皮损包括脱屑,代表干燥鳞状细胞的堆积。脱屑可呈现为油腻性,黄色、白色或银白色。痂壳由干涸的、且可能为血性的渗出物构成。糜烂表示表皮剥脱,溃疡则是表皮和(或)皮下组织的损伤。抓痕常因为抓挠引起,呈线性糜烂。裂隙是累及表皮和真皮的线性裂口。苔藓样变是指因为长期皮肤摩擦或抓挠导致的皮纹加深。瘢痕是因损伤后真皮纤维化过程所致。角化过度描述了厚而黏着性鳞屑的形成过程。萎缩是表皮或真皮减少或变薄,常常表现为局部皮肤凹陷,呈半透明和(或)卷烟纸样外观。另外,有两个术语用以定义一组既不是原发也不是继发皮损的表现。湿疹样皮损是指红色、炎性斑疹,以及边界模糊的斑块,其急性期可出现水疱和渗出,也可表现为鳞屑和结痂。苔藓样变是指紫色平顶丘疹,常伴有细小的银白色鳞屑。

　　一旦原发和任何继发皮损的形态确定了,就能形成鉴别诊断思路。在皮肤科领域,可根据皮损形态学和(或)病理生理学将皮肤疾病大致归类于几种类型中的某一种,包括丘疹鳞屑性皮肤病、水疱大疱性皮肤病、剥脱性皮病、湿疹样皮病、高敏反应和血管性皮肤病。

推荐阅读

[1] Paller AS,Mancini AJ,eds.An overview of dermatologic diagnosis//Hurwitz Clinical Pediatric Dermatology: A Textbook of Skin Disorders of Childhood and Adolescence. 4th ed. Philadelphia:W.B.Saunders Company,2011:1-9.

[2] Hamm H,Johr R,Ersoy-Evans S,Hernandez-Martin A.Principles of diagnosis in pediatric dermatology//Lawrence AS and Ronald CH,eds.Pediatric Dermatology. 4th ed.St.Louis: Mosby Elsevier,2011:69-114.

[3] Weston W,Lane AT,Morelli JG,eds.Evaluation of children with skin disease//Color Textbook of Pediatric Dermatology.4th ed.St.Louis:Mosby,2007:11-24.

 病例 9-1　8 岁女孩

　　【现病史】　患儿,女,8 岁,因无明显创伤诱因下出现胸部、腹股沟、上下肢瘀青数个月就诊。病程中曾出现轻微腿部疼痛,家人以为是运动过多所致。一位亲戚注意到患儿皮肤苍白逐渐加重。病程中患儿不伴发热、无体重下降及盗汗。

　　【既往史及家族史】　3 年前患者曾于一次病毒感染后出现过中性粒细胞减少和血小板减少,但该血液系统异常随后痊愈。患儿存在先天性传导性耳聋,其左耳佩戴了助听器,右耳接受过手术修复。其外祖父曾患贫血但详细病史无法提供。出生史无特殊。

　　【体格检查】　T37.3℃,RR24/min;HR96/min,BP 107/46mmHg,身高第5～10 百分位,体重第 5～10 百分位。

　　体检发现明显黏膜苍白。咽后壁和上胸部可见散在分布的瘀点。前额、左臀、左上肢、右后跟及右膝可见 1～2cm 大小瘀斑。肺部检查发现肺底呼吸音降低。心脏听诊无杂音、摩擦音或奔马律。肝脾无增大,无明显淋巴结肿大。

　　【实验室检查】　血常规:白细胞 $2.3×10^9$/L,其中中性杆状核粒细胞 0.01,中性分叶核粒细胞 0.14,淋巴细胞 0.76,嗜酸性粒细胞 0.08,单核细胞 0.01;血红蛋白 62 g/L,血小板 $160×10^9$/L。外周血涂片提示大小不均、异形和低色素红细胞。

电解质、尿素氮和肌酐正常。碱性磷酸酶 159mU/ml。乳酸脱氢酶 1062U/l。血清转氨酶、白蛋白、胆红素正常。尿酸正常。Epstein-Barr 病毒抗体提示既往感染。乙肝和丙肝感染的血清学检测阴性。

【诊疗经过】 患者被收入院行骨髓活检(彩图 18)和血液学检查。

★病例 9-1 讨论

【鉴别诊断】 瘀斑瘀点是血管性皮疹的表现类型。由于病变发生于很少出现意外创伤的部位,因此对这个年龄的患儿,鉴别诊断首先应考虑凝血功能障碍,比如白血病、免疫性血小板减少性紫癜(ITP)。结合患者存在骨骼症状和全血细胞减少,白血病是可能的。ITP 是急性自限性疾病,表现为轻微不适后 2～4 周出现瘀斑瘀点。结合病患症状出现的时间和全血细胞受累而不仅仅是血小板,提示 ITP 可能性小。由于病情进展较慢,且缺乏其他系统表现,故也不太可能为急性疾病导致的血管炎。三系均受累的事实可疑诊先天或获得性再生障碍性贫血。

【诊断】 骨髓活检提示造血细胞增生显著低下,只有极少量造血干细胞(彩图 18)。也可见间质水肿和局灶性含铁血红素沉着。外周血淋巴细胞置于加入了环氧丁烷(DEB)烷化剂的条件下进行培养。一致性的染色体异常提示该 DEB 试验阳性。这一结果提示了范科尼贫血的诊断,或称先天性再生障碍性贫血。

【发病率和流行病学】 范科尼贫血是一种常染色体隐性遗传性疾病。该疾病自 1972 年首次被瑞典 Fanconi 教授描述之后,已有 600 多病例在不同种族内被先后报道,但是在德系犹太人中发病率较高。科学家已发现了 15 种范科尼贫血或范科尼贫血样疾病的基因。虽然该病多数是常染色体隐性遗传模式,但也有一种基因是 X-连锁的。据估计,全世界有接近 1000 名范科尼贫血患者,针对可能是该病突变基因的携带者家庭,建议行遗传咨询和基因测试。

【临床表现】 范科尼贫血有三大特征:染色体断裂、全血细胞减少和先天畸形(表 9-1)。尽管染色体断裂和全血细胞减少是范科尼贫血的普遍特征,但临床不一定有先天性畸形及其畸形特征。超过半数范科尼贫血患者存在骨骼畸形,包括拇指畸形或桡骨缺失,1/3 患者有肾畸形。有些患者还有其他表现包括矮身材和色素沉着。这例患者由于缺乏明显先天畸形,导致了诊断延迟和困难。虽然该病是基因决定的,但全血细胞减少常常要到 5 岁才出现。进行性骨髓衰竭在起病时首先表现为继发于血小板减少的瘀点瘀斑,发病年龄介于 2—22 岁(平均年龄 7 岁)。随后出现贫血和中性粒细胞减少。除了血细胞减少,最近的研究发现范科尼贫血的患者也可出现特异性免疫功能障碍,包括自然杀伤细胞功能缺陷。

表 9-1　范科尼贫血的先天畸形

发育迟缓

小头畸形

小眼畸形

小耳畸形,听力损失

心杂音

皮肤色素沉着

肾畸形

尿道下裂、隐睾

脊柱侧弯、拇指畸形(多拇指,拇指缺如),桡骨缺如,先天性髋关节脱位,身材矮小

【诊断方法】

1. 全血细胞计数　红细胞增生障碍在骨髓衰竭前表现为巨红细胞和胎儿血红蛋白水平增高。血小板减少常常在最终发展为全血细胞减少时才被注意到。

2. 骨髓活检　系列骨髓活检显示进行性的骨髓细胞减少和最终明显的再生障碍性贫血。

3. 染色体断裂试验　烷化剂,比如氮芥,丝裂霉素 C 和见于本病例中的环氧丁烷(DEB)可以诱导染色体断裂,而染色体断裂发生率升高是本病的实验室诊断依据。随着新技术的发展,针对胎儿血细胞、绒毛膜细胞和羊水细胞的检测逐渐成为可能,而范科尼贫血细胞对这些 DNA 交联剂具独特的高度敏感性,故该方法可用于产前诊断。这些患者中可发现染色体断裂的概率增加。

【治疗】　包括输注红细胞和血小板在内的支持治疗只能暂时性获益。过去,75%的本病患者均于诊断后 2 年内死亡。药理学剂量的雄激素治疗对 2/3 的患者有效,可维持数年时间。但是,雄激素治疗的并发症很普遍,大多数患者最终会发展为治疗抵抗。对能找到匹配供者的患儿而言,骨髓移植是成功的且具治愈性的治疗方法。

推荐阅读

[1]　De Kerviler E,Guermazi A,Zagdanski AM,et al.The clinical and radiological features of Fanconi's anaemia.Clin Radiol,2000(55):340-345.

[2]　Giampietro PF,Davis JG,Auerbach AD.Fanconi's anemia. N Engl J Med,1994(330):720-721.

[3]　Joenje H,Patel KJ.The emerging genetic and molecular basis of Fanconi's anaemia.Nature Rev Genetics,2001(2):446-457.

[4]　Martin PL,Pearson HA.Hypoplastic and aplastic anemias//McMillan JA,DeAngelis CD,Feigin RD,eds.Oski's Pediatrics:Principles and Practice.3rd ed.Philadelphia:Lippincott Williams & Wilkins,1999:1459-1460.

[5] Woods CG.DNA repair disorders.Arch Dis Child,1998(78):178-184.

[6] Su X,Huang J.The Fanconi anemia pathway and DNA interstrand cross-link repair.Protein Cell,2011:704-711.

[7] Kiato H,Takata M.Fanconi anemia:a disorder defective in the DNA damage response.Int J Hematol,2011,93(4):417-424.

[8] Myers KC,Bleesing JJ,Davies SM,et al.Impaired immune function in children with Fanconi anemia. Br J Haematol,2011,154(2):234-240.

[9] Glanz A,Fraser FC.Spectrum of anomalies in Fanconi anaemia.J Med Genetics,1982(19):412-416.

 病例 9-2　11 周龄女孩

【现病史】　患儿,女,白种人,11 周龄,因不明原因皮肤瘀青就诊。其母亲注意到患儿出生后 3 周时,右上肢出现 2~3 处小的紫色淤青,左侧面颊有一线状瘀青。5 周时发现沿臀部和大腿出现线状和环状青紫。患儿母亲否认任何可引起瘀青的外伤史。当时的实验室检查包括全血细胞计数、凝血酶原时间(PT)、活化部分凝血活酶时间(aPTT),国际标准化比率(INR),凝血酶时间(TT)、血管性血友病因子活性(vW 因子)、血管性血友病因子抗原和Ⅷ因子。所有检查结果都在正常范围。

11 周时,患儿母亲再次发现孩子面部和背部出现紫色和红色皮损,遂将其带至急诊室就诊。患儿母亲称皮损为当晚下班后给孩子洗澡时发现的。患儿父亲称孩子当日异常烦躁,每当被抱起时都会哭闹。当日患儿进食量下降。近期无发热、呕吐或腹泻,无外伤史。2d 前曾接受过预防接种。

【既往史及家族史】　患儿足月,出生体重 3500g,无妊娠并发症。经阴道分娩,无并发症。无脐带残端出血不止的病史。出生后 3~5 周曾由其儿科医生评估过瘀青皮疹。医生当时给患儿进行了全面的体格检查,没有发现任何异常和外伤的征象。该医生将患儿转诊至血液科专家,并在那里接受了上述更详尽的实验室检查评估。家族史中重要的是患儿的一个舅舅有频繁的鼻出血病史,且其第一个表妹出生时因"血小板问题"输注过血小板。患儿与其父母及一只宠物猫生活在一起,母亲上班时由父亲照顾患儿。

【体格检查】　T37.0℃,RR43/min,HR180/min,BP113/53mmHg,身高第 50 百分位,体重第 50 百分位。

体格检查显示患儿易激惹,躺在床上时安静,一旦被抱起就会哭闹。前囟平软。瞳孔等大且对光反射正常。心脏检查提示心动过速但无杂音、摩擦音和奔马律。肺部检查正常。腹部平软无压痛,无肝脾增大。无明显淋巴结肿大。皮肤检查较为突出的是包括左枕部一血管瘤,舌尖处一血肿,以及右下颌两处直径约 1cm 的瘀斑。背部左侧有三处 3~4cm 大小的瘀斑。神经系统检查示四肢活动正常,肌张力正常。四肢未见触痛或畸形。左胸廓触诊可致患儿哭闹,并可引出类似研磨于粗糙表面所致的捻发音。其余体格检查正常。

【实验室检查】 血常规:白细胞 $18.8×10^9$/L,分叶核粒细胞 0.39,淋巴细胞 0.49,单核细胞 0.11;血红蛋白 114g/L,血小板计数 $406×10^9$/L。凝血酶原和部分凝血活酶时间正常。电解质、尿素氮和肌酐正常。碱性磷酸酶 270mU/ml。其余肝功能 ALT100U/L;AST 220U/L;GGT46U/L。

【诊疗经过】

胸片(图 9-1)结合查体提示了一个诊断。患儿被转到重症监护室做进一步评估和处理。

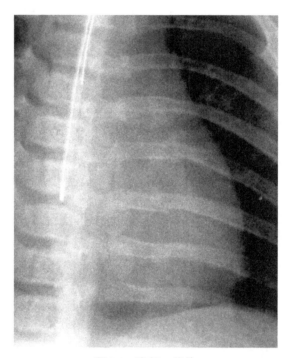

图 9-1 胸部 X 线片

★病例 9-2 讨论

【鉴别诊断】

小婴儿"瘀青"的鉴别诊断包括皮肤疾病、血液性和肿瘤性疾病、结缔组织性疾病、血管炎、民间偏方和创伤(表 9-2)。

可能误诊为瘀青的皮肤疾病包括真皮黑变病或蒙古斑,该病以灰蓝色斑疹为特点。典型的病变没有瘀青边界清楚,且不伴炎性表现。与瘀青不同的是,真皮黑变病皮损颜色和大小在数天到数周内都保持不变。紫红色的浅表性血管瘤也可能被误诊为瘀青,但与之不同的是,该病有典型的生长模式,即出生后前6个月内快速生长,随后至12~18个月中生长减慢,然后逐渐消退。

其他可能被误诊为瘀青的皮肤病有对补骨脂素(柑橘类水果中的一种化学物)和其他植物的光毒反应,以及对可能存在于香水中的香柠檬油(佛手柑)的光敏反应。根据皮损的部位、患儿年龄及缺乏补骨脂素和香柠檬油的接触史,可排除该诊断。

罹患遗传性或获得性血液系统疾病的婴儿,在受到轻微创伤甚或无创伤的情况下即可出现瘀青,本病例需考虑该诊断。瘀青和出血方式可提示某种特殊的血液系统疾病。容易发生瘀斑、鼻出血、牙龈出血和月经血过多的病史提示血友病可能,该病是最常见的遗传性出血性疾病。患血友病的男孩(凝血因子Ⅷ和Ⅸ缺乏)可能在包皮环切术后出血不止,并表现出肌肉和关节出血,且伴有PTT延长。出生后未适当补充维生素K的婴儿罹患维生素K缺乏性出血(VKDB)的风险增加,存在PT延长,PTT也可能延长。

原发性血小板减少性紫癜(ITP)是一种急性自限性的疾病,以瘀斑瘀点为主诉,鉴别时需考虑该诊断,但本例患者血小板计数正常,故可排出。播散性血管内凝血(DIC)对本病例而言是不可能的,因瘀斑已出现了2~3周,患儿外观尚可,缺乏相关疾病体征,且凝血功能、血小板计数正常。其他一些少见的血液系统疾病包括血小板功能缺陷,凝血因子缺乏(Ⅶ,Ⅹ,Ⅺ和ⅩⅢ),$α_2$-抗纤维蛋白溶解酶缺陷和纤维蛋白原缺陷都可能引起瘀斑。该患儿所接受的凝血功能筛查检测中,许多但并非所有血液系统疾病都会引起筛查试验异常。肿瘤性疾病包括白血病会表现为瘀青,但该病例不符,因其全血细胞计数正常,且缺乏其他症状。

Elhers-Danlos综合征是一种先天性胶原合成障碍的疾病,表现为皮肤过度伸展、关节过度活动及皮肤脆性增加,轻度外伤后即可引起皮肤损伤包括瘀青和挫伤。过敏性紫癜(HSP)是一种最常发生于2—7岁儿童的血管炎,引起可触性紫癜,容易与皮肤瘀青混淆。

虽然瘀青病因的鉴别很广泛,但对出现瘀青的年幼少活动儿童,必须要考虑到创伤和非意外性创伤因素。

表9-2 婴儿和年幼儿瘀青的鉴别诊断

疾病	主要特点
出血性疾病:	
遗传性或获得性	
血友病	• Ⅷ因子和Ⅸ因子缺乏
	• 包皮环切术后出血不止的男孩
	• 肌肉和关节出血
	• 特发性PTT延长

（续 表）

疾病	主要特点
血小板减少性紫癜	• 急性,常具自限性的疾病,伴有瘀青和瘀点
	• 血小板计数降低
播散型血管内凝血（DIC）	• 继发于其他疾病
	• 凝血试验延长,血小板减少,纤维蛋白原减少,血浆 D-二聚体升高
维生素 K 缺乏性出血	• 出生后未适当补充维生素 K
	• PT 和 PTT 延长
	• 早发型于出生后 24h 内发病,与宫内医学干预有关
	• 典型发病者于出生后 1～7d 出现症状
	• 晚发型 VKDB 于 2 周至 6 个月出现皮肤瘀青、胃肠道出血及颅内出血
	• 可能发生于存在肝功能异常或囊性纤维化或服用华法林的患者中
血管性血友病	• 最常见的遗传性出血性疾病,严重程度各异
	• 家族史:皮肤易瘀青、鼻出血、牙龈出血及月经量过多
其他少见疾病	• 血小板功能缺陷、凝血因子 Ⅶ, Ⅹ, Ⅺ 和 ⅩⅢ 缺乏、α_2-抗纤维蛋白溶酶缺乏症和纤维蛋白原缺乏症
	• 并非所有病因均可出现凝血功能筛查试验异常
皮肤病	
真皮黑变病(蒙古斑)	• 常位于臀部的蓝灰色斑片
	• 最常见于黑种人、拉丁人、亚洲人和美国土著人中的婴儿群体
	• 与皮肤瘀青相比无明显边界,外观无炎性改变
	• 数天到数周内颜色和大小保持不变
	• 儿童时期可消退
光毒性:补骨脂素	• 柑橘和其他植物中的化学物
	• 曝光后可出现红色或紫色皮损、糜烂、水疱和色素沉着
光敏性:佛手柑	• 香水中的化学物
	• 曝光后出现水疱和色素沉着
血管瘤	• 良性先天性血管肿瘤
	• 浅表血管瘤包括紫色/红色毛细血管扩张性斑疹和丘疹
	• 深部血管瘤可能表现为境界欠清的蓝色结节
	• 出生后前 6 个月内快速生长,随后 12～18 个月中生长减慢,然后逐渐消退
结缔组织	
Elhers-Danlos 综合征	• 先天性胶原合成缺陷
	• 皮肤过度伸展,关节过度活动,皮肤脆性增加
	• 轻微外伤后出现皮肤瘀青和挫伤

（续 表）

疾病	主要特点
民间偏方	
硬币滚动	• 用于南亚 • 背部和胸部涂上软膏后用一物体进行摩擦 • 线性瘀点和紫癜
拔火罐	• 浸泡过乙醇的棉球在杯中点燃后形成真空,并将杯子置于皮肤上 • 圆形红斑、瘀点,偶有灼伤
艾灸	• 点燃的轧制艾草置于皮肤上,并使其燃烧 • 局部发红并可能有灼伤
肿瘤性疾病	
白血病、神经母细胞瘤等	• 皮肤易瘀青 • 神经母细胞瘤可出现双侧眶周瘀青 • 全身症状 • 异常全血细胞计数(CBC)
外伤	
意外	• 常见于好动儿童 • 典型分布于骨性凸出部位 • 伴有外伤史
儿童虐待	• 瘀青发生于不好动的婴儿中,无确切外伤史 • 瘀青分布于躯干、颈部、耳朵和其他软组织部位 • 特定的瘀青模式
自我伤害	• 具备自我伤害行为病史的儿童 • 损伤发生在儿童能够得到的部位
血管炎	
过敏性紫癜	• 最常发生于 2—7 岁儿童 • 臀部和肢体远端伸侧的可触性紫癜 • 关节炎和腹痛 • 可有血细胞沉降率和血小板升高,以及血尿和蛋白尿

【诊断】 胸片提示左侧第 6 和第 7 后肋骨骨折(图 9-1)。全骨骼扫描提示左侧股骨远端、左胫骨近端和右桡骨远端干骺端骨折。头部 CT 提示双侧慢性和急性硬膜下出血。眼科检查显示双眼多处视网膜内出血。诊断是儿童虐待。其父母否认孩子有任何外伤史,且他们是患儿唯一的看护人。相关部门提交了儿童保护服务(CPS)报告,促进了相关调查。

【发病率和流行病学】 美国每年超过 120 000 儿童被证实为躯体虐待的受害者,但是真实的发病率可能更高。<1 岁的儿童遭受或死于虐待及忽视的风险最高。

【临床表现】 儿童躯体虐待的受害者可以多种方式被送往医疗机构。并未意识到孩子已经受伤的看护者,可能因为观察到相应症状而带孩子就医。或者,有时肇事者带孩子就医但可能提供误导性病史。另一些案例中,由于有人目击到孩子受虐,或有人怀疑孩子受伤并进行了举报后,患儿才被送往救助。最后,受虐患儿的损伤可能在其他不相关的医疗评估中被注意到。

诸如瘀青这类的皮肤损伤是躯体虐待的最常见表现,有报道称,在因疑似受虐而住院的患儿中,高达 92% 的患儿存在皮肤瘀青。瘀青在活跃的儿童中很普遍,但在年幼儿童和不爱活动的婴儿中不常见,所以对这类儿童出现的皮肤淤青应该高度怀疑虐待或潜在疾病。一项前瞻性研究发现,在 973 例得到很好看护的婴幼儿中,<6 个月的婴儿仅 0.6% 的比例发生瘀青,>9 个月的婴儿 1.7% 发生过瘀青。不爱活动的儿童只有 2.2% 发生瘀青,扶走的儿童 17.8% 发生瘀青,独立行走儿童 51.9% 发生瘀青。某些特定部位的瘀青应警惕虐待可能。大多数意外事故引起的皮损局限在骨性凸出处,如胫前、膝盖、肘部和前额。发生在躯干、颈部和耳朵的瘀青常不是意外事故所致,如果没有明确的意外创伤病史就应该考虑虐待伤害。特定的瘀青模式也应怀疑虐待伤害。

遭受躯体虐待的患儿可表现出的其他伤害包括但不局限于:骨折、创伤性脑损伤、烫伤、咬伤和腹部损伤。创伤性脑损伤是躯体虐待中致残及致死的最常见原因。

【诊断方法】 虽然绝大多数儿童伤害是偶然而非虐待所致,但在年幼受伤儿童评估时对虐待保持高度警惕十分重要。回顾性研究表明,医学专业人士时常不能辨认和评价虐待,从而导致儿童罹患与未经处理伤害及进一步虐待损伤相关的并发症,包括致命性伤害。

所有怀疑躯体虐待的病例都应该进行包括伤害机制在内的全面而细致的病史询问。表9-3列出了一系列涉及躯体虐待病史的潜在警示。应尽量收集可能使轻

表 9-3 病史中可能提示虐伤的发现

- 缺乏可解释损伤的病史
- 病史随着时间而改变
- 不同带养人提供的病史有冲突
- 病史与孩子发育水平不一致
- 病史与损伤不一致
- 患儿不能解释的就医延迟
- 家中急救复苏造成损伤的病史
- 由兄弟姐妹造成损伤的病史

注:以上发现被视为儿童虐待的潜在警示

微创伤后伤害加重的家族病史。应询问包括既往是否遭受过虐待的社会史。查体应包括评估生长情况,从而识别发育停滞或者营养不良。针对瘀青、烧伤、咬痕需进行全面的皮肤检查,同时也需进行口腔检查以发现是否有软组织损伤、牙齿骨折和牙齿脱落。应进行腹部查体识别任何腹痛和腹部损伤的其他体征。应仔细触诊四肢、肋骨和头部明确是否有急性或愈合性骨折表现。

放射学检查可用来评价隐蔽的损伤。最常见的隐蔽性损伤是骨折,2 岁以内受虐儿童中接近 1/3 骨骼扫描时都发现有骨折。隐匿性头部损伤包括颅骨骨折和颅内出血,这在年幼受虐儿童中很常见。因此,对怀疑受虐的年幼儿童,医生应该放宽头部影像学检查的指征。虽然隐匿性腹部损伤比隐匿性骨折和头部损伤少见,但也可能出现,因此,隐匿性腹部损伤的筛查也应该考虑。最后,如果有任何头部损伤,都应该做眼底检查评价是否有视网膜出血。下面列出了对于怀疑虐待的隐匿性损伤的筛查推荐。

诊断性检查如下。

1. 骨骼扫描 应对所有怀疑躯体虐待的 2 岁以下儿童实施骨骼扫描。第一次骨骼扫描后 2 周应行复查,有助于明确初次检查时不确定的结果及急性期不可见的愈合性损伤。

2. 头部影像学检查 根据病史或查体结果怀疑存在颅内损伤的所有病例都应进行头部 CT 或 MRI 影像学检查。对怀疑由摇晃或冲撞导致损伤的 2 岁以下儿童,应强烈建议行头部影像学检查评估隐匿性头部损伤。

3. 腹部实验室检查 对怀疑躯体受虐的患者,即使尚无腹部损伤症状或体征,也应考虑如下实验室检查:血清淀粉酶、血清脂肪酶、肝功能、尿液红细胞检查。

4. 腹部影像学检查 对怀疑伴有症状、体征或提示腹部损伤实验室检查的受虐患儿,应该做腹部 CT 检查。

5. 其他损伤原因的实验室评估 根据病史和体征做相应额外的实验室检查以评价其他诊断。对有瘀青的儿童(伴或不伴颅内出血)都应行血液系统疾病评估,尤其没有其他损伤支持虐待的诊断时。但是,关于评估范围还没有达成一致。筛查常见的、严重凝血功能障碍,应行全血细胞计数、凝血酶原时间、活化部分凝血酶时间及凝血酶时间检查。如果筛查结果正常但是根据临床表现或家族史仍然怀疑出血性疾病,可能需咨询血液科专家做进一步检查排除其他血液系统问题。

眼底镜检查视网膜出血。对任何怀疑受虐的婴儿或年幼儿都要考虑该检查。

【治疗】 患儿的损伤应尽快接受医学救治。任何合理怀疑儿童虐待的病例都应该向儿童保护服务机构(CPS)举报。美国所有州和哥伦比亚地区,医生和护士都是强制报告人。在许多州,医护人员如果怀疑虐待儿童事件却不举报将可能面临惩罚。医护人员应该熟悉本州儿童虐待的举报法律。本病例已经向 CPS 进行了举报。在 CPS 指导下,该患儿出院后由其祖父母照看。随访 3 个月内祖父母称患儿没有再出现过瘀青。

推荐阅读

[1] Makoroff KL,McGraw ML.Skin conditions confused with child abuse//Jenny C,ed.Child Abuse and Neglect:Diagnosis,Treatment,and Evidence.1st ed.Philadelphia:Elsevier, 2011:252-259.

[2] Mudd S,Findlay J.The cutaneous manifestations and common mimickers of physical child abuse.J Pediatr Health Care,2004,18(3):123-129.

[3] Smolinski KN,Yan AC.Hemangiomas of infancy:clinical and biological characteristics.Clin Pediatr (Phila),2005,44(9):747-766.

[4] Paller AS,Mancini AJ,eds.Photosensitivity and photoreactions//Hurwitz's Clinical Pediatric Dermatology:A Textbook of Skin Disorders of Childhood and Adolesence:Philadelphia:Elsevier,2011:436-443.

[5] Sarnaik A,Kamat D,Kannikeswaran N.Diagnosis and management of bleeding disorder in a child.Clin Pediatr (Phila),2010,49(5):422-431.

[6] Brousseau TJ,Kissoon N,McIntosh B.Vitamin K deficiency mimicking child abuse.J Emerg Med.2005;29(3):283-288.

[7] Chalmers EA.Neonatal coagulation problems.Arch Dis Child Fetal Neonatal Ed,2004,89 (6):F475-F478.

[8] Liesner R,Hann I,Khair K.Non-accidental injury and the haematologist:the causes and investigation of easy bruising.Blood Coagul Fibrinolysis,2004,15 Suppl 1:S41-S48.

[9] Sedlak A,Mettenburg J,Basena M,et al.Fourth national incidence study of child abuse and neglect (NIS-4):report to congress.Washington,D.C.:U.S.Department of Health and Human Services,2010.

[10] U.S.Department of Health and Human Services,Administration on Children,Youth,and, Families. Child maltreatment 2010. Washington, DC: U. S. Government Printing Office,2011.

[11] Kellogg ND,American Academy of Pediatrics Committee on Child Abuse and Neglect.Evaluation of suspected child physical abuse.Pediatrics,2007,119(6):1232-1241.

[12] McMahon P,Grossman W,Gaffney M,et al.Softtissue injury as an indication of child abuse.J Bone Joint Surg,1995,77(8):1179-1183.

[13] Harris TL,Flaherty EG.Bruises and skin lesions//Jenny C,ed.Child Abuse and Neglect: Diagnosis,Treatment,and Evidence.1st ed.Philadelphia:Elsevier,2011:239-250.

[14] Maguire S,Mann MK,Sibert J,et al.Are there patterns of bruising in childhood which are diagnostic or suggestive of abuse? A systematic review. Arch Dis Child, 2005, 90 (2): 182-186.

[15] Sugar NF,Taylor JA,Feldman KW.Bruises in infants and toddlers:those who don't cruise rarely bruise.Puget Sound Pediatric Research Network.Arch Pediatr Adolesc Med,1999, 153(4):399-403.

[16] Pierce MC, Kaczor K, Aldridge S, et al. Bruising characteristics discriminating physical child abuse from accidental trauma. Pediatrics, 2010, 125(1):67-74.

[17] Rubin DM, Christian CW, Bilaniuk LT, et al. Occult head injury in high-risk abused children. Pediatrics, 2003, 111(6):1382-1386.

[18] Jenny C, Hymel KP, Ritzen A, et al. Analysis of missed cases of abusive head trauma. JAMA, 1999, 281(7):621-626.

[19] Oral R, Blum KL, Johnson C. Fractures in young children: are physicians in the emergency department and orthopedic clinics adequately screening for possible abuse? Pediatr Emerg Care, 2003, 19(3):148-153.

[20] Oral R, Yagmur F, Nashelsky M, et al. Fatal abusive head trauma cases: consequence of medical staff missing milder forms of physical abuse. Pediatr Emerg Care, 2008, 24(12): 816-821.

[21] Ravichandiran N, Schuh S, Bejuk M, et al. Delayed identification of pediatric abuse-related fractures. Pediatrics, 2010, 125(1):60-66.

[22] Kellogg N. Oral and dental aspects of child abuse and neglect. Pediatrics, 2005, 116(6): 1565-1568.

[23] Day F, Clegg S, McPhillips M, et al. A retrospective case series of skeletal surveys in children with suspected non-accidental injury. J. Clin Forensic Med, 2006, 13(2):55-59.

[24] Belfer RA, Klein BL, Orr L. Use of the skeletal survey in the evaluation of child maltreatment. Am J Emerg Med, 2001, 19(2):122-124.

[25] Hicks RA, Stolfi A. Skeletal surveys in children with burns caused by child abuse. Pediatr Emerg Care, 2007, 23(5):308-313.

[26] Rubin DM, Christian CW, Bilaniuk LT, et al. Occult head injury in high-risk abused children. Pediatrics, 2003, 111(6):1382-1386.

[27] Laskey AL, Holsti M, Runyan DK, et al. Occult head trauma in young suspected victims of physical abuse. J Pediatr, 2004, 144(6):719-722.

[28] American Academy of Pediatrics. Diagnostic imaging of child abuse. Pediatrics, 2009, 123(5):1430-1435.

[29] Kleinman PK, Nimkin K, Spevak MR, et al. Follow-up skeletal surveys in suspected child abuse. AJR Am J Roentgenol, 1996, 167(4):893-896.

[30] Zimmerman S, Makoroff K, Care M, et al. Utility of follow-up skeletal surveys in suspected child physical abuse evaluations. Child Abuse Negl, 2005, 29(10):1075-1083.

[31] Feldman KW. The bruised premobile infant: should you evaluate further? Pediatr Emerg Care, 2009, 25(1):37-39.

[32] Child Welfare Information Gateway. Mandatory Reporters of Child Abuse and Neglect: Summary of State Laws. 2008. http://www.childwelfare.gov/systemwide/laws_policies/statutes/manda.cfm#fn1. Accessed 8/1/2012.

[33] Hettler J, Greenes DS. Can the initial history predict whether a child with a head injury has been abused? Pediatrics, 2003, 11(3):602-607.

[34] Sirotnak A,Grigsby T,Krugman R.Physical abuse of children.Pediatr Rev,2004,25(8):264-277.

 ## 病例 9-3　4 岁女孩

【现病史】　4 岁白种人女孩,因下肢皮疹就诊。入院前 4d,患儿因左膝疼痛就诊于全科医生处。当时左膝关节有轻微肿胀和触痛,不伴红斑。服用布洛芬后稍有好转。1d 后患儿出现腹痛,遂至附近医院就诊。查体及一系列针对肠梗阻的放射学检查均正常。直肠检查正常,大便隐血阴性。回家后仍存在剧烈、间断性腹痛。入院当天患儿母亲在给患儿洗澡时注意到双腿出现"多个小红包块"。当天皮损范围扩大蔓延至下肢。患儿无发热、呕吐或腹泻。腹痛间隙食欲尚可。病前 1周曾有鼻堵和流涕。没有蜱叮咬或消化不良病史。

【既往史及家族史】　足月顺产,无重要家族史,无旅游或疾病接触史。

【体格检查】　T37.7℃,RR22/min,HR124/min,BP98/65mmHg,身高和体重第 50 百分位。

查体发现双下肢足背到腰部 2～10mm 压之不褪色的红色丘疹。左小腿袜线部位有一处宽 4cm 的紫色斑块(彩图 19)。肺部检查正常。心脏检查无杂音、摩擦音和奔马律。肠鸣音活跃,腹软无膨隆,无肝脾大。直肠检查正常,大便细软、隐血阴性。无明显淋巴结肿大。关节和神经系统检查正常。

【实验室检查】　血常规:白细胞 $10.7×10^9$/L,其中分叶核粒细胞 0.50,淋巴细胞 0.40,嗜酸性细胞 0.04 及单核细胞 0.06;血红蛋白 109 g/L,血小板 $436×10^9$/L。电解质、尿素氮和肌酐正常。血细胞沉降率 22mm/h。尿液分析示尿比重 1.010,不伴尿蛋白、白细胞或红细胞。血培养已送检。

【诊疗经过】　患儿收住院于腹痛时就诊的医院。皮疹的分布和特征提示了一个诊断(彩图 19)。

★病例 9-3 讨论

【鉴别诊断】　对压之不褪色的皮损的鉴别诊断包括内源性和外源性因素(表9-4)。

表 9-4　儿童急性瘀点/紫癜的原因

感染性
　脑膜炎球菌血症
　立克次体病
　微小病毒(感染)

（续　表）

血液系统疾病
　血小板减少症
　　特发性血小板减少性紫癜（ITP）
　　溶血性尿毒综合征（HUS）
　　血栓性血小板减少性紫癜（TTP）
　　白血病
　凝血功能障碍
　　维生素 K 缺乏
　　肝功能异常
　　弥散性血管内凝血
　血栓前状态
　　蛋白 C 及 S 缺乏

药物性
　抗凝血药
　糖皮质激素

血管炎性
　风湿性疾病
　　红斑狼疮
　　ANCA 相关性血管炎
　感染性
　　病毒感染（如肝炎、HIV）
　特发性
　　过敏性紫癜（HSP）
　　　婴儿急性出血性水肿（AHEI）

特发性
　色素性紫癜性皮病

外源性
　外伤性紫癜
　非意外创伤
　自己造成的创伤/人为疾病

　　当皮疹只出现在下肢时,对一个健康儿童而言必须考虑外伤引起的瘀斑。但是,本病皮损以广泛双侧及对称为特征,且患儿发生相应症状与暴发皮疹之间具一定时序性,使得该诊断可能性减小。紫癜见于多种凝血功能障碍性疾病,合并关节和胃肠道疼痛可能是血液系统恶性肿瘤(白血病)、特发性血小板减少性紫癜、溶血尿毒综合征或败血症。由脑膜炎球菌血症和立克次体病引起的紫癜也应该考虑在

内。全血细胞计数、血尿素氮和肌酐的筛查可排除这些诊断。也必须考虑与感染相关的或与潜在炎性或风湿性疾病有关的血管炎,如红斑狼疮。虽然幼年性特发性关节炎有关节症状,但是患者的皮损形态并不符合该疾病中一过性的粉红色皮疹。

【诊断】 根据患者下肢特征明显的紫癜性皮损、尤其左腿沿袜线的皮疹及一系列症状,诊断为 Henoch-Schönlein 紫癜,又名过敏性紫癜。这是儿童最常见的血管炎综合征之一,其特点是臀部和下肢紫癜型斑丘疹、多关节炎、腹痛、肾炎,或者这些表现的任何组合。这是 IgA 介导的白细胞破碎性血管炎,涉及皮肤、关节、胃肠道和肾前毛细血管、毛细血管和后毛细血管。

【发病率和流行病学】 HSP 可以出现在任何年龄,发病高峰年龄在 4—5 岁,1 岁前和 10 岁后很少见。曾经有报道存在性别和种族优势。秋季发病率增高提示感染可能激发 HSP,变异的病毒和细菌感染被认为是诱因。

【临床表现】 过敏性紫癜(HSP)的临床表现与本病例发病过程相似:一个既往健康的儿童突然出现特征性皮疹,其多发生于关节炎或关节疼痛和(或)腹痛之后。该皮疹见于所有 HSP 患者中,其中半数以皮疹为首诊症状。皮疹多出现在臀部、下肢及其他相应部位。严重病例中皮疹还可出现在面部、躯干和手臂。典型的皮损为压之不褪色的红色斑疹及丘疹,反复出现并可持续达 1~2 个月。皮疹区域可能有非凹陷性水肿。面部为主的弧形紫癜可能是婴儿急性出血性水肿的表现,后者发生在年幼儿,表现与过敏性紫癜相似,本质上也是皮肤血管炎。

65%~85% 的患者有关节疼痛或关节炎的表现,其中 25% 的患者关节症状出现于皮疹前。大关节最常受累。这些症状常在几天内可缓解。

高达 3/4 的患者可出现胃肠道表现。腹痛常呈绞痛,疼痛程度可较剧烈,类似阑尾炎。呕吐很常见。腹部症状偶尔可先于其他表现数周出现。尽管大便隐血常呈阳性,但很少发生胃肠道大量出血。其他胃肠道并发症包括肠套叠、肠梗阻、肠穿孔、胰腺炎和胆囊积液。肠套叠发生于 3% 病例中,通常是小肠-小肠套叠(而非小肠-结肠套叠),且见于年长儿。

肾表现从暂时性的血尿或蛋白尿到肾炎、肾病综合征和终末肾病均有发生。尽管镜下血尿是普遍现象,但约 40% 患者亦有肉眼血尿。紫癜性肾炎患者中,2/3 有血尿伴蛋白尿,但单纯蛋白尿很少见。20%~50% 的儿童 HSP 患者可发展为肾炎。其通常发生于 HSP 首发症状后的数天或数周内。虽然紫癜型肾炎多可会缓解,仍有 2% 病人可能进展为肾衰竭。HSP 肾疾病的病理检查提示为 IgA 肾病。表现为肾炎和肾病的患者,发展为终末肾病的风险最高。

1/3 的病例有神经系统表现,包括头痛和行为改变。惊厥、灶性神经功能缺损和周围神经病变少见,2%~8% 的患者可见。多数神经系统表现为暂时性的。

10% 的男孩可出现睾丸炎,症状类似于睾丸扭转,少数患者经过 2 周或更长时间的缓解期后,病情会反复。胃肠道和皮肤症状最为常见。

【诊断方法】 过敏性紫癜的诊断依靠临床,没有特殊实验室检查。实验室检查可以提示 HSP 的特征及其并发症,但更为重要的是有助于与其他潜在病因进行鉴别。

1. 全血细胞计数 2/3 的患儿存在白细胞增多。偶尔出现嗜酸性细胞增多。相较 HSP,贫血更多见于克隆病和溃疡性结肠炎。

2. 血清 IgA 水平 接近 50% 的急性患者血清 IgA 水平升高。

3. 补体水平 C3 和 C4 水平在紫癜性肾炎中正常,但是在狼疮性肾炎和链球菌感染后肾小球肾炎中可能会降低。

4. 尿液分析 所有患者都应行尿液分析以便发现肾炎或肾病综合征的证据,包括血尿和蛋白尿。疾病活动期时尿液分析应该每 7 天 1 次以监测是否会发展为肾炎,肾功能应该从发病起监测 3～6 个月以便发现晚发病例。

5. 影像学研究 当出现胃肠道症状时,胃肠道的对比影像检查提示病变累及小肠,表现为肠壁增厚、动力降低和黏膜出血的"指印"特征。超声有助于诊断肠套叠,因为运用气液灌肠造影法可能会漏诊近小肠-大肠区域的肠套叠。

6. 其他检查 血细胞沉降率可能增高,但是对诊断过敏性紫癜几乎没有帮助。血细胞沉降率在克隆病和溃疡性结肠炎中也总是增高的。凝血酶原时间和部分凝血活酶时间在 HSP 儿童中正常,但是在伴有紫癜的球菌性脑膜炎、败血症和其他凝血功能异常的疾病中常升高。当根据患儿临床表现不能鉴别 HSP 和脑膜炎或败血症时,需要完善血培养。HSP 肾炎合并肾病综合征、高血压或潜在肾功能不全的儿童应该进行肾活检,以便更准确地评估预后。针对严重或非典型病例,皮肤活检行常规组织病理和免疫荧光检查是可靠的:与其他小血管炎不同,典型的 HSP 以皮下 IgA 和 C3 免疫荧光沉积为主要表现。

【治疗】 过敏性紫癜通常无需特殊处理,多数患者可以在门诊接受治疗。患者如果出现胃肠道出血、预示肠套叠的痉挛性腹痛、严重肾疾病或精神状态改变时,则需要住院。该病的典型病程为 3～4 周。复发并不常见,但是一些研究报道称 15% 患者可出现复发。

泼尼松[1～2mg/(kg·d)]可以缓解腹痛并改善住院患儿预后,也可减轻肠套叠的发生风险。一些报道认为糖皮质激素单独或联合其他免疫抑制药如硫唑嘌呤或环磷酰胺,可降低 HSP 肾炎患者发展为肾衰竭的风险,但尚需更多前瞻性试验证据。

儿童 HSP 的预后通常都很好。接近 95% 的患儿能完全康复。但是,对那些需要做肾活检以评价持续性肾疾病的患儿,其中 18% 最终发展成慢性肾衰竭。肾衰竭的危险因素包括发病年龄＞7 岁、严重腹部症状和持续性紫癜。

推荐阅读

[1] Al-Sheyyab M,El-Shanti H,Ajlouni S,et al.The clinical spectrum of Henoch-Schönlein purpura in infants and young children.Eur J Pediatr,1995(154):969-972.

[2] Hyams JS.Corticosteroids in the treatment of gastrointestinal disease.Curr Opinion Pediatr,2000(12):451-455.

[3] Lanzkowsky S,Lanzkowsky L,Lanzkowsky P.Henoch-Schönlein purpura.Pediatr Rev,1992(13):130-137.

[4] Saulsbury FT.Henoch-Schönlein purpura in children:report of 100 patients and review of the literature.Medicine,1999(78):395-409.

[5] Walker WA,Higuchi L.Henoch-Schönlein syndrome//McMillan JA,DeAngelis CD,Feigin RD,Warshaw JB,eds.Oski's Pediatrics:Principles and Practice.3rd ed.Philadelphia:Lippincott Williams & Wilkins,1999:2176-2179.

[6] Sano H,Izumida M,Shimizo H,et al.Risk factors of renal involvement and significant proteinuria in Henoch-Schönlein purpura.Eur J Pediatr,2002(161):196-201.

[7] Shah D,Goraya JS,Poddar B,et al.Acute infantile hemorrhagic edema and Henoch-Schönlein purpura overlap in a child.Pediatr Dermatol,2002(19):92-93.

[8] Praid D,Amir J,Nussinovitch M.Recurrent Henoch-Schönlein purpura in children.J Clin Rheumatol,2007(13):25-28.

[9] Mills JA,Michel BA,Bloch DA,et al.The American College of Rheumatology 1990 criteria for the classification of Henoch-Schönlein purpura.Arthritis Rheum,1990(33):1114-1121.

[10] Weiss PF,Klink AJ,Localio R,et al.Corticosteroids may improve clinical outcomes during hospitalization for Henoch-Schönlein purpura.Pediatrics,2010,126(4):674-81.Epub 2010 Sep 20.

 病例 9-4　14 岁男童

【现病史】 14 岁,男,因面部皮疹至急诊科就诊。入院前 7d 患者出现低热、咽痛、肌痛和全身不适。当时初级儿科医生诊断为流行性感冒。患者症状随后逐渐缓解,至入院当天,体温升高达 39℃,伴随迅速加重的咳嗽和面部皮疹。在急诊室患儿出现阵发性咯血(接近 250ml),随后因发生低血压而输注了大量生理盐水和一个单位红细胞悬液。患者否认腹痛和胸痛病史。他回忆曾在洗澡时因咳嗽撞击到头部,该情形并未向父母提及过。

【既往史及家族史】 患者 4 岁时曾患复发性直肠脱垂,随后缓解且不伴后遗症。其母亲注意到患者有容易瘀青的倾向,刷牙后常有牙龈出血。患者无任何外科手术史。无过敏史,按计划预防接种。患者是出生后 4 周被收养的。其亲生母亲死于产后子宫破裂。其他家族史不详。

【体格检查】 T38.5℃,RR50/min,HR130/min,BP100/55mmHg,身高位于第 50 百分位,体重位于第 50 百分位。

面容憔悴,但神智清楚,面部瘦小。结膜轻度充血。无鼻孔出血及鼓室出血。颈部柔软。轻度胸骨上窝凹陷,右背中部叩诊浊音。右肺中下可闻及湿啰音。心血管检查示股动脉脉搏细数,液体复苏后好转;未闻及心脏杂音。右侧肋缘触诊时略疼痛,腹部其他检查正常。皮肤检查最显著的是前额处一枚较大的瘀斑(3cm),伴触痛。下肢,尤其关节面有较多薄的萎缩性瘢痕。

【实验室检查】 动脉血气结果如下:pH 7.35;PCO₂26mmHg;PO₂60mmHg。

血常规:白细胞计数 1.6×10^9/L(单核细胞 0.26,分叶核细胞 0.26,淋巴细胞 0.44);血红蛋白98g/L,血小板 270×10^9/L。血细胞沉降率35mm/h。凝血酶原时间和部分凝血活酶时间分别是13.1s和35.7s。纤维蛋白原7.49g/L,纤维蛋白裂解产物 20μg/ml。肌酸激酶 120U/L。血清电解质:钠 136mmol/L,钾 3.6mmol/L,氯 104mmol/L,碳酸氢根离子 18mmol/L。血尿素氮 5.7mmol/L(16mg/dl),肌酐 88.4μmol/L(1.0 mg/dl),血糖 9.4mmol/L(169mg/dl)。血清转氨酶和总胆红素正常。尿液分析正常。血培养已送检。胸片提示右肺下叶和中叶实变,伴右侧胸腔中度积液。

【诊疗经过】 患者因怀疑细菌性脓毒血症而接受了经验性万古霉素和庆大霉素治疗。胸部 CT 示累及整个右肺下叶及部分左肺下叶的广泛性实变,并伴中度胸腔积液。予胸腔置管后引流出近500ml胸腔积液。胸腔积液检查示白细胞 7.35×10^9/L($7350/mm^3$),红细胞 650×10^6/L($650/mm^3$)。患者于住院后第 3 天拔除引流管。血培养示金黄色葡萄球菌生长,但胸腔积液培养结果阴性。遂将抗生素改为苯唑西林,疗程 4 周。该患者被诊断为流感合并金黄色葡萄球菌性肺炎及菌血症。但是,详尽的皮肤检查提示患者可能存在潜在病因,导致患者易瘀青、咯血及伤口愈合不良。该潜在病因最终由皮肤活检得以证实。

★病例 9-4 讨论

【鉴别诊断】 该病例中,皮肤瘀青、萎缩性瘢痕和出血提示血管通透性增加或管壁脆弱。糖皮质激素或库欣综合征可导致萎缩性瘢痕和易致瘀青及出血,但本例患者无糖皮质激素用药史,也未表现出库欣综合征的特征。坏血病为一种继发于饮食的维生素 C 缺乏症,可表现为皮肤瘀青、出血及伤口愈合不良,但在美国,一个正常饮食且无营养不良病史的患者不大可能罹患该病。血小板减少症,尤其是源于免疫性血小板减少性紫癜或败血症,可出现近期疾病史和发热史,但因本患者血小板计数正常,可排除此诊断。血管性血友病相对常见,是一种与凝血因子Ⅷ有关的循环血浆蛋白缺乏性疾病。该病导致血小板聚集减少及出血时间延长。其通常有黏膜轻度到中度出血病史,包括鼻出血和牙科手术后出血时间延长。本例患者在常规牙科诊疗后有牙龈出血,以及鼻出血、容易瘀青的病史,但是血管性血友病不能解释本例患者的萎缩性瘢痕。成骨不全(OI)是Ⅰ型胶原合成质量和数量的先天异常。Ⅳ型 OI 中,Ⅰ型容易出现皮肤瘀青。然而,本例患者没有 OI 的其他表现,包括频繁骨折、蓝巩膜、听力缺陷、骨量减少、骨骼畸形或关节过度松弛。Ehlers-Danlos 综合征也是一种先天性胶原合成缺陷。根据临床表现(主要和次要标准)和生物化学、分子检测结果可将 EDS 分为多种型别(表 9-5)。多数 EDS 类型都与皮肤过度伸展及关节过度活动有关。

表 9-5　Ehlers-Danlos 综合征的临床亚型和相关缺陷

维尔弗朗什型/(OMIM)	临床表现	遗传方式	蛋白质/(基因缺陷)
经典型/(130000 和 130010)	皮肤过伸;容易瘀伤;宽大的萎缩性瘢痕;关节活动过度	AD	V 型胶原/(COL5A1,COL5A2)
活动过度型/(130020)	光滑、天鹅绒样皮肤;关节活动过度	AD/AR	多数不明确;Ⅲ型胶原,黏合素 XB/(COL3A1;TNXB)a
血管型/(130050)	皮肤薄,半透明,容易瘀伤;动脉和内脏易破裂;典型面容	AD	Ⅲ型胶原/(COL3A1)
脊柱后凸型/(225400 和 229200)	萎缩性瘢痕,容易瘀伤;新生儿肌张力低下;脊柱侧弯;眼球破裂;马方综合征样改变	AR	赖氨酰羟化酶/(PLOD1)
关节松弛型/(130060)	皮肤过伸、脆弱;严重的关节过度活动;先天性髋关节脱位	AD	Ⅰ型胶原/(COL1A1;COL1A2)
皮肤脆裂型/(225410)	皮肤严重脆弱、下垂、松弛;疝气和胎膜早破	AR	Ⅰ型前胶原 N 端肽酶/(ADAMTS2)
其他型别[1]			
早老变异/(130070)	面部皮肤松弛、皱纹,细软卷曲毛发,眉毛和睫毛稀疏	AR	半乳糖基转移酶突变

　　AD. 常染色体显性;AR. 常染色体隐性;OMIM. 互联网孟德尔遗传;(1)少见报道病例,包括 X-连锁 EDS,牙周炎类型和早老型 EDS

　　(经许可摘自 Fitzpatrick's 全科医学-皮肤科学,第 6 版,表 139-1)

【诊断】 对本例患者详尽的皮肤检查提示存在显著性皮肤过度伸展。肢体大关节可见大量明显的萎缩性、烟纸样（草纸样）瘢痕。其他病史提示既往患者皮肤裂口缝合处伤口有裂开现象。这些表现再结合患者易致瘀青、直肠脱垂和其母亲死于子宫破裂,可支持 Ehlers-Danlos 综合征的诊断。皮肤活检和成纤维细胞培养证实了该诊断,且成纤维细胞培养显示Ⅲ型前胶原分泌减少,符合 Ehlers-Danlos 综合征血管型(既往分型为Ⅳ型 EDS)诊断。

【发病率和流行病学】 Ehlers-Danlos 综合征血管型是该综合征中最严重的类型。该型是由编码Ⅲ型胶原的 COL3A1 突变所致。Ⅲ型胶原蛋白见于血管丰富的结构中比如肝和血管网。Ehlers-Danlos 综合征血管型是常染色体显性遗传性疾病。该疾病非常罕见,其患病率小于十万分之一。可能由于其罕见性,该病多仅在灾难性或致命性并发症发生后才得以诊断。

【临床表现】 4 个主要临床标准中符合至少 2 个可确立 EDS 血管型的临床诊断:容易瘀伤,皮肤变薄伴可见的明显静脉,典型面部特征(瘦小面容、鼻梁突出、大眼睛)及动脉、子宫或肠道易脆或易破裂(表 9-5)。次要特征包括肢端早老现象,小关节活动过度,肌腱或肌肉断裂,先天性马蹄足,早发型静脉曲张及气胸(图 9-2)。由于 EDS 血管型是一种异质性的遗传性疾病,故临床表现多种多样。在缺乏已知家族史的前提下,该病的确诊年龄常可延迟至 20—30 岁,因其血管并发症通常在30 多岁时才会出现。生存的中位数年龄为 48 岁,最常见的死亡原因是动脉夹层

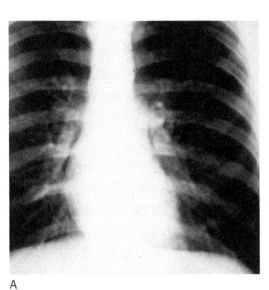
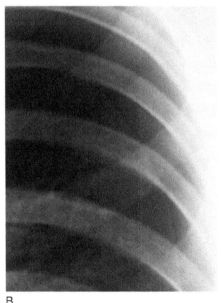

A B

图 9-2 前后位胸部 X 线片显示气胸

A. 全胸片;B. 近距图像

或破裂;自发性肠穿孔及脏器破裂(心脏、子宫、脾或肝)是引起灾难性死亡的另一主要原因。本例患者出现的大关节过度活动和皮肤过伸,是更常见的 EDS 类型的特征,仅偶发于血管型 EDS。

【诊断方法】 除了上述临床标准外,该病还可通过在培养的成纤维细胞中检测出异常Ⅲ型前胶原分子或鉴定出Ⅲ型前胶原基因突变来确诊。

【治疗】 遗憾的是,EDS 血管型的预后不良。一项 220 名血管型 EDS 病例研究发现,80%患者于 40 岁时出现并发症(动脉夹层或破裂、自发性肠穿孔或器官破裂),12%患者死于第一次并发症。女性每次妊娠死于子宫或血管破裂的风险非常大,据报道病死率为 11.5%。

确诊该疾病的患者进行遗传评估和咨询是关键。该病为常染色体显性遗传,因此,需要告知患者和家庭,遗传使子代受累的风险是 50%。虽然该病的管理只能局限于对症治疗和预防措施,但塞利洛尔,即一种 β_1 肾上腺素受体拮抗药/β_2 肾上腺素能受体兴奋药的使用,与成年人血管事件(破裂或夹层)发生率减低相关。了解血管型 EDS 的诊断特点在识别和处理急诊、外科、产科病例时很重要。

推荐阅读

[1] Beighton P,De Paepe A,Steinmenn B,et al.Ehlers-Danlos syndromes:revised nosology,Villefranche,1997.Am J Med Genet,1998(77):31-37.

[2] Drera B,Zoppi N,Riteli M,et al.Diagnosis of vascular Ehlers-Danlos syndrome in Italy:clinical findings and novel COL3A1 mutations.J Dermatol Sci,2011(64):237-248.

[3] Fernandes NF,Schwartz RA.A "hyperextensive" review of Ehlers-Danlos syndrome.Cutis,2008(82):242-248.

[4] Germain DP,Herrera-Guzman Y.Vascular Ehlers- Danlos syndrome.Ann Genet,2004(47):1-9.

[5] Ong KT,Perdu J,De Backer J,et al.Effect of celiprolol on prevention of cardiovascular events in vascular Ehlers-Danlos syndrome:a prospective randomized,open,blinded-endpoints trial.Lancet,2010(376):1476-1484.

[6] Pepin M,Schwarze U,Superti-Furga A,et al.Clinical and genetic features of Ehlers-Danlos syndrome type IV,the vascular type.N Engl J Med,2000(342):673-680.

 病例 9-5 16 岁女孩

【现病史】 16 岁,白种人女孩,因突然鼻出血 3～4h 到急诊科就诊。其父母估计失血量约有数杯之多,且压迫后出血无减少。患者自 8 岁起出现反复鼻出血病史。每年至少出血 1 次,每次持续 20～30min。最近一次发作为 1 年前,当时持续了接近 4h。患者既往有"容易瘀青"的病史但没有切口/伤口出血不止的情况。既往下肢疼痛 18 个月,主要在距小腿关节和膝关节处。疼痛常持续数分钟,每周发作 2 次。无骨折病史。最近数月乏力严重。其月经周期为每月 1 次,每次月经第 1 及 2 天经量较多。否认发热、体重下降或盗汗。

【既往史及家族史】 足月产,母亲妊娠史无特殊。无特殊旅游及疾病接触史。家族史中有意义的是其一兄弟第 7 号染色体短臂缺失,也伴有鼻出血病史。其姨妈患有系统性红斑狼疮。

【体格检查】 T37.4℃;RR36/min,HR110/min,BP151/83mmHg,身高第 50 百分位,体重第 50 百分位。

巩膜无黄染,左侧鼻孔少量出血,口咽部见干涸血迹。肺部检查正常。心脏无杂音、摩擦音或奔马律。腹软无膨隆;肝脏位于右侧肋缘下 4cm,左侧肋缘下 4cm 处可扪及脾。直肠张力正常,大便隐血阳性。无明显淋巴结肿大,面颊可见红斑。皮肤未见瘀点,双下肢可见轻度瘀青。神经系统检查正常。

【实验室检查】 血常规:白细胞 5.4×10⁹/L,其中单核细胞 0.04,分叶核细胞 0.54,淋巴细胞 0.37;血红蛋白 100 g/L,血小板 46×10⁹/L。网织红细胞计数 0.027。

凝血酶原时间和部分凝血活酶时间分别是 12.6s 和 34.7s。血清电解质、尿素氮和肌酐正常。乳酸脱氢酶正常,尿酸 374.8μmol/L(6.3mg/dl)。抗核抗体、抗双链 DNA 及快速血浆反应素试验和传染性单核细胞增多症检测均阴性。

【诊疗经过】 经鼻部按压止血成功。患者被收入院进一步评估出血及相关症状。骨髓活检提示了一个诊断(彩图 20),并被血液检查证实。

★病例 9-5 讨论

【鉴别诊断】 发生于该年长儿的瘀青和容易出血提示血液系统疾病。鉴别诊断包括恶性疾病如白血病、淋巴瘤或免疫性血小板减少性紫癜。

本病为特发性血小板减少性紫癜(ITP)的可能性不大,因为本病例症状持续时间长,而 ITP 为急性自限性疾病。慢性 ITP 是可能的,但是不典型,因为这个病例在急性阶段还没检查就缓解了。肝脾大需考虑肿瘤、自身免疫性疾病或代谢性疾病。由于血细胞沉降率相对偏低且免疫血清学检查阴性,因而缩小了本病的鉴别诊断范围。根据实验室检测结果,感染因素引起的血小板减少,EB 病毒或巨细胞病毒相关感染性单核细胞增多症致肝脾大可能性很小。

【诊断】 骨髓活检提示 Gaucher 细胞-特征性皱纹纸样巨噬细胞。白细胞葡糖脑苷脂酶活性 0.85 nmol/(h·mg)蛋白(<10%正常值),符合戈谢病的诊断。右侧股骨 X 线显示股骨远端干骺端皮质变薄及硬化。此外,抗酒石酸酸性磷酸酶水平升高,为 6.1U/L(参考范围 2.0～4.2U/L)。MRI 显示病变弥漫性浸润至肝、脾及骨髓。所有这些结果符合戈谢病 Ⅰ 型诊断。

【发病率和流行病学】 戈谢病是一种最常见的溶酶体贮积病,为常染色体隐性遗传病,该病是由于β葡萄糖脑苷脂酶分解活性缺陷,导致葡萄糖脑苷脂在体内的堆积。在戈谢病中,糖脂分解的主要场所,即巨噬细胞,发生葡糖脑苷脂的聚集。戈谢病有3种分型,其严重程度各异。该患儿为Ⅰ型高戈谢,是最普遍的神经鞘脂贮积症。该病在东欧犹太血统发病率最高。

【临床表现】 巨噬细胞在肝脾、骨骼和肺的分布最多,因此,戈谢病的临床表现通常与上述器官相关也不足为奇。戈谢病Ⅰ型患者见于任何年龄,儿童时期病情更重,表现为脾大和全血细胞减少。患者常以容易淤青和慢性乏力为主诉,伴有肝大和轻度转氨酶升高。病情可进展为肝硬化和肝衰竭。正如本例患者,骨髓浸润影响了骨骼矿化和骨骼生长,加重了全血细胞减少的病情。骨骼并发症包括骨量减少、骨坏死和反复骨痛。肺部糖脂堆积可导致呼吸功能不全。

总的来说,戈谢病进展缓慢,许多患者可存活至成年。该病可在脂质堆积和降解或丢失之间达到稳态平衡。有的病情轻微患者可能仅在常规检查时被意外发现。Ⅰ型戈谢病没有中枢神经系统损害,患儿智力正常。Ⅱ型戈谢病婴儿神经系统症状出现早,常于2岁时死亡。Ⅲ型戈谢病早期出现内脏肿大,而神经系统并发症较为迟发。

【诊断方法】 目前诊断戈谢病可以根据酶学水平测定或基因突变分析。在一些地区,戈谢病是新生儿常规筛查项目之一。

1. 葡糖脑苷脂酶水平 由于葡糖脑苷脂酶基因定位在1q21,识别戈谢病潜在酶缺陷的外周血检测是可行的。外周血白细胞葡糖脑苷脂酶活性下降(通常为正常水平的10%~30%)可诊断戈谢病。

2. 基因分析 鉴于该疾病偶可为杂合子,因此若酶学检测结果模棱两可,则可行DNA诊断。但是突变检测仅限于以前定义过的突变。DNA分析在德系犹太人群中可以检测出大多数突变,但是对其他人群来说只能检测小部分突变,因为其他人群有更大的突变多样性。

3. 骨髓活检 众多的诊断方法中,由于创伤小且更可靠的检测方法可选择,骨髓活检已不常用。骨髓活检结果包括检测到大的、充满脂质的纺锤形巨噬细胞,其核偏向一边,类似皱纹纸或揉皱的丝绸样(戈谢细胞)。这种细胞对诊断戈谢病没有特异性,因为同样的细胞可能出现在多种白血病和一些感染性疾病中。骨髓活检常被用来对以全血细胞减少为表现的儿童排除肿瘤。

4. 全血细胞计数 未经治疗的患者可有贫血、血小板减少和白细胞减少。

5. 放射学检查 放射学检查,如股骨CT或MRI可表现为锥形瓶样畸形,该现象由骨皮质扩展及大小不等的囊样改变造成。多处骨骼MRI检查可能显示骨髓浸润。

6. 其他检查 戈谢病患者的一些血浆酶活性明显增高。其血清酸性磷酸酶、β-氨基己糖苷酶及血管紧张素转化酶均升高。血清酸性磷酸酶可用于监测治疗反应。使用外源性酶替代治疗后这些指标水平可恢复正常。

【治疗】 该病的治疗包括症状治疗、外源性补充缺失酶和异源性骨髓移植。未来有望研发出基因治疗。症状疗法可用以提高生活质量。外科脾切除可纠正血小板减少症,因此,当脾大出现症状时可进行全脾或部分脾切除。建议患者避免骨骼施压性运动以免发生骨折。有些病例可能需要关节移植。Ⅰ型戈谢病对补充外源性缺陷酶有显著的治疗效果,因其中枢神经系统不常累及。该酶为靶向针对巨噬细胞的经修饰的葡萄糖脑苷脂酶。患者必须每 2 周使用 1 次酶替代(即阿糖脑苷酶)治疗。酶替代治疗可有效减少戈谢病的内脏及血液系统表现,并使骨骼症状减轻。近期,酶抑制药美格鲁特也被用以治疗Ⅰ型戈谢病。某些患者可以考虑骨髓干细胞移植。鉴于巨噬细胞来源于造血干细胞,因此,干细胞移植有望治愈戈谢病。实际上异源性骨髓移植确实可以改善该病的症状。但是,骨髓移植存在很大风险,目前仅用于一小部分患者。

推荐阅读

[1] Balicki D,Beutler E.Gaucher disease.Medicine,1995(74):305-323.

[2] Beutler E,Grabowski GA.Gaucher disease//Scriver CR,Beaudet AL,Sly WS,Valle D,eds. The Metabolic and Molecular Basis of Inherited Disease.8th ed.New York:McGraw Hill, 2001:3635-3668.

[3] Charrow J,Esplin JA,Gribble TJ,et al.Gaucher disease:recommendations on diagnosis,e-valuation,and monitoring.Arch Intern Med,1998(158):1754-1760.

[4] Rosenthal DI,Doppelt SH,Mankin HJ,et al.Enzyme replacement therapy for Gaucher dis-ease:skeletal responses to macrophage-targeted glucocerebrosidase.Pediatrics,1995(96): 629-637.

[5] Chen M,Wang J.Gaucher disease:review of the literature.Arch Pathol Lab Med,2008,132 (5):851-853.

[6] Hughes DA,Pastores GM.Haematological manifestations and complications of Gaucher dis-ease.Curr Opin Hematol,2012 Oct 25.[Epub ahead of print]

[7] Somaraju UR,Tadepalli K.Hematopoietic stem cell transplantation for Gaucher disease.Co-chrane Database Syst Rev,2012(11):7:CD006974.

[8] Venier RE,Igdoura SA. Miglustat as a therapeutic agent: prospects and caveats. J Med Genet,2012,49(9):591-597.doi:10.1136/jmedgenet-2012-101070.Epub 2012 Aug 14.

 ## 病例 9-6 18 月龄女孩

【现病史】 患儿,女,18 个月,因为母亲发现孩子皮疹和低热就诊。母亲述患儿有点烦躁,进食比平时减少。无激惹,无呕吐,无稀便。患儿参加了日间保健但是没有确切疾病接触史。

【既往史及家族史】 没有特殊疾病史,按计划免疫接种。

【体格检查】 T39.5℃,RR24/min,HR120/min,BP95/50mmHg,身高第 50 百分位数,体重第 50 百分位数。

患儿外观健康,玩耍如常。躯干和四肢分布较多 2~3mm 大小无痛性红色丘疹和红斑上的椭圆形疱疹,手、膝和臀部更多(彩图 21)。黏膜正常。母亲注意到患儿手上有几个分散的炎性疱疹(彩图 22)。

【实验室检查】 未做实验室检查。

【诊疗经过】 7d 后未经过任何治疗皮疹和发热缓解。

★病例9-6 讨论

【鉴别诊断】 年幼儿密集分布的丘疱疹的鉴别诊断包括病毒性皮疹,比如原发性水痘、单纯疱疹病毒和肠道感染,最常见于手足口病,疥疮和自身高敏反应。少见原因包括 Gianotti-Crosti 综合征,也称儿童肠病性肢端皮炎和婴儿肢端脓疱病。

初发水痘的典型表现主要是低热、全身不适、咳嗽、鼻炎和咽痛。经典皮疹似玫瑰花瓣上的露珠,初期分布于面部及躯干,向心性扩展形成多个红色斑疹,经历丘疹、水疱和脓疱,2~3 周结痂并痊愈。可出现口腔黏膜疹伴浅表溃疡。该病的特征是不同阶段的皮疹同时存在。随着儿童水痘带状病毒的常规接种,原发性水痘在免疫健全的儿童中已不常见。该病通过呼吸道飞沫传播。

<5 岁的儿童,原发性单纯疱疹病毒感染最常见的临床表现是急性疱疹性龈口炎,常表现为发热、易激惹、牙龈炎,以及舌面、颊黏膜和上腭的疼痛性灰色水疱和浅表溃疡,并可能向唇和面部延伸。流涎和食欲下降很常见,并可出现下颌疼痛和颈部淋巴结肿大。症状常在 10~14d 缓解。感染多由 HSV-1(Ⅰ型单纯疱疹病毒)所致。复发性皮疹常表现为红色基底之上更为局限的成簇性红色水疱,常分布于唇缘,偶出现在面部,皮疹常伴疼痛、瘙痒、烧灼感及刺痛。亦可发生不伴黏膜受累的原发和复发性皮肤 HSV 感染,典型者局限于某一区域,表现为炎性基础上的成簇水疱,很快疱壁破裂,留下浅表溃疡。

儿童单纯疱疹病毒感染的典型途径是通过与看护者的口腔接触而传播,如被看护者亲吻或共用水杯。看护者可能有明显感冒咽痛,或者无症状但携带了病毒。播散型 HSV 感染通常仅见于新生儿或免疫功能低下的个体。受感染患者多有明显病容并且普遍多器官受累。

Gianotti-Crosti 综合征,又名小儿丘疹性肢端皮炎,是 EB 病毒感染相关的最常见出疹性疾病,其他病毒感染和某些细菌感染也被报道与之相关,比如流感病毒、柯萨奇病毒 A16 型、肠道病毒及 A 型链球菌,该病首次被报道时认为与急性乙型肝炎病毒感染有关。

Gianotti-Crosti 综合征表现为无症状性的急性皮疹,持续数天,为粉红至肤色或红色的丘疹或丘疱疹,1～10mm 大小,对称分布于肢端伸侧、臀部和面部。躯干、膝盖、肘部、手掌和足底很少受累,总而言之,躯干广泛受累不符合 Gianotti-Crosti 综合征。该病痊愈通常需要 2 个月以上,且疾病具自限性。该病也可有发热及其他与原发感染有关的症状体征,但是总的来说,患病儿童的一般情况较好。

肠道病毒可引起一些皮肤表现,包括麻疹样皮疹、瘀点和血管性皮疹,典型者表现为疱疹性咽峡炎和手足口病。疱疹性咽峡炎表现为颊黏膜和上腭的浅表溃疡,不似原发性疱疹性龈齿炎累及牙龈,且疾病严重程度也较之更轻。肠道病毒通过口-口和粪-口接触传播;理论上也可能通过皮肤接触和黏膜病损处的分泌物传染。众多肠道病毒亚型中,柯萨奇病毒、艾柯病毒和肠道病毒-71 与皮肤表现有关;柯萨奇病毒 A4 和艾柯病毒 11 与弥漫性水疱疹有关;艾柯病毒 2 和艾柯 9 与风疹样皮疹有关;艾柯病毒 6,艾柯 9,艾柯 11 和艾柯 25 与麻疹样皮疹有关;艾柯病毒 11 和艾柯 19 与瘀点样皮疹相关;艾柯病毒 19 与斑疹样皮疹有关。

疥疮是由疥螨引起的一种常见感染。该病通过接触传播,常在家庭成员或亲密接触者间传播。典型的疥疮表现为密集分布、剧烈瘙痒的炎性丘疹、水疱及窦道,并常伴抓痕。婴儿最累及的是手掌、足底、腋下和头皮,而年长儿和成年人常常累及指间、手腕、腋下和腰部皮肤。

自身高敏反应(自体湿疹化)是一种对原发性皮肤感染或炎症性疾病的免疫反应。该病表现为对称分布的小红斑、瘙痒性丘疹和水疱,多分布于肢端,也可更广泛地累及头部、躯干和肢端。儿童自身高敏反应与皮肤真菌感染如头癣有关,或与接触性皮炎、湿疹性皮炎或皮肤细菌感染如蜂窝织炎有关。

婴儿肢端脓疱病,是一种复发性的瘙痒性水疱脓疱性皮炎,典型病例累及手足,虽然偶可见躯干、面部、手臂或大腿受累。该病最常见于婴幼儿,每次发作持续 1～2 周,每 3～4 周复发 1 次,一般 3 岁痊愈。虽然病因不清,但一些病例发生在疥疮感染之后,提示肢端脓疱病可能是对疥疮的一种高敏反应。

【诊断】 根据临床表现诊断为手足口病(HFMD)。

【发病率和流行病学】 手足口病是一种常见的、不严重的自限性疾病,多见于 10 岁以下儿童。HFMD 最常见原因是柯萨奇病毒 A16 型,虽然也可能与柯萨奇 A5,柯萨奇 A7,柯萨奇 A9,柯萨奇 A10,柯萨奇 B2 和柯萨奇 B5 感染有关。日本和其他太平洋国家,肠道病毒 71 感染与 HFMD 及其神经系统并发症有关,后者包括脊髓灰质炎样综合征、无菌性脑膜炎、脑炎、脑脊髓炎和急性小脑性共济失调。HFMD 常发生于夏秋季节,虽然全年都有低水平流行。柯萨奇病毒是肠道病毒的一个亚型,是小核糖核酸病毒家族的成员,后者包含了一些单链无包膜小 RNA 病毒。该病毒通过粪-口途径或接触病损皮肤或口腔分泌物传染。病毒入侵皮肤和黏膜后发生病毒血症。

【临床表现】 手足口病的皮肤表现为从数个到上百个红色斑疹和丘疹,逐渐进展成为红斑基础上的卵圆形灰色水疱。顾名思义,累及手足是该疾病的特点,皮损好发于手指足趾外侧面和甲周。典型的黏膜病变累及硬腭、舌、颊黏膜和牙龈,表现为红色斑丘疹和容易破裂的水疱,水疱破裂后形成浅表性疼痛性溃疡,周围绕以红晕;疼痛可能干扰进食,常出现烦躁易激惹。未经治疗的皮肤和口腔病损多于7～10d后痊愈,且不伴后遗症,虽然肠道病毒感染后也可能出现无菌性脑膜炎。

【诊断方法】 尽管适当采样标本,包括血液、大便和皮肤皮损,可以检测出病毒,但 HFMD 通常根据临床表现诊断。检测方法包括培养、免疫分析、聚合酶链反应(PCR)和微阵列技术。也可以行尿液 PCR 检测,且阳性持续时间较血液样本更长。

【治疗】 手足口病主要为对症治疗。鼓励患儿饮用凉水以维持水平衡,避免烫的及辛辣食物和饮料。必要时可适当使用镇痛治疗,如口服对乙酰氨基酚或布洛芬及外用镇痛药。外用镇痛药包括含有等体积的液体苯海拉明和氢氧化铝的"神奇漱口水",2%黏性利多卡因可用于会漱口并能吐出药液的年长儿,婴儿最好不用,以免造成误服药物和利多卡因中毒的风险。外用苯佐卡因凝胶也有帮助。

(李 桐 余 涛)

推荐阅读

[1] Cherry JD,Krogstad P.Enteroviruses and parechoviruses//Feigin RD,Cherry JD,Demmler-Harrison GJ,Kaplan SL,eds.Feigin and Cherry's Textbook of Pediatric Infectious Diseases.6th ed.Philadelphia,PA:Saunders Elsevier,2009:2110-2169.

[2] Modlin JF.Enteroviruses:coxsackieviruses,echoviruses,and newer enteroviruses//Long SS,Pickering LK,Prober CG,eds.Principles and Practice of Pediatric Infectious Diseases.3rd ed.Philadelphia,PA:Churchill Livingstone Elsevier,2008:1149-1157.

第**10**章 苍 白

【定义】 皮肤黏膜苍白这个主诉直观地说明了患儿皮肤黏膜红润程度的降低,这与皮肤黏膜局部血管内的氧合血红蛋白含量减少有关。局部性(如血栓形成)或全身性(如休克)血流量降低是常见病因,血流量正常但携氧能力下降(如贫血)也可出现苍白。

在大多数病例中,一旦发现皮肤黏膜苍白首先需要考虑到贫血这一最常见因素,但需除外由于皮肤白皙和缺乏日光照射等体质性因素所致的苍白。不管怎样,大部分苍白的患儿都应该明确是否存在血红蛋白水平降低。通常临床医师可通过全血细胞分类计数、红细胞计数和网织红细胞计数来区分贫血的原因并确定那些罕见病因所致的与贫血无关的苍白。此外,临床医生可以通过外周血涂片检查红细胞形态从而进一步确定贫血的病因。

【病因】 苍白的病因可根据血红蛋白水平分为两类(表 10-1)。贫血的病因按致病因素可分为红细胞生成减少、红细胞破坏增多或急性失血。红细胞生成减少一般伴有网织红细胞计数降低,而红细胞破坏增多或急性失血时网织红细胞计数往往增加。贫血也可以按照诸如创伤、中毒、代谢性肿瘤、先天性或混合因素等机制进行分类(表 10-2),或按照红细胞形态分类(表 10-3)。

表 10-1 贫血所致苍白

红细胞或血红蛋白生成减少

营养性缺乏

　铁缺乏

　叶酸和维生素 B_{12} 缺乏或相关代谢异常

再生障碍性贫血或低增生性贫血

　Diamond-Blackfan 贫血

　范科尼贫血

　再生障碍性贫血[1]

　儿童期一过性幼红细胞减少症

　恶性肿瘤:白血病、淋巴瘤、神经母细胞瘤

慢性病贫血

血红素和血红蛋白合成异常

　铅中毒[1]

铁粒幼细胞性贫血

珠蛋白生成障碍性贫血

红细胞破坏增多

红细胞膜缺陷：遗传性球形红细胞增多症、椭圆形红细胞增多症、口形红细胞增多症、固缩
红细胞增多症、阵发性夜间血红蛋白尿

红细胞酶缺陷

磷酸己糖旁路缺陷：G6PD 缺乏最常见

Embden-Meyerhof 途径缺陷：丙酮酸激酶缺乏最常见

血红蛋白病

镰状细胞综合征[1]

不稳定血红蛋白

免疫性溶血性贫血

自身免疫性溶血性贫血（如 Evans 综合征）

同族免疫性溶血性贫血

感染

病毒：单核细胞增多症、流感病毒、柯萨奇病毒、麻疹病毒、水痘-带状疱疹病毒、巨细胞
病毒

细菌：大肠埃希菌、肺炎链球菌、伤寒、支原体

药物：抗生素、甲基多巴

炎性血管病和胶原血管病

恶性肿瘤[1]

微血管病性贫血

弥散性血管内凝血[1]

溶血尿毒综合征[1]

血栓性血小板减少性紫癜

海绵状血管瘤

失血

严重外伤[1]

解剖结构病变

梅克尔憩室

消化性溃疡

特发性肺含铁血黄素沉着症

（1）可能出现危及生命的紧急情况

表 10-2　按照发病机制分类的贫血病因学（造成苍白的常见因素）

机　　　制	举　　　例
创伤	失血
感染	脓毒症
	病毒感染导致骨髓造血功能受抑
毒物	铅中毒
	再生障碍性贫血
遗传代谢性或后天获得性	缺铁性贫血
	珠蛋白生成障碍性贫血
	铁粒幼细胞性贫血
	镰状细胞病
	Diamond-Blackfan 贫血
	遗传性球形红细胞增多症和椭圆形红细胞增多症
	G6PD 缺乏
	丙酮酸激酶缺乏
	变态反应
	免疫性溶血性贫血
	Goodpasture 综合征（肺出血肾炎综合征）
	溶血尿毒综合征
	系统性红斑狼疮
肿瘤	白血病
	淋巴瘤
	神经母细胞瘤
	骨髓增生异常综合征
	肿瘤骨髓浸润

表 10-3　按照红细胞形态分类的贫血病因学

小细胞性贫血
　缺铁性贫血
　铅中毒
　珠蛋白生成障碍性贫血
　血红蛋白病
　铁粒幼细胞性贫血
正细胞性贫血
　低网织红细胞计数
　　慢性病贫血
　　儿童期一过性幼红细胞减少症

（续　表）

　　Diamond-Blackfan 贫血

　　感染

　　药物不良反应致骨髓抑制

　　肾疾病

　　白血病

　　骨髓浸润

　　再生障碍性贫血

高网织红细胞计数

　　失血

　　肺含铁血黄素沉着症

　　Goodpasture 综合征（肺出血肾炎综合征）

　　免疫性溶血性贫血

　　血红蛋白病

　　遗传性球形红细胞增多症和椭圆形红细胞增多症

　　G6PD 缺乏症

　　丙酮酸激酶缺乏症

　　溶血尿毒综合征

　　血栓性血小板减少性紫癜

　　Kasabach-Merritt 综合征（巨大血管瘤伴血小板减少综合征）

大细胞性贫血

　低网织红细胞计数

　　叶酸或维生素 B_{12} 缺乏

　　再生障碍性贫血

Diamond-Blackfan 贫血（先天性纯红细胞再生障碍性贫血）

　　儿童期一过性幼红细胞减少症

　高网织红细胞计数

　　高网织红细胞计数的溶血性贫血

　　自身免疫性溶血性贫血

溶血性贫血伴继发性叶酸缺乏

【鉴别诊断线索】

　★是否存在血流动力学不稳定及是否需要紧急干预？

　　——首先需要明白的问题是，患儿的苍白是否继发于伴有血流动力学不稳定的严重贫血，并且在输注压缩红细胞之前是否需要紧急干预及液体复苏。这个问题可以协助我们判断严重贫血是否由急性失血所致，可能需要立即外科手术。同样，它也能协助判断患儿的苍白是否继发于急性血栓形成或休克所致的血流量减少，并进一步指导治疗。

★患儿的饮食习惯如何？

——由于苍白最常见的原因是缺铁性贫血,因此,饮食是需要厘清的重要问题。含大量牛乳的饮食摄入可导致铁摄入不足并影响对富铁食物的食欲。

★是否有贫血家族史,是否接受过脾切除或胆囊手术？

——红细胞膜功能的紊乱通常具有遗传性。对于遗传性球形红细胞增多症和椭圆形红细胞增多症的病人,由于红细胞的俘获经常需要脾切除术。其他遗传性疾病引起的溶血如镰状细胞病可以见于某些因胆结石而接受胆囊手术的家族中。

★是否有全身性疾病的表现、疲乏、生长发育障碍、消瘦或淋巴结疾病？

——如伴随这些症状体征需高度警惕恶性肿瘤。

★是否曾服用某些特殊药物或有毒物接触史？

——对于因溶血或骨髓造血抑制而出现贫血的病人需要询问毒物或药物接触史,比如 G6PD 酶缺乏患者是否使用磺胺类药物或呋喃妥因,或是否服用复方磺胺甲噁唑。

★苍白的进展速度快还是慢？

——贫血的进展速度可以为病因搜寻提供线索。缓慢进展提示铁缺乏,而急性起病伴黄疸则提示溶血。对于缓慢进展的苍白,还应注意铁丢失或失血原因,比如是否有月经量过多、血便或黑粪或大量诊断性采血检测史。

推荐阅读

[1] Poncz,M.Pallor//Schwartz MW,ed.Pediatric Primary Care:A Problem-Oriented Approach. 2nd ed.Chicago,London,Boca Raton,Littleton,MA:Year Book Medical Publishers,1987.

[2] Segel GB,Hirsh MG,Feig SA.Managing anemia in pediatric office practice:Part I.Pediatr Rev,2002(23):75-84.

[3] Shah S.Pallor//Fleisher GR,Ludwig S,eds.Textbook of Pediatric Emergency Medicine.6th ed.Philadelphia:Lippincott Williams & Wilkins,2010.

[4] Bizzaro M,Colson E,Ehrenkranz R.Differential diagnosis and management of anemia in the newborn.Pediatr Clin North Am,2004(51):1087-1107.

 病例 10-1 3 周龄男婴

【现病史】 患儿系 3 周龄白种男性新生儿,孕 38 周娩出,因贫血于门诊就诊。患儿出生后不久即出现明显面色苍白,查血红蛋白 123g/L,平均红细胞容积(MCV)120fL。2 周龄时复查血红蛋白 81g/L,网织红细胞计数 0.012。患儿出生后体重增长缓慢,直到其母亲在直接哺乳外加用吸奶器和奶瓶喂哺后,患儿体重增长得到改善。患儿父母发现患儿嗜睡,并且经常在吃奶时入睡,无呕吐、腹泻、发热和咳嗽,大便金黄色,正常。小便颜色无改变,未见皮疹。

【既往史及家族史】 患儿系通过体外受精辅助生殖受孕经阴道分娩的双胞胎之一。曾因胎横位行外倒转术。母亲血型 O 型,孕期曾出现贫血,仅服用孕妇维生素。出生体重 2470g,双胞胎中的另外一个出生体重 2900g。患儿出生后第一天即发现右上腿明显肿胀伴软组织挫伤。早期 X 线片未见异常,但后期复查却发现已经愈合的骨折,由此推测可能系产伤所致。否认新生儿期中黄疸病史。

患儿接受了多种维生素及铁剂治疗,无明确过敏原。以母乳喂养为主,偶尔添加配方奶。

家族史中母亲有明确的贫血病史,不需治疗。外祖母亦有贫血史。外祖母及姨母曾因胆结石行胆囊切除术。

【体格检查】 T36.7℃,HR166～230/min,RR46～66/min,BP70/37mmHg。体重 3.1kg,(第 25 百分位),身长 50cm(第 50 百分位),头围 36cm(大于第 75 百分位)。

患儿皮肤黏膜明显苍白,易惊,哭闹。前囟平软,结膜苍白,巩膜未见黄染。黏膜湿润,锁骨完整。患儿呼吸频率增快但双肺听诊呼吸音清。心脏查体:心音 S1 和 S2 正常,胸骨左上缘闻及Ⅲ级收缩期杂音,未向背部传导,未闻及奔马律或心包摩擦音。肝肋下可触及,脾未扪及。四肢查体:已知骨折远端肢体轻微水肿但无触痛,右侧股骨远端较左侧大。其余查体未见异常。

【实验室检查】 血常规:血红蛋白 39g/L,白细胞 11.3×10⁹/L(晚幼粒细胞 0.01,中性粒细胞 0.43,淋巴细胞 0.34,单核细胞 0.19),血小板 430×10⁹/L,MCV 117fl,红细胞分布宽度(RDW)17,网织红细胞计数 0.003。外周血涂片可见少许小球形红细胞,未见红细胞碎片、棘形或靶形红细胞。

【诊疗经过】 患儿入院接受支持治疗,并开始诊断性评价。那么患儿贫血可能的原因是什么呢?

★病例 10-1 讨论

【鉴别诊断】 表 10-4 列出了婴儿期贫血的鉴别诊断。患儿在婴儿期出现苍白不伴黄疸,这就排除了溶血的可能性,且否认相关饮食因素影响,无慢性病表现,无失血病史。因此,诊断的重点应放在先天性红细胞生成障碍上。血红蛋白明显降低的同时网织红细胞计数低说明骨髓造血反应能力低下。白细胞和血小板正常,贫血系大细胞性。所有这些发现均提示存在红细胞生成障碍。体格检查也发现右侧股骨远端的可疑骨骼异常。

红细胞生成障碍可能是先天性或后天获得性的。大部分后天获得性发生于成年人期或青春期。儿童红细胞生成障碍的主要病因是 Diamond-Blackfan 贫血、儿童暂时性成红细胞减少症和获得性红细胞生成障碍伴慢性溶血(可见于镰状细胞病)。

本病例无急性或慢性溶血的证据,患儿年龄过小不考虑儿童暂时性成红细胞减少症。另一个需要考虑的是范科尼贫血。范科尼贫血是一种常染色体隐性遗传疾病,临床上表现为再生障碍性贫血、身材矮小、骨骼畸形、色素沉着及其他异常表现。部分范科尼贫血在出生后第 1 年内即可诊断,会表现为全血细胞受累,确诊需要依靠骨髓检查和遗传学检查。然而,该患儿虽然贫血,但白细胞和血小板计数无异常,因此,诊断 Diamond-Blackfan 贫血可能性最大。

表 10-4　婴儿期贫血的原因

生成减少	破坏增多	失血
Diamond-Blackfan 贫血	Rh 溶血	颅内出血
儿童暂时性成红细胞减少症	ABO 血型不合	胎母输血
再生障碍危象	G6PD 酶缺乏	胎胎输血
范科尼贫血	遗传性球形红细胞增多症	胎盘早剥
镰状细胞病	椭圆形红细胞增多症	脐带结扎延迟
再生障碍性贫血	珠蛋白生成障碍性贫血	
铁缺乏	不稳定血红蛋白病	
TORCH 感染	脓毒症	
先天性白血病	代谢障碍	
营养缺乏	维生素 E 缺乏	
生理性贫血		

【诊断】　该婴儿因红细胞生成不足而导致贫血入院。由于患儿有贫血的临床症状(喂养困难),因此分 3 次输注了总量为 15ml/kg 的压缩红细胞悬液。骨髓检查发现红细胞前体缺乏而粒细胞前体正常,符合 Diamond-Blackfan 贫血表现。输注压缩红细胞后,患儿的血红蛋白升至 87g/L,精神好转,呼吸困难消失。同时给予 2mg/(kg·d)的糖皮质激素治疗,并于出院前再次输注 5ml/kg 的压缩红细胞悬液。该患儿最终诊断为 Diamond-Blackfan 贫血。

【发病率和流行病学】　本病准确的发病率尚不明了。据估算在美国每年有 300～1000 例新发的红细胞生成障碍病例。Diamond-Blackfan 贫血主要发生在婴儿期。研究显示,10% 的患儿出生后即有贫血表现,1 个月时为 25%,3 个月时为 50%,1 岁时为 70%。这种情况在所有种族中均可见,但主要发生于白种人,无性别差异。

【临床表现】　出生后早期即出现因贫血所致苍白是该病的特点。约 1/3 患儿至少合并有以下其中一个表现,包括特殊面容、拇指异常、身材矮小、包括青光眼在内的眼科异常、肾脏异常、骨骼异常、先天性心脏病和精神发育迟滞,可以广泛受累。某些患儿进展为再生障碍性贫血,约 5% 患儿可能发展为白血病或骨髓异常增生。

【诊断方法】

1. 全血细胞计数和外周血涂片 Diamond-Blackfan 贫血的患儿在初诊时的平均血红蛋白为 70g/L。出生后 4 个月内确诊的患儿血红蛋白水平通常为 40g/L。网织红细胞降低或为 0。外周血涂片可见大红细胞、大小不等的红细胞和泪滴状红细胞。尽管有 20% 患儿白细胞计数 $<5×10^9$/L,但大部分均正常。

2. 骨髓穿刺 骨髓穿刺和组织活检提示粒细胞和巨核细胞正常。近 90% 的患儿有红系生成障碍或发育不良。约 10% 患儿可表现为幼红细胞数量和成熟度正常,亦可出现红系成熟障碍。尽管骨髓改变呈多样化,但是所有患儿都会有网织红细胞减少,这表明红系无效生成且前体细胞成熟障碍。

3. 其他实验室检查 可进行血清铁、铁蛋白、叶酸、维生素 B_{12} 和促红细胞生成素检查。大多数病例中红细胞腺苷脱氨酶(eADA)增多。在骨髓衰竭综合征的患者中,eADA 敏感度为 84%,特异度为 95%,而在 Diamond-Blackfan 贫血中阳性及阴性预测值为 91%。遗传学研究已经发现 19 号染色体上的致病基因位点,而其他基因位点的缺失也可能参与其中。

【治疗】 治疗可选择糖皮质激素,目前推荐泼尼松,2mg/(kg·d),分 3~4 次给药。网织红细胞于 1~2 周开始回升,但血红蛋白的好转会延迟数周出现。一旦血红蛋白水平达到 100g/L,可开始逐渐减量,减至每日单次剂量能维持血红蛋白在适当水平即可。60% 患儿出现激素依赖,接近 1/5 的激素敏感的患儿最终可以完全停用激素。

30%~40% 患儿对激素治疗反应差或无反应,需要长期输血治疗以维持正常血红蛋白水平。这些患儿每 3~6 周就需要输注去白红细胞悬液,以维持其血红蛋白 >60g/L。同时皮下注射去铁胺去铁治疗,减少长期输血的并发症。长期输血的并发症同其他依赖输血的疾病相似(如珠蛋白生成障碍性贫血)。某些患者已经通过骨髓移植治愈。

本病存活的中位年龄为 43 岁,但近 13% 患者会在出生后 6 年内死亡。死亡多因并发铁过载、肺炎、脓毒症等,偶可由移植相关并发症、白血病或肺栓塞所致。

推荐阅读

[1] Alter BP.Inherited bone marrow failure syndromes//Nathan DG,Orkin SH,Ginsburg D, Look AT, eds. Nathan and Oski's Hematology of Infancy and Childhood. 6th ed. Philadelphia:Saunders,2003:280-365.

[2] Ball SE,McGuckin CP,Jenkins G,et al.Diamond-Blackfan anaemia in the UK:analysis of 80 cases froma 20 year birth cohort.Br J Haematol,1996(94):645-653.

[3] Willing TN,Draptchinskaia N,Dianzani I,et al.Mutations in ribosomal protein S19 gene and Diamond Blackfan anaemia:wide variations in phenotypic expression.Blood,1999(94):4294-4306.

[4] Willing TN,Gazda H,Sieff CA.Diamond Blackfan anaemia.Curr Opin Haematol,2000(7):85-94.

[5] Fargo JH,Kratz CP,Giri N,et al.Erythrocyte adenosine deaminase:diagnostic value for Diamond-Blackfan anemia.Br J Haematol,2012 [Epub ahead of print,PMID 23252420].

 病例 10-2 12 月龄女婴

【现病史】 12 月龄白种人女性患儿,因苍白于急诊科就诊。其祖父母从福罗里达州来的当天即发现患儿面色异常,并于急诊就诊。数月前其祖父母见患儿时正常,患儿父母发现其较平时苍白。无发热、皮疹、呕吐及腹泻,活动如常。尽管其父母 2 周前去过波多黎各,但患儿近期无黄疸病史及旅行史。

【既往史及家族史】 出生史无特殊。6 个月大时曾有发热,当时的血常规结果见后,血培养提示表皮葡萄球菌生长,考虑为标本污染,未住院治疗。按计划行免疫接种。母乳喂养至 6 个月大,此后转为全牛乳喂养。患儿挑食但生长发育良好。家中无宠物,发育正常。

【体格检查】 T36.1℃,HR145/min,RR38/min,BP97/53mmHg,未吸氧状态下经皮测氧饱和度 0.99。

面色苍白,精神好,活动自如。结膜苍白,无充血或分泌物。浅表淋巴结无肿大,颈软,胸骨左上缘可闻及Ⅱ级收缩期杂音,无放射。双肺呼吸音清,肝脾不大,皮肤未见皮疹或瘀点。

【实验室检查】 6 个月龄时血常规:白细胞 $15.2 \times 10^9/L$(中性粒细胞 0.71,淋巴细胞 0.25,单核细胞 0.04),血红蛋白 112g/L,血小板 $365 \times 10^9/L$,MCV 78fl,RDW 17.3。

此次血常规结果如下:白细胞 $8.3 \times 10^9/L$(中性粒细胞 0.58,淋巴细胞 0.31,单核细胞 0.11),血红蛋白 34g/L,血小板 $410 \times 10^9/L$,MCV 59fl,RDW15.1。网织红细胞 0.014。大便隐血阴性。

【诊疗经过】 病史、查体(彩图 23)和实验室检查结果随后均证实了诊断。

★病例 10-2 讨论

【鉴别诊断】 表 10-5 列举了儿童小细胞性贫血的鉴别诊断。造成缺铁的因素有生物利用度差、铁吸收减少、失血、摄入不足以及肠黏膜损伤或肠道功能丧失等。胃液 pH 改变呈碱性可以降低无机铁的溶解度,阻碍铁吸收。抑酸药的长期使用、因严重胃食管反流而切断迷走神经及恶性贫血时胃壁细胞功能受损都会抑制铁吸收。外科肠道切除术后常合并肠扭转或肠套叠也会影响铁吸收。上述情况导致的缺铁进展缓慢,病程延续数年,症状体征不明显。失血是导致缺铁的首要因素。儿童胃肠道失血的常见原因包括梅克尔憩室、牛奶蛋白过敏和寄生虫感染。然而,血尿或肺出血所引起的失血也时有发生。该病例的饮食史提示了可能的致病原因。

表 10-5　小细胞性贫血的评价

	铁	铅	珠蛋白生成障碍性贫血特征	慢性病
血红蛋白	↓	正常或↓	↓	↓
平均红细胞容积(MCV)	正常或↓	正常或↓	↓	正常或↓
红细胞分布宽度(RDW)	正常或↑	正常或↑	正常	正常
红细胞数量	↓	↓	正常或↓	↓
红细胞游离原卟啉(FEP)	↑	↑	正常	↑
血清铁	↓	正常	正常	↓
总铁结合力(TIBC)	↑	正常	正常	正常或↓
转铁蛋白饱和度(%)	↓	正常	正常或↑	↓
铁蛋白	↓	正常	正常	正常或↑

　　【诊断】　查体:极度苍白。结合小细胞低色素性贫血及缺铁饮食,考虑缺铁是引起患儿苍白的原因。接下来的实验室检查包括铁水平、铁蛋白和总铁结合力都支持这一诊断。患儿输注了压缩红细胞并每日补铁治疗。治疗 1 个月后检测血红蛋白水平为 97g/L。本病例说明红细胞分布宽度在缺铁性贫血诊断中的重要性,它先于贫血出现。

　　【发病率和流行病学】　在发达国家,常规的强化铁配方奶和米粉显著降低了儿童时期早期贫血的发生。然而,缺铁仍然是造成贫血的首要因素。目前,铁缺乏的患病率约为 7%,其中 1/3 发展为贫血。生活在贫困线以下的儿童患病风险更大。贫血是铁缺乏的唯一表现。即使无贫血表现,缺铁的儿童仍可能有知行为问题。补铁只能使部分问题逆转,应强调预防的重要性。

　　【临床表现】　轻度缺铁患儿临床表现通常正常。中度或重度缺铁的患儿临床表现与其他因素所致贫血相似,均有乏力和苍白。如果贫血进展缓慢,就像本例患儿一样,家人可能无法及时注意到肤色的改变。同时还可能出现异食癖,一种把诸如泥土或冰块等非营养物质当作食物来食用的强迫性行为。长时间铁缺乏可能引起口角炎、舌炎及指甲软化导致"匙状甲"。

　　【诊断方法】

　　1. 血常规　红细胞分布宽度的升高常是儿童铁缺乏出现最早的血液学检验

结果。随着疾病的进一步发展,其他血液学指标也会受到影响(表 10-5)。

2. **外周血涂片** 在疾病早期外周血涂片可能出现大小不等的红细胞。当铁缺乏继续加重,会变成小细胞低色素性贫血。严重缺铁时,可能出现变形、破碎的异形红细胞。

3. **其他实验室检查** 排除炎症反应后铁蛋白水平降低,可以反映组织储存铁减少。随着缺铁继续,网状内皮组织巨噬细胞中的储存铁逐渐消失,血清铁水平进行性降低。此时总铁结合力升高而血红蛋白水平无明显变化。当转铁蛋白饱和度降至 10%,有限的铁利用率限制了血红蛋白合成速度,从而导致了血红素前体——游离红细胞原卟啉类的聚集,最终导致了细胞体积变小,血红蛋白容量降低。

【治疗】 铁缺乏的治疗取决于病因。对于可疑的饮食缺铁的儿童,治疗方法就是补充铁剂。贫血患儿的试验性治疗有时可减少那些昂贵的实验室诊断检查。补铁治疗后网织红细胞常在几天内就会升高,而血红蛋白则在 3 周内升高。患儿需要持续治疗至血红蛋白达到正常范围并再继续治疗至少 1 个月以补充储存铁。治疗 1 个月后血红蛋白水平未上升说明铁剂治疗依从性差或误诊。强化铁食物可以减少患缺铁性贫血的可能性。

推荐阅读

[1] Oski FA.Iron deficiency in infancy and childhood.N Engl J Med,1993(329):190-193.

[2] Segel GB,Hirsh MG,Feig SA.Managing anemia in pediatric office practice:part I.Pediatr Rev,2002(23):75-83.

[3] Andrews NC.Disorders of iron metabolism and sideroblastic anemia//Nathan DG,Orkin SH,Ginsburg D,Look AT,eds.Nathan and Oski's Hematology of Infancy and Childhood. 6th ed.Philadelphia:Saunders,2003:456-497.

[4] Lozoff B,Jimenez E,Wolf AW.Long-term developmental outcome of infants with iron deficiency.N Engl J Med,1991(325):687-694.

[5] Aslan D,Altay C.Incidence of high erythrocyte count in infants and young children with iron deficiency anemia:re-evaluation of an old parameter.J Pediatr Hematol Oncol,2003 (25):303-306.

[6] Centers for Disease Control and Prevention.Iron deficiency-United States,1999—2000.MMWR,2002(51):897-899.

[7] Athe R,Vardhana Rao MV,Nair KM.Impact of ironfortified foods on Hb concentration in children (<10 years):a systematic review and meta-analysis of randomized controlled trials.Public Health Nutr,2013 [Epub ahead of print,PMID 23388159].

 病例 10-3 5 月龄男婴

【现病史】 5 月龄非洲裔美国男婴因苍白、呼吸困难、昏睡就诊。患儿平素健康,4d前出现发热,体温 38.9～39.4℃(102～103°F),伴流涕,无咳嗽、呕吐或腹泻,一般情况良好。随后几天,患儿呼吸增快伴食欲减退。入院前 1d,其母发现患儿可疑嗜睡、烦躁,纳差明显,全天的摄入量仅 226.4g(8oz),较平时 1358.4g(48oz)的摄入量明显减少。因此急诊收治入院。其父回忆近 1 个月患儿腹部增大,似有触痛。

【既往史及家族史】 患儿系足月顺产,母亲孕期无合并症,出生后第 2 天即回到家中。否认过敏史,未接受过任何药物治疗。按计划适龄免疫接种,包括 2 剂肺炎链球菌结合疫苗。一父系堂兄患镰状细胞病,多位母系亲属患反应性气道疾病、宫颈癌、卵巢癌。一叔祖父 3 岁时死于黄疸,一堂兄 10 岁时死亡。

【体格检查】 T 38.4℃,HR 160/min,RR 58/min,BP 83/38mmHg,体重 5.7kg。

患儿嗜睡,仅对疼痛刺激有反应。呼吸窘迫严重,前囟凹陷,瞳孔等大等圆,对光反射存在。结膜和口腔黏膜苍白,唇干裂,颊黏膜可见白斑,易擦去。颈前和颈后可触及弹丸大小淋巴结。听诊双肺呼吸音清,但可闻及轻度鼾声和鼻扇。胸骨左下缘可闻及Ⅱ级收缩期喷射性杂音。腹部饱满,肝右肋下缘 5cm 处可触及,脾平脐水平,肠鸣音正常。肢端凉,毛细血管充盈时间延长(5s)。神经系统查体中,患儿疼痛固定,但声调弱且自主运动减少。

在急诊科,患儿未吸氧下氧饱和度 0.94,输了生理盐水、碳酸氢钠和葡萄糖注射液,送检了血培养和尿培养。由于考虑患有脓毒症,故静脉予头孢噻肟治疗。

【实验室检查】 白细胞 14.3×10⁹/L(杆状细胞 0.02,中性粒细胞 0.52,淋巴细胞 0.42,嗜酸性粒细胞 0.02,不典型淋巴细胞 0.02),血红蛋白 26g/L,血小板184×10⁹/L,MCV 88fl,RDW 17.4。总胆红素 78.7µmol/L(4.6mg/dl),未结合胆红素 65µmol/L(3.8mg/dl),肝转氨酶正常,乳酸脱氢酶 2984U/L(正常范围934～2150U/L)。胸片正常,无心脏长大、浸润或纵隔肿块。

【诊疗经过】 外周血涂片(彩图 24)结合其他实验室证据支持诊断

★病例 10-3 讨论

【鉴别诊断】 患儿因突发重度苍白就诊,既往未接受药物治疗或接触其他特殊物质。患儿病情危重,但白细胞和血小板计数正常,以贫血为最主要表现,未结合胆红素和乳酸脱氢酶水平升高提示溶血。本病例中引起溶血性贫血的可能原因包括药物相关性溶血性贫血、红细胞膜功能和细胞结构紊乱(如遗传性球形红细胞增多症)、红细胞代谢异常(如 G6PD 缺乏),以及脓毒症合并弥散性血管内凝血。因此,为了防治感染加用了抗生素。细小病毒 B19 感染也可以合并贫血,但通常是源于骨髓抑制而非溶血。

患微血管性溶血性贫血的患儿,如溶血尿毒综合征和血栓性血小板减少性紫癜,其外周血涂片常可见红细胞碎片而非球形红细胞。这两种情况均可合并严重的血小板减少症。这个年龄的患儿应该仔细查体以观察有无 Diamond-Blackfan 综合征和范科尼贫血的异常体征。实验室检查可辅助鉴别其他可能诊断。

【诊断】　外周血涂片可见未成熟有核红细胞(红系祖细胞)由骨髓释放入外周血循环中(彩图 24),亦可见球形红细胞。由于骨髓释放大量网织红细胞和有核红细胞以代偿红细胞的破坏加速,嗜多染红细胞比例明显增加。直接抗人球蛋白试验(DAT 或 Coombs)阳性,提示外周循环中存在红细胞抗体。特别是因为 IgG 阳性、C3 阴性,支持温凝集素自身免疫性溶血性贫血的诊断。患儿明确诊断温凝集素型自身免疫性溶血性贫血。

【发病率和流行病学】　自身免疫性溶血性贫血(AHA)是抗体、抗体和补体复合物及补体与红细胞结合所致。免疫反应破坏了红细胞造成贫血。感染原、药物及其他均能诱发这一过程。某些自身免疫性疾病如系统性红斑狼疮也可能产生出抗红细胞抗体并破坏红细胞。AHA 的真实发病率不明,但据估计每年每 100 000 人口有 1～3 例。急性 AHA 常发生于出生后前 4 年。

【临床表现】　患儿常有严重贫血的症状和体征。父母或其他家庭成员可以观察到幼儿苍白或虚弱。年长儿可能表现为运动不耐受或头晕。黄疸和巩膜黄染源于红细胞溶解所释放出未结合胆红素进入再循环。尿色深提示血红蛋白尿。查体可见轻或中度脾增大。某些患者可因贫血迅速加重而出现充血性心力衰竭。

【诊断方法】

1. 全血细胞计数　急性起病的 AHA 常有明显贫血。大部分患儿血红蛋白水平在 40～70g/L。MCV 反映的是小球形红细胞和大网织红细胞的加权平均值,可相对正常。试管内如果出现红细胞凝集,可能人为地提高自动计数器上的 MCV 值。红细胞分布宽度提高可能预示血液中出现了不同形态的红细胞,如部分被脾摄取后形成的小球形红细胞和大网织红细胞。一旦骨髓有机会反应,网织红细胞就会增多,典型者白细胞和血小板计数正常。如果同时发生血小板减少说明可能是 Evans 综合征、再生障碍性贫血、溶血尿毒综合征或其他情况,而不是独立的自身免疫性溶血性贫血。

2. 直接抗人球蛋白(Coombs)试验　Coombs 试验阳性可以明确诊断。抗体和溶血的证据均支持诊断。红细胞 IgG 抗体在 37℃ 起反应(温抗体)并不会造成自发的细胞凝集,除非加入 Coombs 抗血清。冷抗体常为 IgM,在 4℃ 起反应。因为不需要加入抗血清即可破坏红细胞,所以它们被称作完全抗体。也有混合型自身免疫反应的病例报道。

3. 其他实验室检查　其他实验室指标可以提供潜在溶血的证据:未结合胆红素升高、乳酸脱氢酶升高、血清结合珠蛋白减少,尿液分析可发现尿中带血但无镜下红细胞(血红蛋白尿)。肝转氨酶应正常。

【治疗】　基础治疗为糖皮质激素 2～10mg/(kg・d)。严重病例,如本例患儿,应选择静脉使用激素。另外,包括替代治疗在内的支持治疗也很重要。交叉配血是不可能成功的。如果患者处于极其危重状态,可选择 O 型 RH 阴性血小剂量缓慢输注以维持血容量。同时,必须充分水化以避免肾受累。激素治疗失败者可行脾切除术。

推荐阅读

[1] Gehrs BC,Friedberg RC. Autoimmune hemolytic anemia. Amer J Hematol,2002(69):258-271.

[2] Flores G,Cunningham-Rundles C,Newland AC,et al. Efficacy of intravenous immunoglobulin in the treatment of autoimmune hemolytic anemia:results in 73 patients. Am J Hematol,1993(44):237-242.

[3] Ware RE.Autoimmune hemolytic anemia//Nathan DG,Orkin SH,Ginsburg D,Look AT, eds. Nathan and Oski's Hematology of Infancy and Childhood. 6th ed. Philadelphia: Saunders,2003:521-559.

[4] Naithani R,Agarwal N,Mahapatra M,et al.Autoimmune hemolytic anemia in children.Pediatr Hematol and Oncolog,2007(24):309-315.

 病例 10-4 6 岁女童

【现病史】 6 岁女孩于入院前 3d 出现发热、腹痛及苍白,伴非喷射性呕吐 1 次。入院前 2d,家人发现她苍白萎黄。入院当天患儿臀部及四肢出现皮疹,自诉早晨头晕。患儿食欲缺乏,尿液颜色稍深,解数次稀便。

【既往史及家族史】 6 年前患儿曾因脱水住院治疗,且当时即发现贫血。既往有 3 次唇腭裂修补术史。否认已知过敏原,未接受过任何药物治疗。按计划免疫接种。患儿 1 年前去墨西哥度假之前曾连续接种过甲肝疫苗,近期无旅行史,与父母同住,家中未饲养宠物。其母因车祸后腹部钝性外伤而切除脾,目前正接受铁剂治疗以纠正贫血。其姨母 19 岁时行胆囊切除术。许多家庭成员患有糖尿病。

【体格检查】 T 38.5℃,HR 142/min,RR 24/min,BP 100/50mmHg,体重 25kg(第 50 百分位)。

一般检查可见患儿肤色苍白,精神好,反应佳。巩膜轻度黄染。咽部轻度充血但无分泌物或滤泡。肺部听诊呼吸音清。心脏体检发现心动过速。腹软,脾质软,左肋下 4cm 处可触及。右上腹未扪及肝。毛细血管充盈时间短。其余查体未见异常。

【实验室检查】 白细胞 6.3×10⁹/L(中性粒细胞 0.64,淋巴细胞 0.30,单核细胞 0.06),血红蛋白 45g/L,血小板 179×10⁹/L,RDW 升高 16.9,MCV 78fl,平均血红蛋白浓度 370g/L,网织红细胞 0.084;总胆红素 56.4mmol/L(3.3mg/dl),

未结合胆红素 41mmol/L(2.4mg/dl)；尿酸 138μmol/L,乳酸脱氢酶 1136U/L,血清白蛋白、转氨酶和电解质正常。

【诊疗经过】　患儿因发热、腹痛入院,血常规发现极重度贫血。心动过速与重度贫血有关,故予缓慢输注压缩红细胞纠正贫血。送检血培养后,经验性给予患儿头孢曲松抗感染治疗。外周血涂片提示了疾病的诊断(彩图 25)。

★病例 10-4 讨论

【鉴别诊断】　患儿年轻姨母的胆囊手术史增大了遗传性溶血的可能性。其母的脾切除史可能与外伤所致的脾破裂有关。然而,患儿的贫血病史值得深入探究。需与其他的溶血性贫血包括先天性和获得性进行鉴别诊断。也需要考虑红细胞膜和细胞骨架功能紊乱所致,包括球形红细胞增多症、椭圆形红细胞增多症和口形红细胞增多症。红细胞酶功能失调(如 G6PD 酶缺乏)、药物相关性和自身免疫性溶血性贫血也不能完全排除。鉴别诊断的考虑范围很大,但球形红细胞增多症是先天性因素中最常见的。实验室检查可以佐证。

【诊断】　外周血涂片可见大量小球形红细胞(正常红细胞可见的中央淡染区消失),红细胞大小差异明显(红细胞大小不均),有少量正常红细胞(彩图 25)。造成球形红细胞增多症的原因包括引起红细胞膜损害的因素,如免疫性溶血性贫血(如自身免疫性溶血性贫血)、梭状芽胞杆菌毒素、重度烧伤、Wilson 病及遗传性球形红细胞增多症。该患儿最终诊断为遗传性球形红细胞增多症,一种由于构成红细胞骨架的蛋白质缺陷所造成的先天性溶血性贫血。接下来对其他家庭成员进行筛查,发现患儿母亲及姨母均患有轻度遗传性球形红细胞增多症。患儿外祖父母拒绝检查。

【发病率和流行病学】　在美国,球形红细胞增多症的发病率为存活新生儿的1/5000。最常见于北欧后裔,但也发生于其他种族。通常为常染色体显性遗传,但有 1/4 病例无阳性家族史。有时候家庭成员仅有轻微的临床症状。有胆囊手术史或脾切除病史的患者应高度怀疑溶血性疾病,包括遗传性球形红细胞增多症。一些新发突变或隐性遗传模式,如 1 号染色体、8 号染色体、14 号染色体、15 号染色体和 17 号染色体缺失,则提示其他的诊断。

【临床表现】　遗传性球形红细胞增多症的临床表现在一定程度上取决于球形红细胞的比例。常以贫血所致乏力或反复出现的黄疸为主诉就诊。在合并病毒感染时黄疸会更频繁。大部分患儿有脾大(婴儿 50%,年长儿为 75%～90%)。在新生儿期可因严重高胆红素血症或迁延不愈的高胆红素血症而被诊断,另某些患儿合并胆结石。

【诊断方法】

1. 全血细胞计数　遗传性球形红细胞增多症患者有不同程度的贫血、网织红细胞增多、平均红细胞血红蛋白升高和高胆红素血症。轻型患者的血红蛋白可以正常(代偿性溶血)。中度或中重度球形红细胞增多症患者的血红蛋白水平多在 60～100g/L,网织红细胞 0.08 或更高。典型的重型球形红细胞增多症患者的血红蛋白水平在 60g/L 以下,网织红细胞＞0.10。约 1/3 患者的 MCHC 超过正常值。MCHC＞350g/L 时,诊断遗传性球形红细胞增多症的敏感性达 70%,特异性达 86%。MCV 往往正常,但由于小球形红细胞和大网织红细胞共存,故红细胞分布宽度升高。

2. 外周血涂片　在外周血涂片上找到球形红细胞对诊断具有特征性。球形红细胞是圆形、致密、高色素性的红细胞,正常红细胞所具备的中央淡染区消失变形。可见于 25%～35% 的轻度球形红细胞增多症患儿,以及所有中重度患儿。与其他原因导致的溶血性疾病相比,球形红细胞和小球形红细胞仅见于遗传性球形红细胞增多症患儿外周血涂片。重度遗传性球形红细胞增多症患儿的球形红细胞呈密集分布、皱缩或出芽,有核红细胞少见。脾切除前 Howell-Jolly 小体仅见于 4% 患者。

3. 红细胞脆性试验　正常红细胞的面积/体积比是增高的(膜面积大于实际需要量)。当正常红细胞悬浮于低渗盐水中是,液体进入细胞内,多余的膜面积使红细胞得以膨胀并最终形成球形,相对于体积来说这种改变使细胞表面积明显减小。随着溶液的渗透压逐渐减小,红细胞变得更圆并最终破裂,将血红蛋白释放到溶液里。而球形红细胞的表面积相对于体积本身就小,这种低表面积与体积比的细胞在渗透压相对较高的低渗盐水中比正常细胞先到达球形极限最终发生破裂。因此,检测特定盐水浓度中细胞溶解的百分比可计算出红细胞脆性。

4. 其他实验室检查　丙三醇溶解试验主要是检测红细胞溶解速率而不是溶血程度。高渗性细胞溶解试验是基于球形红细胞在高渗溶液中对低温特别敏感。与其他试验相比,该法不依赖于面积/体积比。高非结合胆红素血症和粪/尿胆原升高等均是遗传性球形红细胞增多症患儿慢性溶血的证据。

【治疗】　遗传性球形红细胞增多症患儿需要补充叶酸以弥补慢性溶血的损耗(常为 0.5～1mg/d 口服)。在急性期需要输血。脾切除可以减少或避免输血,但大部分患儿应等到 5—6 岁,因为此时患肺炎链球菌脓毒症的风险已经相当低。行脾切除术的患儿必须接种七价肺炎球菌结合疫苗和肺炎球菌 23 价多糖疫苗。脾切除术后推荐常规使用青霉素预防性治疗。

遗传性球形红细胞增多症的并发症包括胆结石、溶血危象和再障危象。胆囊内的胆红素盐结石可以无症状,也可以造成胆囊炎或胆道梗阻。超声检查可以发现,有专家推荐每 5 年常规行腹部超声检查。溶血危象经常发生在遗传性球形红细胞增多症的患儿,一过性黄疸、呕吐和腹痛是溶血危象的特征。大部分患儿不需要特殊治疗,但重度贫血可能需要住院治疗并输注压缩红细胞。再障危象比溶血危象少见,但重度贫血可能引起充血性心力衰竭,常继发于细小病毒 B19 感染。

推荐阅读

[1] Michaels LA,Cohen AR,Zhao HMA,et al.Screening for hereditary spherocytosis by use of automated erythrocyte indexes.J Pediatr,1997(130):957-960.

[2] Evans TC,Jehle D.The red cell distribution width.J Emerg Med,1991(9):72-74.

[3] Gallagher PG,Lux SE.Disorders of the erythrocyte membrane//Nathan DG,Orkin SH,Ginsburg D,Look AT,eds.Nathan and Oski's Hematology of Infancy and Childhood.6th ed.Philadelphia:Saunders,2003:560-684.

[4] Tse WT,Lux SE.Red blood cell membrane disorders.Br J Haematol,1999(104):2-13.

[5] Delhommeau F,Cynober T,Schischmanoff PO,et al.Natural history of hereditary spherocytosis during the first year of life.Blood,2000(95):393-397.

[6] Bolton-Maggs PH,Langer JC,Iolascon A,et al. Guidelines for the diagnosis and management of hereditary spherocytosis-2011 update.Br J Haematol,2012(156):37-49.

[7] Casale M,Perrotta S.Splenectomy for hereditary spherocytosis:complete,partial or not at all.Expert Rev Hematol,2011(4):627-635.

 病例 10-5　5 岁女童

【现病史】 5 岁非裔美国女童,因苍白、乏力被送至急诊科。过去 3～4d 自觉疲惫,与平时比较饮入减少且相对怠惰,无发热、恶心、呕吐和腹泻,小便性状无改变,无躯体疼痛或不适感觉。其母诉患儿眼睛总是泛黄且颜色没有变化。

【既往史及家族史】 患儿系足月自然娩出。2 岁时曾出现双手肿痛,其 5 岁的兄长诉其被蜂蜇伤,予苯海拉明和糖皮质激素防治了可能出现的过敏反应,且在几天内缓解。4 岁时因跌伤致左膝和背部持续性疼痛于急诊就诊,X 线片示脊柱、臀部和左股骨、胫骨和腓骨均正常,予布洛芬和羟考酮联合治疗。近期患儿未接受任何药物治疗。患儿在牙买加出生,2 岁时移民到美国,自述按时行免疫接种,但未见书面证明。

【体格检查】 T37.3℃,HR140/min,RR30/min,BP100/60mmHg。未吸氧下经皮测氧饱和度 0.95,体重位于第 5 百分位。

查体发现患儿瘦弱,巩膜明显黄染,轻度呼吸窘迫。颈软,可触及数个小淋巴结。双肺呼吸音清,胸骨左下缘可闻及Ⅰ级收缩期喷射性杂音。腹软,肝于右肋下缘 1～2cm 处可触及。脾明显增大,于骨盆缘处可扪及。其余查体正常。

【实验室检查】 白细胞计数 8.2×10⁹/L(杆状核细胞 0.02,中性粒细胞 0.23,淋巴细胞 0.61,单核细胞 0.12,嗜酸性粒细胞 0.02),血红蛋白 46g/L,血小板 156×10⁹/L,网织红细胞计数 0.16;总胆红素 41μmol/L(2.4mg/dl),肝功能正常,胸片正常。

【诊疗经过】 外周血涂片提示了诊断(彩图26)。

★病例10-5 讨论

【鉴别诊断】 外周血涂片提示了镰状细胞病。该病患儿以苍白、乏力为表现,需要注意是否合并感染、急性纯红细胞再生障碍性贫血(再障危象)、急性溶血危象和隔离症这4种情况。目前感染是引起这类患儿病死的主要原因,发热常是感染的前驱症状。镰状细胞病患儿的任何发热或病情变化都应该引起高度重视并积极治疗。急性纯红细胞再障是由于红细胞的生成速度不能满足因红细胞寿命缩短而相应提高的机体对造血的需求。细小病毒B19常导致这种类型的血红蛋白迅速降低。也可能发生急性溶血而加重贫血,家长常发现患儿黄疸加重或尿色加深。脾隔离症可以通过临床检查诊断,常发生于既往无自发性脾梗死的幼童。表10-6比较了镰状细胞病的不同临床表现。

表10-6 镰状细胞病隔离危象、再障危象和溶血危象的比较

	隔离危象	再障危象	溶血危象
起病	急骤	缓慢	急骤
苍白	有	有	有
黄疸	正常	正常	升高
腹痛	有	无	无
血红蛋白水平	极低	低或极低	低
网织红细胞	无改变或增多	减少	增多
骨髓红细胞活性	无改变或增多	减少	增多

(来源:Cohen A,Hematologic emergencies//Fleisher G,Ludwig S,eds. Textbook of Pediatric Emergency Medicine. 4th ed. Philadelphia:Lippincott Williams & Wilkins,2000.)

【诊断】 外周血涂片发现常见于镰状细胞病(SC型)的大量典型的钝裂的方方正正的镰状细胞(彩图26),靠血红蛋白电泳确诊。临床上依靠外周血涂片可诊断镰状细胞病(SC型)合并脾隔离症。回顾病史,患儿2岁时手部肿胀可能便是指炎,一种镰状细胞病幼儿的常见并发症,4岁时需要麻醉药物镇痛那次可能是脉管闭塞导致的疼痛。显然要想依靠既往病史作出诊断是很难的。患儿很快就开始了青霉素预防治疗。

【发病率和流行病学】 隔离症的发生率不详。镰状细胞病在非洲裔美国人中的发生率为1/(400~500)。本病也高发于地中海、阿拉伯和印度族裔。在美国人中主要有3种类型的镰状细胞病:Hgb SS病(66%)、Hgb SC病(30%)和镰状细胞/β-珠蛋白生成障碍性贫血(10%)。Hgb SS病患者常很早就出现脾隔离症,而最终发展为自发性脾梗死。病情较轻的典型的SC型患儿可能到10岁或11岁时发展为脾隔离症。

【临床表现】　镰状细胞病合并隔离症临床表现多种多样。轻型患者仅表现为血红蛋白轻度下降或出现完全性心血管性虚脱。所有病例均有脾增大、循环血量减少的表现。如果治疗反应不好可能致命,也可能复发。

【诊断方法】　诊断是基于临床表现高度怀疑及详细体格检查。实验室检查可排除其他可能的情况,但是没有任何一种的实验室检查可以确诊隔离症。部分高度疑似者来自能够及时识别并准确表述所有症状体征的接受过高等教育的患者及其家庭。

1. 血红蛋白电泳　血红蛋白电泳是诊断镰状细胞病的基础。纯合型镰状细胞病患者电泳可见 Hb SS＞80％,HbF＜20％(胎儿血红蛋白),而 HbA2＜4％;血红蛋白 SC 病患者,如同本案所报道,HbS 和 HbC 各占 50％。相比而言,携带者的 HbSS 大约 35％,而 HbA＞60％。

2. 全血细胞计数　纯合型镰状细胞病(HbSS)患儿血红蛋白浓度低,典型者＜90g/L。相反血红蛋白 SC 病患儿血红蛋白浓度较高,典型者 100～120g/L。

3. 外周血涂片　外周血涂片可发现特征性的镰状细胞。其他发现有靶形细胞(相对于血红蛋白量过多的红细胞膜)和溶血造成的破碎红细胞。

4. 网织红细胞计数　网织红细胞计数升高,但绝对值取决于溶血的程度。

5. 其他实验室检查　乳酸脱氢酶升高、未结合胆红素升高、血清结合珠蛋白降低和血红蛋白尿等溶血指标。

【治疗】　血流动力学稳定的轻症患者住院期间应加强水化,严密观察。重症病例应尽快输血。部分患者采用规律输血治疗。对于频繁复发者,可考虑脾切除。随着时间进展会出现脾梗死及脾功能受损。

推荐阅读

[1] Ohene-Frempong K.Abnormalities of hemoglobin structure and function//Rudolph A,ed. Rudolph's Pediatrics.21st ed.New York:McGraw-Hill,2003.

[2] Kinney TR,Ware RE,Schultz WH,et al.Long-term management of splenic sequestration in children with sickle cell disease.J Pediatr,1990(117):194-199.

[3] Piccone CM.Sickle cell disease//Florin TA,Ludwig S,eds.Netter's Pediatrics.Philadelphia: Elsevier,2011.

[4] Brousse V,Elie C,Benkerrou M,et al.Acute splenic sequestration crisis in sickle cell disease:cohort study of 190 paediatric patients.Br J Haematol,2012(156):643-648.

[5] Rezende PV,Viana MB,Murao M,et al.Acute splenic sequestration in a cohort of children with sickle cell anemia.J Pediatr,2009(85):163-169.

 病例 10-6　2 岁男童

【现病史】　患者系 2 岁男童,平素体健。入院当天患儿祖母发现患儿"脸色不好"，她已经 4 周没见到患儿了。患儿母亲测患儿体温正常，无发热、呕吐或腹泻，活动情况无变化。在祖母的坚持下患儿来院就诊。近期未接受任何药物治疗。6 周前他曾患上呼吸道感染，已自愈。

【既往史及家族史】 患儿系足月经阴道自然分娩，无孕期合并症，出生体重 3400g。既往无住院治疗或外科手术史。1 年前因中耳炎口服阿莫西林治疗时曾有"皮疹"。按年龄计划免疫接种。2 个月前曾到纽约州乔治湖旅行。发育正常，无兄弟姐妹。家族史无特殊。

【体格检查】 T38.0℃，HR120/min，RR25/min，BP113/54mmHg，未吸氧下经皮测氧饱和度 0.98。

患儿活泼，无急性窘迫表现，但极度苍白。结膜无黄染，鼓膜未见异常。双肺听诊呼吸音清，心脏听诊无杂音，脉搏强劲有力。腹部柔软，无肝脾大。无色素沉着，掌纹明显。

【实验室检查】 白细胞 8.4×10^9/L，血红蛋白 72g/L，血小板 326×10^9/L，MCV 81fl，RDW 12.4，网织红细胞计数 0.002。血清电解质、尿素氮、血糖、转氨酶、白蛋白和乳酸脱氢酶均正常。直接 Coombs 试验阴性。细小病毒 IgM 及 IgG 阴性。

【诊疗经过】 患儿在探望其祖母时被发现苍白，这说明患儿起病隐匿。其母亲与患儿每日生活在一起并未注意到患儿的变化。除外近期一次病毒感染，患儿身体健康，没有其他症状，无贫血家族史，以前没有全血细胞计数结果。除肤色苍白外查体正常，而实验室检查提示正细胞正色素性贫血，网织红细胞计数几乎为零，粒系、巨核系均无异常。上述发现均说明需要进行骨髓穿刺涂片分析以确诊（彩图 27）。

★病例 10-6 讨论

【鉴别诊断】 获得性红系再生障碍性贫血需要注意区别儿童期一过性幼红细胞减少症（TEC）、细小病毒 B19 相关性贫血、药物和化学品导致的及特发性纯红再障。同时也容易与先天性红细胞再生障碍性贫血相混淆（Diamond-Blackfan 贫血）。但儿童暂时性成红细胞减少的发病年龄通常更大且无其他畸形，是一种正细胞性贫血而 Diamond-Blackfan 贫血常是大细胞性的。

【诊断】 骨髓穿刺涂片发现大量未成熟（有核）红细胞都停留在同一成熟阶段（彩图 27）。结合 MCV 正常、网织红细胞计数降低，说明患儿正处于儿童期一过性幼红细胞减少症的恢复期。它是获得性红细胞再生障碍性贫血最常见的一种类型。

【发病率和流行病学】 儿童期一过性幼红细胞减少症（TEC）发生于既往身体情况良好的儿童。诊断年龄常在 2 岁左右，一般在 1—3 岁。常有上呼吸道感染史或其他病毒感染史,但尚未发现某一确切病原。细小病毒感染一般不是本病的病原。

【临床表现】 苍白和乏力是常见症状,有时因心动过速、心悸而被发现进而确诊。该病并无其他常见的典型临床表现,但有散发病例报道了 TEC 相关神经系统改变,包括视盘水肿和一过性偏瘫。最近也有关于 TEC 与屏气发作关系的报道。

【诊断方法】 起病隐匿的贫血不伴网织红细胞反应性升高的适龄患儿应怀疑TEC 的可能。

1. **全血细胞计数** 血红蛋白中位值为 $50\sim60g/L$,其差异取决于疾病诊断的早晚。除了处于恢复期,大部分患儿网织红细胞计数 <0.01。白细胞和血小板计数正常,当然也有例外。TEC 的 MCV 往往正常,而 Diamond-Blackfan 贫血的MCV 常升高。其他特征也有助于鉴别 TEC 和 Diamond-Blackfan 贫血(表 10-7)。

表 10-7 儿童暂时性成红细胞减少和 Diamond-Blackfan 贫血的特点

特征	TEC	DBA
诊断年龄>1 岁	80％	10％
合并其他畸形	0％	30％
腺苷脱氨酶	正常	升高
诊断时红细胞平均体积升高	5％	80％
诊断时胎儿血红蛋白(HbF)升高	20％	100％
诊断时 i 抗原升高	20％	100％

TEC. 儿童期一过性幼红细胞减少症;DBA. Diamond-Blackfan 贫血

(改编自 Alter BP. Inherited bone marrow failure syndromes//Nathan DG,Orkin SH,Ginsburg D,Look AT,eds. Nathan and Oski's Hematology of Infancy and Childhood. 6th ed. Philadelphia:Saunders,2003:280-365.)

2. **骨髓穿刺** 疾病期间,骨髓可见明显的幼红细胞减少伴成熟障碍。恢复期TEC 患者会查见一群胎儿样红细胞,可发育成为正常红细胞。骨髓中的所有红细胞都处在相同的成熟阶段。

3. **其他实验室检查** MCV,胎儿血红蛋白和 i 抗原在疾病的不同阶段有不同的表现。恢复期 MCV,胎儿血红蛋白和 i 抗原可能升高。差异经常出现在 TEC患者开始恢复的时候。

【治疗】 治疗以支持治疗为主,血流动力学不稳定时需要输血。常于诊断后 $1\sim3$ 个月缓解。$5\%\sim10\%$ 儿童在就医时就已经开始逐渐恢复,不伴其他血液问题,预后良好。

(郭妍南)

推荐阅读

[1] Skeppner G,Kreuger A,Elinder G.Transient erythroblastopenia of childhood:prospective study of 10 patients with special reference to viral infections.J Pediatr Hem/Onc,2002 (24):294-298.

[2] Chan GC,Kanwar VS,Williams J.Transient erythroblastopenia of childhood associated with transient neurologic deficit:report of a case and review of the literature.J Paediatr Child Health,1998(34):299-301.

[3] Tam DA,Rash FC.Breath-holding spells in a patient with transient erythroblastopenia of childhood.J Pediatr,1997(130):651-653.

[4] Shaw J,Meeder R.Transient erythroblastopenia of childhood in siblings:a case report and review of the literature.J Pediatr Hematol Oncol,2007(29):659-660.

第11章 发 热

【定义】 发热是儿科急诊最常见的主诉。尽管传统的定义是,新生儿体温超过 38.0℃,年长儿体温超过 38.5℃ 即为发热,但"发热"这一症状需要综合的临床评估。对于幼儿来说,偶尔一次测量体温 38.0℃ 可能并没有临床意义,但数周内每天体温反复升至 38.0℃,则提示有潜在的病理改变。

临床医师须牢记,人体温度在一天内是有正常波动的。体温在清晨偏低,但在傍晚会达到高峰。特定的环境或活动,如体育运动、热水澡或热饮,也会影响体温测量的结果。另外,腋测法会比口测法、肛测法及耳测法的测量值低 0.5～1.0℃。为了消除这种差异,家长有时被告知用腋温加 0.5～1.0℃ 以近似"真实的"体温。这种"矫正"会使发热患儿的温度更加难以评估。

【病因】 外伤、感染、自身免疫性疾病或恶性肿瘤等均可引起发热。内生致热源的释放触发一系列反应,最终使下丘脑体温调定点上升。当机体产热或环境温度超过机体的散热能力,以及机体散热机制受损时,也可导致发热。病毒是导致儿童发热最常见的原因。引起发热的原因不胜枚举,较少见的发热原因见表 11-1。

表 11-1 较少见的发热原因

类别	实例
感染	真菌(组织胞浆菌病、酵母菌病)
	肠道疾病(沙门菌、志贺杆菌)
	人类免疫缺陷病毒
	传染性单核细胞增多症(EB病毒、巨细胞病毒)
	原生动物(疟疾、弓形虫)
	蜱传播的疾病(莱姆关节炎、落基山斑疹热)
	结核病
	人畜共患病(猫抓热、兔热病、普鲁菌病)
结缔组织病	幼年类风湿关节炎
	全身性红斑狼疮
	皮肌炎
	硬皮病
	类肉状瘤病
	血管炎(例如川崎病、贝赫切特综合征、韦格纳肉芽肿病)

（续　表）

类别	实例
恶性疾病	白血病
	淋巴瘤
炎症性肠病	克罗恩病
	溃疡性结肠炎
药物热	青霉素
	头孢菌素
	磺胺类药
	苯妥英
	哌甲酯
	西咪替丁
	对乙酰氨基酚
人工性发热	假性发热
	孟乔森症候群
回归热综合征	家族性地中海热
	高 IgD 综合征
	PFAPA 综合征
	肿瘤坏死因子受体相关周期性发热综合征
中枢性发热	

【鉴别诊断线索】　下列问题能为诊断提供线索。

★家长判断发热的体温标准是多少？

——通常认为 37℃（98.6°F）是正常的体温，然而正常体温一日之间存在明显的波动，清晨最低而傍晚最高。

★有特定疾病的症状吗？

——出现某些特定的症状，如血性腹泻、咳嗽和颈强直提示特定的疾病诊断。

★有无动物接触史？

——接触动物不仅仅指接触家中的宠物，还包括接触学校、朋友和熟人所养的动物。应仔细询问患儿是否接触过家畜和啮齿类动物，以及是否食用过未经高温消毒的乳制品及生的或未煮熟的肉类。譬如，接触家鼠史可提示淋巴细胞性脉络丛脑膜炎病毒，而接触家畜可提示布鲁菌的潜在可能性病因。动物接触史也应该包括参加娱乐运动项目，如打猎或包括户外游泳在内的 3 项全能运动。3 项全能比赛后，运动员和社区居民可出现钩端螺旋体病的暴发流行，引起长期发热；11％的 3 项全能运动员和 6％的社区居民发生钩端螺旋体感染。此外，还应询问是否有与潜在感染性动物接触的职业暴露。

★近期有没有被蜱叮咬？

——兔热病、埃里希体病、无形体病、落基山斑疹热、巴贝西虫病、莱姆病可以通过这种方式感染。

★近期有没有去旅行？

——到特定疾病流行地区的旅行史有助于进行鉴别诊断。譬如，去印度次大陆旅行者应高度怀疑伤寒和疟疾。患有非典型肺炎、曾去美国西南部旅行的儿童应注意鉴别球孢子菌病。

★患儿正在接受什么药物？

药物可引起发热。最常见的机制包括体温调节规律的改变（如西咪替丁和抗胆碱能药），以及特异质反应。通常可引起发热的药物包括青霉素、头孢菌素、对乙酰氨基酚、抗惊厥药物和哌甲酯。药物热可发生在治疗开始后的任何时间，但一般都在药物治疗开始后 1～2 周出现。儿童出现药物热时一般状态良好，无病理表现。

★发热的模式？

——急性发热、长期发热和反复发热的临床评估是截然不同的。长期发热和反复发热难以鉴别时，记录"发热日记"可有助于辨别发热的模式。弄清下列信息也是非常重要的：测量体温所用的方法（感觉的温度和实际测量的温度）、体温计放置的时间及其位置（耳内、口腔、腋窝或直肠）、测量的时间点，以及对长期发热或病因不明的发热是否经 2 人以上证实。

★病人的种族？

——某些引起反复发热的病因在特定种族中更为常见；家族性地中海发热（亚美尼亚人、阿拉伯人、土耳其人，西班牙系犹太人），高 IgD 综合征（荷兰人、法国人）及肿瘤坏死因子受体相关性周期性发热综合征[（TRAPS）爱尔兰人、苏格兰人]。

推荐阅读

[1] Calello DP，Shah SS．The child with fever of unknown origin．Pediatr Case Rev，2002（2）：226-239．

[2] Nizet V，Vinci RJ，Lovejoy FH Jr．Fever in children．Pediatr Rev，1994（15）：127-135．

[3] Saper BC，Breder CD．The neurologic basis of fever．N Engl J Med，1994（330）：1880-1886．

[4] Tunnessen WW Jr．Fever//Tunnessen WW Jr．，ed．Signs and Symptoms in pediatrics．3rd ed．Philadelphia：Lippincott Williams & Wilkins，1999：3-7．

[5] Morgan J，Bornstein SL，Karpati AM，et al．Outbreak of leptospirosis among triathlon participants and community residents in Springfield，Illinois，1998．Clin Infect Dis，2002（34）：1593-1599．

病例 11-1　18 月龄女孩

【现病史】　女,18 个月,发热达 38℃,伴咳嗽 1d。在体检室查体时出现上肢强直屈曲,"双眼上翻",持续 10min 后自行缓解。抽搐时伴轻度口周苍白。抽搐后疲倦,易激惹。无皮疹、眼痛、颈痛及呕吐史,无步态异常和平衡觉的改变,无外伤史。近期曾饲养金鱼。所在幼儿园有数例上呼吸道感染患儿。其他系统回顾无异常。

【既往史及家族史】　足月顺产,无孕期并发症。既往无住院史。按时预防接种,包括肺炎链球菌结合疫苗。从 12 个月龄时开始补充铁剂治疗"贫血"。外婆患有 2 型糖尿病,服用磺脲类口服降糖药格列本脲治疗。无热性惊厥家族史,但有一个亲属在游泳时疑似癫痫发作溺水死亡。家人不能够提供更多的详细资料。

【体格检查】　T39.1℃,HR132/min,RR26/min,BP 97/53mmHg,未吸氧下 SpO_2 0.98,体重在第 25 百分位数。

哭闹不安伴轻度意识障碍,颜面部或头皮无瘀伤及擦伤,鼓膜轻度充血,大量脓涕,颈部检查患儿不配合。哭闹时,弓背和曲颈无明显受限。无颈部淋巴结肿大,心肺听诊正常,腹软,无脏器增大。无局灶性神经功能受损阳性体征,但患儿摇晃,易激惹,对母亲的声音反应迟钝。行腰椎穿刺将衣服掀起时,发现皮肤上有几处色素沉着斑(彩图 28)。

【实验室检查】　全血细胞计数示:白细胞 $15.5×10^9/L$(中性粒细胞 0.61,淋巴细胞 0.22,单核细胞 0.15 和嗜酸性粒细胞 0.02),血红蛋白 121g/L,血小板 $282×10^9/L$。血清电解质、钙离子和血糖正常。尿检显示没有白细胞或亚硝酸盐。腰椎穿刺示白细胞 $2×10^6/L$,红细胞 $19×10^6/L$,革兰染色未发现细菌,脑脊液蛋白和葡萄糖正常。血培养和脑脊液培养随后结果回示均为阴性。

【诊疗经过】　皮肤色素沉着斑(彩图 28)提示了诊断,通过完善检查,证实了该诊断。

★病例 11-1 讨论

患儿发热,伴有惊厥发作。鉴于年龄因素、体格检查困难,行腰椎穿刺以明确抽搐的病因是否为脑膜炎。脑脊液检查结果排除了脑膜炎的诊断。患儿外婆口服降血糖药物,所以孩子有误服降糖药导致低血糖抽搐的可能,但检测患儿的血糖是正常的。亲属有疑似惊厥溺水史,提示心脏疾病的可能性,如长 QT 综合征、预激综合征和肥厚型心肌病,均可导致低氧性抽搐。鉴于此病史,行心电图检查,结果正常。

18 个月女孩,发热时出现短暂(<10min)抽搐,单纯性热性惊厥可能性最大。

但也有可能是发热降低了患有癫痫基础疾病的患儿的发作阈值。该例患儿的一个
潜在的重要线索是,其皮肤上可见色素沉着斑。牛奶咖啡斑,尽管是Ⅰ型神经纤维
瘤(neurofibromatosis type 1,NF1)的特征性表现,但也可能出现在正常孩子和其
他疾病中。该病例中最重要因素是斑块的数量,只有不到 0.1% 的正常机体有 6 个
以上的牛奶咖啡斑。与牛奶咖啡斑相关的遗传性疾病列于表 11-2。

【诊断】 皮肤检查发现,有大约 15 个直径>5mm 的色素沉着斑(彩图 28),此
外腋窝处也有色素沉着斑点。眼科检查发现可疑视神经胶质瘤。这些结果均证实
Ⅰ型神经胶质瘤(NF1)的诊断。考虑到年龄因素,该患儿可能是热性惊厥,然而基
于主治医生根据其皮肤表现,考虑诊断Ⅰ型神经胶质瘤病的可能性。但该患儿无
提示 NF 所致惊厥发作的脑结构性损伤。

表 11-2 与牛奶咖啡斑相关的遗传性多系统疾病

疾 病	主要特征
共济失调毛细血管扩张症	延髓的毛细血管扩张 进行性共济失调 眼球运动障碍 复发性呼吸道感染
Bannayan-Riley-Ruvalcaba 综合征(原名叫 Riley-Smith,Ruvalcaba-Myhre,或 Bannayan 综合征)	巨头畸形 皮下脂肪瘤 阴茎色素异常 结肠息肉 张力减退 关节过度伸展 惊厥
Bloom 综合征	身材矮小 颧骨的发育不全 面部红斑 恶性肿瘤发展倾向
范科尼综合征	全血细胞减少 精神发育迟滞 桡骨和拇指发育不全 小头畸形 小眼 泌尿系统异常 广泛的色素沉着过度

（续　表）

疾　病	主要特征
多发性骨纤维营养不良综合征	多骨性纤维性结构不良 性早熟 边界不规则的色素痣（缅因州的岩石海岸样）
多发性雀斑综合征（豹斑综合征）	色斑 心电图异常 眼距宽 肺动脉狭窄 生殖器异常 生长发育迟缓 听力障碍
多发性内分泌瘤病 2b 型	甲状腺髓样癌 嗜铬细胞瘤 甲状旁腺瘤 有马方综合征体型 多发性黏膜神经瘤
Ⅰ型神经纤维瘤病	参考本文章所述
Russell-Silver（西尔弗）综合征	胎儿宫内发育迟缓 先天性偏身肥大 性早熟 小型/三角形脸
结节状硬化症	毛发颜色异常 皮脂腺瘤 鲨革斑 惊厥

【发病率和流行病学】　Ⅰ型神经胶质瘤和Ⅱ型神经胶质瘤是遗传性疾病，患者罹患良性和恶性肿瘤的概率增加。Ⅰ型神经胶质瘤病常有皮肤损害、视力丧失及骨骼病变，而白内障的形成和听力丧失则通常与Ⅱ型神经胶质瘤病更为相关。Ⅰ型神经胶质瘤病也被称为 von Recklinghausen（范-瑞克林豪森）神经纤维化（NF）或周围性 NF，是一种常染色体显性遗传病。半数患者有Ⅰ型神经胶质瘤家族史，另一半则是由于自发性突变所致。发病率约为 1/3000。Ⅰ型神经胶质瘤病的临床表现是由位于 17 号染色体上的 NF1 基因发生改变所致。其基因产物，即神经纤维瘤蛋白，被称为负生长调节剂。

【临床表现】　尽管对 NF1 分子基础的认识有了新进展，但目前仍主要依临床标准诊断。在美国国立卫生研究院（NIH）的 7 个共识标准里，至少需要符合 2 个标准才能临床诊断 NF1（表 11-3）。非遗传性的散发病例最初可能不符合 NIH 的诊断标准，直到疾病晚期才被诊断。1 岁时，约 50％的散发病例缺乏 2 个或 2 个以上主要临床特征以确诊 NF1；但 8 岁时，95％的病例符合 NIH 标准。

表 11-3 Ⅰ型神经纤维瘤病的诊断标准

诊断标准[1]

1.6 个或以上牛奶咖啡斑

——青春期后的孩子＞1.5cm

——青春期前的孩子＜0.5cm

2. 有 2 个或 2 个以上任意类型神经纤维瘤或 1 个丛状神经纤维瘤

3. 在腋窝或腹股沟区有斑疹（Crowe 征）

4. 视神经胶质瘤

5.2 个或 2 个以上 Lisch 小结，即虹膜错构瘤

6. 明显性骨骼病变

——楔形骨或长骨的骨皮质发育异常，如蝶骨发育不良、长管状皮质菲薄，伴有假关节形成

7. 一级亲属患有Ⅰ型神经纤维瘤

——包括父母，兄弟姐妹及其后代

[1] 诊断Ⅰ型神经纤维瘤疾病需符合 2 个或 2 个以上者

Ⅰ型神经纤维瘤病最显著的特征是色素沉着均匀、不高出皮面的咖啡斑。这些斑通常在出生时即有，出生后前几年内数量逐渐增多、面积逐渐增大。25％的正常人可有 1～2 个咖啡斑，但是出现 6 个及以上的斑时应怀疑Ⅰ型神经纤维瘤。这些斑用伍德灯更易发现。皮肤雀斑，是 NFⅠ另一种色素病变，通常出现在腋下、腹股沟区、颈部或眼睑部，约 80％的 NFⅠ患儿到 6 岁时，腋窝或腹股沟上出现此类雀斑。

Lisch 结节是 NF1 患者虹膜上的良性色素错构瘤，这些结节不影响视力。Lisch 结节在年幼的患儿中可能不出现，但是超过 95％的青少年和成年患者可能会出现。虹膜色素错构瘤床边检查具有一定难度，通常需要一位经验丰富的眼科医生通过裂隙灯来检查。与虹膜色素错构瘤不同，视神经肿瘤如视神经胶质瘤则主要见于年幼儿童。通常表现非对称性不可恢复的视觉丧失、周边视野减少、色弱及眼球突出。

皮下或皮肤（真皮层的）神经纤维瘤在幼年患儿中罕见，到青春期或青春前期开始表现症状。48％的神经纤维瘤在 10 岁时发病，84％在 20 岁前表现症状。皮肤损害通常从面部、头皮、躯干和四肢出现小丘疹开始，深部病变只有通过触诊才能发现。这些损伤主要影响美观但不会转变为恶性肿瘤。但是，丛状神经纤维瘤可造成周围软组织和骨异常生长。30％的丛状神经纤维瘤呈侵袭性，可转变成恶

性外周神经鞘瘤,可伴有过度色素沉着或多毛症。已证实,氟脱氧葡萄糖正电子发射计算机断层扫描(FDG-PET)成像有助于区分良性丛状神经纤维瘤和恶性外周神经鞘瘤(MPNSTs)。Ⅰ型神经纤维瘤患者发生其他肿瘤的概率也较高,包括嗜铬细胞瘤、幼年型慢性粒细胞白血病和横纹肌肉瘤。

约5%的Ⅰ型神经纤维瘤患有会出现癫痫发作,可以是全身性发作或部分发作。Korf等研究显示,359例NFⅠ患者中有22例出现癫痫发作。癫痫发作通常表现为局部复杂性发作(9例)、热性惊厥(6例)或全身性癫痫发作(3例)。

心血管系统症状包括高血压、先天性心脏病和血管病变。血管病变中动脉系统最容易受累,肾动脉狭窄是最常见的表现。其他临床表现包括学习障碍、行为异常、疼痛、脊柱侧凸、胫骨发育不良、头痛、脑卒中和肠道或膀胱并发症(继发于盆腔丛状纤维瘤)。

【诊断方法】 Ⅰ型神经纤维瘤通过前面所述临床表现进行诊断。评估时应重点关注与NFⅠ相关的症状,如神经损伤、视力改变、进行性神经功能损害、肠道或膀胱功能的改变、乏力、惊厥发作和头痛。其他与NFⅠ相关的并发症还包括高血压、身材矮小和性早熟。一旦作出诊断,应考虑完善以下检查。

1. 骨科就诊 胫骨发育不良出生时表现为小腿前外侧弯曲。患儿有胫骨弯曲的表现时,应及时为患者推荐一个熟知NF1患儿骨科病变的骨外科医生。如果有脊柱侧凸,也应该参照此法。

2. 眼科就诊 尽管NF1患者,其视神经胶质瘤在4—6岁才会出现典型症状,但1%的患儿在出生后第一年即可被诊断为症状性视神经胶质瘤。15%的NF1患者最终会发生视神经胶质瘤,且2%～5%的病人会出现相应的症状。每年均需由一位经验丰富的眼科医生做视力检查,这是NF1患儿常规随访的一部分。

3. 头颅MRI 症状发生前不需常规筛查CNS肿瘤。但是,有视觉神经功能障碍、惊厥发作或其他神经系统异常症状的患者,均需进行神经影像学检查,并应特别注意眼眶的变化。

4. 其他放射学检查 X线平片可以检测各种骨骼异常。当临床检查提示有继发于邻近丛状神经纤维瘤的骨破坏、脊柱侧弯或骨疼痛时,均应完善此项检查。

5. 遗传评估 遗传咨询对有NF1患儿的家庭有一定的帮助。由于基因突变多种多样,所以基因检测是很困难的。可进行连锁分析,但对散发病例无益。应用互补技术可检出约95%符合诊断标准的患者的突变基因。

6. 其他检查 NF1患儿应监测血压水平,评估是否存在肾动脉狭窄或肾上腺嗜铬细胞瘤。约6%的NF1患儿有高血压,已发现其中1/3的病例有引起血压增高的继发性原因(例如肾动脉狭窄)。40%～60%的NF1患儿有学习障碍,故应评估患儿的认知能力及运动能力,如有需要应及时转诊或干预治疗。丛状神经纤维瘤在儿童早期持续生长,难以切除并可再生。应建立一个多学科合作小组,包括儿科、外科、放射科和肿瘤科医生,来处理该类神经纤维瘤。

【治疗】 目前无特效治疗方法。将来,NF1 相关肿瘤的靶向治疗,可能会抑制由缺乏神经纤维蛋白所致的促生长途径。其他可能的疗法集中在,阻断血管生成因子从而抑制肿瘤生长。

常规复诊主要是检测和处理前文中所述的并发症。每年一次眼科检查对发现视神经病变是极为重要的。定期检查应重点关注微感觉或运动症状,如感觉异常或肌萎缩。儿科医师考虑有脊髓纤维瘤风险时,应询问有无尿失禁。根据神经纤维瘤的部位咨询相应外科专家。激光治疗尚未被证实能永久祛除咖啡斑。

推荐阅读

[1] Williams V,Lucas J,Babcock M,et al.Neurofibromatosis type 1 revisited.Pediatrics,2009 (123):124-133.

[2] DeLucia T,Yohay K,Widmann R.Orthopaedic aspects of neurofibromatosis:update.Curr Opin Pediatr,2011(23):46-52.

[3] Brenner W,Friedrich RE,Gawad KA,et al.Prognostic relevance of FDG PET in patients with neurofibromatosis type 1 and malignant peripheral nerve sheath tumours.Eur J Nucl Med Mol Imaging,2006(33):428-432.

[4] DeBella K,Szudek J,Friedman JM.Use of the National Institutes of Health criteria for diagnosis of neurofibromatosis 1 in children.Pediatrics,2000(105):608-614.

[5] Lynch TM,Gutmann DH.Neurofibromatosis 1.Neurologic Clin,2002(20):841-865.

[6] Riccardi VM,Eichner JE.Neurofibromatosis:past,present,and future.N Engl J Med,1991 (324):1283-1285.

[7] Tekin M,Bodurtha JN,Riccardi VM.Café au lait spots:the pediatrician's perspective. Pediatr Rev,2001(22):82-90.

 病例 11-2 10 岁男孩

【现病史】 患儿,男,10 岁,咳嗽进行性加重 4d,偶伴咯血。于就诊前 3d 开始出现发热伴寒战,体温最高达 38.9℃。2d 前开始出现咳嗽后越来越频繁的呕吐。咳嗽时伴腹痛,"全身无力"。无体重下降或夜间盗汗,无慢性咳嗽或结核病接触史,无家人在疗养院生活或工作,无宾夕法尼亚州外旅居史。患病前,患儿曾积极地参加学校的足球赛,并帮助做家务,包括洗碗、修剪草坪和清扫烟囱。

【既往史及家族史】 出生史无异常。1 岁时因沙门菌肠胃肠炎导致脱水而住院治疗。流行病学调查发现,当时当地沙门菌暴发是由于一个宠物店违法进口了爬行动物。其家人曾于该商店购买 1 只乌龟并在家中饲养,该乌龟被认为是患儿罹患胃肠炎的主要原因,随后该乌龟被丢弃。家中唯一的宠物是 2 年前买的一只健康的猫。该患儿未服任何药物,按时预防计划,父亲的一个叔叔患有 2 型糖尿病。

　　【体格检查】　T 38.3℃,HR 108/min,RR 24～28/min,BP 111/72mmHg,未吸氧下 SpO₂0.97,体重在第 95 百分位。

　　神志清,合作良好。口咽部无充血及分泌物,颈部未触及淋巴结肿大,肺部听诊未闻及湿啰音及哮鸣音,心音正常,无肝脾大,左侧胫前皮肤可见 2 个红斑结节,其他部位无皮疹。

　　【实验室检查】　全血细胞计数:白细胞 $20.4×10^9$/L(中性粒细胞占 0.83,嗜酸性粒细胞占 0.05,淋巴细胞占 0.11),血红蛋白 122g/L,血小板 $372×10^9$/L。

　　【诊疗经过】　胸部 X 线显示有特征性的肺结节,胸部 CT 较胸部 X 线显影更加清楚(图 11-1)。皮肤结核菌素试验阴性。

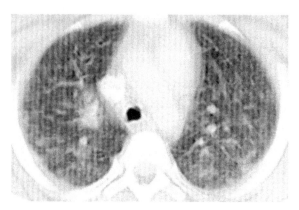

图 11-1　胸部 CT 表现

★病例 11-2 讨论

　　胸部 X 线或胸部 CT 显示的网状结节样浸润影,其鉴别诊断包括肺结核和真菌感染性肺部疾病,如芽生菌病、球孢子菌病和组织胞浆菌病。尽管有肺结核的可能性,尤其是有咯血症状时,但因皮肤结核菌素试验呈阴性,所以肺结核可能性不大。患儿的旅行史基本上排除了芽生菌病和球孢子菌病的可能。青少年儿童,肺炎支原体可引起肺门淋巴结肿大和弥漫性肺部浸润。

　　过敏性肺炎、结节病和血管炎(尤其是韦格纳肉芽肿病)可能会导致类似的表现。结节病是一种多系统肉芽肿性疾病,通常表现广泛的淋巴结肿大及显著的颈部淋巴结肿大,相关的表现还包括结节性红斑和葡萄膜炎。眼、皮肤、肝、脾和腮腺上均可形成肉芽肿,黑种人比白种人更多见。韦格纳肉芽肿病在儿童中相对罕见。

　　【诊断】　胸部 CT 显示双侧肺门淋巴结肿大(图 11-1)。右侧肺门淋巴结最大为 1.7cm×2.2cm。CT 还显示有大量肺结节,直径由几毫米到 1cm 大小不等。连

续数次痰标本中未检测到抗酸杆菌。鼻咽分泌物肺炎支原体聚合酶链反应(PCR)
呈阴性。免疫荧光检测法检测鼻咽冲洗液,未检测到流感病毒 A 及 B 抗原、副流
感病毒 1 型、2 型和 3 型抗原、腺病毒抗原和呼吸道合胞病毒抗原。在患儿尿液中
检测到肺组织胞浆菌荚膜抗原,以及恢复期血清中组织胞质荚膜抗体滴度较急性
期有 4 倍以上的升高,确诊为肺组织胞浆菌病。清扫烟囱时接触到细菌有可能导
致肺组织胞浆菌病。未给予特殊治疗,3d 后患儿的临床症状好转;2 周后复查胸片
正常。

【发病率和流行病学】　荚膜组织胞浆菌是一种双相真菌,在温度超过 37℃时
以酵母菌形态生长,在较低的温度下以孢子形态存在,在美国和拉丁美洲某些地区
流行。1958—1965 年,来自美国不同地区的总共 275 558 名新兵接受了组织胞浆
菌皮肤检测,结果显示,来自俄亥俄州、密西西比州河谷、马里兰州和弗吉尼亚州的
新兵检出率最高。组织胞浆菌病也在宾夕法尼亚州和德克萨斯州的部分地区流
行。Edwards 等做的这项研究,至今仍是美国组织胞浆菌最大规模的流行病学
研究。

组织胞浆菌主要存在于流行地区的土壤中。鸟和蝙蝠的排泄物有助于病原体
的生长。因此,组胞浆菌感染与鸟和蝙蝠栖息场所排泄物残渣的气溶胶颗粒释放
有关,人在砍柴、清扫烟囱,或在树洞、畜棚和洞穴里玩耍时可接触到。吸入的孢子
菌在肺内转化成酵母菌形态而发生感染。在初次肺部感染后可能会发生血行播
散;少数情况下,可通过皮肤或肠黏膜途径入侵。

【临床表现】　疾病的严重程度取决于接触病菌的数量和宿主的免疫功能状
态。免疫功能正常的宿主接触少量的病菌,通常导致无症状性感染;接触大量病菌
导致肺部感染,表现为发热、咳嗽、不适和食欲缺乏。一些病人感到胸膜炎性胸痛,
还可能有肺部啰音和喘鸣。感染后偶可出现结节性红斑和其他的过敏反应。症状
持续 2～3d,呈自限性。仅有少数患儿症状持续超过 2 周。在急性组织胞浆菌病
后,症状持续超过 3 周,提示疾病恶化或播散。免疫功能正常的宿主很少出现肺外
播散。两岁以下的婴幼儿较年长儿患播散性疾病的风险更高。播散性组织胞浆菌
病的临床特征,包括长期发热、发育迟缓和肝脾大,少数患儿可发生心包积液和胸
腔积液。

在免疫功能低下的宿主,以发热和咳嗽起病,随后出现进行性呼吸困难。播散
性组织胞浆菌病更多见于免疫功能低下的患者。这些病人通常有腹泻、体重下降、
肝脾大和皮肤损伤。少数情况下,肺外播散可导致骨髓炎、脑脊髓膜炎、心包炎或
脉络膜视网膜炎。

【诊断方法】　荚膜组织胞浆菌不属于人类正常定殖菌群,所以,如果从黏膜、
破损的皮肤、内脏或体液中分离出此菌即提示感染。

1. 胸片　在有呼吸道症状的患者中,胸片异常包括肺门淋巴结肿大,以及局

部或弥漫性网状结节状肺部浸润。既往肺部感染患者(症状性或亚临床型),可在肺部、肺门淋巴结、脾或肝中发现单个或多个钙化结节。慢性肺组织胞浆菌病患者(儿童罕见)可见类似于结核的空洞性病变。40%～50%的免疫功能低下的播散性疾病患者,胸片正常。

2. 培养　在真菌标准培养基中进行培养,包括脑心浸液琼脂或液体培养基,孵化期需要 2～6 周,故对急性期诊断价值不大(但在某些情况下,对于确定病原微生物有重要作用)。培养的标本采集取决于感染的部位(肺、皮肤或全身),还包括痰(肺部疾病)、皮肤活检标本、血液、骨髓和器官活检标本。播散性感染的患者培养敏感性较高,阳性率>75%。

3. 荚膜组织胞浆菌素皮肤试验　荚膜组织胞浆菌素皮肤试验有许多的局限性,这限制了它无法作为临床诊断工具。首先,在流行地区,皮肤检测阳性率高,是因为在年轻人中将近 60% 的人存在无症状感染。其次,皮肤测试无法可靠地区分是过去的无症状感染还是现在的有症状性感染。第三,15%～20% 的患儿皮肤测试抗体滴度出现假性升高,这意味着皮肤测试结果会对其他诊断方法的识读造成干扰,所以目前皮肤测试仅限于流行病学调查。

4. 血清组织胞浆菌荚膜抗体　此项检查推荐用于既往健康儿童发生感染的常规检测。感染后 2～4 周可检测出抗体。抗体滴度>1:8 或恢复期抗体滴度较急性期升高 4 倍以上提示着急性感染。感染后 12～18 个月抗体检测恢复阴性。有症状患者中,90% 血清学检测阳性;然而,此方法不适用于免疫功能低下的患者。芽生菌和球孢子菌之间可以发生抗体交叉反应,但通过了解旅行史可予以鉴别。

5. 荚膜组织胞浆菌尿抗原检测　该检测对婴幼儿播散性感染或免疫功能低下患者的任何部位的感染的诊断都是非常有用的。免疫功能低下患者抗体滴度可呈假阴性,在急性肺部感染的免疫功能低下患者中阳性率为 80%,但结合血清抗原检测可增加其敏感性。Fojtasek 等研究,在 22 例播散性组织胞浆菌病患儿的尿液中检测 H 荚膜抗原。随着临床症状的改善,尿中抗原水平随之下降。和抗体滴度检测一样,在芽生菌和球孢子菌感染的患者中也可出现荚膜组织胞浆菌抗原的假阳性结果。

6. 组织病理学检查　患有播散性组织胞浆菌病的严重免疫功能低下患者,抗体检测通常呈阴性且胸片正常。同样,尿抗原检测偶尔也呈阴性。重症免疫功能低下的患者,高度怀疑感染但组织胞浆菌抗原检测呈阴性时,对于这种威胁生命的疾病,应考虑将骨髓活检作为早期检测和处理的手段。其骨髓和活检标本在显微镜下通常可见卵圆形酵母。Grocott-Gomori 乌洛托品硝酸银染色和过碘酸希夫(PAS)染色在鉴定荚膜组织胞浆菌感染时具有很高的临床价值。

7. 其他方法　任何发现肺门淋巴结肿大的患儿均应进行结核菌素皮肤测试,以排除结核。播散性感染患者可出现全血细胞减少、贫血、凝血功能障碍、肝酶升高和血清铁蛋白升高。

【治疗】 抗真菌治疗可显著改善进展期组织胞浆菌（如播散性感染）的临床症状。其他需要行抗真菌治疗的临床病症,包括长期症状性肺部感染（4周）、急性重症肺部感染（如缺氧）和肉芽肿性淋巴结炎阻塞关键结构如血管和气管等。小儿轻中度急性肺部疾病通常不推荐进行抗真菌治疗。

可选择的药物包括酮康唑、伊曲康唑和两性霉素 B（脱氧胆酸或脂质制剂）。氟康唑较伊曲康唑或两性霉素 B 的疗效差。酮康唑尽管有效,但与其他抗真菌药物相比耐受性较差,并且有较高比例的肝毒性。新的三唑类抗真菌药物伏立康唑和泊沙康唑,较伊曲康唑和两性霉素在抗荚膜组织胞浆菌时有相似或更好的体外活性。这些制剂在小样本量病例的治疗中取得了良好的疗效,但还需要进一步的临床评估。两性霉素 B 脱氧胆酸剂型儿童耐受性好,疗效优于脂质剂型。一般来说,患有严重的急性肺组织胞浆菌病的患者,应该接受短程的两性霉素 B 治疗,随之长期给予伊曲康唑治疗;而播散性疾病患者应长期接受两性霉素 B 治疗。

用药的疗程取决于组织胞浆菌病的类型及宿主的基础免疫功能状态。需行抗真菌治疗的急性肺部疾病患者,通常先给予 1～2 周的两性霉素 B,继而予伊曲康唑 12 周。既往体健者患播散性感染时,需行 4～6 周的两性霉素 B 治疗,但患有获得性免疫缺陷综合征（AIDS）的病人需要终身服用伊曲康唑抑制真菌生长。重症荚膜组织胞浆菌感染、免疫功能受抑或原发性免疫缺陷综合征的病人,需要长程治疗。对于该类病人的疗程,通常需要与一位感染病学专家会诊以确定。

在治疗过程中应监测抗原水平,以评估疗效;在结束疗程后的 12 个月里要定期复查,以防复发。

推荐阅读

[1] Edwards LB, Acquaviva FA, Livesay VT. An atlas of sensitivity to tuberculin, PPD-B, and histoplasmin in the United States. Am Rev Respir Dis, 1999(1): 1969.

[2] Fischer GB, Mocelin H, Severo CB, et al. Histoplasmosis in children. Pediatr Resp Rev, 2009 (10): 172-177.

[3] Flynn PM, Hughes WT. Histoplasmosis//Chernick V, Boat TF, eds. Kendig's Disorders of the Respiratory Tract in Children. 6th ed. Philadelphia: W. B. Saunders Company, 1998: 946-953.

[4] Fojtasek MF, Kleiman MB, Connolly-Stringfield P, et al. The Histoplasma capsulatum antigen assay in disseminated histoplasmosis in children. Pediatr Infect Dis J, 1994(13): 801-805.

[5] Kleiman MB. Histoplasma capsulatum (Histoplasmosis)//Long SS, Pickering LK, Prober CG, eds. Principles and Practice of Pediatric Infectious Diseases. 2nd ed. New York: Churchill Livingstone, 2003: 1233-1238.

[6] Leggiardo RJ, Barrett RD, Hughes WT. Disseminated histoplasmosis of infancy. Pediatr

Infect Dis J,1986(7):799-805.

[7] Wheat J,Freifeld AG,Kleiman MB,et al.Practice guidelines for the management of patients with histoplasmosis.Clin Infect Dis,2007(45):807-825.

 病例 11-3　14 岁男孩

【现病史】　患儿,男,14 岁,因长期发热伴突然抽搐来急诊科就诊。8d 前,患儿出现发热,体温达 38.3℃,2d 前出现头痛和持续发热;来诊前 1d,患儿在厨房和姑姑聊天中,突然摔倒在地,出现抽搐症状,表现为上肢屈曲强直,双眼斜视,持续 2min 左右自行缓解。立即被送往附近医院,当时体温为 38.6℃,体格检查未见明显异常,头颅 CT 平扫正常,此后患儿返回家中。来诊当天,患儿因持续发热到家庭医生诊室就诊。到达诊室后不久患儿再次出现抽搐,表现同前,上肢屈曲强直,双眼斜视。但抽搐未能自行缓解,呼叫救护车紧急送往医院。给予一定剂量的劳拉西泮后抽搐仍未停止。患儿出现呼吸衰竭,遂立即进行气管插管;联合给予磷苯妥英和丙戊酸,随后抽搐停止。

患儿的主要监护人是其姑姑,姑姑叙述近 1 个月内,患儿出现数次大便失禁;另外,体重减少了 3.6kg;且同期突出的变化是,其字迹明显变差。另外,近 1 个月来,患儿经常忘做家庭杂务,并出现性格改变,家人归因为与"青春期荷尔蒙"有关。除近日 2 次抽搐外,既往无抽搐发作。无皮疹、呕吐、或腹泻。既往在学校内一直表现良好,但近 1 个月内数门课程没有通过考试。家人认为在学校的这些改变是由于视力下降所致,并已预约月底到眼科医生处就诊。

【既往史及家族史】　既往无住院史。由于其生母吸毒成瘾,患儿在婴儿时被其姑姑收养。生母近期已死亡,死因不明。居住在市区,无宠物接触史。

【体格检查】　T 38.4℃,HR 93/min,RR 18/min,BP 193/98mmHg。

在进行气管插管前,格拉斯哥昏迷评分为 8 分。病情稳定后,角膜反射可引出,咽反射正常,舌居中,无主动睁眼;对声音刺激无反应,对于直接的视觉刺激无眨眼运动,疼痛刺激可定位。双下肢肌张力高,双侧巴氏征阴性,颈软,心肺检查未见异常,肝可触及,在右肋缘下 3cm,上下径为 11cm。

【实验室检查】　血清电解质正常。血糖为 6.6mmol/L;血氨正常;血常规示:白细胞计数 11.5×10⁹/L(中性粒细胞 0.73,淋巴细胞 0.22),血红蛋白 117g/L,血小板计数:785 ×10⁶/L;凝血酶原时间、部分凝血酶原时间、纤维蛋白原、纤维溶解产物均在正常范围内。腰椎穿刺前行头颅 CT 平扫,显示脑室大小正常,无肿块。脑脊液检查示:白细胞计数:1×10⁶/L,红细胞计数:630×10⁶/L,脑脊液生化示:蛋白为 0.53g/L,糖为 2.9mmol/L。

【诊疗经过】　脑脊液涂片革兰染色检菌显示为酵母菌。头颅磁共振具有显著的异常改变(图 11-2)。最可能的诊断是什么?

★病例 11-3 讨论

【鉴别诊断】 该患儿长期发热引起临床关注,但其行为的改变、学习成绩下降及抽搐发作更需警惕。在其家庭医生诊室时发生癫痫持续状态,更加提示应对患儿进行全面的检查。目前尚不能确定该患儿是否患有脑炎或脑病。尽管细菌性脑膜炎可以引起发热、抽搐,但患儿脑脊液细胞数不高及其慢性症状并不支持典型细菌性脑膜炎的诊断。引起细菌性脑膜炎的细菌包括包柔螺旋体、巴尔通体(猫抓病)、普氏立克次体和嗜吞噬细胞无形体。该患儿居住于市区,不可能感染伯氏螺旋体(致莱姆病病原之一)。感染立克次体(落基山斑疹热)危重患儿的典型表现

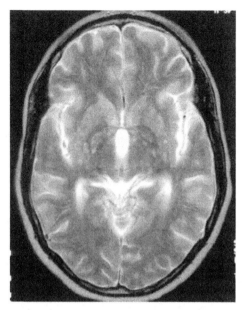

图 11-2 头颅磁共振

有:低钠血症、低蛋白血症、贫血及轻度血小板减少,而本例患儿实验室检查未出现以上特点。大部分但并非全部猫抓病患者有明确的猫接触史,尤其是幼猫。再强调一遍,该患儿的发热和抽搐等慢性临床症状,并非上述疾病的典型表现。

引起病毒性脑膜炎的病毒包括肠道病毒、节肢动物传播的病毒(如西尼罗河病毒、圣路易斯脑炎病毒和东部马脑炎病毒)、单纯性疱疹病毒、EB 病毒、腺病毒、流感病毒和人类免疫缺陷病毒(HIV)。在青少年中,单纯性疱疹病毒感染往往引起局灶性癫痫发作和定位于颞叶的影像学改变。本例患儿病史中,无明显的 HIV 感染危险因素。而其他病毒感染通常不会引起该患儿所表现的进行性神经系统症状。

尽管本例患儿病史未提示免疫缺陷病,但免疫功能低下的患者,多种感染性疾病均可表现亚急性感染症状。体液免疫缺陷的患者可能发生由肠道病毒引起的慢性脑膜炎;细胞免疫缺陷的患者容易患亚急性单纯性疱疹病毒脑炎、水痘-带状疱疹病毒脑炎和进行性多灶性脑白质病。艾滋病患者易罹患特殊病原体,如弓形虫、新生隐球菌和酵母菌的中枢神经系统感染。同时,这些患者易发生 HIV-相关性脑病。

CSF 涂片革兰染色检菌发现酵母菌有助于疾病的诊断。破损的白细胞有时可被误认为是酵母菌,所以进一步的检查显然是必要的。念珠菌引起的脑膜炎多发生在静脉置管、持续中性粒细胞减少及由糖尿病、糖皮质激素或饮食过量引起血糖增高的患者中;而该患儿无上述情况。本病例通过 CSF 涂片革兰染色检菌发现酵

母菌,提示隐球菌脑膜炎的诊断。

非感染性因素包括急性药物或制剂中毒及铅中毒。另外,要重点鉴别排除系统性红斑狼疮和结节性多动脉炎引起的中枢神经系统血管炎。

【诊断】 头颅 MRI 显示白质周围血管间隙扩张,以基底神经节和丘脑为著,符合隐球菌脑膜炎的诊断(图 11-2);侧脑室、第三脑室和脑沟扩张,符合 HIV 脑炎的特征;脑室双侧的白质信号异常增加,符合 HIV 相关性脑炎的特点。新型隐球菌,可通过 CSF 涂片革兰染色检菌发现,血液及脑脊液培养均可检出此菌;血清隐球菌抗原阳性达 1∶1024,脑脊液隐球菌抗原升高达 1∶512;艾滋病病毒抗体检测阳性。另外,据家人叙述,患儿的生母已死于艾滋病相关的并发症,但其家人过去不知道患儿生母患有艾滋病,因此,患儿之前一直未曾进行 HIV 检测。确诊为围生期获得性 HIV 感染,并发隐球菌脑膜炎和 HIV 脑炎。该患儿于入院第 3 天病死。

【发病率和流行病学】 新型隐球菌是一种普遍存在的有荚膜包裹的酵母菌,既可引起无症状性肺部定植,严重者引发危及生命的的脑膜炎。隐球菌感染可见于健康人,但大部分感染人群具有免疫功能受损的因素,如器官移植或 HIV 感染所致的免疫抑制。在儿童,其他易感因素素包括原发性免疫缺陷病(如高免疫球蛋白 M 综合征)和某些恶性肿瘤(如急性淋巴细胞性白血病)。原发感染是通过吸入含新型隐球菌的土壤微粒而感染。中枢系统感染是通过血行播散造成的。

据报道,在接受器官移植的患者中,隐球菌感染发生率高达 2.8%,大部分为肾移植患者(占 80%),但肝移植(占 10%)或心脏移植(占 5%)患者也偶有发生。隐球菌感染在成年人 HIV 感染患者中发病率高达 15%,通常在患者 CD4$^+$ T 细胞计数降至 $50 \times 10^6/L(50/mm^3)$ 以下时发生;相反,在儿童 HIV 感染患者中,隐球菌感染率<2%,可能是由于儿童通常较少暴露于含新型隐球菌的环境中。新型隐球菌抗体阳性率在学龄儿童中仅 4%,而在成年人中为 2/3。隐球菌主要存在于鸽子的粪便和土壤中。

新生儿隐球菌感染罕见报道,但经胎盘垂直传播可使新生儿感染该病菌。

【临床表现】 隐球菌感染可表现急性或慢性临床症状。在儿童,当确诊为隐球菌感染时,大部分病例已发生播散,所以,原发性急性肺部感染无特异性临床症状。而成年人,原发性肺部隐球菌感染的临床表现轻重不一,可呈无症状性肺结节,亦可为重症肺炎。成年人一半患者具有咳嗽和胸痛症状,少部分表现为发热、咯血和体重降低。免疫功能低下的患者易发生播散,在表现肺部隐球菌感染症状时,一般都并发肺外疾病。严重的免疫功能低下患者,一旦暴露于含隐球菌的环境中,随即发生播散,累及肺部的概率较低。体格检查显示,呼吸系统受累的体征包括呼吸急促、辅助呼吸肌做功及呼吸音减低。

隐球菌脑膜炎的症状包括轻度发热、精神萎靡和头痛;恶心、呕吐、精神状态改变和畏光等症状则不常见;颈强阳性、局部神经功能受损及癫痫发作罕见。隐球菌脑膜炎的体格检查并没有区别于其他脑炎的特异性体征。体征可包括颈强阳性和畏光;但免疫功能低下的患者,通常无类似体征。

尽管肺和中枢神经系统是最易感染的部位,但播散有时也可引起其他器官损害,如皮肤、肝、脾、肾上腺、肾、骨骼和关节。皮肤隐球菌感染的临床表现包括红斑样或疣状丘疹,结节或脓疱;偶可发生痤疮样皮损或肉芽肿。病灶通常见于面部和颈部,但亦全身其他部位亦可。

【诊断方法】

1. 痰培养　痰真菌培养可用于诊断隐球菌肺炎。尽管痰液中分离出隐球菌对诊断是有帮助的,但需要提醒的是,隐球菌确实可在呼吸道无症状性定植。

2. 血培养　新型隐球菌可在 3d 内长出,但偶尔需要 3 周。

3. 乳胶凝集法检测隐球菌多糖抗原　采用血清和脑脊液标本检测隐球菌抗原。当 HIV 感染患者发生肺炎及其血清 $CD4^+$ T 细胞计数低至 $200 \times 10^6/L$ 以下时,均应完善此项检查。所有疑似隐球菌肺炎的患者,亦应进行该项检查。检测结果阳性提示播散性感染;85%～90%的中枢神经系统感染患者,血清抗原检测呈阳性。抗原浓度极低和极高时,结果可呈假阴性。抗原浓度很高时,由于其干扰了达到阳性结果所需的恰当的抗原抗体反应而产生假阴性结果,这被称为"前带现象"。对样本进行连续稀释可克服这种现象。

4. 腰椎穿刺　在免疫功能低下的患者中,所有怀疑隐球菌感染的患者,即便无脑炎的临床症状和体征,也应进行 CSF 检查。CSF 标本可以进行细胞计数,蛋白测定,葡萄糖测定,细菌、真菌和病毒培养,以及采用乳胶凝集法测隐球菌多糖抗原。腰椎穿刺显示压力增加。有些患者 CSF 细胞数不增多,但有些患者表现为典型的白细胞计数 $<100 \times 10^6/L$(大部分为淋巴细胞和单核细胞);65%的患者葡萄糖含量 $<50mg/L$;CSF 蛋白量轻度增高。琼脂培养基 CSF 培养阳性是诊断隐球菌脑炎的金标准。90%中枢系统感染患者的 CSF 培养呈阳性。脑脊液隐球菌抗原滴度 $\geqslant 1:4$ 也可诊断隐球菌脑炎。隐球菌脑炎患者中,CSF 抗原检测几乎均呈阳性。有一半患者出芽酵母墨汁染色呈阳性,但是如已行隐球菌抗原检测,不需要再做该项检查。实时 PCR 测定可以用于鉴定新型隐球菌。这些试验与隐球菌抗原检测的敏感性相似。

5. 血清电解质测定　隐球菌脑炎可并发低钠血症,一旦出现提示预后差。

6. 影像学检查　胸片显示伴有空气支气管征的实质浸润,弥漫性结节状浸润,偶有双侧少量胸腔积液。但亦有许多患者胸片检查无特异性表现。头颅 CT 或 MRI 可显示肉芽肿性病变(隐球菌瘤)、脑白质改变和颅内压增高。

7. HIV 检测　所有诊断隐球菌脑炎或播散性隐球菌感染的患者,均应评估是否存在免疫功能缺陷,尤其是 HIV 感染。

8. 隐球菌抗原试纸 隐球菌抗原试纸可用于血液、血清或尿液标本的检测。用试纸鉴定抗原与用 ELISA 法测定隐球菌抗原呈高度相关。尽管尚未得到广泛应用,但由于其具有廉价、操作简易和无创性的特点,尤其适用于资源欠佳的地区,所以它有望提高隐球菌感染的诊断率。

【治疗】 临床治疗方案的制订取决于疾病的严重程度和宿主的免疫功能状态。有孤立肺结节而无症状的患者,如其血清隐球菌抗原检测呈阴性,可以不予治疗。轻中度肺部疾病患者,需氟康唑治疗 6～12 个月。患有严重的肺部疾病或隐球菌瘤的免疫功能低下患者及免疫正常的患者,如出现中枢神经系统疾病,均应给予同样的治疗方案。HIV 阴性的免疫功能低下患者,基本疗程完成后,需要预防性应用氟康唑多久尚未达成共识。大多数专家建议,在完成急性期抗真菌治疗后,预防性应用氟康唑 1 年,然后根据机体免疫功能受抑的程度,评估是否继续预防用药。当免疫功能恢复正常时(如化疗完成后),可停止治疗。

当 HIV 阳性患者和器官移植患者患有脑膜炎时,需要静脉给予两性霉素联合氟胞嘧啶治疗,疗程至少 2 周;如果反复腰椎穿刺 CSF 培养呈阴性,应随之给予氟康唑治疗 8 周。非 HIV 感染患者及非器官移植的患者,应静脉注射两性霉素联合氟胞嘧啶 4 周,继之给予氟康唑治疗 8 周。但由于目前对非 HIV 感染患者及非器官移植的患者的临床研究较少,故上述建议的力度受限。此外,由于患者人群的异质性,有正常宿主,亦有患有恶性肿瘤和肝疾病的患者,以及目前抗真菌药物的应用剂量要低于推荐剂量,使得临床研究进一步受限。

无论机体的免疫功能状态如何,对所有出现神经系统并发症、长时间昏迷、临床症状恶化或无改善和(或)CSF 感染迁延不愈的患者,均应延长两性霉素和氟胞嘧啶的疗程。

发生肺部疾病或播散性隐球菌感染的 HIV 感染患者,需要给予氟康唑持续治疗。未进行抗真菌治疗的 HIV 感染患者,其隐球菌感染复发率为 100%。给予伊曲康唑预防性治疗,复发率降至 18%～25%;而给予氟康唑预防性治疗,复发率降至 2%～3%。基于抗反转录病毒治疗的进展,一些学者建议,如果患者的 CD4$^+$ T 细胞计数已增至 $100×10^6$/L 以上,且 HIV 病毒载量长达 3 个月很低或者未检测出时,HIV 感染患者不再继续给予隐球菌脑炎的预防性治疗。如果停止维持治疗,建议密切监测隐球菌感染是否复发,动态观察检测隐球菌抗原和 CD4$^+$ T 细胞计数。

HIV 感染患者发生隐球菌感染,如未经治疗则是致命的。早期诊断、早期治疗生存率较高,但如果不终身给予抗真菌预防性治疗,则隐球菌感染复发率非常高。预后不良的相关因素包括低体重、低钠血症、CSF 隐球菌抗原滴度高、CSF 白细胞计数低,以及诊断时有精神状态改变。

推荐阅读

[1] Buchanan KL，Murphy JW．What makes Cryptococcus neoformans a pathogen? Emerg Infect Dis，1998(4)：71-83．

[2] Chuck SL，Sande MA．Infections with Cryptococcus neoformans in the acquired immunodeficiency syndrome．N Engl J Med，1989(321)：794-799．

[3] Gonzalez CE，Shetty D，Lewis LL，et al．Cryptococcus in human immunodeficiency virus-infected children．Pediatr Infect Dis J，1996(15)：796-800．

[4] Husain S，Wagener MM，Singh N．Cryptococcus neoformans infection in organ transplant recipients：variables influencing clinical characteristics and outcome．Emerg Infect Dis，2001 (7)：375-381．

[5] Jackson A，van der Horst C．New insights in the prevention，diagnosis，and treatment of Cryptococcal meningitis．Curr HIV/AIDS Rep，2012(9)：267-277．

[6] Mirza SA，Phelan M，Rimland D，et al．The changing epidemiology of cryptococcosis：an update from population-based active surveillance in 2 large metropolitan areas，1992—2000． Clin Infect Dis，2003(36)：789-794．

[7] Pappas PG，Perfect JR，Cloud GA，et al．Cryptococcosis in human immunodeficiency virus-negative patients in the era of effective azole therapy．Clin Infect Dis，2001(33)：690-699．

[8] Powderly WG．Current approach to the acute management of cryptococcal infections．J Infect Dis，2000(41)：18-22．

[9] Perfect JR，Dismukes WE，Dromer F，et al．Practice guidelines for the management of cryptococcal disease．Clin Infect Dis，2010(50)：291-322．

[10] Saag MS，Powderly WG，Cloud GA，et al．Comparison of amphotericin B with fluconazole in the treatment of acute AIDS-associated cryptococcal meningitis．N Engl J Med，1992 (326)：83-89．

[11] Severo CB，Xavier MO，Gazzoni AF，Severo LC．Cryptococcosis in children．Ped Resp Rev，2009(10)：166-171．

 # 病例 11-4 7 月龄女孩

【现病史】 7 月龄日本女孩，发热，体温达 38.9℃，伴咳嗽、流鼻涕、稀便。几天后，呼吸道症状和腹泻缓解，但仍持续发热。来诊前 6d，就诊于其家庭医生，诊断为大阴唇部位的蜂窝织炎，给予一代头孢菌素类药物头孢氨苄口服。因持续发热，来急诊科就诊，静脉给予抗生素治疗，并完善检查。

【既往史】 患儿出生时患有高未结合胆红素血症，胆红素值最高达 273.6μmol/L (16mg/dl)，未给予光疗，后降至正常。2 个月前患有中耳炎，给予阿莫西林治疗 10d 后痊愈。头孢氨苄是其在入院时唯一用的药物。按时免疫接种，也接种了 3 剂七价肺炎链球菌结合疫苗。家族史中，其外婆大约在 2 个月前患有甲型肝炎。

【查体】 T 40.3℃,HR 160/min,RR 50/min,BP 104/60mmHg,SpO$_2$ 0.98,体重在同年龄的第 75 百分位。

一般状态可,前囟未闭,平软,鼓膜轻度充血,但两侧活动正常,毛细血管再充盈时间正常;咽喉部未见异常;心肺检查未见异常;脾在左肋缘下可触及;左侧大阴唇有红斑和硬结,触及有波动感;无捻发音;无其他皮肤病变。

【实验室检查】 白细胞计数 3.1×10^9/L,分叶中性粒细胞占 0.02,单核细胞占 0.28,淋巴细胞占 0.70,绝对中性粒细胞计数(ANC)0.062×10^9/L,血红蛋白 123g/L,血小板计数 337×10^9/L。复查全血细胞计数结果同上。乳酸脱氢酶和尿酸正常。尿常规排除脓尿和血尿。已留样行血培养和尿培养。

【诊疗过程】 进行大阴唇部位的皮肤穿刺,脓液抽吸,革兰染色涂片检菌,证实是革兰阴性杆菌。给予万古霉素和哌拉西林、他唑巴坦广覆盖抗菌治疗,覆盖金黄色葡萄球菌(包括耐甲氧西林金黄色葡萄球菌菌株)和革兰阴性杆菌,包括铜绿假单胞菌。骨髓穿刺提示基础疾病的诊断(彩图 29)。

★病例 11-4 讨论

【鉴别诊断】 中性粒细胞减少症是指外周血中性粒细胞绝对值降低,通常是由于中性粒细胞生产减少,外周利用增加或破坏增加所致。中性粒细胞绝对值(ANC)是白细胞总数(WBC)乘以杆状和分段中性粒细胞百分比所得值[ANC ＝ WBC×(杆状核粒细胞百分比＋分叶核粒细胞百分比)]。一般来说,中性粒细胞减少可分为 3 度,轻度[(1~1.5)×10^9/L],中度[(0.5~1)×10^9/L]及重度中性粒细胞减少(<0.5×10^9/L),黑种人的中性粒细胞计数一般偏低,所以在某些黑种人患者中,ANC 为 0.9×10^9/L 也可能是正常的。

在婴儿期,中性粒细胞减少症的鉴别诊断包括多种疾病(表 11-4)。既往健康的儿童,引起中性粒细胞减少症的最大可能病因包括新生儿同种免疫性中性粒细胞减少症、周期性中性粒细胞减少症、婴儿自身免疫性中性粒细胞减少和Kostmann 综合征。新生儿期的同种免疫性中性粒细胞减少症发病机制与 Rh 溶血症相似。母亲机体对胎儿中性粒细胞致敏,母体 IgG 抗体通过胎盘,进入胎儿体内,通过免疫介导破坏胎儿中性粒细胞。中性粒细胞减少症可以持续数周,但很少超过 6 个月,该患儿 7 个月龄,所以患中性粒细胞减少症的可能性不大。周期性中性粒细胞减少症可以通过动态检测白细胞计数以诊断。

表 11-4　婴儿期的中性粒细胞减少症的鉴别诊断

种　类	例　子
先天性中性粒细胞减少症	周期性中性粒细胞减少症
	范科尼综合征
	Kostmann 综合征(婴儿遗传性粒细胞减少症)

（续　表）

种　类	例　子
代谢性疾病造成中粒细胞减少症	Shwachman-Diamond-Oski 综合征
	丙酸血症
	Ib 型糖原贮积症
	甲基丙二酸血症
免疫介导的中性粒细胞减少症	新生儿同种免疫性中性粒细胞减少症
	婴儿期自身免疫性中性粒细胞减少
	继发性中性粒细胞减少
	弗耳提综合征（Felty 综合征）
	系统性红斑狼疮
营养性相关的中性粒细胞减少症	维生素 B_{12} 缺乏
	叶酸缺乏
	铜缺乏
原发性免疫缺陷	X 连锁无丙种球蛋白血症
	高免疫球蛋白 M 血症
	常见表异型免疫缺陷病
	网状组织发育不全
	软骨毛发发育不全
血液相关的中性细胞减少症	骨髓增生异常综合征
	再生障碍性贫血
药物引起中性粒细胞减少症	抗生素（磺胺类药物、青霉素）
	巴比妥类药物
	丙硫氧嘧啶
	青霉胺
	其他药物
感染	EB 病毒
	立克次体
	人类免疫缺陷病毒
	疟疾
	其他

引发中性粒细胞减少症的少见病因与感染相关。在重症蜂窝织炎情况下，中性粒细胞减少可能与外周中性粒细胞利用增加有关。感染，如 EB 病毒和细小病毒 B19 感染也能引起中性粒细胞减少症，但该患儿血红蛋白和血小板计数正常可基本排除该类病毒感染。母亲并未患有自身免疫性中性粒细胞减少症，新生儿有

时可出现暂时性继发性中性粒细胞减少。

【诊断】 骨髓穿刺显示骨髓细胞增生过度活跃(彩图 29)。粒细胞数量增多,分化至分段中性粒细胞阶段,但无成熟的中性粒细胞。血清免疫球蛋白(IgE,IgA,IgG,IgM)定量正常。上述检查结果结合患儿中性粒细胞减少,提示诊断为婴儿期自身免疫性中性粒细胞减少症。测定中性粒细胞特异性细胞表面抗原 NA1 的抗体,证实了儿童期自身免疫性中性粒细胞减少症的诊断。大阴唇部位的脓液培养,结果显示为铜绿假单胞菌。给予哌拉西林-他唑巴坦抗感染治疗 10d 后痊愈。接下来连续 6 周动态检测中性粒细胞绝对值,结果显示持续存在中性粒细胞减少,进一步排除了周期性中性粒细胞减少症的诊断。患儿未再发生其他感染。至 1 岁 8 个月时,中性粒细胞减少症痊愈。该患儿的中耳炎似乎与中性粒细胞减少症无关。

【发病率和流行病学】 自身免疫性中性粒细胞减少症(AIN)可以单纯表现为中性粒细胞减少(原发性 AIN),或者由诱发因素如其他自身免疫性疾病、感染、药物和恶性肿瘤所诱发,而出现中性粒细胞减少(即继发性 AIN)。在婴幼儿期,原发性 AIN 通常指婴儿自身免疫性中性粒细胞减少症(以前称为慢性良性中性粒细胞减少症)。在婴儿期,诊断 AIN 的平均年龄为 8 个月(范围 1~38 个月)。2/3 的患者在 5~15 个月被确诊。据估计,该病的发病率约为 1/100 000,高于严重的慢性中性粒细胞减少症,如周期性中性粒细胞减少症。

【临床表现】 大部分 AIN 患儿在婴儿期罹患轻症感染,如中耳炎、胃肠炎、淋巴结炎、表浅性皮肤感染或上呼吸道感染。一项临床研究证实,26 例女性患儿中有 6 例(23%)发生大阴唇部位的蜂窝织炎,其中一半是由铜绿假单胞菌感染所致。10%~15% 的患儿患有严重感染,包括肺炎、脓毒症或脑膜炎。约有 10% 患儿,是在常规系列检查证实中性粒细胞减少症后,才怀疑到自身免疫性中性粒细胞减少症的诊断。

【诊断方法】

1. 全血细胞计数 全血细胞计数显示中性粒细胞减少(中性粒细胞绝对值< $1×10^9$/L);偶见嗜酸性粒细胞增多症。其他原因所致的中性粒细胞减少症患儿可伴有贫血或血小板减少(如 Evan 综合征)。

2. 中性粒细胞特异性抗体检测 出现中性粒细胞减少时,抗中性粒细胞抗体检测结果不稳定。所以,如果患儿血红蛋白和血小板计数正常,并且骨髓穿刺结果也符合婴儿自身免疫性中性粒细胞减少症的诊断,则不需再进行抗体检测。

3. Coombs 试验 建议行 Coombs 试验,以评估是否并存红细胞自身抗体。

4. 骨髓穿刺 骨髓穿刺并非常规,尤其是当患儿一般状态可,血红蛋白和血小板计数正常时,不需常规行骨髓穿刺。如行骨髓穿刺,细胞学检查结果通常显示,细胞增生正常或增生活跃;成熟中性粒细胞减少;偶见粒细胞分化停滞在早期阶段。30%的患者骨髓细胞学检查无异常,3%的患者呈细胞增生低下。

5.其他检查 如果怀疑患者为原发性免疫缺陷病合并中性粒细胞减少时,应完善血清免疫球蛋白(IgA,IgG,IgE,IgM)测定。如 X 连锁无丙种球蛋白血症、高免疫球蛋白 M 血症及常见的多种免疫缺陷病。当怀疑患者为营养缺乏时,应检测血清维生素 B_{12} 和红细胞叶酸水平。中性粒细胞减少症患者,应进行的其他检查包括抗核抗体(ANA;胶原血管病),血清铜水平,以及代谢性疾病评估(如 Ib 型糖原贮积症,Shwachman-Diamond-Oski 综合征)。

【治疗】 大部分患儿发生感染时,只需接受抗生素抗感染治疗。因疗效不明,通常不常规预防性使用抗生素。抗菌漱口药对于偶发的口腔溃疡和牙龈炎是有效的。粒细胞集落刺激因子(G-CSF)、糖皮质激素和静脉注射丙种球蛋白不常规应用,但对于严重感染或反复感染的患者(15%的婴儿 AIN 患者),可以应用这些药物提升中性粒细胞计数。约有 50%的患儿对于糖皮质激素敏感,75%的患儿对于丙种球蛋白敏感;G-CSF 几乎对于所有患儿有效。95%的中性粒细胞减少症患儿在出生后 7～24 个月可自行缓解。自身抗体消失的时间先于中性粒细胞计数自行恢复正常的时间。

推荐阅读

[1] Bux J,Behrens G,Jaeger G,et al.Diagnosis and clinical course of autoimmune neutropenia in infancy:analysis of 240 cases.Blood,1998(91):181-186.

[2] Taniuchi S,Masuda M,Hasui M,et al.Differential diagnosis and clinical course of autoimmune neutropenia:comparison with congenital neutropenia. Acta Paediatr, 2002 (91): 1179-1182.

[3] Bruin M,Dassen A,Buddelmeyer L,et al.Primary autoimmune neutropenia in children:a study of neutrophil antibodies and clinical course.Vox sanguinis,2005(88):52-59.

[4] Boxer LA.Neutrophil abnormalities.Pediatr Rev,2003(24):52-61.

[5] Jonsson OG,Buchanan GR.Chronic neutropenia during childhood:a 13-year experience in a single institution.AJDC,1991(145):232-235.

[6] Alario AJ,O'Shea JS.Risk of infectious complications in well-appearing children with transient neutropenia.AJDC,1989(143):973-976.

 病例 11-5 6 岁男孩

【现病史】 男孩,6 岁,低热 2 周。在入院前 1 周,患儿出现非胆汁性呕吐,随后出现颈部疼痛,无咳嗽、腹泻、皮疹、腹部或关节疼痛。尽管未陈述光线会使其眼睛不适,但患儿一般白天不出去和小朋友玩耍,母亲最初以为是夏季太炎热的缘故。因为头痛,服用几片布洛芬。母亲从晚间新闻中,获知当地学校暴发流行性脑脊髓膜炎,遂带患儿就诊。母亲担心孩子可能患有脑膜炎,与家庭医生交流后,马上送患儿去急诊室。无疾病接触史,患儿及其 2 个兄弟姐妹都没有在流行性脑脊髓膜炎暴发的学校上学。

【既往史】 出生史无异常。8 个月时曾因轮状病毒肠炎引起脱水而进行住院治疗。来诊前 2 个月患儿曾去过宾夕法尼亚州的波克诺山远足郊游,在喂小鹿吃东西时手被咬了一口。来诊前 3 周,上肢和面部开始出现严重的接触性皮炎,认为可能是接触毒常春藤引起的。经口服抗组胺药物和冷敷治疗后,皮炎痊愈。家族史无异常,患儿及其父母和 2 个兄弟生活在新泽西州南部。

【体格检查】 T 38.1℃,HR 100/min,RR 28/min,BP 101/53mmHg,未吸氧血氧饱和度 1.00,体重在同年龄的第 50 百分位。

体型偏瘦,一般状况可,有轻度的畏光,Kernig 征和 Brudzinski 征未引出,颈项强直,颈部淋巴结无肿大,心肺听诊无异常,肝脾无增大。脑神经检查正常。皮肤检查发现有新发皮疹,皮疹特征提示了诊断(彩图 30)。

【实验室检查】 全血细胞计数示:白细胞 $8.6×10^9/L$(分叶核中性粒细胞 0.71,淋巴细胞 0.22,单核细胞 0.07),血红蛋白 111g/L,血小板 $461×10^9/L$;血糖 5.3mmol/L。

腰穿结果示:白细胞 $21×10^6/L$(分叶核中性粒细胞 0.03,淋巴细胞 0.77,单核细胞 0.20),红细胞 $1×10^6/L$;CSF 蛋白质和葡萄糖分别为 0.23g/L 和 3.5mmol/L,CSF 革兰染色未发现细菌。CSF 培养和血培养均为阴性。

【诊疗经过】 其他的实验室检查结果也证实了皮疹所提示的诊断。

★ 病例 11-5 讨论

【鉴别诊断】 无菌性脑膜炎是指用传统的细菌培养方法无法找到病原体的脑膜炎综合征,不足 60% 的患者可找到确切的病因。肠道病毒,包括 ECHO 病毒、柯萨奇病毒及其他多种肠道病毒是无菌性脑膜炎的最常见病原体,它们占所有特殊病原菌感染的 95%。在夏季,引起无菌性脑膜炎的其他感染性病因还包括莱姆病(包柔螺旋体)、落基山斑疹热(立克次体)、无形体病及虫媒病毒,如西尼罗病毒、圣路易斯脑炎病毒及东西部马脑膜炎病毒。一些副流感病毒全年均可发病,包括夏季。其他病毒,包括单纯疱疹病毒、水痘-带状疱疹病毒、EB 病毒及人类疱疹病毒 6 型也可引起该病。无菌性脑膜炎的罕见病因还包括结核病、梅毒、各种真菌(如新生隐球菌)及寄生虫。非感染性病因包括川崎病、系统性红斑狼疮和结节性多动脉炎。

该患儿一般状况可,有亚急性症状及 CSF 细胞数增多的表现。CSF 白细胞计数增多并不能明确病因。尽管任何一例无菌性脑膜炎的患者,均应想到结核性脑膜炎,但结核性脑膜炎通常有特征性 CSF 表现,包括蛋白异常增高和葡萄糖浓度降低,而该患儿并无这些表现。虽然上述病症中,多种疾病可伴发皮疹,但落基山斑疹热、无形体病、单纯疱疹病毒感染、水痘或梅毒的患儿通常一般状况较差。另外,落基山斑疹热及无形体病的患儿通常有白细胞减少或血小板减少症。单纯疱疹病毒和水痘的皮疹表现具有特征性,与该患儿的皮疹不符。CSF白细胞分类显示单个核细胞为主(淋巴细胞和单核细胞为主,而不是中性粒细胞为主),不支持细菌感染。彩图 30 所示的皮疹是播散性莱姆病早期的特征性表现。

【诊断】 皮肤体检发现胸部、背部、双下肢多发性环形病变,直径为 5～15cm(彩图 30)。这些中央突起的红色斑疹是游走性红斑(EM)的特征性表现。多发性游走性红斑,同时伴有头痛、畏光和 CSF 单核细胞数增多,提示莱姆病脑膜炎的诊断。血清抗体检测示 IgM 滴度为 27.3(参考范围 0～0.8),IgG 滴度为 0.4(参考范围 0～0.8)。蛋白免疫印迹检测也证实 IgM 阳性。CSF 肠道病毒 PCR 检测和细菌培养均为阴性。心电图检测未发现播散性莱姆病的早期特征性心脏传导阻滞。静脉注射头孢曲松钠 3 周后彻底痊愈。

【发病率和流行病学】 莱姆病是由蜱传播的包柔螺旋体感染所致的一种疾病,最初是在研究康奈迪克州莱姆镇的一群患有关节炎的儿童时被发现的。之前,根据该病症的特征,曾在欧洲被冠以不同名称,包括慢性游走性红斑、慢性萎缩性肢端皮炎及 Bannwarth 综合征。至今莱姆病在 15 个国家流行。该感染亦在中欧、斯堪的纳维亚及俄罗斯、中国和日本的部分地区比较常见。篦子硬蜱复合体中的几种密切相关的蜱(北美的肩板硬蜱,太平洋硬蜱,欧洲的蓖麻硬蜱及亚洲的全沟硬蜱)构成了莱姆病的传播媒介。它们分布在不同的地理位置。在美国东北部和中西部,肩板硬蜱是主要的传播媒介,而在西海岸则主要为太平洋硬蜱。在新英格兰、中大西洋州、明尼苏达州及威斯康星州,蜱的感染率最高。莱姆病有两个年龄高峰期,大部分病例为 5—9 岁和 45—49 岁两个年龄组人群。

大多数感染发生在 5～7 月。硬蜱叮咬皮肤使得包柔螺旋体侵入机体后,螺旋体会在蜱叮咬部位局部聚集生长,数日到数周之后会播散到其他病灶。蜱叮咬后发生莱姆病的风险将在后面叙述。

【临床表现】 莱姆病通常表现为三期:局部感染,早期(播散性)感染及晚期感染。局部感染通常发生在蜱叮咬后 7～14d(范围 3～32d)。早期感染发生在蜱叮咬后 2～6 周,晚期感染则发生在蜱叮咬后 6～12 周(范围,可长达 12 个月)。局部感染指在蜱叮咬部位出现游走性红斑,它通常开始表现为点状红斑或丘疹,然后逐步扩大至直径 15cm,边缘为点状红斑,中央突起或有硬结。有时,病变中心可出现水疱或坏死区域。可伴有乏力、头痛、关节痛、肌肉痛、发热和局部淋巴结肿大。大部分患儿(60%～70%)表现为莱姆病的局部感染症状。

早期播散性感染的特征包括多发性游走性红斑(所有莱姆病的 23%)、心脏炎

(0.5%)、脑神经麻痹(3%)、脑膜炎(2%)及急性神经根病变(<0.5%)。最常见的脑神经麻痹包括第Ⅶ对脑神经(面神经),但第Ⅲ、Ⅳ、Ⅵ对脑神经麻痹也有可能发生。大多数患有莱姆病脑膜炎的患儿在诊断前2~3周就有症状,病初先有低热,然后出现轻度的颈部疼痛或颈强直。有些莱姆病脑膜炎患者,因多形性皮疹或伴随的脑神经麻痹、而非颈部疼痛就诊,且游走性红斑、脑神经麻痹或视盘水肿有助于鉴别莱姆病脑膜炎与病毒性脑膜炎。心脏的表现包括各种程度的房室传导阻滞(一度、文氏现象或完全性传导阻滞),以及少见的症状如心肌炎、心包炎或心脏肥大。据早期报道,约5%未经治疗的莱姆病患者可发生心肌炎,但后期研究发现其发生率要低得多。

关节炎是莱姆病最常见的晚期表现,在未经治疗的莱姆病患者中发病率达到10%。儿童比成人更容易罹患莱姆病关节炎,且更多以关节炎为主诉来就诊。90%病例累及膝关节。偶可累及髋关节、距小腿关节、腕关节、肘关节或下颌关节。关节肿胀并发热,但同细菌性化脓性关节炎相比,其病变较轻微。若未经治疗,莱姆病关节炎通常会反复发作,炎症反应持续数周至数月。全身性疾病的症状和体征较罕见。

【诊断方法】 该病通常依据典型的临床表现、疫区暴露史及抗体检测来诊断。莱姆病脑膜炎的诊断需要高度的警惕性、详细询问病史并仔细查体、检测血清抗体并行腰椎穿刺。莱姆病的其他临床诊断将在后面进行讨论。

1. 血清学诊断 对于血清检测,美国疾病控制和预防中心推荐两个层次的诊断方法。首先进行酶联免疫吸附试验(EIA)。EIA试验非常灵敏,但由于存在与其他螺旋体感染、某些病毒感染或自身免疫疾病的抗体交叉反应,从而有一定的假阳性。EIA测得的可疑或阳性结果,应以蛋白印迹法对原始样本进行明确检测。如果通过蛋白印迹检测到3个特异片段(23kD、29kD或41kD)中的两个,那么就要考虑IgM结果阳性。而10个特异片段中至少出现5个时,IgG蛋白印迹才考虑阳性。

只有40%的局部EM患儿体内可检测到抗体。出现游走性红斑4周后进行重复测定,70%的患儿可检测到抗体,由此表明,对游走性红斑进行早期抗菌治疗可能会减弱抗原抗体反应。在莱姆病脑膜炎等早期播散性感染的患儿中,95%以上存在IgM抗体,70%存在IgG抗体。晚期感染的患儿体内应可检测出IgG抗体和IgM抗体。

2. 外周血涂片 硬蜱作为多种感染性疾病的媒介,莱姆病患者也常同时感染另一种蜱传播的病原体。Krause等研究显示,22%的莱姆病患者同时有巴贝西虫感染,4%患者有人粒细胞无形体感染。巴贝西虫病的诊断依据为在厚的和薄的血涂片上,通过吉姆萨染色或莱特染色,在显微镜下发现红细胞内的寄生虫。约50%的无形体病患儿,外周血中性粒细胞中检测到桑椹胚。不管有无接受适当治疗,任何一个有持续性症状的莱姆病患者均应行外周血涂片检查。莱姆病患者表现超乎寻常的更严重症状时,或者出现白细胞减少、血小板减少、贫血、溶血或黄疸等症状时——这些表现更多见于蜱传播的其他疾病,都应想到存在多种病原体联合感染的可能性。

3. 腰椎穿刺　莱姆病脑膜炎的患儿 CSF 检查,显示有单个核细胞(淋巴细胞和单核细胞)轻度增多[白细胞平均 0.1×10^9/L,范围($0.01 \sim 0.5$)$\times 10^9$/L]。Turnaquist 等研究显示,24 例莱姆病脑膜炎患儿中,有 23 例患儿的 CSF 分叶核中性粒细胞计数<10%,CSF 葡萄糖水平正常,蛋白质正常或轻度升高。CSF 抗体的检测可为莱姆病脑膜炎的诊断提供依据。由于 CSF 中细菌菌落少,因此,CSF 莱姆病 PCR 检测敏感性较差,在莱姆病脑膜炎的诊断中意义不大。新近改良的 PCR检测方法可检测包柔螺旋体 DNA,但很多实验室尚不能准确地进行这一项检测,由此其临床应用受到限制。

4. 关节穿刺术　莱姆病关节炎患者,关节穿刺液的典型表现是白细胞计数($30 \sim 50$)$\times 10^9$/L,通常以中性粒细胞为主。85% 的怀疑莱姆病关节炎患者,关节液莱姆 PCR 检测结果呈阳性。关节液 PCR 检测结果罕见假阳性。

5. 心电图　有心脏疾病症状和体征的患者,以及考虑莱姆病关节炎的患者,应行心电图检查。约 1/3 的莱姆病脑膜炎患儿心电图异常,以心脏传导阻滞和 Q-T 间期延长最常见。约有 50% 的发热 5d 以上,或年龄 13 岁及以上的莱姆病脑膜炎患者,表现心电图异常;同时有以上 2 项表现的患儿,心电图异常的可能性为83%(95% 可靠区间:50%～96%)。由于大多数的心电图异常会完全消失,检测这些异常的意义尚不确定。

6. 其他检查　尿液或血液标本的莱姆 PCR 检测没有意义。因为在临床上很难将莱姆病脑膜炎与其他无菌性脑膜炎区分开,那么就应考虑其他病因的检测(如CSF 的肠道病毒 PCR、血清抗体、CSF 虫媒病毒 PCR)。其他检查结果,如外周血白细胞计数、血细胞沉降率对莱姆病特异性较差,但某些结果(如白细胞减少症)会提示交替感染或并发感染。如果怀疑合并巴贝西虫感染或无形体病,可进行血清学检测,因为对识别这些情况而言,抗体检测比血涂片更灵敏。

【治疗】　莱姆病的治疗方案应根据其临床表现制订(表 11-5)。局部病变可用阿莫西林或头孢呋辛治疗 14～21d,或者,如患儿年龄在 8 岁及以上,可用多西环素治疗 10～21d。对于无法耐受这些药物治疗的患者,可以考虑应用大环内酯类药物,但其疗效相对差一些。面神经麻痹患儿的适宜治疗方案尚存在争议。有些专家建议对所有的莱姆病相关脑神经麻痹患儿进行 CSF 检测,但另外一些专家则建议对于存在 CNS 感染症状(如头痛、颈强直或畏光)的患者行腰椎穿刺检查。如前所述,莱姆病引起的孤立性脑神经麻痹可给予口服疗法。

表 11-5　莱姆病的临床表现

疾病阶段	接触后发病时间	临床表现	治　　疗
早期局限阶段	3～32d	游走性红斑,通常伴发热、肌痛、头痛、疲乏	口服治疗 14～21d
早期播散阶段	2～6 周	多发性游走性红斑	口服药物治疗 14～21d
		神经型包柔螺旋体症(面神经麻痹或脑膜炎)	口服药物 14～21d 治疗面神经麻痹 注射药物 14～28d 治疗脑膜炎
		心肌炎、房室传导阻滞最常见	口服药物 14～21d 治疗一度传导阻滞 胃肠外注射给药 14d 治疗二度、三度传导阻滞
晚期播散阶段	6 周至 12 个月	关节炎,单个膝关节炎最常见	口服药物治疗 28d

注:首选的口服药物是阿莫西林和头孢呋辛,首选的注射药物是头孢曲松钠

心脏炎的患儿可以根据其心脏受累的严重程度,给予口服或肠外给药治疗方法。患有一度房室传导阻滞的患儿可口服抗菌药治疗;二度、三度房室传导阻滞的患儿,以及一度传导阻滞伴有 P-R 间期延长 30ms 及以上,以及有症状的患儿(如晕厥、呼吸困难、胸痛),建议住院接受静脉注射抗菌药物治疗。静脉用药方案首选头孢曲松钠,疗程为 14d(10～28d);头孢噻肟及青霉素 G 亦可选。这些患儿在完成静脉用药疗程后,通常改用口服抗菌药物。治疗方案同上是与感染性疾病专家协商制定。

如前所述,莱姆病脑膜炎患儿或有神经根病变的患儿,应静脉用药 14d(10～28d)。莱姆病关节炎患儿,口服治疗 28d 通常效果良好。对于初始口服用药疗效差的患儿,应考虑静脉注射头孢曲松钠。莱姆病关节炎的患儿,关节炎可能会复发。初始治疗成功后,如有关节炎复发,可用非甾体类抗炎药。

早期研究显示,在蜱叮咬后,预防性用药无明显效果;新近一项成年人的研究显示,在肩板硬蜱叮咬后 72h 内给予多西环素单剂量 200mg,与安慰剂相比,预防游走性红斑的有效率为 87%。但是,接受多西环素预防用药的试验者,不良反应如呕吐、恶心的发生率接近 30%。因此,在蜱叮咬后不推荐常规给予抗菌药物预防或进行血清学检测。然而,8 岁及以上的患儿,如果满足下述标准之一,可给予单剂量多西环素:蜱叮咬确认为肩板硬蜱,据估算蜱叮咬达 36h 或以上,根据接触史或蜱叮咬处红肿程度预防治疗可在 72h 内清除蜱虫,生态学信息提示当地包柔螺旋体感染率在这些蜱叮咬中达到或超过 20%,无多西环素禁忌证。由于其他抗

菌药物疗效尚不确定,对于不能耐受多西环素的患者,不建议进行预防性治疗。

(田执梁)

推荐阅读

[1] Esposito S,Bosis S,Sabatini C,et al.Borrelia burgdorferi infection and Lyme disease in children.Int J Infect Dis,2013(17):e153-e158.

[2] Feder HM.Lyme disease in children.Infect Dis Clin N Am,2008(22):315-326.

[3] Gerber MA,Zemel LS,Shapiro ED.Lyme arthritis in children:clinical epidemiology and long-term outcomes.Pediatr,1998(102):905-908.

[4] Gerber MA,Shapiro ED,Burke GS,et al.Lyme disease in children in Southeastern Connecticut.N Engl J Med,1996(335):1270-1274.

[5] Hayes EB,Piesman J.How can we prevent Lyme disease? N Engl J Med,2003(348):2424-2430.

[6] Krause PJ,McKay K,Thompson CA,et al.Diseasespecific diagnosis of coinfecting tickborne zoonoses:babesiosis,human granulocytic ehrlichiosis,and Lyme disease.Clin Infect Dis,2002(34):1184-1191.

[7] Nadelman RB,Nowakowski J,Fish D,et al.Prophylaxis with single-dose doxycycline for the prevention of Lyme disease after an Ixodes scapularis tick bite.N Engl J Med,2001(345):79-84.

[8] Newland JG,Zaoutis TE,Shah SS.The child with aseptic meningitis.Pediatr Case Rev,2003,3(4):218-221.

[9] Stanek G,Wormser GP,Gray J,Strle F.Lyme borreliosis.Lancet,2012,379(9814):461-473.

[10] Steere AC.Lyme disease.N Engl J Med,2001(345):115-125.

[11] Turnquist JL,Shah SS,Zaoutis TE,et al.Clinical and laboratory features allowing early differentiation of Lyme and enteroviral meningitis in children.Pediatr Res,2003(53):106A.

[12] Welsh EJ,Cohn KA,Nigrovic LE,et al.Electrocardiograph abnormalities in children with Lyme meningitis.J Pediatr Infect Dis Soc,2012(1):293-298.

[13] Wormser GP,Dattwyler RJ,Shapiro ED,et al.The clinical assessment,treatment,and prevention of Lyme disease,human granulocytic anaplasmosis,and babesiosis.Clin Infect Dis,2006(43):1089-1134.

第12章 便 秘

【定义】 便秘是儿童期的常见病,占小儿消化门诊的 $10\% \sim 25\%$。虽然便秘的主要表现为大便干硬导致排便疼痛,但这一术语涉及了大便黏稠度及次数的改变。目前很难对便秘下明确的定义,因为正常的排便模式随个体及年龄而不同。大多数儿童的大便次数是从出生后第 1 周的平均每日 4 次减少到 16 周龄时每日 2 次,再到 4 岁时每日 1 次。

所有的便秘患者都存在不能通过肠蠕动将粪便完全排空的问题。因此,每日有 2 次少量排便的儿童可能无法排空粪便,相反,每周有 2 次大量排便的儿童可能不会患便秘。曾经历过排便痛苦的患儿可能会在有便意时保护性地收缩肛门外括约肌来抑制排便,这使得大量的粪便聚集在直肠数周至数月,从而导致直肠逐渐扩张,肠蠕动能力降低。

【病因】 虽然功能性便秘是儿童便秘最常见的原因,但在鉴别诊断时必须注意其他病因(表 12-1)。

表 12-1　便秘的鉴别诊断

功能性	粪便潴留	肠道感觉/运动降低	
	长期呕吐	药物因素	滥用泻药
	缺乏膳食纤维		三环类抗抑郁药
	入厕恐惧/排便训练		毒物
	抑郁		长春新碱
机械性肠梗阻	先天性巨结肠		铁超载
	盆腔包块		铅中毒
	直肠狭窄	神经肌肉疾病	肌无力综合征
	肛门闭锁		脊髓脊膜膨出
	胎粪性肠梗阻		脑性瘫痪
	直肠/乙状结肠狭窄(术后)		脊髓栓系综合征
排便痛	肛裂	代谢性疾病	甲状腺功能减退症
	异物		甲状旁腺功能亢进症
	性侵犯		高钙血症
	直肠脱垂		尿崩症
	肛周链球菌感染		肾小管性酸中毒
			低钾血症
		婴儿肉毒中毒	
		脊髓肿瘤	

【鉴别诊断线索】 通过问诊查体便秘的诊断多可明确,以下问题可为诊断提供线索。

★粪便的性状、直径及量如何?

——少、小球状的粪便提示粪便排出不完全,而断断续续、块状粪便是功能性粪便潴留的特征。

★出生后 24h 内是否排便?

——出生后 24h 内正常排便提示先天性巨结肠可能性小。

★有无新生儿并发症或外科手术史?

——新生儿胃肠道并发症如新生儿坏死性小肠结肠炎或此前的手术可能导致肠狭窄或粘连,进而在儿童期易出现便秘和肠梗阻。

★小孩是否正经历如由母乳喂养转为人工喂养,由使用尿不湿转为如厕训练,或者由家里转为上幼儿园或学校等转换时期?

——发育和社会转型期是功能性便秘开始最常见的时期。询问这些问题如是否转入幼儿园有助于明确便秘的可能原因,也为家长提供了诊断的线索。

★有无性虐待的病史?

——性虐待的精神伤害可诱发儿童便秘。

★有无某些药物使用史?

——几种药物可引起便秘(表 12-1)。

★有无其他伴随症状,如发热、便血等?

——便秘伴随其他症状提示可能存在器质性疾病。

★是否记录排便及饮食日志?

记录 5～7d 排便及饮食日志可以帮助临床医生和家庭客观地评估便秘的真实程度,饮食日志还有助于明确便秘的病因及功能性便秘治疗的起点。

病例 12-1 11 月龄女孩

【现病史】 患儿女,11 个月,有慢性便秘史,本次因"未解大便 3 周"于急诊就诊。患儿平时大便为每月 2 次,排便明显费力,无血便或黏液便。2d 前患儿出现发热,伴食欲缺乏及尿量减少,并有腹胀表现。在家经磷酸盐灌肠后上述症状无缓解。发病前,患儿体重增长正常,无呕吐及腹泻。

【既往史及家族史】 患儿系足月产,无妊娠及分娩并发症。出生后 4d 患儿因无胎粪排出曾做疾病评估,在接下来的几个月里,对患儿采取了数项便秘的干预措施,包括给予梅干汁、增加饮水量和改变饮食配方。每项措施最初似乎都可使得排便增加,然后又会再次恶化。粪便多呈松散、水样和小块状。患儿无其他系统疾病。9 个月大后患儿一直使用多库酯钠。既往有 2 次中耳炎病史,甲状腺功能检查包括促甲状腺激素均正常。

【体格检查】 T 38.2℃,RR 36/min,HR 140/min,血压 90/60mmHg,体重 8.7kg(25～50 百分位),身高 74.5cm(50 百分位),头围 45.5cm(75 百分位)。

患儿安静但感觉不适/病态面容。咽后壁轻度充血,鼓膜充血,动度降低。腹部膨隆,肠鸣音减弱。左下腹可扪及粪块。直肠指检未见肛裂、肛门闭锁、壶腹部未触及粪便。

【实验室检查】 血生化检查:钠离子 130mmol/L,钾离子 5.0mmol/L,氯离子 107mmol/L,碳酸氢根 14mmol/L,血清尿素氮 23.6mmol/L(66mg/dl),肌酐 27μmol/L(0.3mg/dl)。腹部 X 线平片示肠道内较多粪便伴有肠腔扩张,但未见气-液平(图 12-1)。

【诊疗经过】 入急诊后,患儿被给予生理盐水纠正脱水,阿莫西林治疗中耳炎,并予 2 袋儿童磷酸盐灌肠剂灌肠,可见少量水样便排出。随后,患儿出现 3 次胆汁性呕吐。入院后第 1 天患儿更加烦躁易激惹,腹围增加。血及尿培养阴性。

入院后最初 2d,例行腹部 X 线平片均无变化。然而,随着持续灌肠患儿的粪便量增加后,其腹围有所缩小(从 48cm 减至 41cm)。入院后第 3 天,钡灌肠检查(图 12-2)提示了诊断。

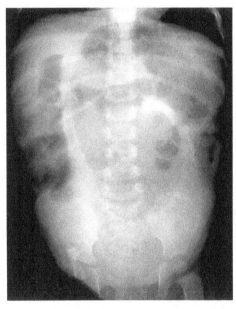

图 12-1 腹部 X 线平片

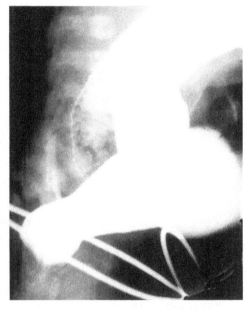

图 12-2 相似诊断患者的影像学检查

★病例 12-1 讨论

【鉴别诊断】 通过病史可知,患儿出生后至今一直存在便秘问题,且出生后

48h 内未排胎粪,因此,在鉴别诊断时需首先考虑先天性巨结肠症。然而,对婴儿或儿童患者而言,胎粪排除延迟还需考虑其他一些疾病(表 12-2)。

表 12-2 胎粪排出延迟的鉴别诊断

疾 病	注 解
先天性巨结肠症	腹胀和呕吐常见,直肠可空虚,造影见移行区
胎粪性肠梗阻	大多数患者有囊性纤维化
肠梗阻	考虑前肛门异位、肛管直肠环狭窄、扭转
功能性肠梗阻	与早产、呼吸窘迫、脓毒症、电解质紊乱有关
小左结肠	糖尿病母亲所生婴儿发病率增加
甲状腺功能减退症	婴儿还可能有黄疸、嗜睡、低体温
分娩前母亲使用药物	阿片制剂、镁制剂

【诊断】 钡灌肠(图 12-2)显示了一个漏斗状的移行区,提示先天性巨结肠病的诊断。如检查前患儿未行磷酸盐灌肠该移行区可能更加明显。内镜下直肠抽吸活检无确定结果,全层手术活检显示 100 个节段无神经节细胞,故先天性巨结肠症诊断明确。患儿成功接受了 Duhamel 手术。

【发病率和病史】 先天性巨结肠症或肠道无神经节细胞症,是新生儿低位肠梗阻最常见的病因。其特点是远端肠管神经支配异常,病变从肛门向近端延伸,距离长短不一。产生机制是神经嵴细胞尾部移行障碍所致。主要的病理改变是环形与纵形肌间及黏膜下缺乏 Meissner 及 Auerbach 神经丛,神经纤维过度增生。这种异常的神经支配造成了肠道张力及蠕动功能异常,从而易发生肠梗阻。

先天性巨结肠症发病率为 1:5000,整体男女比为 3:1。80% 的患儿病变节段不高于乙状结肠,3% 的患儿可全结肠及部分小肠受累。60% 的患儿因反复腹胀、呕吐、生长迟缓及急性小肠结肠炎得以在出生后 3 个月内被诊断,50% 以上的患儿在 1 岁内被诊断,几乎所有的患儿能在 2 岁内作出诊断,只有极少数患儿的先天性巨结肠症直到青春期才确诊。先天性巨结肠症患儿中 9%~11% 可合并唐氏综合征,6%~8% 可合并心脏畸形,而合并其他疾病,如神经母细胞瘤、耳聋及中枢性低通气综合征的发生率较低。此外,先天性巨结肠症、多发性内分泌腺瘤 2 型(MEN2A)和家族性甲状腺髓样癌都与 RET 原癌基因的胚系突变有关。高达 5% 的先天性巨结肠症患儿携带 MEN2A RET 突变基因,因此患甲状腺髓样癌的风险增加。

【临床表现】 大多数(95%)足月先天性巨结肠症患儿在出生后 24h 内无胎粪排出,而正常足月新生儿 90% 在出生后 24h 内,99% 在出生后 48h 内排便。因此,如果新生儿在出生后 48h 内无胎粪排出,应考虑先天性巨结肠症的可能。这些患儿可能在出生后 1 周开始出现呕吐及腹胀。肠道严重受累的新生儿如早期未得以诊断,可发展为小肠结肠炎,其主要症状为发热、腹胀、暴发性排恶臭、血性粪便,还可并发肠坏死或穿孔及脓毒血症。

年龄稍大儿童的症状包括出生后严重的便秘、生长发育不良及腹胀,他们可能因完全性肠梗阻或小肠结肠炎而被怀疑为该病。直肠指检通常可发现直肠壶腹部空虚。

【诊断方法】

1. 腹部 X 线平片　先天性巨结肠症患儿的腹部 X 线平片可表现为结肠扩张,小肠近端至梗阻段积气。

2. 钡灌肠　约 80% 的病例可通过钡灌肠提示诊断。在无肠道准备的情况下,采用钡灌肠可见直肠明显扩张并有粪便潴留。钡灌肠征象的产生是远端结肠无神经节细胞导致受累肠段高张力性痉挛收缩的结果,正常的近端肠管扩张,在痉挛肠管和扩张肠管之间即为移行区。移行区也缺乏神经支配,但由于正常肠段的蠕动把粪便推入痉挛的远端肠段而造成移行区部分扩张。移行段一般呈漏斗状。移行区的外观是可变的,可从扩张段突然过渡到狭窄段,在某些病例中,也可以是经过一段较长的肠段过渡,这使得漏斗样的改变几乎察觉不到。直肠至肛门边缘的扩张是功能性便秘的表现,可排除先天性巨结肠症的诊断。

3. 肛门直肠测压　对大龄儿童可采用肛门直肠测压来帮助诊断先天性巨结肠症,据报道其敏感性为 95%。肛门内括约肌对直肠气囊膨胀的反应松弛不能提示先天性巨结肠症。

4. 直肠活检　直肠抽吸活检发现肌间及黏膜下神经丛缺乏神经节细胞即可诊断先天性巨结肠症。乙酰胆碱酯酶染色阳性对诊断来说可能比识别神经节细胞的缺乏更为可靠。如果抽吸活检没有定论,则必须行全层肠管活检。黏膜抽吸活检的并发症非常少见,有报道,1340 例行抽吸活检的患者中,仅 3 例因出血需要输注浓缩红细胞,3 例出现肠穿孔。

5. 其他检查　小肠结肠炎患儿全血细胞计数多可出现贫血及白细胞增多。

【治疗】　肠梗阻或小肠结肠炎的急诊处理策略包括胃肠减压(如放置鼻胃管)、初期的肠外营养、禁食,对小肠结肠炎还需经验性使用抗生素治疗,其抗菌谱能覆盖胆源性和肠源性致病菌。经验性抗生素包括 β 内酰胺/β 内酰胺酶抑制药(如氨苄西林-舒巴坦、哌拉西林-他唑巴坦)或三代头孢菌素联合甲硝唑。

手术干预是治疗先天性巨结肠的必要手段。最初的操作(Swenson 术)包括切除病变肠段并在肛管上 2cm 行端-端吻合。在此手术中,无神经节的病变肠段被完全切除,近端有神经节的肠段及肛管被保留在正常的解剖位置。

对全结肠无神经节细胞症,一些医生更愿意选择在初期施行去功能化结肠造口术或回肠造口术以避免小肠结肠炎的发生,通常在结肠造口术后 6 个月至 1 年再行二期手术。经肛门直肠内拖出术已经广泛应用于临床,其过程包括剥离病变肠黏膜,然后经直肠肌鞘内将正常神经支配的结肠拖出,绕过异常的肠管。该术式的优点是在将骨盆损伤的风险降至最低的情况下保存了直肠功能。其他常用的术式还有直肠后经肛门结肠拖出术(Duhamel 术),该手术是将正常的肠管拖至病变肠管后齿状线上 1～2cm 处,然后行端-侧吻合,这样形成的直肠前半部分具有正常的感觉受体,后半部分具有正常的推进能力。Duhamel 手术的优点是将盆腔,剥离降至最低程度,并保留了直肠反射的感觉传导通路。

手术的整体死亡率很低(约 1%)。最常见的术后并发症为吻合部位狭窄及吻合口瘘。一些患儿可再次发生小肠结肠炎。近期一些高质量的研究对先天性巨结肠患儿肠功能的长期预后总体良好这一广泛持有的观点提出了挑战。病例对照研究显示随访到青春期的先天性巨结肠症患儿存在较高的肠功能障碍发病率,术后高达一半的患儿出现远期后遗症,包括污粪或大便失禁、便秘及肠梗阻,1/4 的患儿需要再次手术。肠功能预后不良患儿的钡灌肠结果包括远端肠管狭窄、扩张或低动力及骶前间隙增厚。

推荐阅读

[1] Baillie CT,Kenny SE,Rintala RJ,et al.Long-term outcome and colonic motility after the Duhamel procedure for Hirschsprung's disease.J Pediatr Surg,1999(34):325-329.

[2] Bees BI,Azmy A,Nigam M,Lake BD.Complications of rectal suction biopsy.J Pediatr Surg,1983(18):273-275.

[3] Fortuna RS,Weber TR,Tracy TF Jr,et al.Critical analysis of the operative treatment of Hirschsprung's disease.Arch Surg,1996(131):520-525.

[4] Huang EY,Tolley EA,Blakely ML,et al.Changes in hospital utilization and management of Hirschsprung disease:analysis using the KIDS' inpatient database.Ann Surg,2013:[Epub ahead of print,PMID 23263193].

[5] Rintala RJ,Pakarinen MP.Long-term outcomes of Hirschsprung's disease.Semin Pediatr Surg,2012(21):336-343.

[6] Rescorla FJ,Morrison AM,Engles D,et al.Hirschsprung's disease:evaluation of mortality and long-term function in 260 cases.Arch Surg,1992(127):934-941.

[7] Garrett KM,Levitt MA,Pena A,et al.Contrast enema findings in patients presenting with poor functional outcome after primary repair Hirschsprung disease.Pediatr Radiol,2012(42):1099-1106.

[8] Swenson O.Hirschsprung's disease:a review.Pediatrics,2002(109):914-918.

 病例 12-2　3 岁男孩

【**现病史**】 患儿,男,3 岁,入院前 9 个月,患儿出现排粗大粪便并感不适及排便困难,并导致进一步的粪便潴留。在此期间患儿正开始如厕训练,他将粪便排在拉拉裤里,而拒绝坐在马桶上排便。患儿的大便形状是正常的,但排便时仍诉疼痛。在接受数次灌肠及矿物油口服之后,患儿已能每日排便。然而,45d前患儿出现肛周炎症,开始为肛周的小脓疱,后发展为一个大的脓肿。1个月前,患儿入就近医院治疗,病历显示:肛周有一个3~4cm隆起病变,其中心呈红色,表面破溃,诊断为肛周蜂窝织炎,先后给予克林霉素静脉滴注及一代头孢菌素口服。通过医疗及社会评估,排除了性虐待可能。患儿仍有便秘表现,随后开始诉颈部疼痛。

【既往史及家族史】 患儿出生史无特殊,既往无其他住院病史及重大疾病史。

【体格检查】 T 37.0℃,RR 22/min,HR 122/min,BP 94/61mmHg,体重16.2kg(位于50百分位),身高98(位于25百分位)。

患儿反应好,无急性病容。阳性体征:伸展颈部时出现轻度颈强直及颈部疼痛,前屈及两侧活动颈部无疼痛及受限。肛周见一个2cm的环形病灶,皮损发红,有脓性分泌物流出并污染内裤。由于患儿查体不配合,没有行直肠指检。

【实验室检查】 血常规:白细胞 $9.0×10^9$/L(分叶核粒细胞0.45,淋巴细胞0.49,单核细胞0.06),血红蛋白110g/L,血小板计数 $400×10^9$/L,平均红细胞容积73fl,红细胞分布宽度升高19.1,血细胞沉降率55mm/h。电解质、血尿素氮、肌酐及肝功能均正常,胆固醇6.9mmol/L(265mg/dl)。

【诊疗经过】 因怀疑克罗恩病,患儿接受了胃肠镜检查。肠镜下可见一疣状包块从肛管内延伸至肛外缘,病灶区取多点活检送检。余降结肠、乙状结肠和直肠无异常。胃镜下食管、胃及十二指肠也是正常的。

活检后那周,患儿背部出现了皮疹,这为临床诊断提供了线索(彩图31)。也注意到,患儿眼周出现了"肿胀",检查示左眼球突出伴轻度上睑下垂,红光反射存在,但未能完成全面眼底检查。颈侧X线片及CT显示第3颈椎椎体骨质破坏(图12-3)。同一天活检结果回示,结合皮疹及影像学检查明确了诊断。

★病例12-2 讨论

【鉴别诊断】 对于3岁大的男孩出现排便困难,功能性便秘是首先需要考虑的疾病。但是,该患儿有一些并发的问题使我们在鉴别诊断时需考虑得更广泛些。肛周病变可能会让我们想到有无性虐待。炎症性肠病也可出现肛周病变,但是该患儿无炎症性肠病的其他症状,如腹泻或血便来支持该诊断,炎症性肠病患儿最可能出现的其他症状如发热或体重不增。显然,眼球突出及上睑下垂症状的出现是令人担忧的,也需要我们考虑到其他疾病。眼眶肿块的鉴别诊断包括白血病、神经母细胞瘤及眶周脓肿。

脊椎骨骨髓炎需要考虑,但是该疾病不能解释皮疹及其他临床表现。此外,在骨髓炎存在椎体的溶骨性破坏时,椎间隙通常会受累而非保持完整。

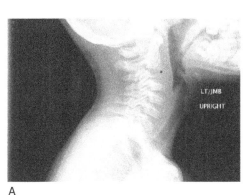
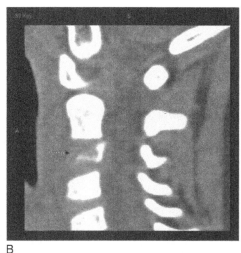

图 12-3 颈部

A. X 线片;B. CT 显示第 3 颈椎椎体溶骨性破坏,椎骨后结构及横突孔完整,相邻椎间隙完整,病变区椎前软组织轻度隆起

【诊断】 该患儿的皮疹包括浸润、结痂性丘疹和瘀斑(彩图 31)。活检结果显示符合郎汉斯细胞组织细胞增生症(LCH)改变。头颅 MRI 显示前额、顶部颅骨周多发性囊性病变及左眶后蝶骨包块。眼球突出及多发的溶骨性骨质破坏也是LCH 的特征。

【发病率和流行病学】 郎汉斯细胞组织细胞增生症(LCH)临床上分为 3 型:嗜酸性肉芽肿、汉-薛-柯综合征及勒雪病。正常情况下,郎汉斯细胞是皮肤抗原呈递细胞。LDH 的标志是出现单核细胞系的克隆性增生,包括特征性的电镜下郎汉斯细胞的发现。LDH 不是恶性疾病,而是复杂的免疫失调的一种表现。这些所谓"正常"细胞的增殖导致了其他器官系统的破坏或损害。

LCH 的发病率约为 4/100 万,男女比为 2:1。只有 2% 的病例有家族史,但许多研究者怀疑该疾病具有遗传基础,支持其有遗传因素的证据有:①在 LCH 发病前,恶性疾病高于预期的发病率;②同卵双生子 LCH 发病年龄更小;③LCH 病理性郎汉斯细胞的单克隆增生的发现,且无季节及地区差异性。

【临床表现】 LCH 的临床表现根据累及的部位及程度可有很大的不同(表12-3)。约 55% 的患者为单一病灶,其余均有多系统受累。骨骼往往可能是唯一受累的部位,溶骨性骨质破坏可单发或多发存在,最常见于颅骨。骨质破坏可无临床症状,也可出现疼痛和局部肿胀,如果负重的长骨受累可能导致骨折。眼凸症多为双侧受累,是由于眶后肉芽肿的堆积所致。肥大性牙龈炎和牙齿松动意味着 LCH 已累及下颌。

表 12-3　LCH 的常见受累部位

部位	频率
骨骼	77%
皮肤	39%
淋巴结	19%
肝	16%
脾	13%
肺	10%
中枢神经系统	6%

皮肤受累常表现为头皮或尿布区的脂溢性皮炎,可发展至背部、手掌及足底。皮疹多由浸润、出血区结痂性丘疹构成。淋巴结病可为播散性病变的一部分,也可与累及邻近皮肤或骨骼的局部病灶有关。肝也可出现不同程度的损害,包括黄疸和腹水,在重症患儿,可能发生肝纤维化及肝衰竭。多系统损害时常累及肺部,未能得到控制的 LCH 患儿可发展为肺囊肿、气胸和慢性呼吸衰竭。中枢神经系统也可受累,约 15% 的患儿可因下丘脑及垂体受累出现尿崩症,在疾病后期可能出现轻度神经功能损害,如反射减弱、共济失调、眩晕、眼球及肢体震颤。早期治疗可预防上述一些症状的发展。

最严重的患者可能有全身性的表现,如发热、体重减轻、乏力、烦躁不安及生长障碍,骨髓受累可导致贫血和血小板减少。播散性 LCH 及病初 2 年内即出现器官功能障碍的患儿病死率最高。

【诊断】

1. X 线片　X 线平片仍然是骨病变的一线检测方法。胸片可显示肺内结节或肺间质浸润而肋膈角很少受累。骨片可显示不规则溶骨性损害,通常伴有相邻软组织肿胀。多灶性 LCH 骨质破坏常见于颅骨、下颌骨、椎骨及肱骨。

2. 其他影像学检查　氟脱氧葡萄糖正电子发射断层扫描(FDG-PET)可能对多发活动性病灶的诊断及对治疗效果的评价有帮助。骨病变部位因 LCH 细胞的大量集聚会对 FDG 摄取增高,因此 FDG-PET 标记了 LCH 代谢活跃部位。锝骨扫描可早于 X 线平片发现骨病变,但与 FDG-PET 及 MRI 相比,明确骨病变的敏感性有限。头颅及脊椎 MRI 或 CT 可显示相应部位的骨病变。

3. 骨髓活检　多系统受累的 LCH 患儿中 18% 可发生骨髓浸润,33% 的患儿可出现血液系统病变。

4. 组织活检　诊断性组织活检常用于皮肤或骨骼受累患儿。

5. 其他检查　一旦确诊,应进行全面的临床及实验室评估。这应该包括一系列的辅助检查(全血细胞计数、肝功能、凝血功能、胸部X线片、尿渗透压及骨骼检查)和通过病史、查体或上诉检查来详细评估各器官系统受累情况。

【治疗及预后】 单系统疾病具有很高的自然缓解率,因此,治疗应该是最小的,并集中在一个病变,可能导致永久性损伤的进展。局部放射治疗是治疗单系统疾病的首选治疗方法。

单个系统受累的LCH具有很高的自然缓解率,一般是良性的。因此,治疗应该是最小剂量并聚焦在阻止可造成永久性损害的病灶的进展上,局部放疗是治疗单系统病变可供选择的治疗方法。

推荐阅读

[1] Arceci RJ,Brenner MK,Pritchard J.Controversies and new approaches to treatment of Langerhans cell histiocytosis.Hematol Oncol Clin North Am,1998(12):339-357.

[2] Arico M,Egeler RM.Clinical aspects of Langerhans cell histiocytosis.Hematol Oncol Clin N Am,1998(12):247-258.

[3] Gadner H,Heitger A,Grois N,et al.A treatment strategy for disseminated Langerhans cell histiocytosis.Med Pediatr Oncol,1994(23):72-80.

[4] Grois N,Tsunematsu Y,Barkovich AJ,et al.Central nervous system disease in langerhans cell histiocytosis.Br J Cancer,1994(70):s24-s28.

[5] Grois N,et al.Risk factors for diabetes insipidus in Langerhans cell histiocytosis.Pediatr Blood Cancer,2006,46(2):228.

[6] Ladisch S,Jaffe ES.The histiocytoses//Pizzo PA,Poplack DG,eds.Principles and Practice of Pediatric Oncology.3rd ed.Philadelphia:Lippincott-Raven,1997:615-631.

[7] Minkov M,Grois N,Heitger A,et al.Response to initial treatment of multisystem Langerhans cell histiocytosis:a prognostic indicator.Med Pediatr Oncol,2002(39):581-585.

[8] Willman CL,Busque L,Griffith BB,et al.Langerhans cell histiocytosis (histiocytosis X):a clonal proliferative disease.N Engl J Med,1994(331):154-160.

 病例 12-3 3月龄男孩

【现病史】 患儿男,3个月,由社区儿科医师送至急诊科就诊。5d前,其父母发现患儿出现排便模式改变,由以前每天4次大便减为每天1次,现已经2d未排便,家长遂就其便秘问题到儿科医师处就诊。他们还注意到患儿的奶量减少,患儿以前食欲很好,每3小时进食母乳1次,现食欲减退,常需要唤醒才进食。入院当天,家属诉患儿不能很好地含住安抚奶嘴,且近1周多一直流涎,竖头也不如2周前那样有力。患儿无发热,其他系统无异常。

【既往史及家族史】 患儿母亲孕期无特殊病史,出生史无特殊。出生体重4100g。出生后患儿曾出现短期鼻泪管阻塞,2个月时缓解。生长发育正常。

【体格检查】 T 36.5℃,RR 47/min,HR 175/min,BP 87/39mmHg,SpO₂ 0.96,体重 6.3kg。

初步查体发现:患儿无急性病容,神志清楚,反应好,但不活跃。哭声弱,中度张口困难,心脏听诊正常,股动脉搏动有力,毛细血管再充盈时间正常,腹软,无脏器增大,躯干肌张力低。余查体无异常。

【实验室检查】 电解质、血尿素氮、肌酐及血糖正常,碳酸氢根 16mmol/L。血转氨酶、胆红素水平正常。白细胞计数 11.4×10^9/L(分叶核粒细胞 0.74,淋巴细胞 0.25,单核细胞 0.03),血红蛋白 95g/L,血小板 425×10^9/L(425 000/mm³)。脑脊液(CSF)检查:白细胞 3×10^6/L,红细胞 10×10^6/L,蛋白 240mg/L,糖 3.7mmol/L(67mg/dl),涂片阴性。已行血、脑脊液及尿培养。

【诊疗经过】 在培养结果出来前,预防性地给予静脉注射头孢噻肟抗感染治疗。住院第 3 天,患儿呼吸情况恶化,口腔分泌物增多,咽反射减弱,需行气管插管处理。最有可能的诊断是什么?

★病例 12-3 讨论

【鉴别诊断】 对一个嗜睡的患儿,在诊断上必须考虑感染性疾病如脑膜炎及脑炎的可能。脱水可引起嗜睡及排便方式的改变。虽然严重脱水的患儿可出现便秘,但病毒性或细菌性胃肠炎患儿通常有呕吐或腹泻的症状。

新生儿重症肌无力可能会出现神经系统异常如嗜睡及上睑下垂,但通常不会造成便秘或排便方式的改变,并且重症肌无力的典型表现是波动起伏的过程。

一些先天性代谢性疾病可出现嗜睡,但通常伴有其他症状,如呕吐或激惹。

先天性肌病(如肌管肌病、中央轴空病、杆状体肌病)可导致肌无力及肌张力低下。如以排便方式改变来鉴别诊断,还需考虑甲状腺功能减低症。蜱瘫痪在婴儿少见,但可表现为对称性上行性肌肉麻痹,年长儿的初期表现为步态异常。

吉兰-巴雷综合征在婴儿罕见,但仍需考虑。吉兰-巴雷综合征是由急性炎症性多发性神经根神经病引起的上行性瘫痪,其关键的临床表现是脑脊液蛋白细胞分离(脑脊液蛋白增高而白细胞数无相应增高)。Miller-Fisher 综合征是吉兰-巴雷综合征的变异型,表现为共济失调、腱反射消失和眼肌麻痹的三联征。其他可能的诊断包括脊髓灰质炎、抗胆碱能药物中毒、意外或非意外外伤所致的颅内出血、脑血管意外及肠套叠。然而,综合考虑患儿的神经系统表现及排便模式变化非常强烈的提示了婴儿肉毒中毒的可能。

【诊断】 查体可见患儿肌张力明显降低,因病情进展过快,所以疑诊婴儿肉毒中毒。肌电图示波幅中度降低,符合婴儿肉毒中毒改变。患儿粪便肉毒梭菌毒素阳性,证实婴儿肉毒杆菌中毒的诊断。在入院后第 4 天,患儿被给予肉毒杆菌免疫球蛋白治疗,住院第 10 天拔除气管插管,给予鼻饲喂养共 3 周。

　　【发病率和流行病学】　肉毒中毒是由于暴露于肉毒杆菌孢子(如婴儿肉毒中毒、创伤性肉毒中毒)或肉毒毒素(如食物中毒,注射肉毒杆菌毒素治疗多汗症、肌肉痉挛、颈部肌张力障碍及眼睑痉挛后)而致病。婴儿肉毒中毒是由于肠道感染肉毒杆菌所致,肉毒杆菌是一种厌氧、革兰阳性芽胞杆菌,其孢子在自然环境中是无处不在的,可从土壤及很多农作物中培养出。通过实验室检测和流行病学调查发现,蜂蜜是婴儿肉毒中毒的食物来源之一,而玉米糖浆似乎不是危险因素。在 20 世纪 80 年代,食品与药物管理局调查发现,在商品化的玉米糖浆中含有肉毒杆菌孢子,随着玉米糖浆生产工艺的改变,在玉米糖浆中未再检测出肉毒杆菌孢子。

　　婴儿可从不同的途径摄入肉毒杆菌孢子,这些孢子在结肠定植并释放病原微生物,后者产生毒素致病;相反,成年人型肉毒中毒发生在摄入已产生的毒素后。肉毒毒素分为 A-G 型,其中 A 型、B 型、E 型及 F 型可引起人类发病。婴儿肉毒中毒发生于 1 岁以内,其中 95% 发生在出生后 6 个月内。这种与年龄相关的易感性可能与该年龄段缺乏与肉毒杆菌竞争的菌群及肠道 pH 和动力特点有关。发病的患儿最常见于母乳喂养、白种人及居住在农村或郊区的人群。母乳喂养儿的肠道菌群不同于人工喂养儿,这可能使得肉毒杆菌更容易定植。肉毒细菌可产生一种神经毒素,它被神经末梢摄取后能不可逆地阻断外周胆碱能突触释放乙酰胆碱。脑神经通常最先受累,导致吞咽困难及保护性气道反射消失。恢复期开始于末梢运动神经元再生和新的运动终板发育时。

　　【临床表现及并发症】　临床症状和体征通常出现在出生后 2 周至 6 个月。患儿无发热,典型的疾病演变为对称性下行性瘫痪从脑神经支配的肌肉进展至上下肢近端,然后至躯干和肢体远端。

　　在疾病初期,典型的临床症状是便秘,还可出现喂养困难、吸吮无力、哭声微弱及肌张力低下。虽然常被描述为昏睡,但患儿通常反应灵敏只是不动不笑。在症状出现的最初 1 周内,患儿还会出现其他神经系统症状,包括眼睑下垂、面瘫、复视、吮吸无力、吞咽或咽反射障碍及肌张力进一步降低。瘫痪呈下行性发展,最终所有脑神经均可受累。瞳孔对光反射最初是正常的,在重复刺激超过 1～2min 后反射减弱,这可用于鉴别婴儿肉毒中毒与先天性肌无力综合征。虽然深肌张力降低,但深腱反射最初是正常的,后期随病情进展深腱反射可减弱。自主神经功能障碍常见,可逐渐出现泪液减少及流涎,血压和心率可能大幅波动。

　　有几种并发症可影响婴儿肉毒中毒的发病率及病死率。大多数婴儿在发病 1～2 周后进行性加重,最终出现呼吸衰竭。吞咽障碍的患儿或为防止呼吸道被口腔分泌物堵塞可行管喂和气管插管。在恢复前,症状的高峰可持续 1～2 周,大多数患儿需要住院治疗 4～5 周。抗利尿激素分泌异常综合征(SIADH)是由于静脉瘀滞、左心房灌注减少随之刺激抗利尿激素的分泌所致,约 17% 的病例会发生 SIADH。继发性感染,如尿路感染及吸入性肺炎也会发生。

【诊断方法】 临床症状通常可提示婴儿肉毒中毒,但确诊需要做粪便检测。

1. 病原学检测 可谨慎地使用少量无菌用水(不含盐)灌肠来获得粪便标本。最可靠的确诊试验是采用小鼠接种毒素中和试验检测婴儿粪便中的肉毒杆菌毒素。标本需在 4℃下转运至国家卫生部门或疾病预防控制中心实验室进行检测。虽然肉毒杆菌可在厌氧孵育后在选择性蛋黄琼脂培养基上从粪便中培养出来,但是考虑到毒素检测的可靠性基本无需该试验。血清检测阳性率不到 10%。

2. 肌电图检查(EMG) EMG 虽然通常非必要,但可见:①运动单位动作电位呈短持续期、小波幅、多相运动电势(BSAP);②高频刺激后肌肉动作电势反应增高;③神经传导速度正常;④注射腾喜龙或新斯的明无明显反应(鉴别肉毒中毒与重症肌无力)。

3. 其他检查 疑诊脑膜炎时需行腰穿检查,肉毒中毒者脑脊液细胞数、蛋白及糖均正常。一旦诊断肉毒中毒,需定期检测血电解质以发现 SIADH。

【治疗】 成功管理的关键包括早期识别、及时用肉毒免疫球蛋白治疗,并注意支持治疗策略以(表 12-4)。应注意治疗的关键包括早期诊断、及时使用肉毒杆菌免疫球蛋白、注重支持治疗策略以尽可能减少疾病相关及医源性并发症(表 12-4)。应注意保护气道、供给足够的通气及营养并防止并发症。

表 12-4　婴儿肉毒中毒重要并可预防的并发症

吸入性肺炎
尿路感染
菌血症/脓毒症
抗利尿激素分泌异常综合征
惊厥(低钠血症)
贫血
骨折
艰难梭菌相关性结肠炎

当咳嗽反射、咽反射及吞咽反射障碍时,约 70% 的婴儿肉毒中毒症患儿需要行气管插管。过去,高达 50% 的患儿因机械通气时间过长需行气管造口术。在抗毒素使用前,机械通气的平均时间为 21d;现在,机械通气时间缩短(中位数 6d,四分位距 2~11d),因气管插管时间延长造成的气道损伤远期后遗症(如声门下狭窄)也很少见。预防性气管切开并非常规需要。

病程中通常需要鼻饲喂养以防止误吸。持续小剂量的肠内营养可刺激肠道蠕动并避免使用中心静脉置管。当咽反射、吞咽反射及吸允反射恢复后,可开始经口喂养。在此期间,由于 SIADH 的风险需仔细监测出入量、体重及血电解质水平。

当脑膜脑炎及脓毒症未排除前,往往需要经验性使用抗生素。婴儿肉毒中毒无需特殊的抗生素治疗,但发生院感时需要抗感染治疗。氨基糖苷类抗生素可能作为神经肌肉阻滞药导致患儿病情快速恶化,故应避免用于疑诊婴儿肉毒中毒症患儿。

肉毒杆菌免疫球蛋白静脉注射剂(BIG-IV)的使用改善了婴儿肉毒中毒患儿的预后。BIG-IV 来源于成年人志愿者的混合血浆,可中和游离毒素。2003 年 BIG-IV 获得美国食品药品监督管理局认证,由加州卫生服务部以 BabyBIG 出售。其体内的半衰期约为 28d,可大量中和肉毒杆菌毒素。单次注射可中和经婴儿结肠吸收的至少 6 个月量的所有肉毒杆菌毒素。确诊后不应延迟治疗,每剂费用约为 5 万美元,但该治疗费效比是最高的。

一项双盲、安慰剂对照的随机试验中,对 122 例入院 3d 内的婴儿肉毒中毒患儿给予 BIG-IV 或安慰剂。BIG-IV 的使用使平均住院时间从 5.7 周减少到 2.6 周,机械通气时间从 4.4 周减少到 1.8 周,重症监护室入住时间从 5.0 周减少到 1.8 周,鼻饲或静脉营养时间从 10.0 周减少到 3.6 周。BabyBIG 只能通过加州卫生服务部婴儿肉毒中毒治疗及预防项目获取(http://www.infantbotulism.org 或 510-231-7600),会以快递形式发货。入院 3d 内使用 BIV-IV 是最有效的,4~7d 使用仍然远比没有使用好。一项针对 BIV-IV 使用患儿的开放性研究发现,287 例入院 3d 内使用 BIG-IV 的患儿平均住院时间是 2.0 周,而入院 4~7d 使用 BIG-IV 的 79 例患儿平均住院时间为 2.9 周。婴儿肉毒中毒病程通常为 1~2 个月,预后良好,病死率低于 1%。

婴儿肉毒中毒患儿可从粪便中排出肉毒毒素或病原菌长达 3 个月时间,个别病例更长。因此,感染患儿不应与其他婴儿密切接触(如共享婴儿床、玩具)。

大多数的活病毒疫苗(如麻疹、腮腺炎、风疹、水痘)应推迟到 babybig 治疗抗体在 5 个月后 babybig 可能干扰活疫苗的有效性。大多数婴儿不需要延迟疫苗接种管理,因为大多数受影响的婴儿是<6 个月的年龄和活病毒疫苗通常是管理后 12 个月的年龄。

因为 BabyBIG 的抗体可能干扰活疫苗的有效性,大多数活病毒疫苗(如麻疹、腮腺炎、风疹、水痘)应推迟至 BabyBIG 使用 5 个月后接种。大多数婴儿不需要推迟疫苗接种,因为患儿多在出生后 6 个月内被感染,而活病毒疫苗接种通常在 12 个月龄后。

推荐阅读

[1] Long SS.Infant botulism and treatment with BIG-IV (BabyBIG).Pediatr Infect Dis J,2007 (26):261-262.

[2] Graf WD,Hays RM,Astley SJ,et al.Electrodiagnosis reliability in diagnosis of infant botulism.J Pediatr,1992(120):747-749.

[3] Hatheway CL,McCroskey LM.Examination of feces and serum for diagnosis of infant botulism in 336 patients.J Clin Microbiol,1987(25):2334-2338.

[4] Long SS.Clostridium botulinum（botulism）//Long SS,Pickering LK,Prober CG,eds. Principles and Practice of Pediatric Infectious Diseases.4th ed.New York：Elsevier Saunders,2012：970-977.

[5] Long SS.Epidemiologic study of infant botulism in Pennsylvania：report of the infant botulism study group.Pediatrics,1985(75)：928-934.

[6] Olsen SJ,Swerdlow DL.Risk of infant botulism from corn syrup.Pediatr Infect Dis J,2000 (19)：584-585.

[7] Schreiner MS,Field E,Ruddy R.Infant botulism：a review of 12 years' experience at The Children's Hospital of Philadelphia.Pediatrics,1991(87)：159-165.

[8] Thompson JA,Filloux FM,van Orman CB,et al.Infant botulism in the age of botulism immune globulin.Neurology,2005(64)：2029-2032.

[9] Underwood K,Rubin S,Deakers T,et al.Infant botulism：a 30-year experience spanning the introduction of botulism immune globulin intravenous in the intensive care unit at Children's Hospital Los Angeles.Pediatrics,207(120)：e1380-e1385.

[10] Arnon SS,Schechter R,Maslanka SE,et al.Human botulism immune globulin for the treatment of infant botulism.N Engl J Med,2006(354)：462-471.

 病例 12-4 12 月龄女孩

【现病史】 患儿女,12 个月,因便秘就诊。患儿平素每日 1 次大便,但近来每周才有 1 次排便。患儿食欲及活动度无明显变化,病程中无发热、呕吐,其他系统回顾无异常,生长发育均正常。

【既往史及家族史】 患儿出生史无异常,出生体重 3600g,出生后 24h 内有胎粪排出。既往无住院史及药物服用史。

【体格检查】 T 36.2℃,HR 90/min,RR 17/min,BP 90/50mmHg,身高位于 25 百分位,体重位于 50 百分位。

患儿无病容,五官查体示舌根部可见一个 1cm×1cm 肉样包块,但患儿无自觉不适。心肺查体无异常。腹部见一个 1cm 大小脐疝,易回纳,下腹部见一个 2cm×2cm 色素脱失斑。双侧肌张力略有减低,但可在无支撑下独坐,神经系统查体无其他异常。

【实验室检查】 核医学检查明确了诊断(图 12-4)。

★病例 12-4 讨论

【鉴别诊断】 小孩从正常的排便模式到便秘,其原因主要可分为功能性及器质性两类。该病例中,阳性体征,即舌根部包块、脐疝、肌张力降低的存在提示了诊断。然而,对 1 岁年龄段的小儿便秘,还应考虑其他一些原因。该患儿既往无药物服用史,无脊髓损伤或畸形的证据,无铅摄入史或暴露于肉毒杆菌的历史。

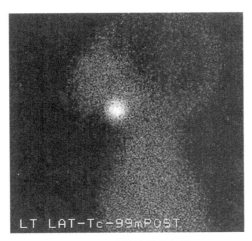

图 12-4 放射性核素扫描

(Dr. Martin Charron 供图)

【诊断】 实验室研究发现,(TSH)24μU/ml(正常范围 0.6～6.2μU/ml);游离甲状腺素(T₄)5.4μg/dl(正常范围,6.8～13.5μg/dl);T₄ 6.2μg/dl/分升(正常范围,5.3～10.8μg/dl);三碘甲状腺原氨酸树脂(T₃)摄取 36.9%(正常范围,28.0%～47.0 %);T₃ 树脂摄取率 0.92(正常范围,0.70～1.18)。患者有异位甲状腺导致甲状腺功能减退,甲状腺显像(图 12-3)显示在舌根摄取增加,确认由于异位甲状腺-甲状腺功能减退症的诊断。

甲状腺显影(图 12-3)可见舌根部有增强信号,证实异位甲状腺导致甲状腺功能低下症的诊断。

【发病率和流行病学】 先天性甲状腺功能减退症的原因包括内分泌障碍(一种参与甲状腺激素合成的酶缺乏)、暂时性先天性甲状腺功能减退症、甲状腺激素合成障碍、甲状腺激素抵抗及甲状腺发育不全。碘化物运输缺陷及碘的有机化缺陷均被包括在 15 个已知的甲状腺激素合成障碍中。甲状腺发育不全是婴儿期甲状腺功能减退症最常见的原因,其常见类型包括甲状腺组织发育不全、缺如及异位(异位甲状腺)。甲状腺可能完全不存在或像本病例一样发生了异位。此外,在一些病例中,甲状腺激素可能存在严重缺乏,症状将在出生后最初几周内出现。本病例甲状腺素相对不足,症状可延迟数月后出现。在北美,先天性甲状腺功能减退症的发病率为 1/(2000～3000),男女比为 1∶2。一项研究发现,多胎妊娠婴儿先天性甲状腺功能减退症的发病率(10.1/10 000)是单胎妊娠婴儿(3.2/10 000)的 3 倍。这一发现的原因尚不清楚,然而,双胞胎中共患病的概率较低(4.3%)表明环境因素可能作为具有易感遗传背景的患儿的触发因素。

【临床表现】 大多数先天性甲状腺功能减退症患儿出生时没有症状,即使该患儿甲状腺完全不发育。这是由于可经胎盘获得一定量的母体 T₄,它约占婴儿出

生时 T_4 水平的 33%。

出生后不久,先天性甲状腺功能减退症患儿常出现喂养困难、高胆红素血症延长(>7d)、肌张力降低、宽大后囟(>1cm)及巨舌。在出生后最初 2 个月内,甲状腺功能减退患儿常出现便秘,并被视为安静或平静的婴儿,也可出现腹胀及脐疝。其他常见的临床表现还包括低体温、生殖器和四肢水肿、缓脉、心脏杂音、心脏扩大和甲状腺肿。到 3~6 个月时,这些症状往往进展,并出现发育落后,昏昏欲睡,学坐或站延迟。生长发育迟缓是儿童时期的主要表现之一,并伴随着骨骼发育成熟的延迟。

异位甲状腺患儿通常还有一些有功能的甲状腺组织,甲状腺功能减退的症状可得到一定的缓解。这些患儿代会出现根据甲状腺素缺乏程度表现出一系列的症状和体征。

【诊断方法】 在北美,新生儿筛查项目各州有所不同,但大多检测 T_4 水平并将 TSH 水平低于相应年龄的第 10 个百分位作为异常标准,假阴性率为 5%~10%。筛查异常时应激励即时评价 T_4 和 TSH 水平以证实甲状腺功能减退症的诊断。

1. 甲状腺功能检测 初筛实验包括检测 TSH 和 T_4,如疑诊异位甲状腺,需检测 T_3。如低 T_4,而 T_3 正常或接近正常提示有残存甲状腺组织的存在。

2. 甲状腺显像 所有经证实为先天性甲状腺功能减退症的患儿应尽可能行放射性核素扫描。甲状腺是体内唯一储存碘到可检测程度的器官,标记的碘的放射性核素(如碘化钠 123,[123]I)和与碘有相似电荷和半径的离子(如高锝酸钠,[99m]Tc)可用于甲状腺显像。没有器官摄取[123]I 或[99m]Tc 提示甲状腺缺如。异位甲状腺通常表现为舌根部摄取面积的增加,其他可能异位的部位包括喉、纵隔和外颈部。因此显影区域需包括口咽部到上纵隔以排除异位甲状腺。由于异位甲状腺通常存在功能低下,而[123]I 比[99m]Tc 产生更少的本底放射,因此[123]I 可作为核素的首选。异位甲状腺的证实对甲状腺发育不全是具有诊断价值的,建立了甲状腺功能减退症评估及治疗的需要。甲状腺功能低下的患儿如果甲状腺位置正常,且放射性同位素摄取正常或活跃,提示该患儿存在甲状腺素合成障碍。

【治疗及预后】 儿童甲状腺功能减退症的首选治疗方法是口服左旋甲状腺素,目的是使 T_4 尽快恢复至正常水平。患儿经治疗后 T_3 及 T_4 的水平可很快恢复正常,TSH 水平可能在数周内也不能达到正常范围,即使 T_4 已在较好水平。治疗是终身的。如果患儿在诊断时恰好有轻微的症状,在治疗后不久,父母就会注意到患儿活动量增加、喂养改善、排尿及排便增多。如果诊断时患儿已出现骨成熟延迟,大约 1 年内可恢复正常。早期诊断及治疗,患儿的 IQ 及运动发育可不受影响,延迟诊断可能导致智力水平不同程度落后,每延迟治疗 1 周将会落后数个 IQ 点。

为了确保替代的激素足量,治疗期间,T_4 水平应维持在正常范围的上半区。

低 T_4、高 TSH 及生长发育不良提示患儿医从性差或剂量不足。长时间摄入过多的左旋甲状腺素片(3~6 个月)可能会导致骨质疏松、颅缝早闭及骨龄提前。如果在出生后的最初 4 周内开始治疗,预后良好。

推荐阅读

[1] Bongers-Schokking JJ,Koot HM,Wiersma D,et al.Influence of timing and dose of thyroid hormone replacement on development in infants with congenital hypothyroidism.J Pediatr,2000(136):292-297.

[2] Germak JA,Foley TP.Longitudinal assessment of L-thyroxine therapy for congenital hypothyroidism.J Pediatr,1990(117):211-219.

[3] Grant DB,Smith I,Fuggle PW,et al.Congenital hypothryoidism detected by neonatal screening:relationship between biochemical severity and early clinical features.Arch Dis Child,1992(67):87-90.

[4] Gruters A.Congenital hypothyroidism.Pediatr Ann,1992,21(1):15-28.

[5] Eugene D,Djemli A,Van Vliet G.Sexual dimorphism of thyroid function in newborns with congenital hypothyroidism.J Clin Endocrinol Metab,205(90):2696-2700.

[6] Harris KB,Pass KA.Increase in congenital hypothyroidism in New York State and in the United States.Mol Genet Metab,2007(91):268-277.

[7] Olivieri A,Medda E,De Angelis S,et al.High risk of congenital hypothyroidism in multiple pregnancies.J Clin Endocrinol Metab,2007(92):3141-3147.

[8] Pollock AN,Towbin RB,Charron M,Meza MP.Imaging in pediatric endocrine disorders// Sperling MA,ed.Pediatric Endocrinology.2nd ed.Philadelphia:Saunders,2002:725-756.

 病例 12-5　9 岁女孩

【现病史】　患儿,女,9 岁,以便秘为主诉。约 3 个月前患儿出现下背部疼痛,同时诉排便较为困难。曾使用多种治疗手段,包括矿物油、番泻叶、磷酸盐灌肠,患儿排便困难有所改善,但背痛无减轻。最初,疼痛为间隙性的,可在服用布洛芬后得到一定程度地控制。疼痛开始位于下背部及腰部,向后下放射至臀部,再到双下肢,站立及行走时更明显。在过去 2 周内,疼痛有加重且持续性时间更长,并已影响了日常生活。其母亲起初以为患儿就要来月经初潮了。

入院前大约 2 周,患儿于当地医院急诊就诊,诊断为肾盂肾炎,予环丙沙星治疗后症状无改善。1 周前,患儿再次入院,行腹部 CT 检查未见异常,特别是肾未见结石。现患儿后背部剧烈疼痛,已 4d 未排便。近来,患儿无排尿困难、尿急、尿频,无头痛、乏力、体重减轻、盗汗或腹痛,未来月经初潮。否认近期有外伤或感染史。

【既往史及家族史】　患儿在婴儿期即有便秘问题,曾定期使用矿物油治疗直至 3 岁。既往无住院史及药物服用史。无甲状腺疾病或自身免疫性疾病家族史。

【体格检查】 T 37.4℃,HR 90/min,RR 16/min,BP 110/65mmHg,体重位于第 25 百分位。

患儿反应可,查体合作,痛苦面容。躺在检查床上患儿一直在哭泣并按着背部。结膜呈粉红色,无黄疸。颈部活动可。心脏听诊未闻及杂音。腹软,无肝脾大。后背沿腰椎方向有压痛,双侧腰肌痉挛明显,因疼痛腰部活动受限。直腿抬高试验示双侧均为抬高约 45°时下肢后侧即出现疼痛。在所有平面双下肢感觉完整,肌张力正常,双侧膝腱反射及跟腱反射正常。

【实验室检查】 实验室检查结果如下:白细胞计数 $4.1×10^9$/L(分叶核中性粒细胞 0.35,淋巴细胞 0.55,单核细胞 0.08,嗜酸性粒细胞 0.02),血红蛋白 120g/L,血小板计数 $204×10^9$/L,平均红细胞体积 87fl,红细胞分布宽度正常 12.4。

血生化检查:钠离子 141mmol/L,钾离子 3.9mmol/L,氯离子 105mmol/L,碳酸氢钠 25mmol/L,血尿素氮 3.9mmol/L(11mg/dl),肌酐 44μmol/L(0.5mg/dl),血糖 5.4mmol/L(97mg/dl)。总胆红素 3.4μmol/L(0.2mg/dl),血清白蛋白、碱性磷酸酶及转氨酶均正常。尿常规:比重 1.011,pH 6.5,未见白细胞、红细胞或蛋白。纤维蛋白原 4.11g/L。凝血酶原及部分凝血活酶时间分别为 13.7s 及 31.5s。

【诊疗经过】 腰椎 X 线片未见骨折、脱位或椎体的退行性改变。脊柱 MRI 在 T_{12} 至 L_1 平面发现一 5.2cm×2.0cm 大小的硬膜内并髓内病变,可见神经根及马尾腹侧远端的移位。

★病例 12-5 讨论

【鉴别诊断】 患儿最持续的症状是背痛,需要考虑功能性便秘。便秘也可导致排尿困难,然而患儿未诉泌尿系统症状,尽管她此前曾诊断肾盂肾炎。

背部疼痛和脊柱的压痛是异常的,潜在的严重后果发生在一个孩子身上。一旦这一病情已经引起,必须考虑脊髓过程。有几种疾病的过程,可以影响脊髓和引起的症状描述。任何一个严重的背部疼痛的儿童都必须考虑外伤。创伤可导致血肿、脊椎骨折,在脊柱脱位,细菌感染可引起硬膜外脓肿,而病毒感染可引起横贯性脊髓炎。椎间盘突出和椎管内肿瘤也会引起儿童背部疼痛。吉兰-巴雷对背部疼痛的评价偶尔考虑。表 12-5 包括小儿背部疼痛的鉴别诊断。在这个孩子的介绍中,既没有外伤的历史也没有感染的迹象。影像学检查和活检是必要的,以使最终诊断。

对儿童来说,背痛和沿着脊柱的压痛是异常的,可能潜在严重的问题。一旦病史及查体有此提示,就必须考虑脊髓病变的可能。有几种疾病可致脊髓受累并引起上述症状。对任何年龄的小孩出现严重的背痛都必须考虑是否存在脊髓损伤,损伤可导致血肿、椎骨骨折、脊椎脱位;细菌感染可引起硬膜外脓肿;而病毒感染可致横贯性脊髓炎;椎间盘突出及脊髓肿瘤也会引起儿童背部疼痛;吉兰-巴雷综合征偶而也会在背痛的鉴别诊断时被提及。表 12-5 列出了儿童背部疼痛的鉴别诊断。而该病例中,患儿既无外伤史,也无感染征象,因此,为明确最终的诊断,影像学检查及活检是必要的。

表 12-5　儿童背痛的鉴别诊断

感染性	椎间盘炎
	硬膜外脓肿
	骨髓炎
	盆腔炎性疾病
	肺炎
	肾盂肾炎
	脓性肌炎
	腹膜后感染
	化脓性骶髂关节炎
肿瘤性	骨肿瘤
	白血病
	淋巴瘤
	脊髓肿瘤
肌肉骨骼系统	椎间盘突出
	肌肉拉伤
	Scheuermann 病
	脊柱侧凸
	骨骺滑脱
	脊椎滑脱
	峡部裂
	椎体骨折
其他	慢性复发多灶性骨髓炎
	肾结石
	胰腺炎
	镰状细胞贫血症
	脊髓空洞症

【诊断】　冰冻切片诊断为髓内室管膜瘤。

【背景】　脊髓肿瘤包括髓外及髓内肿瘤,髓外肿瘤可侵蚀脊柱并压迫脊髓内两侧的感觉和运动传导束。髓外病变通常由原发性肿瘤转移而来,如神经母细胞瘤、肉瘤和淋巴瘤。成胚细胞异常的髓外肿瘤可出现牙齿、骨骼或钙化组织,也可能在其表面形成瘘道并向脊柱内延伸。髓内肿瘤多为星形细胞瘤或室管膜瘤,少突神经胶质细胞瘤也在其列。

室管膜瘤是中枢神经系统的髓内肿瘤,来源于脑室系统或脊髓中央管的室管膜细胞或相邻细胞,占儿童原发性中枢神经系统肿瘤的 5%～10%。大多数室管膜瘤位于颅后窝,但约 10% 的室管膜瘤发生于脊髓。室管膜瘤随细胞分化程度不同而病理表现各异,分化良好的肿瘤无间变且多态现象极少见,高度恶化的肿瘤则呈现明显的有丝分裂活性及坏死。

【临床表现】 脊髓肿瘤的症状和体征可能隐匿并具有误导性。在疾病早期,主诉可能是模糊的,很少有特异性的体征。根据肿瘤发生的部位,大多数患儿最终或多或少会出现四肢无力、步态不稳、脊柱侧弯、背部疼痛的表现。在尚未进行完全的如厕训练的小婴儿中,大小便失禁这一标志性症状可能被忽略,小便失禁伴随哭闹或排便用力提示可能存在神经源性膀胱。

脊髓病变可出现姿态异常、非特异性背痛,甚至无法解释的腹痛。患儿可能因疼痛而难以入睡,当作 valsalva 动作如用力排便时或咳嗽时疼痛加重则应警惕脊髓病变。肿瘤影响神经根可引起节段性疼痛、感觉异常及无力。反射亢进、阵挛及锥体束征阳性提示皮质脊髓束受累。本体感觉、振动觉或感觉平面缺失也需高度警惕椎管内病变。

【诊断方法】 脊柱 X 线片。常规行正位、侧位 X 线片,检查颈椎还需斜位 X 线片。骨质破坏多与肿瘤转移有关,椎弓根间距增加提示存在较长时间的髓内病变,生长缓慢的脊髓肿瘤可造成脊柱侧弯。

1. 脊髓 MRI 可鉴别是髓内还是髓外占位。

2. 膀胱尿道造影 可评估膀胱功能,并可明确神经源性膀胱的诊断。

3. 眼科检查 脊髓肿瘤偶尔可引起颅内压增高及视盘水肿,这可能与肿瘤出血或脑脊液蛋白显著升高导致 CSF 吸收减少有关。

【治疗】 经神经学诊断流程确诊为室管膜瘤后,就应该考虑行椎板切除术及探查术以切除肿瘤。室管膜瘤呈首尾对称性扩张,可以较容易的确定肿瘤组织平面,这有利于手术切除。对大多数脊髓肿瘤推荐做放射治疗,而化疗通常无效。脊髓室管膜瘤的 5 年生存率为 95%～100%。

脊髓肿瘤患儿常会面临长期的肢体瘫痪,从单侧肢体的部分性瘫痪到四肢瘫痪不等。需要使用物理治疗、矫形器、降低肌张力药物来缓解肢体痉挛,针对神经源性膀胱的问题也需要适当地预防性使用抗生素、间隙导尿及膀胱测压评价。术后患儿需要多学科联合管理,包括儿科、肿瘤科、矫形外科、泌尿科、神经外科及理疗科。

(汪志凌)

推荐阅读

[1] Cohen ME, Duffner PK. Tumors of the brain and spinal cord including leukemic involve-

ment//Swaiman KF,Ashwal S,eds.Pediatric Neurology:Principles and Practice.3rd ed.St. Louis:Mosby,1999:1049-1098.

[2] McCormick PC,Torres R,Post KD,et al.Intramedullary ependymoma of the spinal cord.J Neurosurg,1990(72):523-532.

[3] Chesney RW.Brain tumors in children//Behrman RE,Kliegman RM,Jenson HB,eds. Nelson Textbook of Pediatrics.16th ed.Philadelphia:W.B Saunders Co,2000:1858-1862.

[4] Garces-Ambrossi GL,McGirt MJ,Mehta VA,et al.Factors associated with progression-free survival and long-term neurological outcome after resection of intramedullary spinal cord tumors:analysis of 101 consecutive cases.J Neurosurg Spin,2009(11):591-599.

第13章 颈部包块

【定义】 儿童颈部包块比较容易引起父母的注意并经常作为就诊的常见原因。引起重视的原因是因为它可能是恶性的。但到目前为止,其实恶性肿瘤仅仅是颈部包块的一种相对比较少见的病因之一。更常见的病因包括炎症,如上呼吸道病毒感染所致反应性淋巴结病变、细菌性淋巴腺炎、伴或不伴细菌感染的先天发育异常等。因为儿童期颈部淋巴结是可以被扪及的,所以颈部包块则通常被定义为直径超过 2cm 的肿大包块。在一些少见的病例中,体积较小的包块可能对于及时评估病情是有特异性的。另外先天发育异常尽管在出生时已经存在,但仍可能需要等到学龄期甚至更年长时才会在临床上被发现。

如果颈部包块同时伴有全身症状,如发热、疲劳、苍白,或颈部包块对气道出现压迫症状,或门诊治疗效果不佳时,则需要住院治疗。

【病因】 颈部包块的诊断与鉴别诊断详见表 13-1。创伤后和造成气道压迫(表 13-2)的颈部包块需要立即进行临床评估。最常见的引起颈部包块的原因包括良性反应性淋巴结肿大、细菌性淋巴结炎(包括由巴尔通体引起)、血肿、先天性原因(例如甲状舌管囊肿、鳃裂囊肿、囊性淋巴管瘤)和良性肿瘤(例如脂肪瘤、瘢痕疙瘩)。表 13-3 展示了不同发病部位的肿块的类型。

表 13-1 颈部肿块病因学鉴别诊断

分类	病因
先天性	甲状舌管囊肿
	鳃裂囊肿
	囊状水瘤(淋巴管瘤)
	鳞状上皮性囊肿(先天性或创伤后)
	毛母质瘤(马勒布钙化性上皮瘤)
	血管瘤
	皮样囊肿
	颈肋
炎性	
感染性	继发于头颈部局部感染所致淋巴结肿大
	继发于全身性感染的淋巴结肿大,如传染性单核细胞增多症、巨细胞病毒感染、人类免疫缺陷病毒,弓形虫、其他

（续　表）

分类	病　因
	淋巴结炎——链球菌、金黄色葡萄球菌、真菌、分枝杆菌、猫抓病、热病
	局灶性肌炎-肌肉炎性假瘤
	Lemierre 综合征
抗原介导的	蚊虫叮咬所致局部超敏反应
	自身免疫疾病中的血清病
	假性淋巴瘤（继发于苯妥英钠）
	川崎病
	Rosai-Dorfman 病（窦组织细胞增生症伴巨大淋巴结肿大）
	结节病
	卡菲西尔弗曼综合征（婴儿骨质增生）
外伤	血肿
	婴儿胸锁乳突肌肿瘤
	皮下气肿
	急性出血
	动静脉瘘
	异物
	颈椎骨折
肿瘤	
良性	表皮样囊肿
	脂肪瘤、纤维瘤、神经纤维瘤
	瘢痕疙瘩
	甲状腺肿（伴或不伴甲状腺激素分泌异常）
	骨软骨瘤
	畸胎瘤（恶性可能性大）
	"正常"解剖变异
恶性	霍奇金病或非霍奇金淋巴瘤
	白血病
	横纹肌肉瘤
	神经母细胞瘤
	组织细胞增生症 X
	鼻咽鳞状细胞癌
	甲状腺或唾液腺肿瘤

表 13-2　危及生命的颈部肿块

外伤后血肿

颈椎损伤

血管破裂或急性出血

晚期动静脉瘘

伴有气道或肺损伤的皮下气肿

伴有气道水肿的局部过敏反应(蚊虫刺/咬后)

会厌炎、扁桃体脓肿或口底/咽后间隙感染所致气道受阻

与囊肿局部感染有关的菌血症/败血症(囊状水瘤、舌状甲状腺、或鳃裂)

表现为纵隔肿块与气道受阻的淋巴瘤

瘤样白血病、横纹肌肉瘤、组织细胞增生症

甲状腺滤泡性甲状腺肿

伴有冠状动脉血管炎的黏膜皮肤淋巴结综合征

表 13-3　颈部肿块发病部位鉴别诊断

发病部位	病　因
腮腺	囊状水瘤、血管瘤、淋巴结炎、腮腺炎、干燥综合征、卡菲西尔弗曼综合征、淋巴瘤、腮腺淋巴瘤
耳后	淋巴结炎、鳃裂囊肿(最常见)、鳞状上皮囊肿
颏下	淋巴结炎、囊性水瘤、甲状腺舌管囊肿、皮样囊肿、涎腺炎
颌下	淋巴结炎、囊性水瘤、唾液腺肿瘤、囊性纤维化
颈二腹肌	淋巴结炎、鳞状上皮囊肿、鳃裂囊肿(最常见)、腮腺肿瘤;正常:颈 2 椎体横突、茎突
颈部中线	淋巴结炎、甲状舌管囊肿、皮样囊肿、喉气囊肿;正常:舌骨、甲状腺
胸锁乳突肌(前)	淋巴结炎、鳃裂囊肿(第 2、第 3)、毛母质瘤、其他罕见肿瘤
脊柱附件	淋巴结炎、淋巴瘤、鼻咽部转移肿瘤
气管旁	甲状腺、甲状旁腺、食管憩室
锁骨上	淋巴结炎、囊状水瘤、脂肪瘤、淋巴瘤、恶性肿瘤转移;正常:脂肪垫、肺上叶肺大疱
胸骨上窝	脂肪瘤、皮样囊肿、甲状腺、胸腺、纵隔肿块

【鉴别诊断线索】

★是否存在气道压迫?

——首要也是最重要的问题是是否存在气道压迫。如果存在,则需要高度重视立即处理,这可能由内在气道阻塞或外部压迫所致。气道水肿可以由外伤或过

敏反应引起,颈部包块也可能与胸腔肿块相连,从而引起呼吸窘迫。

★是否伴有全身症状?

——全身症状(如发热、消瘦、厌食、盗汗、嗜睡或疲劳)有助于鉴别诊断。一些疾病可以出现全身症状,如恶性肿瘤。

★是否需要考虑外伤所致?

——这个问题将有助于明确急性颈部包块的原因是否需要手术干预,如迅速扩大的血肿。急性出血需要立即判断出血的部位及积极的止血治疗。此外,任何涉及颈椎的外伤都需要固定颈椎,并进行进一步评估。

★是否由淋巴结炎或淋巴结肿大所致?

——这个问题将有助于明确存在活动性感染的征象(如淋巴结炎),或无感染征象(如淋巴结肿大)。淋巴结炎的典型表现为局部红肿、皮温升高和触痛。淋巴结肿大则表现为局部肿胀不伴压痛或伴轻压痛,但无明显红肿、皮温升高和触痛。

★颈部包块是急性、亚急性还是慢性?

——这个问题有助于明确颈部肿块的原因。细菌感染通常是急性、进行性加重的。其他感染多为亚急性,包括 EB 病毒感染、猫抓病或结核感染。先天免疫缺陷则更多表现为慢性基础上合并急性感染。基于其组织学特性,肿瘤可能在一定时间内出现体积进行性增大。

推荐阅读

[1]　Pruden CM, McAneney CM. Neck mass//Fleisher GR, Ludwig S, Bachur RG, Gorelick MH, Ruddy RM, Shaw KN, eds. Textbook of Pediatric Emergency Medicine. 6th ed. Philadelphia: Lippincott Williams & Wilkins, 2010: 385-391.

[2]　Friedman AM. Evaluation and management of lymphadenopathy in children. Pediatr Rev, 2008(29): 53-59.

[3]　Leung AK, Davies HD. Cervical lymphadenitis: etiology, diagnosis and management. Curr Inf Dis Rep, 2009(11): 183-189.

[4]　Nield LS, Kamat D. Lymphadenopathy in children: when and how to evaluate. Clin Pediatr, 2004(43): 25-33.

[5]　Kandom N, Lee EY: Neck masses in children: current imaging guidelines and imaging findings. Semin Roentgenol, 2012(47): 7-20.

 病例 13-1　6 岁女童

【现病史】　6 岁女孩,2 周前开始出现右侧颈部压痛。之前尚无不适。1 周前发现右侧颈部包块,包块和压痛进行性加重。包块固定,活动度小,不伴有吞咽困难和上呼吸道感染症状。否认外伤病史,经常跟邻居的猫玩耍,没有接触其他动物,比如老鼠。1周前的结核菌素皮试阴性,未行过敏原点刺试验。

【既往史及家族史】 患儿1个月前曾患水痘,无明确的过敏史,否认服用过任何处方药,近期无外出旅行史。

【体格检查】 T 37.8℃,HR 96/min,RR 20/min,BP 106/69mmHg,体重:23kg(第75~90百分位),身高:44.5cm(第25~50百分位)。

系统查体:反应好,无呼吸窘迫。视神经盘边缘锐利,瞳孔等大等圆,对光反射灵敏。眼外肌运动好,双侧鼓膜为灰色,活动度佳。鼻腔未见分泌物,口腔未见溃疡等病变,口腔黏膜苍白,咽后壁可见极少的出血点。左侧颈部未扪及肿大的淋巴结。在中线位置上可见红斑及肿块,压痛明显,随吞咽运动而运动,与舌运动无关,边界清晰(彩图32)。肺:双肺呼吸音降低,未闻及啰音。心脏:节律整齐,可闻及Ⅱ/Ⅳ收缩期杂音,未闻及奔马律及心包摩擦音。腹部:腹软,无压痛及腹胀,肠鸣音4/min,肝脾不大。浅表淋巴结无明显肿大。全身皮肤未见皮疹。神经系统检查:Ⅱ~Ⅻ对脑神经查体无异常,肌力5级,双上肢及下肢DTR++,本体感觉完整。

【实验室检查】 白细胞计数$9.1×10^9$/L,其中中性粒细胞0.56,淋巴细胞0.34,嗜酸性粒细胞0.05,单核细胞0.05,血红蛋白112g/L,血小板$565×10^9$/L。血细胞沉降率45mm/h。凝血功能:PT 11.6s,APTT 24.6s。汉氏巴尔通体抗体滴度1:32。甲状腺功能检查:T_3 1.6nmol/L,TSH 4.3mU/L。

【诊疗经过】 考虑患儿为急性感染,病变部位压痛、红肿、边界局限。因为起病急,包块直径超过3cm,呈进行性加重,有住院治疗指征。

★病例 13-1 讨论

【鉴别诊断】 该病例的鉴别诊断需考虑感染所致甲状舌管囊肿。另外,尽管病变部位并不是淋巴结炎的常见发病部位,但仍不能排除。常见的引起颈部淋巴结炎的细菌包括金黄色葡萄球菌、A组乙型溶血性链球菌、巴尔通体、放线菌及口腔厌氧菌。猫抓病所致淋巴结炎的可能性较小。间接荧光抗体试验(IFA)对于与确诊为经典猫抓病患者有接触病史的可疑患者的诊断有很高的敏感性(>95%)和特异性(>98%)。从经济学角度来看,巴尔通体IgG,IgM抗体检查可以靠酶联免疫测试法(EIA)检测。抗体滴度升高(>1:64)提示近期感染,但是,2%~6%的无症状的猫饲养者都会出现抗体滴度呈低水平阳性(1:16或1:32)。对于这样的病例,2周后在与初始试验相同的时间条件下重复抗体检测对照血清学试验,明确抗体滴度是否升高,对诊断该病很有帮助。如果2周后的重复试验中抗体滴度无明显变化的病人存在急性巴尔通体感染的可能性也就比较小。所以,这类病人体内抗体的低水平阳性反应则考虑与症状无关。

鉴于这例患儿颈部肿块的位置,仍需警惕甲状腺其他性质的包块,比如来自于甲状腺或异位甲状腺的肿瘤。甲状腺功能检查正常,CT显示包块较前进行性长大,甲状腺结节可能引起气道偏移,因此,需要尽快行组织活检。

【诊断】　颈部 CT 扫描查见一 4cm×5cm 大小颈部实性包块伴气管轻度偏移。包块活检未查见淋巴结及甲状腺组织,可见纤维化伴大量的中性粒细胞、淋巴细胞和单核细胞浸润,这被认为与炎症的转归是一致的。细针穿刺的包块组织细菌培养提示啮蚀艾肯菌生长,抗酸染色(AFB)阴性。因此,该患儿的诊断则为由啮蚀艾肯菌感染所致甲状腺舌管囊肿。

【发病率和流行病学】　甲状腺舌管囊肿系甲状腺从舌底部移行至颈部正常生理部位这一过程中出现的先天发育异常。它会出现在从舌底部开始经过舌骨位于甲状软骨之上的任何一个位置上。尽管在静止期无明显症状,但伴发感染时则会表现出相应的症状。

【临床表现】　甲状腺舌管囊肿可以在出生时即确诊,也可能在出生后数年并发感染时出现红、肿、热、痛而确诊。甲状腺舌管囊肿的包块可能进行性增大致呼吸窘迫。啮蚀艾肯菌是一种生长很缓慢的微生物,有报道称其可以导致多种临床感染表现,如感染性颈部包块、脑脓肿、肺部感染、蚊虫叮咬后伤口感染和骨关节腔感染。

【诊断方法】　通过肿块的部位和其随吞咽或者伸舌而运动可以在临床上高度怀疑该病。超声用于明确包块形态,CT 则进一步明确包块的大小和定位,同时需排除异位甲状腺的可能。包块随吞咽动作而运动时需要高度警惕甲状腺舌管囊肿,囊肿可能含有甲状腺液成分。因此,如果囊肿显示为固体成分,术前必须完善核素扫描,避免误切。甲状腺舌管囊肿多发生在中线部位。

啮蚀艾肯菌是该病例唯一的感染病原。它是一种较为少见的微生物,但是如果病人既往存在活动性牙周疾病或者口腔卫生较差时,则可能比较容易被感染。免疫抑制的病人虽然可能否认上述的病史,但同样可以出现该菌的感染。切除活检是确诊的常用方法,一般需要在急性重症感染控制之后进行。

【治疗】　最终的治疗需要外科手术。去除囊肿和其他残留物是关键,但这非常困难。具体的手术操作会涉及很多重要的组织结构。术前的抗感染治疗可能减少炎症反应,促进术后愈合。抗生素通常选择能够治疗革兰阳性菌的药物。而啮蚀艾肯菌是常见的革兰阴性菌,常见于活动性牙周疾病,故选择广谱抗生素可能有效,外科引流可以加快疾病恢复。

推荐阅读

[1]　Paul K,Patel SS.Eikenella corrodens infections in children and adolescents:case reports and review of the literature.Clin Infec Dis,2001(33):545-561.

[2]　Marra S,Hotaling AJ.Deep neck infections.Am J Otolaryngol,1996(17):287-298.

[3]　Sheng WS,Hsueh PR,Hung CC,et al.Clinical features of patients with invasive Eikenella corrodens infections and microbiological characteristics of the causative isolates.Euro J Clin

Microbiol Infect Dis,2001(20):231-236.

[4] Cheng AF,Man DW,French GL.Thyroid abscess caused by Eikenella corrodens.J Infect, 1988(16):181-185.

[5] LaRiviere CA,Waldhausen JH.Congenital cervical cysts,sinuses and fistulae in pediatric surgery.Surg Clin North Am,2012(92):583-597.

[6] Goff CJ,Allred C,Glade RS.Current management of congenital cysts sinuses and fistulae. Curr Opin Otolarygol Head Neck Surg,2012(20):533-539.

 病例 13-2　2 岁女童

【现病史】　2 岁,越南籍女孩,既往体健。几天前患儿母亲发现患儿下颌肿胀,不伴发热、上呼吸道症状(咳嗽、流涕)或咽痛,一般情况好。肿块凹凸不平,不伴红肿,在过去的 2～3d 已从豌豆大小迅速长大至直径 4～5cm 大小包块,现在呈紫色。患儿出入量平衡,无呕吐、腹泻或皮疹,既往有夜间盗汗,不伴体重下降、纳差、睡眠障碍。否认动物叮咬史,不伴呼吸困难及喘息。

【既往史及家族史】　该患儿系经阴道自然分娩,否认出生异常。既往在 14 个月和 16 个月龄的时候曾有 2 次肾盂肾炎的病史,并在第二次发病期间完成排尿性膀胱尿道造影检查,结果显示为 3 级膀胱输尿管反流。否认频繁上呼吸道感染、中耳炎或肺炎病史,否认皮肤或软组织感染。既往仅口服复方磺胺甲噁唑预防尿路感染。按计划进行免疫接种,包括麻疹、流行性腮腺炎、风疹疫苗,并于 15 个月龄时接种了水痘疫苗。否认过敏史,否认家族中反复感染、免疫功能紊乱或自身免疫疾病病史。患儿与父母一起生活在纽约州的城乡结合部,由外祖母照顾生活起居。没有家庭成员或者近期的访客因疾病被隔离或在疗养院及其他慢性疾病护理中心工作。家中没有任何宠物,唯一接触的动物是一只由一位住在附近的姨妈饲养的猫。

【体格检查】　腋窝 T 36℃,HR 108/min,RR 22/min,BP 121/60mmHg,体重 12.8kg(第 30 百分位);身高 91cm(第 30 百分位);头围 48.1cm(第 25 百分位)。

一般情况:易激惹,营养状况良好,发育正常,查体配合。右侧下颌角皮下可扪及一个 3cm×2cm 大小紫色质硬结节(彩图 33),无压痛,皮温不高,未见分泌物。心脏未闻及杂音及心包摩擦音,双肺呼吸音清。除了颈部肿块外,其他部位未扪及肿块及长大的淋巴结。

【实验室检查】　血红蛋白 130g/L,血小板 210×10⁹/L,白细胞计数 6.4×10⁹/L(中性粒细胞比例 0.45,淋巴细胞 0.46,单核细胞 0.08);钠 139mmol/L,氯 100mmol/L,尿素氮 6.1mmol/L(17mg/dl),葡萄糖 4.70mmol/L(84mg/dl);PT 12.8s,APTT 31.9s;磷 4.5mg/L,钙 8.2mg/L,镁 1.6mg/L,猫抓病抗体滴度< 1:32。

【诊疗经过】 患儿起初按照医嘱口服阿莫西林-克拉维酸钾 2 周后肿块较前长大。故调整抗生素为克林霉素治疗 1 周后仍无明显变化。PPD 皮试处可扪及 10mm 大小硬结。胸部 X 线片(图 13-1)提示需要完成淋巴结活检及纤维支气管镜检查。

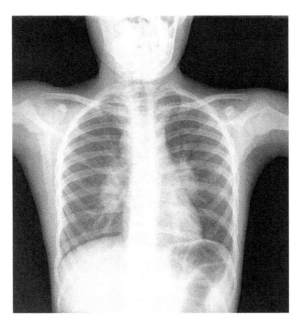

图 13-1 胸部 X 线片

★病例 13-2 讨论

【鉴别诊断】 该患儿突出的临床特点是颈部包块进行性增大,表面没有破溃,可以从细菌感染所致急性淋巴结炎进行鉴别诊断。肿块覆于下颌部,是淋巴结的典型部位。患儿经抗感染治疗后无明显好转,胸片提示双侧纵隔淋巴结肿大(图 13-1)。胸部 CT 提示肺门淋巴结肿大,双肺野未见异常。患儿因颈淋巴结活检术及纤维支气管镜检查入院。

淋巴结活检病理结果为非典型分枝杆菌感染所致坏死性肉芽肿。此外,PPD 皮试也呈阳性,胸片也有阳性发现。但这些非侵入性操作均未能做出明确的病因学诊断,需要进一步完善支气管镜检查,但病理仍提示非典型分枝杆菌感染,这也支持患儿病程中表现为淋巴结进行性长大却不伴有急性细菌感染的表现。患儿否认外伤病史,且肿块的定位也不是先天性病变的高发部位。

【诊断】 非结核分枝杆菌感染所致颈部和纵隔淋巴结炎,该患儿既往没有潜在免疫缺陷。

【发病率和流行病学】 儿童分枝杆菌淋巴结炎通常是由非结核分枝杆菌而不是结核分枝杆菌引起。非结核分枝杆菌包括龟分枝杆菌、脓肿分枝杆菌、偶发分枝杆菌、鸟分枝杆菌复合物和堪萨斯杆菌,通常存在于土壤和水中,包括自然界水源和处理后的水源。

【临床表现】 在健康儿童中,颈部淋巴结炎或颌下腺炎的高发年龄为1—5岁。最可能的致病原原来自污染的土壤,以鸟分枝杆菌复合物最多见。临床上表现为慢性单侧无痛性淋巴结肿大。没有治疗干预的情况下,受累淋巴结可以自愈或进行性发展出现皮肤呈紫色伴液化,并出现自发的难以自愈的皮肤瘘。非结核分枝杆菌也可能累及其他部位的淋巴结,包括该患儿的纵隔淋巴结。这些胸腔内的病灶是难以被发现的,主要累及气管旁淋巴结。

【诊断方法】 该病例中肿大的纵隔淋巴结和PPD皮试阳性均支持该诊断。

1. 皮肤结核菌素试验 皮肤结核菌素皮肤试验(即PPD皮试)可表现为阴性也可表现为阳性。尽管高达1/3的感染患儿会出现>10mm的硬结,但更多的患儿则为5~10mm大小的硬结。在这种情况下,虽然高度怀疑非结核分枝杆菌感染,仍需要活检或纤维支气管镜检查明确诊断。

2. 活检 拭子培养通常阳性率低,需要尽可能多的组织进行检查。标本应放置在肉汤和固体介质中培养,肉汤培养基的阳性率较高,比固体介质培养更快。但固体介质更容易观察菌落形态,识别各种分枝杆菌。切除病灶组织可以在诊断的同时达到治疗的目的。

3. 治疗 非典型分枝杆菌感染可以切除受累的淋巴结,如果不处理的话也可以自愈。但为了明确诊断通常选择淋巴结活检。如果因为部位而不能切除的(例如切除耳前淋巴结可能损伤面神经),可以先选择经验性抗感染治疗,这取决于分离出的非结核分枝杆菌属。在等待培养和药敏实验的同时,经验性治疗至少需要2种药物的联用,包括克拉霉素联合利福平、利福喷丁、环丙沙星或乙胺丁醇。一个随机对照试验将不治疗仅观察随访与12周的克拉霉素加利福平的治疗方案进行了对比。入组的患者均有淋巴结红肿伴波动感,将肿大淋巴结体积缩小超过75%伴皮肤瘘痊愈且无复发视为疾病缓解。治疗组的缓解中位时间为36周,而随访组为40周。

推荐阅读

[1] Altman RP, Margileth AM. Cervical lymphadenopathy from atypical mycobacteria: diagnosis and surgical treatment.J Pediatr Surg,1975(10):419-422.

[2] Dhooge I,Dhooge C,DeBaets F,et al.Diagnostic and therapeutic management of atypical mycobacterial infections in children.Euro Arch Oto-Rhin-Laryngol,1993(250):387-391.

[3] Benson-Mitchell R,Buchanan G.Cervical lymphadenopathy secondary to atypical mycobacterial in children.J Laryngol Otolo,1996(110):48-51.

[4] Danielides V, Patrikakos G, Moerman M, et al. Diagnosis, management and surgical treatment of non-tuberculous mycobacterial head and neck infection in children. J Oto-Rhino-Laryngol, 2002(64):284-289.

[5] Scott CA, Atkinson SH, Sodha A, et al. Management of lymphadenitis due to non-tuberculous mycobacterial infection in children. Pediatr Surg Int, 2012(28):461-466.

[6] Tortoli E. Clinical manifestations of nontuberculous mycobacteria infections. Clin Microbiol Infect, 2009(15):906-910.

[7] Clark JE. Nontuberculous lymphadenopathy in children: using evidence to plan optimal management. Adv Exp Med Biol, 2011(719):117-121.

[8] Griffith DE, Aksamit T, Brown-Elliott BA, et al. An official ATS/IDSA statement: diagnosis, treatment, and prevention of nontuberculous mycobacterial disease. Am J Resp Crit Care Med, 2007(175):367-416.

[9] Hazra R, Robson CD, Perez-Atayde AR, Husson RN. Lymphadenitis due to nontuberculous mycobacteria in children: presentation and response to therapy. Clin Infect Dis, 1999(28):123-129.

[10] Lindeboom JA. Conservative wait-and-see therapy versus antibiotic treatment for nontuberculous mycobacterial cervicofacial lymphadenitis in children. Clin Infect Dis, 2011(52):180-184.

 病例 13-3 2 月龄男婴

【现病史】 2 个月男婴,因颈部肿大 3d,局部发红 1d 就诊。在此之前患儿父母并未观察到任何异常,就诊前发热 1d,口服药物后体温正常,不伴呕吐、腹泻、呼吸道症状及皮疹。否认猫或结核病接触史。

【既往史及家族史】 患儿系足月产出,否认出生抢救史。既往无住院病史,还没开始免疫接种。否认过敏史,父母没有接受任何药物治疗的病史。家族史无特殊,父母 6 个月前曾到过西非。

【体格检查】 T 38.5℃;HR 176/min;RR 44/min;BP 112/76mmHg。血氧饱和度 0.97(正常呼吸情况下),体重 6.2kg(第 75~90 百分位),身长 60cm(第 90 百分位),头围 41cm(第 90 百分位)。

患儿安静休息,头颅外观正常,前囟平软,未闭合。口咽部无分泌物,颈部上份下颚处可扪及压痛、质软、红色包块,没有波动感。心肺听诊未见异常,肝不大,腋窝、腹股沟未扪及肿大淋巴结。

【实验室检查】 血常规:白细胞 15.3×10⁹/L(中性粒细胞比例 0.65,淋巴细胞比例 0.26),血红蛋白 117g/L,血小板 296×10⁹/L。电解质:钠 135mmol/L,钾 5.3mmol/L,氯 103mmol/L;碳酸氢钠 24mmol/L;血尿素氮 1.4mmol/L(4mg/dl),肌酐 17.7μmol/L(0.2mg/dl),葡萄糖 6.3mmol/L(113mg/dl)。脑脊液检查:

白细胞:$1×10^6$/L,红细胞 0,葡萄糖(68mg/dl)。革兰染色涂片未查见细菌。已完成血、脑脊液、尿培养、颈部增强 CT 检查(图 13-2)。

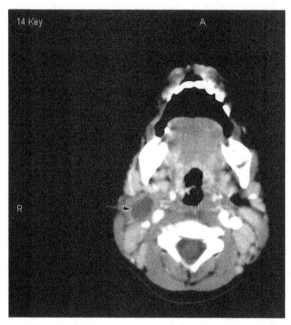

图 13-2　颈部 CT 扫描显示了下颌角右侧(箭头所指处)的无强化的低密度边界清楚的病灶

【诊疗经过】　患儿入院后给予静脉输注广谱抗生素。住院治疗第 2 天颈部包块破溃,第 3 天行手术引流。

★病例 13-3 讨论

【鉴别诊断】　婴幼儿颈部包块的原因详见表 13-4。该病例中患儿发病年龄小,表明包块是先天性的可能性大。先天性颈部包块包括甲状舌管囊肿、鳃裂囊肿、囊性淋巴管瘤和血管瘤。鳃裂囊肿和甲状舌管囊肿的重要鉴别特征是包块在颈部的位置。甲状舌管囊肿多位于中线,而鳃裂囊肿多位于颈部的两侧,通常在下颌角附近胸锁乳突肌的前缘。该患儿的包块靠近下颌角,故考虑鳃裂囊肿可能。除了发热以外,包块皮温升高、局部发红、进行性长大,均提示合并感染(彩图 34)。通常位于颈部两侧的病变除了鳃裂囊肿以外还需要考虑囊状水瘤或血管瘤。囊状水瘤或淋巴管瘤体积可以很大,就如同该例患儿,但通常出现在颌下、颏下或锁骨上区,无明显触痛,很少合并感染。血管瘤通常为红色,早期会出现面积扩大,但进展缓慢。此外,血管瘤是静脉来源的,压痛不明显,高出皮面(彩图 35),一般不会发热。新生儿斜颈质地较硬,其原因为胸锁乳突肌钙化所致,但不会出现皮肤发红、病灶进行性扩大。婴儿的头将偏向包块的对侧,通常出现在出生后前 3 周。该患儿仍不能排除肿瘤,但在这个年龄段可能性较小,且肿瘤通常不会有明显的炎症表现。细菌性淋巴结炎在临床表现上类似于合并感染的鳃裂囊肿,也会出现发热、局部红肿、波动感(彩图 36)。

表 13-4　婴儿颈部肿胀的鉴别诊断

机　制	病　例
先天性	甲状舌管囊肿
	鳃裂囊肿
	囊状水瘤
	血管瘤
	皮样囊肿
感染性	淋巴结炎
	咽后壁脓肿
	合并感染的先天性病变
	病毒感染所致反应性淋巴结肿大
肿瘤	淋巴瘤
	白血病
	肿瘤转移
	其他(畸胎瘤、神经母细胞瘤、肉瘤)
其他	新生儿斜颈
	血肿

【诊断性检查】　该例 2 个月龄的患儿出现发热,需要进行一个全面的脓毒症相关筛查以评估是否存在严重的细菌感染,包括血液、尿液、脑脊液培养。超声对颈部包块的定性为首选影像学检查。就像该例患儿一样,增强 CT 可以明确颈深部的感染,或在超声不能评估包块的完整性的时候也可以选择 CT。对于没有感染迹象的颈部巨大肿块也可以选择磁共振检查。

【诊断】　通过 CT 检查确诊为鳃裂囊肿合并感染(图 13-2)。

【发病率和流行病学】　鳃裂囊肿是合并颈部感染最常见的先天性病变。胚胎发育期鳃裂位于腮弓之间,鳃裂囊肿是腮弓和鳃裂在胚胎发育过程中的残余物,并能发生在 5 个腮弓的任意之一。该例患儿的第二鳃裂囊肿是鳃弓异常中最常见的类型,占所有病例的 95%,通常表现为胸锁乳突肌前缘或下颌角的包块。第一鳃裂囊肿发生于腮腺或耳后区域,第三鳃裂囊肿出现在胸锁乳突肌前缘,靠近颈部中下份,而第四鳃裂囊肿发生在颈部下份。

【临床表现】　鳃裂囊肿最常见的临床表现是沿胸锁乳突肌内侧缘分布的颈部

无痛性肿块。也有病人可能会出现由局部包块所致的压迫症状,如呼吸困难、喂养困难。如同该患儿一样,通常在继发感染的时候才能被确诊。继发感染的临床表现包括发热、红肿、压痛、进行性长大的颈部包块。如果包块出现液化,也可能产生窦道。总的说来,鳃裂囊肿的临床表现取决于包块位置和囊肿的感染情况。

【诊断方法】 虽然增强 CT 常常被推荐用于评估颈深部感染,但超声仍是首选的影像学检查。磁共振成像可用于术前评估。

【治疗】 鳃裂囊肿需要手术切除。切除整个囊肿通常是很困难的,如果原位残留可能导致复发。如果合并感染,术前 4～6 周需要使用抗生素控制急性炎症反应,选择对皮肤常驻革兰阳性菌和口腔厌氧菌敏感的抗生素,包括氨苄西林-舒巴坦、阿莫西林-克拉维酸、克林霉素。如果病人或者家庭成员被证实为耐甲氧西林金黄色葡萄球菌(MRSA)感染患者或既往有反复的皮肤和软组织感染病史,经验性抗生素选择就应该包括针对 MRSA 的敏感抗生素。

推荐阅读

[1] Pruden CM, McAneney CM. Neck mass//Fleisher GR, Ludwig S, Bachur RG, Gorelick MH, Ruddy RM, Shaw KN, eds. Textbook of Pediatric Emergency Medicine. 6th ed. Philadelphia: Lippincott Williams & Wilkins, 2010: 385-391.

[2] Nour YA, Hassan MH, Gaafar A, Eldaly A. Deep neck infections of congenital causes. Otolaryngol Head Neck Surg, 2011, 144(3): 365-371.

[3] Rosa PA, Hirsch DL, Dierks EJ. Congenital neck masses. Oral Maxillofac Surg Clin North Am, 2008, 20(3): 339-352.

 病例 13-4   2 岁男童

【现病史】 2 岁,美籍非裔男性,因下巴肿胀被母亲带到急诊就诊。该症状出现在 2d 前,就诊前患儿突然出现吞咽困难。否认发热、呼吸困难、进行性加重的打鼾、皮疹、盗汗、体重降低等病史。

【既往史及家族史】 患者系 32 周早产儿,出生时体重 1300g,出生后曾住院治疗 2～3 个月。患儿合并了中枢性呼吸暂停,直至其出院后 4 个月大的时候都需要家庭呼吸暂停监测,并且在出院前行腹股沟疝修补术。母亲因结核菌素试验阳性预防性口服利福平治疗,但胸片检查未见异常。患儿从未接受结核菌素试验。

【体格检查】 T 38.1℃, HR 113/min, RR 24/min, BP 103/73mmhg, 体重 12.9kg。

患儿易激惹,没有急性呼吸窘迫的表现。鼓膜的外观和运动是正常的。鼻腔未见分泌物,颈部柔软,活动可。右下颌区可扪及一个 2cm×2cm 大小活动的淋巴结,不伴红肿及压痛。颈后区及耳后可扪及 2cm×4cm 大小活动、无压痛淋巴结。腋窝、颈前、腹股沟未扪及肿大淋巴结。胸部听诊未见异常。除了上背部 2 个不足 1cm 的色素沉着斑以外,无其他皮肤病变。

　　【实验室检查】　白细胞计数 $7.6×10^9/L$,中性粒细胞比例 0.22,嗜酸性粒细胞 0.02,淋巴细胞 0.66,单核细胞 0.10。血红蛋白和血小板计数均为正常。总胆红素 $6.8\mu mol/L(0.4mg/dl)$,AST40U/L,ALT 21U/L。血细胞沉降率 1mm/h。Epstein-Barr 病毒(EBV)抗体滴度:病毒衣壳抗原(VCA)IgM,VCA-IgG,EB 病毒核抗原抗体均为阴性,提示既往或近期均无 EB 病毒感染证据。已完善 PPD 皮试及过敏原检测。

　　【诊疗经过】　患儿初步诊断为非结核分枝杆菌感染所致淋巴结炎,然后离开急诊科回家。后因双侧颈部淋巴结进行性长大,再次于儿科就诊。复查血细胞沉降率增加至 67mm/h。进一步完善了弓形虫、猫抓病、巨细胞病毒检查均为阴性。颈部 CT(图 13-3)提示需要行淋巴结活检明确。

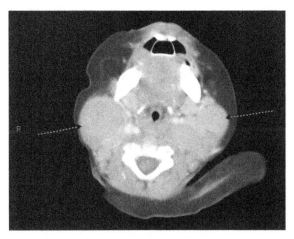

图 13-3　颈部 CT 显示沿双侧颈内静脉链分布的多个明显肿大的淋巴结,以双侧颈内静脉二腹肌区域最为突出。右侧最大淋巴结约 **3.1cm×2.6cm**,左侧为 **2.6cm×2.7cm**。沿脊髓旁、锁骨上、纵隔也显示有肿大的淋巴结

★病例 13-4 讨论

　　【鉴别诊断】　急性淋巴结肿大需要与很多疾病进行鉴别诊断(表 13-5),感染是最常见的病因。不伴发热或其他感染征象的进行性淋巴结肿大(图 13-3),需要高度怀疑肿瘤性疾病,必须病理活检确诊。Rosai-Dorfman 病是一种以自限性的组织细胞增殖为特点的罕见的疾病。

表 13-5 儿童外周淋巴结肿大的原因

细菌感染	β-溶血性链球菌
	金黄色葡萄球菌
	土拉杆菌(土拉菌病)
	巴尔通体(猫抓病)
	白喉
病毒感染	EB 病毒
	单纯疱疹病毒
	巨细胞病毒
	流行性腮腺炎病毒
	麻疹病毒
	肝炎病毒
	人类免疫缺陷病毒
其他病原学感染	结核分枝杆菌
	非结核分枝杆菌
	组织胞浆菌病
	球孢子菌病
	隐球菌病
	弓形虫病
	二期梅毒
	莱姆病(Lyme 病)
恶性肿瘤	淋巴瘤
	白血病
	神经母细胞瘤
	横纹肌肉瘤
	甲状腺癌
淋巴组织增生	Rosai-Dorfman 病
	噬血细胞综合征
	自身免疫性淋巴组织增生性疾病
免疫性疾病	血清病
	药物反应(苯妥英钠、卡马西平)
其他	结节病
	川崎病
	PFAPA
	Castleman 病
	Kikuchi 病
	施特劳斯血管炎综合征
	系统性红斑狼疮
	类风湿关节炎

【诊断】　结合该例患儿颈部包块的变化,并排除了其他引起颈部包块的原因,需要完成淋巴结活检。淋巴结活检显示淋巴结窦内充满组织细胞,且 S-100 染色阳性。结合患儿临床表现,考虑诊断为窦组织细胞增生伴巨大淋巴结肿大(SHML)或 Rosai-Dorfman 病。该病在 1969 年被首次报道,被认为是由于病毒感染引起免疫系统应答后大量组织细胞过度增生致淋巴结长大,为自限性。

【发病率和流行病学】　该病的发病率不明确,可以说是罕见,尚未确定单一独立的病因。白种人和非裔美国儿童中男性发病率更高。

【临床表现】　临床上通常表现为双侧颈部无痛性淋巴结肿大,约 87% 的病例在积极治疗的情况下淋巴结仍会进行性长大。其他可能受累的区域包括纵隔、腹膜后、腋窝、腹股沟区淋巴结。也有文献报道鼻腔、唾液腺、鼻窦、扁桃体、气管、眼睛和口腔等结外区域受累。另外常见的阳性实验室检查包括白细胞增多、正细胞低色素性贫血、血细胞沉降率增快等。

【诊断方法】

1. 淋巴结活检组织病理学检查　该病确诊是依靠活检组织病理学检查。受累淋巴结窦中可查见大量良性组织细胞,其细胞质内可见外观正常的淋巴细胞。这个发现被称为噬淋巴细胞现象或吞入运动。与典型的组织细胞一样,Rosai-Dorfman 细胞的 S-100 蛋白同样也呈强阳性。S-100 是一组调节细胞生长、细胞运动、调控细胞周期、转录和分化的蛋白。

2. 影像学检查　儿童 Rosai-Dorfman 病的淋巴结长大最常累及颈部淋巴结。肿大淋巴结通常是双侧的,不伴压痛。尽管 CT 及超声、MRI 很容易发现这些肿大的淋巴结,但却没有明确的影像学特征用于鉴别 Rosai-Dorfman 病和其他疾病所致淋巴结肿大。

【治疗】　治疗方面主要是对症支持治疗和定期随访。然而,淋巴结肿大可能进行性加重致气道受阻,需要人工气道。在出现气道受阻或者其他重要脏器的压迫症状时需要进行淋巴结切除。有报道称糖皮质激素、甲氨蝶呤、巯嘌呤可以在一定程度上缓解症状。

推荐阅读

[1]　Rosai J,Dorfman FR.Sinus histiocytosis with massive lymphadenopathy:a pseudolymphomatous benign disorder.Cancer,1972(30):1174-1188.

[2]　Faucar E,Rosai J,Dorfman RF.Sinus histiocytosis with massive lymphadenopathy (Rosai-Dorfman disease):review of the entity.Semin Diagn Pathol,1990(7):19-73.

[3]　Ünal ÖF,Köyba S,Kaya S.Sinus histiocytosis with massive lymphadenopathy (Rosai-Dorfman disease).Internat J Pediatr Otorhinolaryn,1998(44):173-176.

[4]　Ahsan SF,Madgy DN,Poulik J.Otolaryngologic manifestations of Rosai-Dorfman disease.Internat J Pediatr Otorhinolaryn,2001(59):221-227.

[5] McGill TJI,Wu CL.Weekly clinicopathological exercises:case 19-2002:a 13-year-old girl with a mass in the left parotid gland and regional lymph nodes.N Engl J Med,2002(346): 1989—1996.

 病例 13-5　2 岁半男童

【现病史】　2 岁半,白种人男孩,因发热 4d,向左扭头时发现右侧约 3cm 大小颈部包块 2d 于急诊就诊。主治医生考虑疑似细菌性淋巴结炎,给予口服阿莫西林-克拉维酸钾。入院前 1d,患儿仍持续发热。发病前 2d 曾在一个朋友家里接触过几只猫,但没有明确的被猫抓伤的病史。入院前 2d,患儿父母发现其易怒、发热、寒战、盗汗,且上述症状进行性加重。近 3d 饮入量也有所下降,不伴腹泻、呕吐,否认关节肿胀。

【既往史及家族史】　患者系足月经阴道自然分娩,否认产时相关并发症。患儿 9 个月大的时候通过外周血筛查诊断轻型 β 珠蛋白生成障碍性贫血。既往无住院治疗病史和明确的过敏史,按计划免疫接种。患儿既往唯一服用的药物是阿莫西林-克拉维酸。母亲系 β 珠蛋白生成障碍性贫血基因携带者,父亲患幼年性息肉,奶奶患系统性红斑狼疮。患儿与父母和 5 个月大的健康妹妹生活在一起。

【体格检查】　T 40℃,HR 153/min,RR 26/min,BP 135/77mmHg,体重 12.2kg(第 10 百分位)。病人易激惹,鼓膜轻度红肿,但活动度正常。球结膜、睑结膜轻度充血,口唇皲裂(彩图 37A)。咽充血,未见分泌物。右侧颈部可扪及 3cm× 1.5cm 肿大淋巴结,无压痛。双肺查体未见异常,右上腹轻压痛,肝右肋缘下 1.5cm 可触及,脾未扪及。双手稍肿(彩图 37B)。

【实验室检查】　白细胞 14.9×10⁹/L(嗜碱细胞 0.11,中性粒细胞 0.75,淋巴细胞 0.09,单核细胞 0.05),血红蛋白 88g/L,MCV 57.2fl,RDW 16.2,血小板 410 ×10⁹/L,血细胞沉降率 65mm/h,总胆红素 5.4μmol/L,白蛋白 34g/L,AP 282U/L,ALT 205U/L,AST 136U/L,GGT 176U/L,淀粉酶 U/L,脂肪酶 63U/L。

胸片:心影不大,双肺野未见实变影。

鼻咽分泌物病毒 PCR:呼吸道合胞病毒、腺病毒、流感病毒 A/B 及副流感病毒 1/2/3 和人类偏肺病毒均阴性。

血培养阴性。小便常规:亚硝酸盐阴性,红细胞 0～2/HP,白细胞 15～ 20/HP。

【诊疗经过】　入院后 1～2d,结膜充血和躯干、四肢红斑进行性加重。皮疹形态为 0.5～2cm 的斑丘疹,不伴脱屑。手足未查见明确的病变,口腔未见异常,但出现杨梅舌。

★病例 13-5 讨论

【鉴别诊断】 患儿需要排除感染所致急性淋巴结肿大,包括 A 组 β-溶血性链球菌感染、传染性单核细胞增多症状、猫抓病、肝炎、巨细胞病毒、腺病毒和其他病原微生物感染等。该例患儿淋巴结肿大并未出现化脓性改变,且呈亚急性进展,所以结核、非典型分枝杆菌仍不能排除。

【诊断】 患儿口唇发红、皲裂(彩图 37A),且手掌发红、手指肿得像香肠一样(彩图 37B)。临床症状和疾病进展符合川崎病的表现。超声心动图提示射血分数降低也支持该诊断。治疗上需要静脉注射免疫球蛋白治疗(IVIG)和阿司匹林。输注 IVIG 后 16h 患儿体温正常。

【发病率和流行病学】 发病高峰年龄儿童期早期,中位年龄为 2 岁,超过 80% 的患儿年龄在 4 岁以下。超过 8 岁的儿童发病是非常罕见的。日本籍和朝鲜族儿童是疾病高危因素,即使是生活在美国的亚裔儿童仍是高发人群。在日本和韩国,5 岁以下的儿童的发病率在(50～100)/100 000。在美国,按照不同种族背景下亚裔发病率为 5/100 000,非洲裔 1.5/100 000,欧洲裔和西班牙裔<1/100 000。川崎病在冬季和春季较普遍。

【临床表现】 诊断依靠临床表现,包括发热(体温超过 38.2℃)超过 5d 和以下临床表现 5 条中满足 4 条:①非化脓性上颚痛;②多形性皮疹;③黏膜受累,特别是口唇皲裂和杨梅舌;④直径超过 1.5～2cm 的淋巴结肿大(单个或多个淋巴结受累);⑤指(趾)端改变,通常表现为手足肿胀。除了上述的临床表现外,还有许多其他脏器受累表现,包括心脏病、血管炎症状、无菌性脑膜炎、胆囊肿胀、肝功能障碍、尿道炎、葡萄膜炎、关节炎或关节疼痛。患病的幼儿往往易激惹,且易激惹和发热常在治疗后可以很快得到控制。<1 岁的婴儿往往不能满足所有的诊断标准,被认为是"非典型"或"不完整"川崎病。在临床上可以分为 3 个阶段:急性期、亚急性期和恢复期。

【诊断方法】 该病的诊断不是单靠某一个实验室检查的,而是根据临床各方面综合判断。除了临床表现外,实验室检查也可以有所提示。

1. 全血细胞计数 白细胞计数可正常,但超过 50% 的患儿白细胞计数>15×10⁹/L。通常伴有正细胞性贫血,发热 1 周后几乎所有病人都会出现血小板增多。

2. 炎症标志物 大多数患者血细胞沉降率(ESR)和 C 反应蛋白(CRP)升高。虽然这些改变是非特异性的,但正常的 ESR 或 CRP 诊断川崎病可能性比较小。

3. 肝功能检查 丙氨酸氨基转移酶和天冬氨酸氨基转移酶轻度升高。也有可能出现 γ-谷氨酰转移酶和胆红素升高。约 50% 的川崎病患者至少有一个异常的肝功能指标。

4. 腰椎穿刺 腰椎穿刺并不是常规检查,但如果患儿比较烦躁,是可以需要完成以排除细菌性脑膜炎。25%～50%的接受腰椎穿刺的患儿的脑脊液有核细胞计数轻度升高,以淋巴细胞为主。

5. 小便常规和小便培养 尿道炎可以通过取材良好的小便培养明确是否存在无菌性脓尿。膀胱导尿对于明确脓尿是否由尿道炎引起是不可靠的。

6. 裂隙灯检查 85%的川崎病患儿可以出现葡萄膜炎。如果没有该表现的情况下仍不能排除川崎病。但是如果伴有葡萄膜炎,可以排除其他疾病,特别是全身性幼年特发性关节炎。

7. 心电图 可表现为心律失常、心肌缺血或低电压。

8. 超声心动图 在典型症状出现的10d甚至更长的时间后超声心动图是必须完善的,用于明确是否存在冠状动脉扩张或动脉瘤、心包积液、心脏瓣膜异常及是否需要其他治疗或监测的心室功能下降。

【治疗】 首选静脉注射免疫球蛋白,以2g/kg输入,输注时间超过12h。阿司匹林通常用于预防血小板黏附。糖皮质激素的作用仍存在争议。一项随机、安慰剂对照试验显示单纯接受丙球治疗和甲泼尼龙(30mg/kg)治疗的患儿临床预后没有任何差异。根据患儿临床表现可以给予相应的支持治疗,同时需要在儿科心脏专科定期随访。

推荐阅读

[1] Shulman ST, Inocencio J, Hirsh R. Kawasaki's disease. Pediatr Clin North Amer, 1995(42): 1205-1222.

[2] Newburger JW, Takahashi M, Beiser AS, et al. A single intravenous infusion of gamma globulin as compared with four infusions in the treatment of acute Kawasaki syndrome. N Engl J Med, 1991(324): 1633-1639.

[3] Mori M, Imagawa T, Yasui K, et al. Predictors of coronary artery lesions after intravenous [gamma]- globulin treatment in Kawasaki disease. J Pediatr, 2000(137): 177-180.

[4] Shinohara T, Tanihira Y. A patient with Kawasaki disease showing severe tricuspid regurgitation and left ventricular dysfunction in the acute phase. Pediatr Cardiol, 2003(24): 60-63.

[5] Kanegaye JT, Van Cott E, Tremoulet AH, et al. Lymph node first presentation of Kawasaki disease compared with bacterial cervical adenitis and typical Kawasaki disease. J Pediatr, 2013[epub ahead of print].

[6] Dominquez SR, Anderson MS. Advances in the treatment of Kawasaki disease. Curr Opin Pediatr, 2013(25): 103-109.

[7] Newburger JW, Sleeper LA, McCrindle BW, et al. And the Pediatric Heart Network Investigators. Randomized trial of pulsed corticosteroid therapy for primary treatment of Kawasaki disease. N Engl J Med, 2007(356): 663-675.

病例 13-6　16 岁男孩

【现病史】　患者 16 岁,男性,因进行性呼吸衰竭由外院转入。既往体健,一直在帮朋友装修房子,近期出现咽痛、颈部肿胀、全身不适,偶有呕吐,伴发热,体温38.9℃(102°F)。母亲发现患儿声嘶并就诊,查见扁桃体和咽部分泌物,诊断传染性单核细胞增多症。给予口服泼尼松,次日随访。第二天,患儿声嘶较前有所好转,继续治疗。

入院前 1d 患儿因扁桃体持续肿胀、胸部疼痛进行性加重致入睡困难(平躺时胸痛剧烈)于社区医院急诊室就诊。胸片的初步报告未见异常,但第 2 天经放射科专科医师审核后考虑心脏增大。患儿再次就诊,自诉胸痛、气促、端坐呼吸、发热、畏寒、冷汗。在急诊室就诊期间,患儿呼吸 40/min,未吸氧下血氧饱和度 0.83,躯干、面部、四肢可见散在瘀点。超声心动图提示轻度心脏扩大,少量心包积液,并送检血、尿、胸腔积液培养。陆续加用左氧氟沙星、头孢曲松、万古霉素、多西环素治疗,但患儿病情持续恶化,气管插管后转入。

【既往史及家族史】　患儿既往没有按时进行免疫接种,没有接种破伤风疫苗或乙肝疫苗等。家里没有宠物,但患儿曾接触过朋友的猫和狗,否认明确的蜱接触史。患儿和他母亲及 3 个兄弟一起生活,仅其母亲诉咽痛。

【体格检查】　T 39℃;HR 110/min;RR 20/min(机控);BP 110/70mmHg。

患儿气管插管镇静状态,颌下扪及多个 1~2cm 淋巴结,颈部、面部广泛肿胀。肝脾不大,阴囊及下肢水肿明显。Foley 导管位置可,四肢没有出血点或皮下结节,躯干可见少许散在瘀点。

【实验室检查】　白细胞计数 $25.6 \times 10^9/L$(中性粒细胞 0.50,淋巴细胞 0.16),血红蛋白正常,血小板计数 $33 \times 10^9/L$。血清电解质轻度紊乱合并轻度急性肾竭。ALT 99U/L,AST 81U/L。PT 和 APTT 轻度延长。

【诊疗经过】　结合咽炎、颈部疼痛和临床恶化伴有面部及颈部肿胀及胸部 CT(图 13-4)综合考虑提出了可能的病因。

★病例 13-6 讨论

【鉴别诊断】　该例病历的最显著的表现是,以全身淋巴结长大、颈部肿胀、发热起病,迅速发展为肺炎、胸腔积液、气胸、呼吸衰竭。在所有颈部肿块的评估中都会涉及到一个问题,是否存在气道压迫。该病例中,这个问题和患儿病情的迅速恶化都提示了诊断。在对颈部包块进行检查的同时,对呼吸道(包括气道、肺)的评估也同样重要。疾病初期,需要与链球菌性咽炎、传染性单核细胞增多症、腺病毒、巨细胞病毒和其他类单病毒感染相鉴别。由于疾病进展迅速,且肺部受累,病毒、细

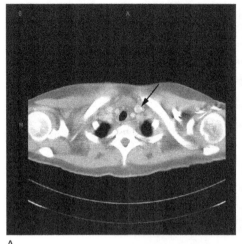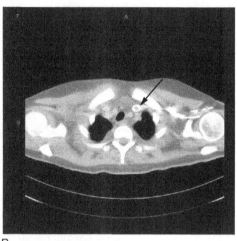

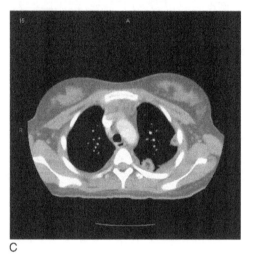

图 13-4　颈胸 CT

A. 图显示左颈内静脉充盈缺损的起始部(箭头所指部位);B. 图显示更多左颈内静脉充
盈缺损部分(箭头);C. 图显示伴中心空洞的肺部结节

菌(需氧或厌氧)感染都需要考虑。胸腔积液培养查见坏死梭杆菌而最终确诊。

　　【诊断】　CT 显示左颈内静脉充盈缺损(图 13-4A 和图 13-4B)。图 13-4A 显示病变的起始部分,图 13-4B 可见其全貌。这提示颈内静脉血栓引起局部静脉阻塞,肺部结节是由细菌栓子所致。患儿最终诊断为 Lemierre 综合征(勒米埃综合征)。从胸腔积液中培养出梭杆菌更进一步证实 Lemierre 综合征或颈内静脉脓毒性血栓性静脉炎的诊断。

　　Lemierre 综合征主要表现为急性咽扁桃腺肿大、颈部疼痛、发热和进行性加重的颈内静脉血栓性静脉炎。中至重度的颈部肿胀伴有剧烈疼痛提示可能合并细菌性肺栓塞,如该例患儿。引起该病的常见病原微生物是梭杆菌及正常存在于口腔或胃肠道的厌氧革兰阴性杆菌。其他引起细菌性血栓性静脉炎的病原微生物还包括金黄色葡萄球菌、化脓性链球菌和米氏链球菌群(例如中间葡萄球菌)。梭杆菌属也可以引起菌血症、中耳炎、乳突炎、扁桃体周围脓肿及罕见的化脓性关节炎和脑膜炎。Lemierre 综合征的神经系统症状是颅内感染或侧窦血栓形成合并乳突炎的相应表现,这与乳突和侧窦之间解剖结构上邻近,且仅隔一层很薄的骨质相关。

【发病率和流行病学】　勒米埃综合征是一种罕见的病例,仅有极少的个案报告,多发生在青少年和年轻人。

【临床表现】　勒米埃综合征最多见起病于急性咽扁桃体感染,并进行性加重。颈部包块是由局部颌下淋巴结肿大、融合所致,常伴有肺部受累,可以形成细菌性栓子引起中枢神经系统或其他部位的相应症状。该病预后较差,但是有文献报道,CT 的早期发现以及积极的抗生素治疗可以改善预后。

【诊断方法】

当颈部包块的原因不能确定的时候,颈部 CT 或者 MRI 可以明确包块的位置和性质。化脓性血栓性静脉炎是 Lemierre 综合征诊断的关键。CT 或 MRI 可能显示血管充盈缺损(如图 13-4A 和 B)或血管及周围的炎性改变。CT 可以提示中枢神经系统、肺或其他部位的细菌性栓子(图 13-4c 则显示肺部细菌性栓子所致肺结节)。从脓肿液或胸腔积液中分离培养的病原微生物最终确认是梭杆菌。血培养阳性结合血栓性静脉炎的影像学表现均支持 Lemierre 综合征。

【治疗】　Lemierre 综合征的抗生素选择最终取决于致病的病原微生物。梭杆菌属通常对青霉素、甲硝唑、克林霉素敏感。在等待病原微生物培养结果的时候,需要选择广谱抗生素,如哌拉西林-他唑巴坦、氨苄西林-舒巴坦,同时可能需要清除坏死组织、引流胸腔积脓。患儿肺部细菌性栓子进行性发展则需要放置下腔静脉滤器(例如格林菲尔德滤器)。常规抗凝治疗在颈内静脉血栓形成中的作用是有争议的,抗凝治疗的指征包括脑梗死、静脉窦血栓形成。治疗可能需要长达几个星期。目前还没有大宗病例报道或临床试验明确最佳的治疗方案。该病病死率相对较低,仅发生在不到 5% 的患者身上。

(杨　雪)

推荐阅读

[1] Alvarez A,Schreiber JR.Lemierre's syndrome in adolescent children——anaerobic sepsis with internal jugular vein thrombophlebitis following pharyngitis.Pediatr,1995(96):354-359.

[2] Weesner CL,Cisek JE.Lemierre syndrome:the forgotten disease.Ann Emerg Med,1993 (22):256-258.

[3] Moreno S,Garcia AJ,Pinilla B,et al.Lemierre's disease:postanginal bacteremia and pulmo-

nary involvement caused by Fusobacterium necrophorum. Rev Infec Dis, 1989(11):319-324.

[4]　DeSena S, Rosenfeld DL, Santos S, et al. Jugular thrombophlebitis complicating bacterial pharyngitis (Lemierre's syndrome). Pediatr Radiol, 1996(26):141-144.

[5]　Sinave CP, Hardy GJ, Fardy PW. The Lemierre syndrome: suppurative thrombophlebitis of the internal jugular vein secondary to oropharyngeal infection. Medicine (Baltimore), 1989 (68):85-94.

[6]　Megged O, Assous MB, Miskin H, Peleg U, Schlesinger Y. Neurologic manifestations of Fusobacterium infections in children. Eur J Pediatr, 2013(172):77-83.

第14章 胸 痛

【定义】 胸痛是儿科急诊常见的主诉,发生率为 0.6%。胸痛发生的中位数年龄为 12 岁,男女比例相当。儿童胸痛最常见的病因通常是良性的,但是因为家长及患儿对心脏病的担心使他们因胸痛而非常焦虑(表 14-1)。

表 14-1 儿童胸痛的常见原因

肌肉和骨骼因素	哮喘
咳嗽	精神性
肺炎	肋软骨炎
特发性	胃食管反流

想要了解胸痛的各种病因,必须弄清楚胸部的神经支配。肋间神经支配胸部的骨骼肌肉,而迷走神经支配大的支气管及气管。壁层胸膜的疼痛纤维来自肋间神经,而脏层胸膜没有疼痛神经支配。肋间神经纤维支配周围膈肌,因此周围膈肌病变时可出现相应胸壁的疼痛。与之对比的是,中心膈肌由膈神经支配,中心膈肌病变时可出现肩部疼痛。心包有多种神经分布,包括膈神经、迷走神经、喉返神经和食管丛。因此,心包疾病可以出现各种不同的感觉使诊断变得困难。最后,心脏本身的疼痛可通过胸交感神经干和其他心脏神经传递。因而,胸痛是一个包括许多症状和病因的泛称。只有通过非常仔细的病史询问、体格检查才可能准确地找到病因。

【病因】 胸痛可以根据年龄分类(表 14-2)或病因分类(表 14-3)。特发性胸痛为 20%~61%。就器质性病因而言,7%~69% 为肌肉骨骼引起的胸痛,13%~24% 是呼吸系统疾病(包括哮喘),不足 10% 起源于心因性因素及胃肠道疾病,心脏疾病引起的胸痛约 5% 或者更少。12 岁以下儿童更有可能为心脏或者呼吸系统疾病,然而 12 岁以上的儿童胸痛中常有心因性因素。研究显示,多数胸痛持续不足 24h,而非器质性胸痛可能持续 6 个月以上。

【鉴别诊断线索】 完整的病史和仔细的体格检查有助于胸痛的诊断。患者详细描述有关胸痛的发生对于诊断非常必要,包括发病时间、持续时间、发生频率、疼痛的强度、疼痛的位置、向周围放射情况、发病的诱因及缓解的因素。诊断时患者的活动能提供有价值的信息。以下问题能提供诊断线索。

表 14-2　不同年龄段儿童胸痛的原因

疾病流行情况	学龄期	青春期
常见	特发性	特发性
	咳嗽	精神性
	哮喘	咳嗽
	肺炎	哮喘
	肌肉与骨骼因素	肌肉与骨骼因素
	——肌肉拉伤	——肌肉拉伤
	——创伤	——创伤
	——肋软骨炎	——肋软骨炎
		肺炎
少见	胃食管反流	创伤
	气胸	可卡因/烟草
	纵隔气肿	甲基苯丙胺（冰毒）
	胸腔积液	胃食管反流
		胸腔积液
		气胸
		纵隔气肿
		男性乳房发育症
		乳腺纤维囊性增生症
罕见	心血管的原因	心血管的原因
	——心脏结构（主动脉/肺动脉炎症，肥厚型心肌病，二尖瓣脱垂）	——心脏结构（主动脉/肺动脉炎症，肥厚型心肌病，二尖瓣脱垂）
	——冠状动脉疾病（冠状动脉畸形，川崎病，长期糖尿病）	——冠状动脉疾病（冠状动脉畸形，川崎病，长期糖尿病）
	——先天性心脏病	——先天性心脏病
	——病毒性心肌炎	——病毒性心肌炎
	——心包炎	——心包炎
	——心律失常	——心律失常
	镰状细胞（贫血）病	镰状细胞（贫血）病
	肺栓塞	肺栓塞
	食管异物	食管异物
	流行性胸膜痛（柯萨奇病毒）	流行性胸膜痛（柯萨奇病毒）
	非化脓性肋软骨炎	非化脓性肋软骨炎

（续　表）

疾病流行情况	学龄期	青春期
	滑动肋骨综合征	滑动肋骨综合征
	肋间肌肉痛性痉挛	肋间肌肉痛性痉挛
	消化性溃疡	淋球菌性肝周围炎
		带状疱疹
		胸壁肿瘤
		胆囊炎
		胰腺炎
		主动脉瘤
		消化性溃疡

表 14-3　儿童胸痛的病因

肌肉和骨骼/胸壁因素	肌肉拉伤
	肋软骨炎
	咳嗽
	非化脓性肋软骨炎
	滑动性肋骨综合征
	肋间肌肉痛性痉挛
	创伤
	带状疱疹
肺部因素	哮喘
	气胸/纵隔气肿
	肺炎
	胸腔积液
	胸膜炎
	肺栓塞
胃肠道因素	胃食管反流
	食管异物
	食管炎
	——嗜酸粒细胞性食管炎
	——继发于贪食症的食管炎
	——药源性食管炎（例如铁、四环素、非甾体类消炎药）
	食管破裂（布尔哈夫综合征）
	消化性溃疡
	胆囊炎

(续 表)

肌肉和骨骼/胸壁因素	肌肉拉伤
	胰腺炎
	淋球菌性肝周围炎
心脏因素	心脏结构
	——主动脉/肺动脉狭窄
	——肥厚型心肌病
	——二尖瓣脱垂
	冠状动脉疾病/心肌梗死
	——冠状动脉畸形
	——川崎病
	——长期糖尿病
	心肌炎
	心包炎
	心律失常
	——室上性心动过速
	——室性心动过速
精神因素	惊恐发作
	转换反应
其他	镰状细胞(贫血)病
	——血管阻塞危象
	——急性胸部综合征
	主动脉瘤/夹层(马方综合征/先天性结缔组织发育不全综合征/特纳综合征)可卡因/烟草/甲基苯丙胺乳腺
	乳腺
	——男性乳房发育症
	——纤维囊性乳腺病
	——感染(乳腺炎)

★胸痛与劳累、晕厥、心悸有关吗?

——与劳累、晕厥或者心悸有关的胸痛更有可能是心肺系统疾病,因而需要进一步观察。与劳累有关的胸痛也许是运动诱发的哮喘,还应注意到肥厚型心肌病和主动脉瓣狭窄的可能。冠状动脉异常的儿童可出现运动后冠状动脉供血不足引起胸痛,有时甚至会引起晕厥。心悸可能提示心律失常的发生,例如室上性心动过速或者室性心动过速。

★胸痛的特征如何?

　　——吸气或者咳嗽时疼痛加重而且不易定位的胸痛常提示胸膜或者肺部疾病,如果类似的疼痛症状在触诊检查时容易被引出并定位,常提示胸壁疾病。心脏的疼痛可能被描述为压榨样或者挤压样痛,可放射至左臂或者颈部。胸骨的疼痛可能来自于食管,仰卧位时疼痛加重。Kehr 征,或者急性左肩部痛,可能代表胸膜腔的血流异常。心因性胸痛定位困难且疼痛性质模糊不清。

　　★有猝死的家族史吗?

　　——肥厚型心肌病是常染色体显性遗传,因而有猝死的家族史。这些患者的心脏杂音在站立位或者 Valsalva 动作时更明显。而且,这些患者的胸痛在运动后最严重。先天性高脂血症患者,可能在年幼时即有心肌梗死且有猝死的家族史。

　　★位置改变会缓解胸痛吗?

　　——心包炎患者的心前区刺痛常于平卧位加重而坐位或者前倾位缓解。这些患者常发热,前倾位时可听到心包摩擦音,心音遥远,颈静脉怒张和奇脉。

　　★有突然外伤史吗?

　　——在外伤的患者,继发于胸腔积血或者其他血管损伤,可以出现心动过速和低血压。对于低灌注和心排血量下降的患者,应该考虑到心肌挫伤、张力性气胸和心脏压塞。

　　★有心肺疾病史吗?

　　——哮喘、囊性纤维化和结缔组织病史的患者发生气胸、纵隔气肿的风险增加。

　　★体格检查能查出胸痛吗?

　　——肌肉骨骼痛通常能在胸壁触诊时检查出。最常在青少年女性中发生的肋软骨炎,常于肋软骨处有明显触痛。咳嗽或者剧烈的体育活动所致的肌肉拉伤,通常受累的肌肉会有明显的触痛。

　　★患儿有发热吗?

　　——发热是非特异性的体征,可以出现于肺炎、心包炎、心肌炎、心内膜炎或者胸膜痛(最常因柯萨奇病毒 B 感染所致)。

　　★患儿有服用药物吗?

　　——口服避孕药增加肺栓塞的风险。类固醇激素和非甾体类抗炎药增加胃炎的风险。铁、四环素类和非甾体类抗炎药可引起药物性食管炎。

　　★胸痛与进食有关吗?

　　——胃食管反流所致胸痛通常于进食后出现。

　　★患者的生活中最近有什么压力吗?

　　——心因性胸痛常出现于最近生活中有重大压力性事件的患者。除了胸痛外,这些患者常有多种躯体症状。抑郁症或者躯体化障碍的家族史会增加患儿心因性胸痛的可能性。

★会从睡眠中痛醒吗?

——从睡眠中痛醒的胸痛很有可能是器质性病因所致。

★有使用某种物质或者滥用药物史吗?

——吸烟可能与慢性咳嗽和胸痛有关。可卡因和苯丙胺的滥用可导致冠状动脉痉挛和缺血性胸痛。

推荐阅读

[1] Byer RL. Pain-chest//Fleisher GR, Ludwig S, eds. Textbook of Pediatric Emergency Medicine. 6th ed. Philadelphia: Wolters Kluwer Health/Lippincott Williams & Wilkins, 2010:434-442.

[2] Thull-Freedman J. Evaluation of chest pain in the pediatric patient. Med Clin North Am, 2010,94(2):327-347.

[3] Tunnessen WW. Chest pain//Tunnessen WW, Roberts KB, eds. Signs and Symptoms in Pediatrics. 3rd ed. Philadelphia: Lippincott Williams & Wilkins, 1999:361-369.

[4] Kocis KC. Chest pain in pediatrics. Pediatr Clin North Am, 1999,46(2):189-203.

[5] Lin CH, Lin WC, Ho YJ, Chang JS. Children with chest pain visiting the emergency department. Pediatr Neonatol, 2008,49(2):26-29.

 病例 14-1 17 岁男性患者

【现病史】 患者 17 岁,男,3d 前打篮球时摔倒后出现右大腿疼痛,气促和平卧时胸部不适。否认发热、皮疹、关节痛和咳嗽。

【既往史及家族史】 婴儿期曾行双侧腹股沟疝修补术,无其他住院病史。无药物服用史。父亲的伯父 43 岁时不明诊断行肾移植手术。母亲的祖母患系统性红斑狼疮。

【体格检查】 T 37.2℃,HR 92/min,RR 20/min,BP 151/66mmHg,室温下氧饱和度 1.00,体重第 50 百分位,身高第 75 百分位。

初步查体发现患者清醒、活泼,无呼吸窘迫。颜面可见跨越鼻部的皮疹,伴带有角化的红斑、碎屑(彩图 38)。右侧呼吸音减低,无喘鸣音及啰音。心音稍低钝,无杂音及摩擦音。右腿肿胀,大腿较左侧周径粗 6cm,小腿较左侧周径粗 2cm。右膝关节活动受限,右足背屈时右小腿轻度疼痛。其余查体未见异常。

【实验室检查】 血常规:白细胞 6.0×10^9/L,中性粒细胞 0.79,淋巴细胞 0.14,血红蛋白 129g/L,血小板 156×10^9/L。血细胞沉降率 101mm/h;凝血酶原和部分凝血活酶时间 13.6s 和 31.9s;尿常规:大量血细胞,蛋白卅;右下肢多普勒超声示:从股浅静脉至小腿静脉的血栓形成。

【诊疗经过】 患者因深静脉血栓形成(DVT)接受静脉肝素 20U/(kg·h)治

疗,因高血压接受呋塞米治疗。胸片与进一步的实验室检查提示患儿因基础疾病导致目前临床表现。

★病例 14-1 讨论

【鉴别诊断】　儿童和青少年的胸痛很少是致命的。这一年龄段的胸痛大多数是特发的。在青少年中,最常见的非特发性胸痛病因包括:心因性、咳嗽、哮喘、肺炎和肌肉关节痛。较少见的病因包括创伤、滥用药物、胃食管反流和气胸。心脏病因极其罕见,但是在某些临床情况下应该考虑,例如:患者有晕厥和伴随劳累或者体位改变的症状。

该患者有两个问题需要高度重视:仰卧位的胸痛和深静脉血栓形成,因此需要进一步查体和实验室检查评估。仰卧位气促和胸痛加重提示可能心包疾病。深静脉血栓形成在健康的青少年相当罕见。这种情况下,应该怀疑凝血功能紊乱。最后,深静脉血栓形成(DVT)合并气促和胸痛出现时提示肺栓塞的可能。

【诊断】　胸片可见右侧肋膈角变钝,显示右侧少量胸腔积液和心影增大(图14-1)。超声心动图显示有少到中量心包积液,使胸片可见心影增大。通气灌注扫描显示低概率的肺栓塞。

随着住院日期延长,患儿的血红蛋白降至 103g/L,Coombs 试验阳性。24h 尿蛋白 8.5g/d,抗核抗体滴度 1:1280,补体 C3 及 C4 降低。下列自身抗体阳性:抗-Smith,抗-RNP,抗-SSA,抗- SSB,抗-SCL 70 和抗-JO 30。随着高凝状态,患儿出现抗心磷脂抗体及抗磷脂抗体。

结合患儿的实验室检查及临床表现,提示基础疾病为:系统性红斑狼疮(SLE)。患儿使用泼尼松治疗肾炎。经过一段时间低分子肝素治疗,高凝状态恢复正常。住院第 10 天出院。

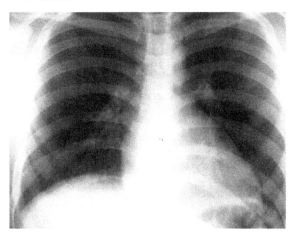

图 14-1　胸片

【发病率和流行病学】 SLE是儿童青少年期多系统受累的自身免疫性疾病。有限的数据很难明确儿童的发病率。在加拿大和芬兰的国家注册库数据显示,发病率分别为平均每年 0.36/100 000 和 0.37/100 000。美国研究显示,平均年发病率为 0.53~0.60/100 000。SLE 很少发生于 5 岁以前,青少年期最常见。女孩比男孩更易发病,比例约 5∶1。非裔美国人发病率较高,其次是西班牙裔儿童/青少年。

【临床表现】 SLE临床表现各种各样,通常儿童较成年人重。最常见的症状和体征包括发热、关节痛或关节炎、皮疹、淋巴结肿大、肝脾大、全身不适和体重下降。然而,几乎全身器官系统均会潜在受累。

当临床可以明确诊断或者疾病恶化时常出现全身症状。皮肤表现包括典型的蝶形皮疹、盘状红斑,甚至黏膜溃疡。可能会发生关节痛和关节炎及股骨头无菌性坏死。典型的心脏受累包括心包炎、心包积液、心肌炎和心内膜炎。约50%患儿肺部受累。最常见的胸腔和肺实质受累可出现胸膜炎和肺炎。神经系统表现包括癫痫、精神病、脑血管意外、周围神经病变和假性脑瘤。眼部表现包括视盘水肿和视网膜病变。从血液学的角度而言,SLE 患者有很高的风险罹患抗磷脂抗体综合征,因此发生血栓栓塞风险增高。肾损害常表现为肾小球肾炎、肾病综合征和高血压。这些肾脏病变可能是影响 SLE 患者预后的主要因素。

【诊断方法】 鉴于临床表现各种各样,SLE 的诊断标准也在更新。美国风湿病学院于 1997 年更新的 SLE 诊断标准如表所示(表 14-4)。

表 14-4 美国风湿病学会系统性红斑狼疮诊断标准

标准[1]	定义
颊部红斑	颊部红斑 扁平或高起,在两颧突出部位固定红斑
盘状红斑	片状高于皮肤表面的红斑,黏附有角质脱屑和毛囊栓;陈旧性病变可发生萎缩性瘢痕
光过敏	对日光有明显反应,引起皮疹,从病史中得知或医生观察到
口腔溃疡	经医生观察到的口腔或鼻咽部溃疡,一般为无痛性
关节炎	非侵蚀性关节炎,累及 2 个或更多的外周关节,有压痛、肿胀或积液
浆膜炎	(1)胸膜炎:胸膜疼痛病史,胸膜摩擦感或胸腔积液 (2)心包炎:心电图提示,心包摩擦感或心包积液
肾脏病变	(1)持续蛋白尿:>0.5g/d 或 ╪ (2)细胞管型:红细胞、血红蛋白、颗粒或混合管型
神经病变	癫痫和精神病:除外药物或已知的代谢紊乱(例如尿毒症、酮症酸中毒、电解质紊乱)

（续 表）

标准[1]	定义
血液系统疾病	(1)溶血性贫血:伴随网状细胞增多
	(2)白细胞减少症:2 次以上白细胞总数<$4×10^9$/L(4000/mm^3)
	(3)淋巴细胞减少症:2 次以上淋巴细胞计数<$1.5×10^9$/L(1500/mm^3)
	(4)血小板减少症:非服药情况下血小板计数<$100×10^9$/L(100 000/mm^3)
免疫功能紊乱	(1)抗 dsDNA 抗体阳性:天然 DNA 抗体效价异常
	(2)抗 Sm 抗体阳性:Sm 核抗原的抗体存在
	(3)抗磷脂抗体阳性基于:①血清 IgG 或 IgM 水平异常;②标准法测得狼疮 抗凝物阳性;③至少持续 6 个月的梅毒血清试验假阳性并通过梅毒血清 固定或荧光检测到梅毒螺旋体抗体
抗核抗体	在任何时间和未用药物诱发"药物性狼疮"的情况下,免疫荧光或等效实验 测得抗核抗体异常

(1)符合 4 项或 4 项以上者,可诊断为系统性红斑狼疮

一般来说,最少满足诊断标准 11 条中的 4 条可诊断 SLE。这些症状可以在疾病观察的间隔期连续或者同时出现。儿童敏感性 96%,特异性 100%。

1. **急性时相反应物** SLE 病情加重时多数急性时相反应物升高,包括血细胞沉降率、血清铁,可出现高丙种球蛋白血症。

2. **血液学检查** 约 50%SLE 患儿出现慢性病性贫血。也可出现急性溶血性贫血、白细胞减少和血栓形成。如前所述,许多 SLE 患儿随着抗磷脂抗体出现血液高凝状态。

3. **自身抗体** 多数 SLE 患者可检测到抗核抗体。这些抗体包括抗-dsDNA,抗-DNP,抗-Ro (SS/A),抗-La (SS/B),抗-Sm 和抗组蛋白抗体。其他的各种自身抗体包括抗红血球,抗淋巴细胞毒抗体、抗组织型谷氨酰胺转移特异性,抗磷脂抗体及类风湿因子。在诊断方面,抗 dsDNA 抗体是 SLE 特异性抗体。

4. **补体** 补体水平下降是 SLE 疾病活动的指标。可以测量的补体成分是 C3 和 C4 或者总溶血补体,例如 CH50(检测样本中补体对 50%的已被抗体致敏的红细胞的溶血能力)。

5. **尿液分析** SLE 最常见的尿液异常是蛋白尿。也会出现血尿。评估狼疮肾炎的进一步检查包括肌酐清除率、肾小球滤过率、肾超声和肾活检。

【治疗】 SLE 患者临床表现各异,所以尚无标准治疗流程。主要的目标是防止病情加重,而不是针对每次发作。有些建议如避免过度阳光下暴露是普遍适用的。

许多药物可用于治疗 SLE 症状。典型的,非甾体类消炎药用来治疗肌肉骨骼的不适。伴有抗心磷脂抗体的患儿常使用低剂量阿司匹林降低血栓栓塞的风险。

羟氯喹与糖皮质激素联合对于缓解病情进展非常有效。但是,这些药物在控制病情时也不是总有效,可能需要其他免疫抑制药,例如硫唑嘌呤、环磷酰胺和甲氨蝶呤等。

推荐阅读

[1] Hiraki LT,Benseler SM,Tyrrell PN,et al.Clinical and laboratory characteristics and long-term outcomes of pediatric systemic lupus erythematosus:a longitudinal study.J Pediatr, 2008(152):550-556.

[2] Lawrence EC.Systemic lupus erythematosus and the lung//Lahita RG,ed.Systemic Lupus Erythematosus.New York:Academic Press,1987:691-708.

[3] Petty RE,Cassidy JT.Systemic lupus erythematosus//Cassidy JT,Petty RE,eds.Textbook of Pediatric Rheumatology.4th ed.Philadelphia:WB Saunders,2001:396-438.

[4] Tucker LB.Caring for the adolescent with systemic lupus erythematosus.Adol Med:State of the Art Reviews,1998(9):59-67.

[5] Tan EM,Cohen AS, Fries JF, et al. The 1982 revised criteria for the classification of systemic lupus erythematosus.Arthritis Rheum,1982(25):1271-1277.

[6] Hochberg MC.Updating the American College of Rheumatology revised criteria for the classification of systemic lupus erythematosus [letter].Arthritis Rheum,1997(40):1725.

 病例 14-2   15 岁男孩

【现病史】   15 岁,男,1 周前出现胸痛,伴发热、寒战。为间歇性刺痛,位于胸骨中部、无放射。劳累后胸痛无加剧,但是平躺或轻微活动后加重。否认晕厥、气促或者虚汗。无盗汗、咳嗽或体重下降。

【既往史及家族史】   既往史无特殊。6 周前患儿从利比里亚移民至美国。5 年前接种过卡介苗,美国入境时 PPD 试验硬结为 12mm。

【体格检查】   T 36.8℃,HR 80/min,RR 24/min,BP 111/64mmHg,体重位于第 25 至第 50 百分位。

一般情况:体格清瘦,无急性痛苦病容。心脏查体:第一心音和第二心音正常,心率、节律规则,未闻及杂音。双侧呼吸音清。肝于右肋下可触及。其余查体无异常。

【实验室检查】   血常规:白细胞 $6.8×10^9/L$,血红蛋白 128g/L,血小板 $426×10^9/L$,血清电解质、血尿素氮和肌酐正常。血钙、白蛋白、AST 与碱性磷酸酶、总胆红素、凝血酶原和部分凝血活酶时间均正常。乳酸脱氢酶升高 904 U/l。胸片初次诊断认为正常(图 14-2A)。

【诊疗经过】   给予患者布洛芬缓解胸痛之后回家。第二天重新阅片(图 14-2A)并修订了诊断。胸部 CT 显示明显的异常(图 14-2B)。

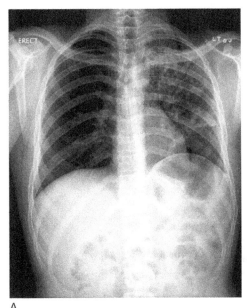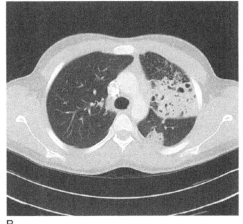

图 14-2 A. 胸片;B. 胸部 CT

★病例 14-2 讨论

【鉴别诊断】 青春期男孩胸痛很少危及生命。但是,进一步检查之前必须仔细询问病史和详细的体格检查。

儿童期胸痛病因大多数是特发的。青春期比年幼儿童更有可能是心因性因素,这种情况在女孩更常见。肌肉骨骼引起胸痛也很常见,包括:肌肉劳损、创伤和肋软骨炎。其他常见病因包括咳嗽、哮喘和肺炎。较少见的病因为胃食管反流、气胸、纵隔积气或者胸腔积液。对于胸痛的青少年,应注意搜集烟草、可卡因和甲基苯丙胺的相关使用历史。青春期女孩应该考虑乳腺发育痛和乳腺纤维囊性病,青春期男孩需注意男子女性乳房。心血管病因少见但非常重要,包括结构性疾病(例如特发性肥厚型心肌病)、冠状动脉病、心肌炎、心包炎和心律失常。

这些病例需要进一步评估包括:胸痛的急性起病情况及随体位改变胸痛的变化。

【诊断】 胸片可见左肺上叶许多小的囊性变及间质和肺泡磨玻璃样改变(图 14-2A)。胸部 CT 可见左肺上叶由空洞性病变和支气管充气征构成的肺实变(图 14-2B),左肺下叶也可见类似实变。超声心动图可见 10mm 的心包积液及心肌表面的结节。心电图可见 ST 段抬高。重复的 PPD 试验可见 19mm 的硬结。患者行心包活检。心包积液的抗酸染色阴性。但是显微镜下可见心包组织许多肉芽肿,组织涂片抗酸染色可见微生物。心包组织培养 12d 后发现结核分枝杆菌。该患儿诊断为肺结核并发结核性心包炎。患儿予以异烟肼、利福平、吡嗪酰胺和乙胺丁醇治疗。

痰抗酸染色和抗酸培养阴性。患儿全家拒绝行 HIV 检测。患儿最终出院回家在直接观察下完成治疗。

【发病率和流行病学】 结核杆菌感染是全球传染性病原致死的最常见病因。全球约 1/3 人口感染了结核杆菌。常通过吸入飞沫核引起肺部感染。HIV 的流行明显增加了全球结核杆菌感染率。

心包炎可以由感染性或者非感染性病因所致(表 14-5)。结核性心包炎在结核感染中并不常见,即使经过适当诊断和治疗也可出现生命危险。结核性心包炎由邻近感染灶扩散引起。可能包括纵隔和肺门淋巴结、肺、脊柱或者胸骨。很少与粟粒性肺结核有关。

表 14-5　心包炎的常见原因

感染因素	
细菌	肺炎链球菌
	金黄色葡萄球菌
	脑膜炎双球菌
	流感嗜血杆菌
	结核分枝杆菌
	消化链球菌属
	普氏菌属
病毒	柯萨奇病毒
	埃可病毒
	腺病毒
	流感病毒
	EB 病毒
真菌	荚膜组织胞浆菌
	新生隐球菌
	白色念珠菌
寄生虫	弓形虫
	溶组织内阿米巴
非感染因素	
心肌损伤	急性心肌梗死
	钝挫伤或穿透伤
	辐射

（续 表）

恶性肿瘤	原发性
	继发性
胶原血管病	系统性红斑狼疮
	风湿热
药源性	丹曲林、多柔比星、异烟肼、美沙拉嗪、苯妥英钠
特发性	

心包炎在肺结核患儿的发生率为 $0.4\% \sim 4\%$。肺结核的流行随地理区域不同。当然，肺结核与 HIV 的关系众所周知。在许多非洲国家，肺结核与 HIV 是地方性的，HIV 阳性的心包炎患者在证明其他病因之前首先考虑肺结核。

【临床表现】 心包炎的临床表现因其病因不同而各异。与心包炎有关的疼痛常表现为胸骨后痛，放射至肩部或者颈部。典型的胸痛在深呼吸、吞咽或者仰卧位时加重。结核性心包炎可以同时具有结核感染急性期和潜伏期的临床表现。最常见的症状包括咳嗽、呼吸困难和如前所述的胸痛。其他相关症状包括盗汗、端坐呼吸、体重下降和水肿。查体可发现发热、心动过速和心包摩擦音。奇脉、肝大、胸腔积液和心音低钝常与此有关。

【诊断方法】 心包炎的诊断相对容易，但是确定结核杆菌感染较为困难。

1. 结核菌素皮肤试验 阳性结果增加结核性心包炎的拟诊，但是阴性结果不能排除诊断。

2. 胸部影像学 胸片通常会因为心包炎或者心包积液发现心影增大。约 40% 结核性心包炎的患者会有胸腔积液。结核性心包炎患者也许会有粟粒性肺结核。

3. 心电图 多数心包炎患者心电图异常，反映了心包的炎症。疾病早期会有 ST 段抬高。大量的心包积液与 QRS 低电压有关。心包积液的其他心电图异常包括 PR 段降低或者电交替。

4. 超声心动图 超声心动图可以发现心包积液和心包增厚。结核性心包炎患者可见沿心包的结节状高密度影。

5. 心包穿刺和心包活检 心包积液的抗酸染色常是阴性，然而，约 50% 的心包积液结核分枝杆菌培养阳性。已经尝试用 PCR 检测心包积液标本中结核分枝杆菌的方法，但可靠性还不清楚。显微镜下心包组织肉芽肿检查强烈提示结核性心包炎诊断。心包组织的抗酸染色和培养是确诊的关键。在抗结核治疗之前获得心包组织进行抗酸染色和培养将产生最准确的结果。

6. HIV 检测 因为 HIV 与结核性心包炎紧密相联，所有结核性心包炎患者必须进行 HIV 检测。

【治疗】 如果患者的血流动力学受到影响,需要进行心包穿刺术。当然,出现心脏压塞时,心包穿刺术不可避免。引流的第二个选择是心包切开术,心包切开可以引流心包积液同时获得心包组织进行培养和组织病理检查。至于在无并发症情况下,对怀疑结核性心包炎患者选择心包穿刺术还是开放引流术的程序确实存在争议。无论哪一种引流方式,都必须努力预防缩窄性心包炎形成。

抗生素疗法与肺结核所用药物相同。辅助的激素疗法可以减少心包积液量,降低心包积液的生成,减少重复的干预。结核性心包炎的长期并发症包括缩窄性心包炎。

推荐阅读

[1] Dooley DP,Carpenter JL,Rademacher S.Adjunctive corticosteroid therapy for tuberculosis: a critical reappraisal of the literature.Clin Infect Dis,1997(25):872-877.

[2] Gewitz MH,Vetter VL.Cardiac emergencies//Fleisher GR,Ludwig S,eds.Textbook of Pediatric Emergency Medicine.4th ed.Baltimore,Maryland:Lippincott Williams & Wilkins, 2000:659-700.

[3] Haas DW.Mycobacterium tuberculosis//Mandell GL,Bennett JE,Dolin R,eds.Mandell, Douglas,and Bennett's Principles and Practice of Infectious Diseases.5th ed.Philadelphia: Churchill Livingstone,2000:2576-2604.

[4] Starke JR.Tuberculosis//McMillan JA,DeAngelis CD,Feigin RD,Warshaw JB,eds.Oski's Pediatrics:Principles and Practice.3rd ed.Philadelphia:Lippincott Williams & Wilkins, 1999:1026-1039.

[5] Trautner BW,Darouiche RO.Tuberculous pericarditis:optimal diagnosis and management. Clin Infect Dis.2001(33):954-961.

 病例 14-3　20 岁男性

【现病史】 患者 20 岁,男,有脊柱裂病史。入院前 6d 自觉乏力不能离开房间。随后几天出现发热、咽痛和肌痛。入院前 2d,出现气促,平卧位加重。患者描述胸部“重击”样不适。

【既往史及家族史】 患者足月分娩,出生后发现有脑脊膜膨出。脊柱缺陷位于 L_3,所以出生后 4d 即接受了矫治手术。出生后第 1 周做了脑室与腹膜分流术。因为梗阻多次行分流术,最后一次分流术在 6 年前。患儿有双侧内翻足。入院前 4 个月诊断为盆腔炎,该病与臀部溃疡扩散有关。他接受了外科清创术和 3 个月疗程的静脉抗生素治疗。

患者能用支架行走,有轻度智力障碍。此次住院时未服用任何药物。2 周前接受上臂纹身术。家族中,母亲有哮喘病史,父亲于 40 岁死于心肌梗死。

【体格检查】 T 41.3℃,HR 138/min,RR 20/min,BP 113/80mmHg,室温下

血氧饱和度 0.98。

患者体形肥胖,伴有中度呼吸窘迫。口咽部可见渗出性咽炎,心脏查体第一心音、第二心音未闻及异常,无杂音、摩擦音或奔马律。其余查体未见异常。

【实验室检查】 血常规:白细胞 $13.5×10^9/L$,中性粒细胞 0.42,淋巴细胞 0.26,异型淋巴细胞 0.18,单核细胞 0.01%;血红蛋白 113g/L,血小板 $133×10^9/L$;电解质,血尿素氮和血糖未见异常。血肌酐轻度升高 $97μmol/L(1.1mg/dl)$。总胆红素升高 $68.4μmol/L(4.0mg/dl)$,未结合胆红素 $39.3μmol/L(2.3mg/dl)$。天门冬氨酸转氨酶(AST)246U/L,丙氨酸转氨酶(ALT)130U/L。ESR 44mm/h。胸片提示心脏大小正常未见肺部渗出。

【诊疗经过】 患者在入院途中,因心动过速,心率>160/min,接受 2 次腺苷治疗,未见明显疗效。到急诊室时,患儿胸痛缓解,未见心电图异常。超声心动图提示短轴缩短率 28%,无室壁运动异常。

根据家族史,患儿拟诊心肌梗死。心肌酶未见异常。患儿的胆汁性呕吐被认为继发于肝炎。在重症监护室重复了心电图和心脏超声检查(图 14-3)。心电图检查揭示了诊断类别,最初的实验室检查提示了特殊病因,随后的血清学检查得以进一步确诊。

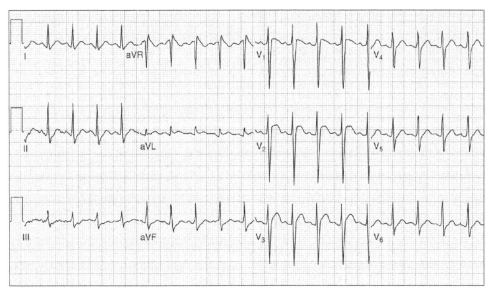

图 14-3 心电图

★病例 14-3 讨论

【鉴别诊断】 儿童和青少年最常见的胸痛包括肌肉骨骼/胸壁痛、肺部病因、胃食管反流和多方面病因,包括心因性因素和过度换气。罕见因心脏所致胸痛。但是因潜在的发病率和病死率,胸痛应该注意到心脏原因的可能。

该患者与心脏相关因素包括与体位相关的气促、早期心肌梗死的家族史及异常的心电图。就诊时,患者心动过速、发热。儿童和青少年出现劳累后胸痛、心悸、晕厥和心脏查体或心电图异常,且伴有心脏疾病或者明显的心脏病家族史,应考虑心脏病因。

儿童胸痛的心脏病因包括引起左心室流出道梗阻的结构性损伤,例如主动脉瓣狭窄、主动脉壁夹层形成、动脉瘤破裂、冠状动脉异常、心包炎、心肌炎、心肌病、肺高压、二尖瓣脱垂、心房黏液瘤、心脏装置的并发症和药物。全面的询问病史和查体会帮助发现与胸痛有关的心脏病因。儿科胸痛可能是心脏病首发症状。左心室流出道梗阻有关的胸痛可能引起头晕、乏力;肥厚型或者扩张型心肌病可能引起胸痛、运动不耐受或者乏力;因心肌缺血的冠心病可以出现胸痛;不幸的是,这些疾病可以导致猝死。儿童冠心病可能病因包括先天性冠状动脉异常、肥厚型心肌病、川崎病、心脏病术后并发症或者家族性高胆固醇血症。矫治或者未矫治的先天性心脏病,心脏移植病史也可能会引起胸痛。应仔细评估这些患者胸痛情况。心律失常,例如室上性心动过速、室性心动过速也能引起胸痛和心悸。最后,炎症/感染病因,例如心肌炎、心包炎也可引起胸痛,常伴有新近感染病史。

【诊断】 重复的心电图检查显示心率 139/min 的窦性心动过速和 V_2、V_3 导联 2mm 的 ST 段抬高(图 14-3),重复的超声心动图检查显示左心室、右心室扩张,左心室射血分数 25%。心导管检查提示左室舒张末压 16mmHg 和心脏指数 4.4L/min。入院后,患者病情进展出现充血性心力衰竭的表现:呼吸窘迫、大汗、嗜睡和低血压。最终接受多巴胺和多巴酚丁胺治疗。为了寻找心肌炎的病因,完善 EBV 检查,嗜异凝集试验阳性。病程中伴有肝炎、血小板减少症和异型淋巴细胞增多。EB 病毒壳抗原(EBV-VCA)IgG 1∶640,EB 病毒早期抗原(EBV-EA)IgG 1∶80,EB 病毒核抗原(ENBA)IgG 未检测到。患者被诊断为急性 EBV 心肌炎。

【发病率和流行病学】 EB 病毒是疱疹病毒家族成员,也称为人类疱疹病毒4。它是相当普遍的感染病原,可引起传染性单核细胞增多症。该病在青少年和年轻的成年人中最常见。男孩与女孩感染概率相等,约 90% 成年人有既往感染病史。感染无季节性。

EBV 传染性低,常通过个体之间亲近接触而传播。这是为什么传染性单核细胞增多症又称为"接吻病"。病毒可以在体外的唾液中存活数小时。终身可能通过唾液间歇性排出病毒。典型的传染性单核细胞增多症临床表现包括发热、伴有瘀点和渗出物的咽炎、淋巴结肿大、异型淋巴细胞增多和乏力,潜伏期 30~50d。肝脾大和皮疹也很常见,麻疹样皮疹常出现在青霉素过敏家族的抗生素治疗后。多数 EBV 感染是自限性的,很少出现并发症。这些并发症是多系统的,包括血液、肝、肾、脾、皮肤、免疫、中枢神经系统和心肺并发症。免疫力正常以及细胞免疫缺陷的患者感染 EBV 后均可能出现淋巴瘤。

EBV 感染的心肌炎虽然罕见但屡见报道。儿童和青少年中心肌炎的发病率和病死率较高。病毒是引起儿童和青少年急性淋巴细胞性心肌炎的最常见病因。常见病毒包括腺病毒、肠道病毒(包括柯萨奇病毒 B 和鼻病毒)、细小病毒、巨细胞病毒、流感病毒、人偏肺病毒、呼吸道合胞病毒、人类免疫缺陷病毒(HIV)、EBV 及人类疱疹病毒 6。许多患者感染病毒后导致心肌炎却未被发现。心肌炎继发于其他非病毒病原感染(如肺炎支原体、衣原体肺炎、包柔螺旋体、利斯特菌属、产气荚膜杆菌、葡萄球菌属、链球菌属、脑膜炎球菌、白喉杆菌和锥虫属等)少见。心肌炎的罕见非感染病原包括药物、超敏反应、自身免疫性疾病、疫苗接种和癌症。

【临床表现】 儿童急性心肌炎因为临床表现各异而症状和体征多种多样,因而常易被误诊。发病前常有呼吸道和胃肠道病史。临床表现可能包括胸痛、呼吸道症状、发热、胃肠道不适、心源性休克和猝死。有些患儿表现为急性暴发性心肌炎,而有些患儿可能无明显心脏相关症状。儿童比成年人更易发生暴发性心肌炎。新生儿和小婴儿的心肌炎可能表现为食欲下降、发热、易激惹和多汗。年长儿童可能出现胸痛、气促、随体位变化的呼吸困难、乏力、发热、面色苍白、多汗、心悸、皮疹和运动耐量下降。体征常是非特异性的,包括心动过速和呼吸急促。伴随充血性心力衰竭可能出现颈静脉怒张、肝大和肺部湿啰音。随着疾病进展,呼吸窘迫会更明显。心律失常进展包括室性心动过速和传导阻滞。

【诊断方法】 急性心肌炎诊断困难,但是对于特定人群应该高度怀疑该诊断。如果 EBV 是心肌炎的一个可能病因,应该完善相关检查来确定。

1. 心肌炎诊断

(1)实验室:测定心肌酶和炎症标志物。并非所有心肌炎患者肌钙蛋白水平均升高,但它是一个心肌损伤的敏感标志物。心肌炎的患者可能有炎性介质升高,但是非特异的。

(2)心电图(ECG):心肌炎患者心电图改变是非特异性的,包括窦性心动过速、QRS 波低电压、T 波异常、ST 段改变、电轴异常、传导阻滞、心室肥大和心房增大。也可见到心肌梗死样心电图改变。

(3)超声心动图:当临床怀疑心肌炎时,超声心动图检查是必不可少的。可能发现包括心房扩大、房室瓣膜反流和收缩功能不全的证据,也许会伴有心包积液和可能的压塞。

(4)胸片:心肌炎可能会出现心脏增大、肺充血和胸腔积液。

(5)心内膜活检:此方法一直是心肌炎诊断的金标准。诊断的组织学标准包括炎症细胞浸润和心肌细胞坏死。因为心肌炎时受累的心肌组织是局灶性的,获得检验用标本是有风险而且困难的。因此,心内膜活检仅在特殊病例时被推荐。

(6)心脏磁共振成像(MRI):心脏 MRI 是成年人诊断心肌炎一项很有用的无创性技术。MRI 可见局灶性心外膜水肿、炎症和瘢痕。儿科用心脏 MRI 诊断心肌炎经验不足,但是,进一步的研究正在进行中。

2.EBV 诊断

(1)血常规:EBV 感染急性期,通常淋巴细胞增多,典型的,会有>10%的异型淋巴细胞。

(2)嗜异凝集试验:约 85%的年长儿童和成年人感染 EBV 后出现嗜异凝集抗体阳性。该抗体在感染后 2 周内出现,6 个月后逐渐消失。<4 岁的儿童嗜异凝集抗体通常是阴性,这点很重要。

(3)EBV 特异性抗体:嗜异凝集抗体阴性的患者针对 EBV 抗原的抗体检测在诊断时非常有用。最常用的是 EBV-VCA 检测。EBV-VCA-IgG 在疾病早期升高且持续终生,所以,该抗体检测不适用于诊断 EBV 急性感染。EBV-VCA-IgM 和 EBV 早期抗原(EA)适用于识别活动性或者近期 EBV 感染。EBV 核抗原(NA)抗体在感染 EBV 数周至数月后才出现。EBV-VCA-IgM 出现而 NA 抗体未出现被认为是 EBV 急性感染的诊断依据。

(4)EBV 病毒分离/检测:从口腔分泌物分离 EBV 是可能的,但是很困难而且不能提示急性感染。对于包括免疫缺陷在内的特殊病例的血液或者组织标本应用 PCR 方法测定 EBV-DNA 或者 RT-PCR 方法测定 EBV-RNA 对诊断可能有用。

(5)肝功能检测:许多患者会因感染 EBV 发展至肝炎,出现 AST 及 ALT 和乳酸脱氢酶(LDH)升高。也可能出现高胆红素血症。

【治疗】 心肌炎的患者应给予支持性治疗。包括观察,治疗心力衰竭和心源性休克。医疗措施包括正性肌力药物、减轻后负荷药物、利尿药和抗心律失常药物、机械通气、临时起搏和心脏循环支持。治疗急性心肌炎不推荐常规使用免疫调节药,但是可用于某些特殊病例。急性心肌炎时常推荐限制活动,尽管心肌炎时活动的影响还没有被研究。

正如治疗其他复杂的 EBV 感染并发症一样,EBV 心肌炎推荐使用类固醇激素。一些病例报告和病例系列报道了免疫力正常的患者接受类固醇激素与抗病毒制剂联合治疗复杂的 EBV 感染存在争论。然而,因该病相对罕见,这种联合治疗还缺乏深入研究。严重并发症时可考虑使用该联合疗法。

推荐阅读

[1]　Reddy S,Singh H. Chest pain in children and adoles-cents. Pediatr Rev,2010,31(1):e1-e9.

[2] American Academy of Pediatrics. Red Book:2012 Report of the Committee on Infectious Diseases. Pickering LK, ed. 29th ed. Elk Grove Village, IL: American Academy of Pediatrics,2012.

[3] Sagar S,Liu P,Copper L. Myocarditis. Lancet,2012,379(9817):738-747.[Epub Dec 18,2011.]

[4] Rafailidis P,Mavros M,Kapaskelis A,et al. Anti-viral treatment for severe EBV infections in apparently immunocompetent patients. J Clin Virol,2010,49(3):151-157.[Epub Aug 24,2010].

[5] Simpson K,Canter C. Acute myocarditis in children. Expert Rev Cardiovasc Ther,2011,9(6):771-783.

 病例 14-4　17 岁男性

【现病史】 17 岁,男,因左侧胸痛就诊。患者 8d 前出现左侧腋窝和肩部痛。疼痛随呼吸加重。否认发热、恶心、呕吐或者腹泻病史。2 周前有流涕和干咳。有轻度运动后气促。无外伤病史。

【既往史及家族史】 患者有抑郁史但无自杀倾向。否认哮喘及其他慢性病史。家族史无特殊。否认吸毒,但承认曾有吸烟史。

【体格检查】 T 36.6℃,HR 108/min,RR 18～20/min,BP 120/60mmHg,室温下血氧饱和度 0.95% 体重第 50～75 百分位,身高第 75～90 百分位。

一般情况,无呼吸窘迫。未发现胸壁畸形。胸部查体有轻微触痛。肺底呼吸音降低,左侧较右侧明显。无喘息和啰音。心脏查体第一心音、第二心音正常,无杂音、心包摩擦音或奔马律。其余查体未见异常。

【实验室检查】 血常规:白细胞 5.6×10^9/L,中性粒细胞 0.55,淋巴细胞 0.31,单核细胞 0.11,嗜酸粒细胞 0.03。电解质正常。

【诊疗经过】 胸片结果明确了诊断(图 14-4)。

★病例 14-4 讨论

【鉴别诊断】 青少年男性胸痛应该考虑其疼痛的急性特点。青少年期胸痛最常见病因包括心因性、咳嗽、哮喘、肌肉骨骼痛和肺炎。这些病因常引起亚急性和轻微的胸痛。

该患者急性起病的胸痛应该考虑许多其他病因的鉴别诊断。当然,吸烟或者滥用可卡因或者甲基苯丙胺可致冠状动脉痉挛而出现急性胸痛。气胸或者纵隔气肿常可引起急性胸痛。一些腹部疾病,例如胰腺炎或者胆囊炎,也可引起急性胸痛。心血管病因不常见但是致命性的,应该考虑冠状动脉疾病、心律失常、结构性心脏病和感染。

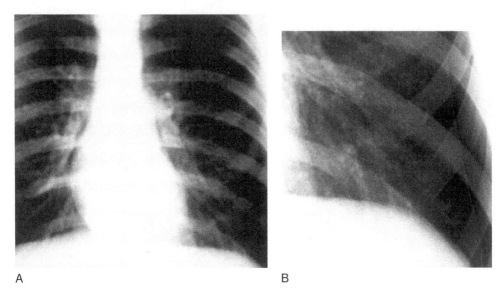

A   B

图 14-4   A. 胸片；B. 胸片局部放大影

【诊断】 胸片提示左侧气胸(图 14-4)。诊断：左侧自发性气胸。

【发病率、流行病学和病理生理学】 气胸分为 3 种：自发性、创伤性和医源性。自发性气胸包括原发和继发两种。原发性气胸发生于既往无肺部疾病患者,而继发性气胸常有基础的肺部疾病。

原发性自发性气胸发病率为男性(7.4～18)/100 000,女性(1.2～6)/100 000。最常发生于 10—30 岁高瘦男孩。吸烟为原发性自发性气胸高危因素,吸烟量越大,危险度越高。

继发性自发性气胸常发生于有基础肺部疾病患者。主要病因包括气道病变(如囊性纤维化)、感染(如间质性浆细胞肺炎)、间质性肺病、结缔组织疾病、恶性肿瘤、胸膜子宫内膜异位症。继发性自发性气胸的发病率为男性 6.3/100 000,女性 2/100 000。继发性自发性气胸的高发年龄集中在 60—65 岁。

76%～100%患儿在视频胸腔镜术中可见胸膜下肺大疱。有关肺大疱形成机制有一些推论。认为它可能是由于肺组织弹力纤维降解,最终导致蛋白酶/抗蛋白酶体系不平衡而形成肺大疱。随着肺泡压力增加,气体漏入间质而形成气胸。

创伤性气胸常继发于钝击伤、挤压或者胸部穿透伤,也可能因机械通气或者诊断性或治疗性操作所致。

【临床表现】 原发性自发性气胸常发生于休息时。患者有身体同侧的胸痛和呼吸困难。小的气胸,查体可能完全正常。可能会有心动过速。大的气胸,可见胸壁运动减弱,胸部叩诊鼓音和气胸一侧的呼吸音减低。心动过速和低血压表示患者发展至张力性气胸,需急诊手术。

大的气胸,患者肺活量下降和肺泡-动脉氧梯度增加。原发性自发性气胸,因基础肺功能正常,因而不会发展至高碳酸血症。相反的,继发性自发性气胸患者因存在基础肺部疾病,很有可能出现高碳酸血症。

【诊断方法】

1. 胸片 后-前位胸片能发现气胸。小的肺尖的气胸可能难以发现,而需要呼气相胸片。

2. 胸部 CT 可用来区分肺大疱与气胸。

【治疗】 气胸有许多可选择的治疗方案,包括观察、简单的气管插管、放置胸导管引流、胸膜固定术、视频胸腔镜检查、胸腔镜下手术和开胸手术。

小的原发性自发性气胸如果无呼吸窘迫无须干预,继续观察。这些患者可以通过补充氧气加速空气吸收。随着补充氧气,空气吸收率为每天 2%。大的原发性自发性气胸,需针刺放气或者放置胸导管引流。继发的自发性气胸常需要干预,因为其存在的基础肺部疾病临床表现常较重。

自发性气胸的主要问题是预防再发。原发性自发性气胸,再发率是 30%,大多数患者于初次发病后 6 个月至 2 年可复发。吸烟和低年龄是再发的高危因素。继发性自发性气胸复发率 39%～47%。

普遍共识是二次同侧气胸后推荐预防性治疗。然而,对于参加危险性活动,例如深潜水和飞行,第一次自发性气胸后就应该干预。对于复发的预防包括通过胸导管注射硬化剂和机械胸膜固定术,视频胸腔镜手术找到肺大疱并将其缝合。

推荐阅读

[1] Baumann MH, Strange C, Heffner JE, et al. Management of spontaneous pneumothorax: an American College of Chest Physicians Delphi Consensus Statement. Chest, 2001 (119): 590-602.

[2] Sahn SA, Heffner JE. Spontaneous pneumothorax. N Engl J Med, 2000 (342): 868-874.

[3] Weissberg D, Refaely Y. Pneumothorax: experience with 1,199 patients. Chest, 2000 (117): 1279-1285.

[4] Montgomery M. Air and liquid in the pleural space//Chernick V, Boat TF, eds. Kendig's Disorders of the Respiratory Tract in Children. Philadelphia, PA: W. B. Saunders Company, 1998: 403-409.

 病例 14-5 3 岁女孩

【现病史】 3 岁,女,因哭闹、手捂胸口带来急诊室。患儿很难安抚。入院前 1d 因入量不足而尿量减少。入院当晚,患儿坐在床边手捂胸口啜泣。患儿无呕吐、腹泻病史。体温未测，但未感觉到发热。

【既往史及家族史】 入院前 3 周患儿因病毒性口炎就诊于急诊。损伤处分泌物培养发现单纯疱疹病毒 I(HSV I)阳性。此次入院伤口已愈合。患儿在家仅口服布洛芬治疗。其余无特殊病史。

【体格检查】 T 38.2℃，HR 130/min，RR 30/min，血压 98/60mmHg，室温下血氧饱和度 0.95，体重位于第 75～90 百分位。

患儿哭闹，双手捂着前胸，查体困难。患儿无明显呼吸窘迫，胸骨、肋骨无明显压痛。左侧呼吸音减低不伴哮鸣音及啰音。眼窝凹陷，伴流涕。口唇和其他黏膜干燥。其余查体未见异常。

【实验室检查】 血常规：白细胞 19×10^9/L（杆状核 0.08，分叶中性粒细胞 0.81，淋巴细胞 0.11），血红蛋白 128g/L，血小板 402×10^9/L。电解质和肝功能正常。

【诊疗经过】 给予 40ml/kg 生理盐水补液。患儿拒绝饮水，因而维持静脉补液。胸片(图 14-5)显示了诊断。

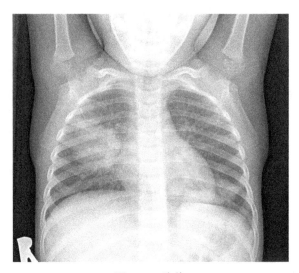

图 14-5　胸片

★病例 14-5 讨论

【鉴别诊断】 与青少年一样，学龄期儿童胸痛很少危及生命。该年龄组最常见的胸痛病因包括哮喘、肺炎和骨骼肌肉病(肌肉劳损、外伤、肋软骨炎)。特发性胸痛也很常见。不常见的病因可能有胃食管反流、气胸、纵隔气肿或胸腔积液。与年长儿一样，病史与查体是明确诊断的关键。

罕见心血管疾病所致胸痛。但是，必须记住该病因是多数家庭最担心的诊断。因此，即使为了家庭和患儿不担心，也必须告知。当然，对于有心悸、晕厥或劳累后胸痛的患儿应该进行任何可能心血管疾病的全面评估。最后,幼儿对于异物摄入总是高危,吸入异物不可能致胸痛,而食管异物可能表现为胸痛。

【诊断】 胸片可见右肺下叶心尖段及左肺下叶后基底段圆形影(图 14-5)。诊断:肺炎。

【发病率和流行病学】 5 岁以下儿童,社区获得性肺炎发病率为(36～40)/1000,5—14 岁,发病率为(11～16)/1000。在美国,每年(1～4)/1000 儿童因下呼吸道感染住院。很难形成所有肺炎共同的专家共识。因为有些肺炎的定义是基于异常的胸片,而另一些仅要求临床表现。

许多病原可引起社区获得性肺炎。最常见病原包括病毒(呼吸道合胞病毒、流感病毒 A 和 B、副流感病毒、人类偏肺病毒、腺病毒和鼻病毒)、肺炎支原体、衣原体(沙眼衣原体和肺炎衣原体)、细菌(肺炎链球菌、结核杆菌、葡萄球菌、嗜血杆菌 B 型和不可分型的流感嗜血杆菌)。不常见的病原包括其他病毒(水痘病毒、肠道病毒、巨细胞病毒和 EB 病毒)、鹦鹉热衣原体、不常见细菌(化脓性链球菌、厌氧菌群、百日咳杆菌、肺炎克雷伯杆菌和军团菌)和真菌(粗球孢子菌,荚膜组织胞浆菌、皮炎芽生菌)。

鉴别细菌和非细菌性肺炎通常很困难。一般来说,肺叶浸润、空洞形成和大量胸腔积液提示细菌或者结核杆菌感染。典型的病毒性肺炎通常表现为胸片弥漫性病灶,但也可见到局部浸润。实验室检查常用来鉴别细菌和病毒性肺炎的是白细胞计数和 C 反应蛋白,明显升高常提示细菌感染。确定肺炎病原的同时,必须考虑患者的基础免疫功能。免疫功能低下的患者易感染其他几种可能致命的感染性病原。

非感染性病因也可引起相似临床表现,包括胃食管反流、化学物质吸入、哮喘、过敏性肺炎和肺含铁血黄素沉着症。

【临床表现】 一般情况下,病毒性肺炎以发热、流涕和咳嗽的上呼吸道感染症状起病。细菌性肺炎常以急性发热、咳嗽和胸痛为首发症状,而呼吸道症状常不明显。

细菌性肺炎查体时可以发现有意义的体征(叩诊浊音、支气管呼吸音和胸膜摩擦音)。相反地,支原体或者病毒感染可能体征不明显,但是胸片会发现明显浸润。支原体感染的患者可以并发大疱性鼓膜炎。

【诊断方法】

1. 胸片 如前所述,诊断肺炎时鉴别细菌性与病毒性肺炎很困难。肺的大叶实变、空洞和大量的胸腔积液提示细菌性或者结核杆菌肺炎。约 20% 少量、双侧胸腔积液的患儿为肺炎支原体肺炎。肺炎链球菌是最常见的引起肺大叶实变的细菌。然而,约 10% 肺炎支原体肺炎也会有大叶实变。2/3 的金黄色葡萄球菌肺炎可出现肺大疱(图 14-6)。典型的病毒性肺炎可以有间质或者肺泡的弥漫性浸润。局限于下叶或者仰卧位后局限于上叶的肺炎提示吸入性肺炎。

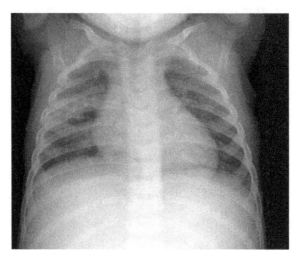

图 14-6　胸片显示右肺上叶圆形透亮区提示肺大疱形成

2. 胸部 CT 或者超声　无并发症的肺炎,胸部 CT 或者超声并不是必需的,仅对复发或者难治性病例选用。对于免疫功能低下的患者,胸部 CT 可以发现轻微的器质性病变。对于儿童单侧胸腔积液,胸部 CT 和超声可以发现分隔形成且鉴别出源于解剖结构异常的胸腔积液,例如肺隔离症。

3. 痰液检查　青少年患者可以通过痰培养帮助确定细菌性肺炎的病原,但是对于年幼的患儿常因为不能获得足够的痰液标本而影响病原确定。另外,实时 PCR 可以帮助获得病毒的产物。PCR 还可以用来检测肺炎链球菌。痰液检查最敏感的标本是鼻咽部冲洗液或者吸出物。

4. 支气管镜检查　正如胸部 CT 一样,支气管镜检查对于无并发症的肺炎也不是必需的。但是,对于常规抗生素疗法无反应的肺炎需要通过支气管镜检查获得适当的标本培养寻找病原。通过支气管镜进行支气管肺泡灌洗,灌洗液通过革兰染色、培养和病毒分析来确定致病微生物。支气管镜检查可应用于免疫功能低下患儿,因为除了常见病原外条件致病菌感染的风险增大。

【治疗】　多数病例的治疗是经验性的,因为致病微生物未被证实。表 14-6 总结了常见的致病微生物和按照年龄分组的推荐治疗。新生儿期,最常见的致病微生物包括 B 组溶血性链球菌、肠道革兰阴性杆菌(尤其大肠埃希菌和克雷伯杆菌)和利斯特菌。因此常用氨苄西林和庆大霉素或者头孢噻肟。但是出生后 3 周的晚期新生儿肺炎致病微生物谱有所变化,倾向于沙眼衣原体、病毒、链球菌属、百日咳杆菌和金黄色葡萄球菌。目前普遍采用阿莫西林、氨苄西林或者头孢噻肟来治疗(一般出生后 3 周至 3 个月年龄组)。

表 14-6　因社区获得性肺炎住院患者常见致病微生物及经验性治疗建议

年龄	病原体	治疗建议
0—3 周	B 型链球菌 大肠埃希菌 克雷伯杆菌 利斯特菌	氨苄西林和头孢噻肟
3 周至 3 个月	沙眼衣原体 肺炎链球菌 百日咳杆菌 呼吸道合胞病毒 副流感病毒	氨苄西林＋/－阿奇霉素
3 个月至 5 岁	呼吸道合胞病毒、副流感病 　毒、流感病毒、人类偏肺 　病毒、腺病毒、鼻病毒 肺炎链球菌 流感嗜血杆菌 金黄色葡萄球菌 肺炎支原体	氨苄西林＋/－阿奇霉素
5—15 岁	肺炎支原体 肺炎衣原体 肺炎链球菌	首选氨苄西林和阿莫西林;若非典型细菌为重 　要考虑因素,除选择 β-内酰胺类抗生素外还 　需使用阿奇霉素;若有非典型细菌感染的表 　现则选 β-内酰胺类抗生素;左氧氟沙星和多 　西环素(＞7 岁)也可用于非典型细菌

对于 3 个月至 5 岁年龄组,致病微生物倾向于包括病毒、肺炎链球菌,流感嗜血杆菌,肺炎支原体,结核杆菌。由 Whitney 和其同事对 3475 株分离的肺炎链球菌的研究发现,对青霉素中度敏感的菌株 98％对氨苄西林有效,而相同菌株仅有 65％对红霉素和二代头孢菌素抗生素有效。基于该原因,儿科感染学会(PID)和美国感染病学会(IDSA)临床实践指南推荐阿莫西林或者氨苄西林来治疗无并发症的大叶性肺炎。对氨基青霉素过敏的儿童可以给予林可霉素或者二代或三代头孢类抗生素治疗。之前感染流感的患儿罹患金黄色葡萄球菌肺炎风险很高。这些患儿应首选同时具有抗肺炎链球菌和金黄色葡萄球菌活性的药物,例如阿莫西林-克拉维酸、克林霉素或阿奇霉素。如果怀疑耐甲氧西林金黄色葡萄球菌(MRSA)感染,原有方案中可加入克林霉素或万古霉素。

对于 5—15 岁年龄组,支原体和衣原体肺炎比包括肺炎链球菌在内的其他病因肺炎更常见。一些研究发现,该年龄组 40％以上社区获得性肺炎的病原是肺炎支原体。PID/IDSA 临床指南推荐氨苄西林或者阿莫西林作为可疑细菌性肺炎的一线用药。如果非典型病原,肺炎支原体是应重要怀疑的病原,除了 β-内酰胺类抗生素可加用大环内酯类药物,如果发现是非典型细菌感染的特征,可以使用大环内酯类药物替代 β-内酰胺类抗生素。大环内酯类药物对于肺炎球菌却不是最佳选择。当阿奇霉素等大环内酯类药物被用于严重的肺炎链球菌感染时,会出现治疗失败或者合并严重感染。当然,任何年龄范围,如果临床上怀疑,就应该进行结核杆菌感染的诊断。

推荐阅读

[1] Bradley JS, Byington CL, Shah SS, et al. The management of community-acquired pneumonia in infants and children older than 3 months of age: clinical practice guidelines by the Pediatric Infectious Diseases Society and the Infectious Diseases Society of America. Clin Infect Dis, 2011(53): e25-e76.

[2] Byer RL. Pain—chest//Fleisher GR, Ludwig S, eds. Textbook of Pediatric Emergency Medicine, 6th ed. Philadelphia: Lippincott Williams & Wilkins, 2010: 434-442.

[3] Mani CS, Murray DL. Acute pneumonia and its complications//Long SS, Pickering LK, Prober CG, eds. Principles and Practice of Pediatric Infectious Diseases. 3rd ed. Philadelphia: Elsevier, 2008: 245-257.

[4] McIntosh K. Community-acquired pneumonia in children. N Engl J Med. 2002(346): 429-437.

[5] Ferwerda A, Moll HA, de Groot R. Respiratory tract infections by Mycoplasma pneumoniae in children: a review of diagnostic and therapeutic measures. Eur J Pediatr, 2001(160): 483-491.

[6] Franquet T. Imaging of pneumonia: trends and algorithms. Eur Resp J, 2001(18): 196-208.

[7] Whitney CG, Farley MM, Hadler J, et al. Increasing prevalence of multidrug-resistant Streptococcus pneumoniae in the United States. N Engl J Med, 2000(343): 1917-1924.

 病例 14-6　15 岁男孩

【现病史】 患者 15 岁,男,有哮喘和慢性鼻窦炎病史。2d 前出现气促和胸痛。胸痛为偶尔挤压感。咳嗽带痰。因喘息加重要求增加舒喘灵吸入量后喘息无缓解。自入院当日晨起,患儿母亲发现患儿乏力加重,食欲缺乏。否认发热、呕吐或者腹泻。

【既往史及家族史】 患儿 7 岁时诊断为哮喘,曾多次急诊和住院治疗。2 年前曾因哮喘住院 1 周。未接受过气管插管和重症监护室住院治疗。他最近开始使用白三烯受体拮抗药治疗哮喘。因哮喘加重多次住院时曾进行过因胸痛的心脏评估。有慢性鼻窦炎病史及精神病专家诊断的躯体化障碍。过去 3 年内曾因慢性鼻窦炎行 6 次鼻窦手术。他每天用药包括孟鲁司特和吸入氟替卡松及必要时加舒喘灵。

患儿最近因哮喘加重和胃肠炎住院。住院期间,因心动过缓和胸痛就诊心脏科。当时的超声心动图提示短轴缩短率 26％,左心室舒张末压 5.5mmHg。Holter 和运动试验都正常。

【体格检查】　T 37.0℃,HR 110/min,RR 26/min,BP 85/60mmHg,室温下血氧饱和度 0.91。患儿中度呼吸窘迫。他因气促只能说只言片语。端坐呼吸。口咽干。胸部查体发现弥漫性湿啰音和哮鸣音。心脏查体发现心前区节律规整的心动过速,未闻及杂音及心包摩擦音。可闻及间歇性奔马律。肝于右肋下 3cm 处可触及。肢端凉,脉细弱,毛细血管再充盈时间略延长。

【实验室检查】　血常规:白细胞 $7.5×10^9$/L。电解质、血尿素氮、肌酐和肝功能检查均在正常范围内。心电图显示正常窦性心律 100/min,右心房扩大可疑,部分导联的 ST 段下移。

【病程】　胸片提示了诊断(图 14-7)。

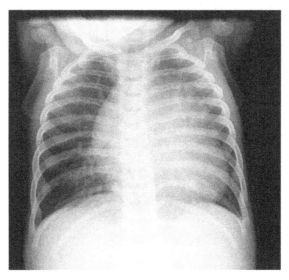

图 14-7　胸片显示了心脏扩大和肺水肿

★病例 14-6 讨论

【鉴别诊断】　青春期最常见的胸痛原因是咳嗽、哮喘、肺炎、肌肉骨骼性和特发性胸痛。该患儿的哮喘病史自然使哮喘成为最初关注点。然而,患儿的体征与哮喘加重不一致,因此,应该考虑到其他诊断的可能。

该患儿的查体包括充血性心力衰竭的体征:双肺湿啰音,心脏的奔马律及肝大、于右肋下 3cm 可触及。而且,平卧位气促明显加重。哮喘加重的呼吸困难与体位无关。

因此,该患儿心力衰竭的鉴别诊断应该包括:①先天性心脏病的压力负荷增加(例如主动脉瓣狭窄)或者容量负荷增加(例如主动脉瓣反流、心律失常);②获得性心脏病(例如心肌炎、心肌病);③心包炎;④肺源性心脏病、心内膜炎;⑤低血糖症;⑥贮积病;⑦药物摄入,例如心脏毒性药物(如地高辛)和致心律失常药物(例三环类抗抑郁药)。

【诊断】 患儿的胸片显示肺水肿,心脏扩大(图 14-7)。超声心动图发现短轴缩短率<20%,左心室舒张末内径 6.4cm,左心室显著扩大。诊断:扩张型心肌病。最初给予静脉呋塞米,之后给予静脉米力农治疗。包括感染的血清学和甲状腺功能等许多实验室检查未找到心肌病的病因。最后,心导管检查发现,心脏指数2.81,上腔静脉饱和度 0.75。心内膜心肌活检提示嗜酸细胞和单核细胞浸润。

【发病率和流行病学】 心肌病的定义是指心室肌结构或者功能异常,不包括冠状动脉疾病、高血压、瓣膜病或先天性心脏病。儿童的心肌病分为原发性和继发性。原发性心肌病包括扩张型、肥厚型、限制型或致心律失常性。扩张型心肌病发病率为 40/100 000。继发性心肌病常由许多病因所致,包括感染、代谢紊乱、全身性疾病、遗传因素和中毒。表 14-7 总结了扩张型心肌病的已知病因。

表 14-7 扩张型心肌病的已知病因

分 类	病 因
感染性	病毒
	细菌
	真菌
	寄生虫
	立克次体
	结核分枝杆菌
炎症性	青少年类风湿关节炎
	红斑狼疮
	皮肌炎
	瑞氏综合征
	结节病
	硬皮病
	川崎病

（续 表）

分 类	病 因
中毒性	乙醇中毒
	化疗药物（蒽环类药物）
	钴中毒
	血色素沉着症
	铅中毒
	其他药物（抗反转录病毒药物、氯霉素）
家族性心肌病	
神经肌肉性	肌肉萎缩症（杜氏肌营养不良症）
	遗传性共济失调
	多发性肌炎
	强直性肌营养不良
	线粒体病（卡恩斯-塞尔综合征、MELAS 综合征）
代谢性	脚气病
	甲状腺功能减退症
	甲状腺功能亢进症
	库欣综合征
	嗜铬细胞瘤
	先天性代谢缺陷病

该患儿扩张型心肌病无明确病因。2/3 原发性扩张型心肌病患儿为特发性病因。扩张型心肌病患儿 1 年内死亡或者移植的风险是 30%，5 年风险是 40%。除了特发性心肌病，儿童扩张型心肌病最常见病因包括心肌炎和神经肌肉病。

【临床表现】 扩张型心肌病通常隐匿起病。青少年最常见的主诉是因心排血量下降和肺水肿所致的气促和运动耐力降低。婴幼儿不能主诉这些症状，尤其需要引起注意。这些患儿的临床症状常较轻微，包括呼吸急促、易激惹和喂养困难。71% 的扩张型心肌病患儿在明确诊断时有充血性心力衰竭的症状。

患者常出现心动过速、呼吸急促和焦虑。心排血量降低可出现低血压，发热提示感染性诱因。端坐呼吸和喜欢立位也很常见。因为肺水肿，许多患儿出现喘息，但是传统的抗哮喘治疗无效。

胸部触诊可发现心尖搏动最强位置左移。心脏听诊可听到肺动脉第二心音分裂和（或）奔马律。充血性心力衰竭时可于右肋缘下触及增大的肝。

【诊断方法】

1. 胸片　患者心脏向左侧扩大,可伴有肺水肿和胸腔积液。

2. 心电图　最常见的是窦性心动过速,也可出现室上性或室性心动过速。还可见到左心室肥厚和非特异性的 ST 段或 T 波异常。

3. 超声心动图　左心房、左心室扩大,左心室舒张末和收缩末容积扩大。因缺血性损伤室壁运动减弱。可出现心包积液和胸腔积液。

4. 心导管　心导管检查可获得血流动力学参数,包括主动脉压、左心室压、肺毛细血管楔压和肺动脉压。通过计算得到的心排血量,常是降低的。心内膜心肌活检对于寻找心肌病的病因很有用。

【治疗】　心排血量降低时常需用正性肌力药物,例如多巴胺、多巴酚丁胺和肾上腺素。为缓解充血性心力衰竭体征可用米力农或氨力农。地高辛可长期使用增加心肌收缩力。

因这些患者液体负荷过重很常见,因而呋塞米等利尿药的使用是必须的。周围血管扩张药,例如硝普钠和肼屈嗪,常用来降低后负荷增加心排血量。ACEI 类药物有相似降低后负荷的作用。

因心腔扩大,患者有血栓形成的风险,应考虑使用抗凝或者抗血小板治疗。当然,如果潜在的病因明确,应该具有针对病因的特异性治疗。

最后,严重的病例,需要心脏移植。决定哪个儿童/青少年应该心脏移植很困难。当然,那些临床疗效不佳病情很重的患儿应该考虑选择移植。

(李晓惠)

推荐阅读

[1] Gewitz MH,Woolf PK.Cardiac emergencies//Fleisher GR,Ludwig S,eds.Textbook of Pediatric Emergency Medicine. 6th ed. Philadelphia:Lippincott Williams & Wilkins,2010:690-729.

[2] Spencer CT.Dilated cardiomyopathy and myocarditis//Lai WW,Mertens LL,Cohen MS,Geva T,eds.Echocardiography in Pediatric and Congenital Heart Disease:From Fetus to Adult.Hoboken:Wiley-Blackwell,2009:558-580.

[3] Towbin JA,Bowles NE.Cardiomyopathy//McMillan JA ed.Oski's Pediatrics 4th ed.Philadelphia:Lippincott Williams & Wilkins,2006:1606-1614.

[4] Olson TM,Hoffman TM,Chan DP.Dilated congestive cardiomyopathy//Driscoll DJ,eds.Moss and Adams' Heart Disease in Infants,Children,and Adolescents.7th ed.Philadelphia:Lippincott Williams & Wilkins,2008:1195-1206.

[5] Wilkinson JD,Landy DC,Colan SD,et al.The Pediatric cardiomyopathy registry and heart failure:key results from the first 15 years.Heart Fail Clin,2010,6(4):401-413.

第15章 黄 疸

【定义】 黄疸是由于血清胆红素水平升高引起的皮肤、黏膜和巩膜的黄染,胆红素是血红素降解的产物,是一种亲脂性的色素,必须与血浆白蛋白结合才能被运送到肝。胆红素经肝细胞摄取并与增加水溶性的糖结合,主要形成胆红素双葡萄糖苷酸,小部分形成胆红素单葡萄糖苷酸,这些物质均分泌入胆汁。一些因素会导致黄疸,其中很多是病理性黄疸,但儿科临床遇到的黄疸大部分是新生儿生理性黄疸,为一个良性的过程。

【病因】 黄疸可能是继发于未结合的或结合的高胆红素血症(表 15-1)。一般来说,高未结合高胆红素血症是由于胆红素生产过多、肝细胞对胆红素的摄取或结合能力低下所致。溶血是胆红素生成过多的主要原因,通常伴有其他实验室异常,如贫血、LDH 升高、结合珠蛋白水平降低和网织红细胞计数增加。胆红素的摄取减少可能是由于肝血流量差、某些药物和各种遗传疾病所致。胆红素结合能力低下通常是由于各种遗传性疾病如 Gilbert 综合征或 Crigler-Najjar 综合征引起,在这个过程中胆红素结合所需的酶是缺乏的。

表 15-1　新生儿和儿童黄疸的常见病因

未结合胆红素	结合胆红素
胆红素生成增多	肝内疾病
• 溶血	• 梗阻
○ I 同族免疫性溶血	○ Alagille 综合征
○ 血红蛋白病或红细胞酶缺乏	• 代谢障碍
○ G6PD 缺乏	○ 半乳糖血症
• 头颅血肿或严重挫伤	○ 酪氨酸血症
• 红细胞增多症	○ 内分泌疾病
	○ Zellweger 综合征
	• 遗传性疾病
	○ Dubin-Johnson 综合征
	○ Rotor 综合征
	○ 进展性家族性肝内胆汁淤积症(PFIC),I 型
	(Byler 综合征),II 型,III 型
	○ 囊胞性纤维症
	• 其他
	○ 全肠外营养

(续 表)

未结合胆红素	结合胆红素
胆红素摄取能力低下	肝外梗阻
• 肠肝循环增加	• 胆管闭锁
◦ 母乳性黄疸	• 胆总管囊肿
◦ 肠梗阻	• 胆石病
◦ 肠阻塞	• 原发性硬化性胆管炎
• 血流减慢	• 原发性胆汁性肝硬化
◦ 败血症	
◦ 充血性心力衰竭	
胆红素结合能力低下	肝细胞损害
• Crigler-Najjar 综合征 I 和 II	• 感染
• Gilbert 综合征	◦ TORCH
• 母乳性黄疸	◦ 病毒、细菌、寄生虫
	◦ 败血症
	• 代谢
	◦ α_1-抗胰蛋白酶缺乏症
	◦ 肝豆状核变性
	◦ 新生儿血色沉着病
	• 中毒
	◦ 酒精
	◦ 毒品/药物
	• 免疫/其他
	◦ 先天性新生儿肝炎
	◦ 自身免疫性肝炎
	◦ 继发于炎症性肠病的肝炎

高结合胆红素血症继发于胆汁淤积或肝细胞的直接损伤。胆汁淤积是由于肝内外胆汁流动障碍引起,并伴随着碱性磷酸酶和(或)谷氨酰基转肽酶(GGT)水平的升高。年长儿胆汁淤积性黄疸的鉴别诊断不同于小婴儿。小婴儿可能有先天性解剖异常,如胆道闭锁、先天代谢紊乱如半乳糖血症。相比之下,年长儿可能是获得性或继发于肝疾病,如胆石病或硬化性胆管炎。常有一些综合征引起胆汁淤积和导致肝细胞损伤。一般来说,肝细胞损伤伴随着转氨酶(AST 和 ALT)水平的升高。此外,肝合成功能障碍可以从低白蛋白血症及凝血时间延长来验证。导致肝细胞损伤的常见原因包括感染、自身免疫性或中毒性肝炎或代谢异常,如 α-1 抗胰蛋白酶缺乏症。

【鉴别诊断线索】

★升高的胆红素均是未结合胆红素吗？这个过程是高结合胆红素血症吗？

——将总胆红素分为结合胆红素和未结合胆红素是评估一个高胆红素血症患儿的关键步骤。高结合胆红素血症诊断标准是结合胆红素至少为 $25.6\mu mol/L$（1.5mg/dl）或超过总胆红素水平的 15%。及时评估患儿特别是婴儿高结合胆红素血症是有好处的，因为有些疾病，如胆道闭锁需要紧急治疗。未结合胆红素水平增加提示一个重要的鉴别诊断，可能也是一个医疗紧急情况，因为非常高的未结合胆红素能够穿过血脑屏障，直接损害大脑。

有时术语"直接"和"间接"胆红素代替术语"结合"和"未结合"使用。前者术语源自范登堡反应，其中结合胆红素通过直接测量（通过比色分析反应后重氮复合）。在范登堡实验的下一步，添加甲醇测量总胆红素的水平，然后通过总胆红素减去结合胆红素水平间接测得未结合胆红素。值得注意的是，测量直接胆红素不仅发现了胆红素双葡萄糖苷酸和胆红素单葡萄糖苷酸，还发现了 delta 胆红素，它是与血清白蛋白共价联结的结合胆红素。由于 delta 胆红素半衰期长，直接测量可提高结合胆红素血症的水平。

★黄疸患儿会伴随其他异常的体格检查吗？

——显著的高未结合胆红素血症可能是由于头颅血肿或广泛的皮肤瘀斑导致的红细胞破坏增多。TORCH 感染的新生儿可能会有小头畸型、生长迟缓、肝脾大、脉络膜视网膜炎或皮疹。Alagille 综合征的患儿常听到心脏杂音，而 Zellweger 综合征患儿的红细胞是低渗的和变形的。此外，神经系统检查中发现肌张力减低、角弓反张应立即想到急性胆红素脑病或核黄疸可能。

★有黄疸的家族史吗？

——许多合并黄疸的疾病是具有家族遗传性的。α_1-抗胰蛋白酶缺乏症、Cigler-Najjar 综合征 I 型和 II 型、半乳糖血症和酪氨酸血症是少数与新生儿黄疸有关的常染色体隐性遗传病。然而，Alagille 综合征是一种常染色体显性遗传病（但是变动度和表现多样）。G6PD 缺乏是 X 连锁遗传，但它是高度多态性，应该考虑到男孩和女孩的不同。

★是否在黄疸之前，孩子饮食的改变或出现其他新的"暴露"？

——半乳糖或果糖的代谢异常可能导致新生儿黄疸。同样，某些食物（如蚕豆）、药物（如磺胺类药物）和其他化合物（如樟脑球）可导致 G6PD 缺乏症患儿发生溶血。

★孩子是否有患严重新生儿高胆红素血症的危险因素？

——新生儿黄疸的危险因素包括宫内和围生期的并发症，如妊娠期糖尿病、早产、血型不合或出生时产伤导致出血。其他独立危险因素包括种族（东亚、印第安人和其他人种）、红细胞增多症、酸中毒、低白蛋白血症、纯母乳喂养、尿路感染或败血症、遗传性疾病。

推荐阅读

[1] Abrams SH，Shulman RJ.Causes of neonatal cholestasis.UpToDate.www.uptodate.com/contents/causes-ofneonatal- cholestasis.Updated September 1，2010.Accessed September 22，2011.

[2] American Academy of Pediatrics Subcommittee on Hyperbilirubinemia.American Academy of Pediatrics Clinical Practice Guideline：Management of hyperbilirubinemia in the newborn infant 35 or more weeks of gestation.Pediatrics，2004(114)：297-316.

[3] Dennery PA，Seidman DS，Stevenson DK.Neonatal hyperbilirubinemia.N Engl J Med，2001(344)：581-590.

[4] Maisels MJ.Neonatal jaundice.Pediatr Rev，2006(27)：443-453.

[5] Maisels MJ，McDonagh AF.Phototherapy for neonatal jaundice.N Engl J Med，2008(358)：920-928.

 病例 15-1　1 日龄女婴

【现病史】　患儿在新生儿病房，是出生后 1d 的女孩，经阴道自然分娩，比预产期提前了 1d。今天早上，护士发现黄疸出现。有些鼻塞，但无其他异常表现。人工喂养，每间隔 2～3h 进食 28～56g(1～2oz)配方奶，大小便正常，无发热。

【既往史及家族史】　患儿为 G5P3，胎龄 37^{+2} 周，经阴道分娩急产出生，其母亲年龄 20 岁。Apgar 评分 1min 和 5min 均为 9 分。患儿母亲没有做过任何产前保健，除血型为 A 外，其他所有的产前实验室检查都是未知的。无妊娠期合并症。由于产程急，其母在分娩之前没有用过抗生素。患儿无发热，胎膜早破 4h。

【体格检查】　T 36.7℃，HR 146/min，RR 42/min，BP 89/46mmHg，经皮血氧饱和度 1.00，体重 2.77kg(第 10 百分位)，身长 47cm(第 10 百分位)，头围 32cm(第 5 百分位)。

患儿意识清楚，头颅检查示前囟宽平，巩膜黄染和鼻腔内可见清亮的分泌物。心脏和双肺检查未见异常。腹部检查显示肝肋下 3cm 和脾肋下 1cm。腹软，无压痛，肠鸣音活跃。皮肤检查可见手掌、足底红斑和黄疸，无其他皮疹或出血点。腋窝淋巴结显著增大。四肢的检查，在触诊右手臂时患儿易哭闹，手臂很少有自主运动。但是，四肢没有肿胀或擦伤，所有关节活动不受限。

【实验室检查】　血常规：白细胞 $29×10^9$/L(中性粒细胞 0.37，单核细胞 0.15，淋巴细胞 0.37)；血红蛋白 127g/L；血小板 $48×10^9$/L。血清电解质：钠 136mmol/L；钾 3.5mmol/L；氯 105mmol/L；碳酸氢盐 22mmol/L；尿素氮 7.14mmol/L(20mg/dl)，肌酐 62μmol/L(0.7mg/dl)，葡萄糖 4mmol/L(72mg/dl)，钙 2.4μmol/L

(9.6mg/dl)。肝功能:总胆红素 70.1μmol/L(4.1mg/dl),直接胆红素 18.8μmol/L(1.1mg/dl),总蛋白 71g/L,白蛋白 35g/L,AST 14U/L,ALT 47U/L,碱性磷酸酶 316U/L。

【诊疗经过】 在评估期间,患儿母亲双手出现皮疹很大程度上提示了婴儿的诊断(彩图 39)。患儿肱骨(图 15-1)和股骨(图 15-2)的 X 线片也与诊断一致。为进一步完善诊断试验和治疗,患儿转至新生儿重症监护室。

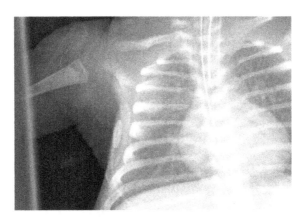

图 15-1 肱骨近端干骺端的部分区域透亮度增加

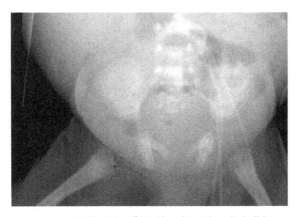

图 15-2 股骨近端干骺端的一些区域透亮度增加

★病例 15-1 讨论

【鉴别诊断】 病人有高未结合胆红素血症和正常的肝功能化验。虽然许多足月新生儿在出生后 24h 内出现生理性黄疸,若出现肝脾大和血小板减少症应该警惕一些疾病的。黄疸、肝大和脾大可能是由于先天性感染所致,通常为 TORCH 感染;这些感染可以通过宫内或出生时获得(表 15-2)。由于缺乏产前保健,这个病人存在感染这些疾病的风险,如梅毒、艾滋病、病毒性肝炎。脓毒症和尿路感染也会导致高未结合胆红素血症、肝大和血小板减少,应该鉴别。由于病人没有高结合胆红素血症,解剖或阻塞性肝脾大的疾病,如胆道闭锁,以及代谢异常,如半乳糖血症,考虑这些疾病可能性小。

表 15-2　TORCH 感染

传染源	新生儿临床表现
弓形虫	脉络膜视网膜炎、脑积水、颅内钙化、黄疸、肝脾大、斑状丘疹、发热,常出生后无症状
梅毒 (梅毒螺旋体)	皮疹、肝脾大、黄疸、贫血、血小板减少、鼻塞、干骺端营养障碍、骨膜炎,出生后可能无症状
风疹	宫内生长迟缓、耳聋、白内障、心脏畸形、皮疹、肝脾大、黄疸、血小板减少症、小头畸形
巨细胞病毒	耳聋、宫内生长迟缓、黄疸、肝脾大、皮疹、出血点、贫血、血小板减少症、败血症、脑室周围钙化、脉络膜视网膜炎,出生后多无症状
单纯性疱疹病毒	皮肤、眼睛、口疾病——小范围水疱 中枢神经系统疾病——嗜睡、吃奶差、脑炎、癫痫 散发疾病——黄疸、肝炎、DIC、低血压、呼吸暂停
人类免疫缺陷病毒	肝脾大、生长缓慢、淋巴结肿大、神经病变、出生时多无症状

【诊断】　患儿母亲的手掌出现椭圆形淡红色皮斑(彩图 39),中心区域较周围色深,与周围皮肤相融合。局部充血性红斑是二期梅毒较早出现的特征,母亲和婴儿的梅毒滴度检查分别达到 1:8 和 1:64 时提示阳性。明胶颗粒凝集试验(TP-PA)的阳性可明确诊断。婴儿应接受腰椎穿刺检查以除外神经梅毒。本患儿脑脊液蛋白与细胞计数正常,脑脊液性病研究实验室实验(VDRL)结果为 1:8。超声显示肝、脾均质性增大,胆囊正常。胸片正常。肱骨和股骨近端 X 线片可见干骺端出现透亮带(图 15-1)和(图 15-2)都提示先天性梅毒的诊断。患儿 TORCH,乙型肝炎、丙型肝炎病毒及艾滋病病毒检测均阴性。综合以上情况,该患儿和母亲均有 RPR 和 TPPA 阳性,临床有淋巴结肿大、黄疸、肝脾大和干骺端营养不良,因此可以诊断为先天性梅毒。

【发病率和流行病学】　梅毒是经过性传播感染梅毒螺旋体的疾病,儿童梅毒可能是获得性(常见性虐待)或先天性(螺旋体通过胎盘从受感染的母亲传给孩子)。传播可发生在疾病的任何阶段和孕期任何时间,当母亲在梅毒一期和二期时,胎儿感染概率最高(60%~90%);母亲是晚期潜伏梅毒时,胎儿感染概率最低(< 10%)。

先天性梅毒的发生率与成年人梅毒的患病人口数相平行。在 20 世纪 80 年代,梅毒的发病率大幅上升,因此,1991 年出现先天性梅毒高峰。由于对梅毒高患病率的社区进行改善教育、提高意识,加强筛查,梅毒患病率在 20 世纪 90 年代急剧下降,2000 年达到最低点,之后再次上升,直到 2008 年、2009 年和 2011 年之间略有下降。2011 年,每 100 000 名活产儿中有 8.5 例先天性梅毒,共有 360 例先天性梅毒的病例报道。3 个州(德克萨斯州、加利福尼亚州和佛罗里达州)占所有先天性梅毒病例的将近 50%。孕产妇与先天性梅毒相关风险因素包括缺乏产前保健、没有保护措施的性接触、为了毒品和可卡因而进行的性交易。

【临床表现】　孕期梅毒传播会导致胎儿或围生期死亡、胎儿水肿、宫内生长迟缓、早产或先天性异常,这些可能发生在早期或者晚期。婴儿在出生时可能无症状,但早期先天性梅毒的迹象通常出现在生命的最初几周。晚期先天性梅毒表现为慢性炎症包括骨骼、牙齿、中枢神经系统,多在 2 岁后出现(表 15-3)。

表 15-3　先天性梅毒的临床表现

早期表现	晚期表现
• 肝脾大	• 前额突出(Olympian 眉弓)
• 黄疸	• 舟状肩胛
• 血小板减少	• 胫骨呈马刀状
• 皮疹,多出现在手掌和足底	• 楔状齿(Hutchinson 齿)
• 湿疣性病变	• 桑椹状磨牙
• 鼻塞(鼻炎)	• 马鞍鼻
• X 线改变——骨膜炎和干骺端的完整性受破坏	• 鞍裂(线性瘢痕)
• 骨软骨炎和假性肌麻痹	• 无痛的膝关节炎(Clutton 关节)
• 淋巴结肿大	• 间质性角膜炎(可能会导致失明)
• 发育迟缓	• 第Ⅷ脑神经性耳聋
• 脉络膜视网膜炎	• 青少年麻痹
• 肾畸形	• 青少年消瘦

此婴儿表现的许多临床特征符合早期先天性梅毒,包括黄疸、肝脾大、血小板减少症、皮疹、鼻塞、假性肌麻痹和肱骨、股骨的干骺端完整性遭受破坏。

【诊断方法】　暗视野显微镜鉴定:通过暗视野显微镜从潮湿的病变中识别螺旋体是最快速和最准确诊断梅毒的方法。然而,这种方法需要特殊的设备、试剂和训练有素的工作人员,并不适合所有临床使用。因此,血清学检查应用更广泛。

1. 血清学试验　有两种试验:梅毒螺旋体抗原试验和非梅毒螺旋体抗原血清试验。由于每一个试验均有局限性,可能存在假阳性和假阴性结果,因此,需要将两者结合起来用于先天性梅毒的诊断。一般来说,非梅毒螺旋体抗原血清试验,如性病研究实验室(VDRL)或快速血浆反应素(RPR)试验,用于筛查疾病和对治疗的反应。如果这些试验是特异性的,梅毒螺旋体抗原试验常作为确诊试验,包括荧光螺旋体荧光抗体吸收试验抗体吸收(FTA-ABS)或梅毒螺旋体乳胶凝集试验(TP-PA)。

由于母体抗体可能被动地传播给胎儿,即使患有梅毒的母亲已经过适当治疗,婴儿的血清学检查结果进行解释可能存在困难。这种情况下,当新生儿的非梅毒螺旋体抗原定量至少高于其母亲滴度的 4 倍时,可诊断为先天性梅毒。新生儿的滴度小于母亲滴度的 4 倍,但同时有其他临床表现,包括某些临床表现、血清和脑脊液值、放射线检查结果、脐带和胎盘中发现梅毒螺旋体及母亲的治疗状况,仍可诊断为先天性梅毒。完整的梅毒的诊断治疗流程图,请参阅美国疾病控制和预防中心或美国儿科学会的共识指南。

2. 补充检测 母亲的血清学检查必须在新生儿出院前获得。如果孕产妇筛查是阳性,诊断考虑治疗不充分或者未经治疗的梅毒,或者婴儿有任何先天性梅毒的临床表现,婴儿应进行:①完整的体格检查;②非梅毒螺旋体抗原血清定量检测;③完整的血细胞、包括血小板计数;④腰椎穿刺,脑脊液细胞计数、蛋白质浓度、VDRL 检测脑脊液;⑤长骨 X 线。被感染有临床症状的婴儿中脑脊液异常占 50%,无临床症状者脑脊液异常的占 10%。其他检查,比如胸部 X 线片和肝功能检测、超声、眼科检查和听觉脑干反应测试应根据临床决定。婴儿在诊断先天性梅毒时应评估其他先天性感染。

【治疗】 已确诊或高度怀疑先天性梅毒的患儿,应给予水剂青霉素 G 或普鲁卡因青霉素 G 10d。密切监测非梅毒螺旋体抗原血清试验,以判断治疗效果。如果最初的脑脊液检查异常,建议每 6 个月重复腰椎穿刺,直到结果正常。治疗失败很少见,但是如果非梅毒螺旋体定量持续增高或维持在很高的水平,或脑脊液结果持续异常,需再应用普鲁卡因青霉素 G 治疗 10d。应每 2~3 个月检查先天性梅毒患儿定量非梅毒螺旋体抗原血清试验直至阴性。

推荐阅读

[1] Azimi P.Syphilis (Treponema pallidum)//Behrman RE,Kliegman RM,Arvin AR,eds.Nelson's Textbook of Pediatrics.17th ed.Philadelphia,PA:WB Saunders Co,2004:978-982.

[2] Centers for Disease Control and Prevention:2011 sexually transmitted diseases surveillance. http://www.cdc.gov/std/stats11/syphilis.htm.Updated December 13,2012.Accessed December 26,2012.

[3] Hyman EL.Syphilis.Pediat Rev,2006(27):37-39.

[4] Johnson KE.Overview of TORCH infections.UpToDate.www.uptodate.com/content/overview-of-torch-infections.Updated March 15,2011.Accessed September 29,2011.

[5] Michelow IC,Wendel GD,Norgard MV,et al.Central nervous system infection in congenital syphilis.New Eng J Med,2002(346):1792-1798.

[6] American Academy of Pediatrics.Syphilis//Pickering LK,Baker CJ,Long SS,McMillan JA,eds.Red Book:2009 Report of the Committee on Infectious Diseases.28th ed.Elk Grove Village,IL:American Academy of Pediatrics,2009:638-651.

 病例 15-2　6 周龄男婴

【现病史】　患儿为男婴,足月儿,出生后 6 周,因黄疸持续不退伴体重增长缓慢就诊于儿科。患儿出生后第 1 周因皮肤黄染第一次就诊于儿科,当时一般状况好,儿科医生考虑为生理性黄疸。今日随访,发现患儿黄疸持续不退,另外,从第 1 周到就诊时患儿体重未增长。

患儿奶粉喂养,其母亲诉患儿经常呕吐,对食物越来越挑剔。否认腹泻、发热、出血和瘀斑。

【既往史及家族史】　患儿胎龄 38 周,胎头吸引下经阴道分娩出生,出生体重是 3.2kg。孕妇产前实验室检查结果均正常。住院期间平顺,患儿生后第 2 天出院回家。

患儿有 3 岁的哥哥,身体健康。没有黄疸、肝疾病、贫血或血液疾病的家族史。

【体格检查】　T 37.0℃,HR 136/min,RR 32/min,BP 88/60mmHg,体重 3.25kg(小于第 5 百分位),身长 52cm(第 10～25 百分位),头围 37cm(第 10～25 百分位)。

患儿精神烦躁,但可安抚,皮肤黄染,前囟平坦,无畸形,巩膜黄染。肺和心脏检查未见异常。腹部柔软,肠鸣音正常,肝肋下 2cm,质地硬,边缘光滑。右上象限可触及一个直径 4cm 柔软、活动度好和无触痛的包块,泌尿和神经系统检查未见异常。

【实验室检查】　全血细胞计数:白细胞 6.9×10^9/L(中性粒细胞百分比为 0.43,淋巴细胞百分比为 0.48),血红蛋白 112g/L,血小板 332×10^9/L。肝功能:总胆红素 162.4μmol/L(9.5 mg/dl),直接胆红素 143.6μmol/L(8.4 mg/dl),白蛋白 32g/L,ALT167U/L,AST188U/L,碱性磷酸酶 641U/L,γ-谷氨基转移酶 524U/L。血清电解质结果正常,尿常规结果正常。

【诊疗经过】　经完善一系列影像学检查后,患儿被收入院紧急评估了其腹部包块和淤胆型黄疸。胃肠造影提示了诊断(图 15-3)。

★病例 15-2 讨论

【鉴别诊断】　腹部肿块的存在需要紧急评估。新生儿期大多数腹部肿块为肾起源,包括肾盂积水、肾发育异常、多囊肾或 Wilm 肿瘤。其他常见的原因包括神经母细胞瘤、肝癌、胆总管囊肿、胃肠道囊肿、幽门狭窄(幽门肥大似"橄榄")、卵巢囊肿或畸胎瘤。由于患儿的肿块触之柔软,活动度好,这是最符合非后腹膜的囊性

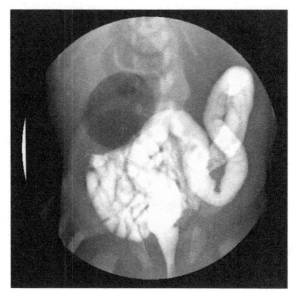

图 15-3　胃肠造影系列成像提示在右上象限有一个大的透明物质压迫了横结肠

结构。

　　此外,患儿有持续性的高结合胆红素血症,碱性磷酸酶和 γ-谷氨酰转移酶水平升高。由于胆汁流出或排泄受阻,导致血液中胆汁成分增多。有各种各样的原因,其中一些需要立即干预,因此及时诊断和治疗至关重要。

　　新生儿胆汁淤积的原因可分为多种类型。阻塞性原因包括胆道闭锁、胆总管的囊肿、胆石病和肝内胆管缺乏(Alagille 综合征)。虽然不常见,但一些腹部肿块如神经母细胞瘤、畸胎瘤或胃肠道重复囊肿,通过压迫胆道分支造成胆汁淤积。感染、代谢或医源性因素也可能存在,如下表(表 15-4)。

表 15-4　新生儿胆汁淤积性黄疸的病因

阻塞	感染	代谢	医源性/其他
• 胆道闭锁	• TORCH 感染	• a_1-抗胰蛋白酶疾病	• 新生儿肝炎
• 胆总管囊肿	• 脓毒症	• 甲状腺功能减低	• 静脉营养
• 胆石病	• 泌尿系感染	• 半乳糖血症	• 肠梗阻
• 肝内胆管缺乏		• 酪氨酸血症	
（Alagille）		• 囊胞性纤维症	
		• 新生儿血色素沉着症	
		• Zellweger 综合征	
		• 希特林蛋白缺乏	

【诊断】　腹部超声评估患儿有腹部包块和肝增大,提示肝下有一个 3.8cm×
1.9cm×2.5cm 囊性结构,与右肾相邻,符合胆总管囊肿。超声还提示肝轻度增
大,胆囊大小正常。肝胆管的扫描,未能显示示踪物排泄到小肠。胃肠道造影系列
显像提示在右上象限有一个大的囊性结构压迫了横结肠(图 15-3),这一结构后来
被确认为是胆总管囊肿。

【发病率和流行病学】　胆总管或胆道囊肿是肝内或肝外胆管分支囊性扩张,
是少见病,发病率为 1/13 000~1/2 000 000,男女比例为 3∶1,有家族聚集性的报
道。发病率最高的是亚洲国家,尤其是日本,有超过 50% 的病例。大部分囊肿被
认为是先天性,但有些是获得性的。其病理生理学尚不清楚,目前主要学说认为是
胰酶反流到胆总管,导致炎症和胆管扩张。其他学说认为胎儿病毒感染或感染引
起宫内胎儿胆道上皮细胞的异常增生。

胆管囊肿被分为 5 个亚型(表 15-5),Ⅰ型和Ⅳ型是最常见的类型。

表 15-5　胆总管囊肿的 Todani 分类

分型	特征
Ⅰ型	胆总管扩张(最常见)
Ⅱ型	肝外胆管憩室(最少见)
Ⅲ型	胆总管囊肿-十二指肠内胆总管扩张
Ⅳ型	多发性肝内和肝外囊肿
ⅣA	单纯肝外囊肿
ⅣB	
Ⅴ型	肝内胆管囊性扩张症——一个或多个肝外胆管囊肿

【临床表现】　虽然胆总管囊肿常见于婴儿和儿童中,但是越来越多病人是成
年才被诊断。典型儿科临床表现有 3 项:腹痛、黄疸和腹部包块,尽管只有少数病
人同时出现这 3 个症状。婴儿期其他常见的表现包括生长迟缓、呕吐和发热。年
长儿和成年人临床表现与之不同。腹部包块少见,常表现为复发性胆管炎、间歇性
黄疸和胰腺炎。如果未被及时发现,可能发生严重的肝功能障碍、腹水和凝血障
碍。此外,胆总管囊肿和胆道恶性肿瘤之间密切相关,尤其在成年患者。

【诊断方法】

1.腹部超声　腹部超声对诊断胆总管囊肿非常有效,尤其对高度怀疑该病的
婴儿或儿童和成年人。目前许多囊肿通过产前超声即可检测到。

2.直接胆管造影术　目前诊断胆总管囊肿、描述囊肿类型和解剖结构最好的
方法是磁共振胰胆管造影术(MRCP),在很大程度上取代了内镜逆行胆管造影
(ERCP),因为 MRCP 提供了高分辨率的解剖结构。一些较少应用的诊断方法包
括经皮肝穿刺胆道造影术和术中胆管造影术。这些技术可清楚直观看到胆道结
构,有助于发现胰胆管吻合处异常。

3. 其他检查　CT 扫描可用来描述囊肿及其与周围结构的关系。尽管胃肠道对照造影在一些病例中仍有应用,但已不再是诊断胆总管囊肿的常规检查。

【治疗】　首选的治疗方法是手术切除囊肿和 Y 形胆总管空肠吻合术。未治疗囊肿的合并症包括复发性胆管炎、胰腺炎、胆道恶性肿瘤。患儿被立即送往手术室接受直接胆管造影术,提示胆总管囊肿,合并有肝内胆管和进入十二指肠的管道扩张。实施了囊肿切除和 Y 形肝空肠造口术。患儿最初需要肠外营养,随着病情恢复,逐渐增加肠内营养。手术 1 周后,患儿可以耐受全肠内喂养。高结合胆红素血症逐渐改善,直接胆红素在出院时降低至 44.5μmol/L(2.6mg/dl)。

推荐阅读

[1]　Lipsett PA,Pitt HA,Colombani PM,et al.Choledochal cyst disease:A changing pattern of presentation.Ann Surg,1994(220):644-652.

[2]　Lipsett PA,Henry AP.Surgical treatment of choledochal cysts.J Hepatobiliary Pancreat Sci,2003(10):352-359.

[3]　Suchy FJ.Cystic diseases of the biliary tract and liver//Behrman RE,Kliegman RM,Arvin AR,eds.Nelson's Textbook of Pediatrics.17th ed.Philadelphia,PA:WB Saunders Co,2004:1343-1345.

[4]　Topazian M.Biliary cysts.UpToDate.http://www.uptodate.com/contents/biliary-cysts.Updated September 24,2010.Accessed September 1,2010.

 病例 15-3　8 岁女孩

【现病史】　8 岁女孩,主诉头痛、腹痛、呕吐及腹泻 2d,发热 1d。入院前 2d 患儿出现头痛,给予对乙酰氨基酚治疗。不久,患儿诉双下腹部疼痛,且很快蔓延至左上腹,腹痛逐渐加重,患儿整夜无法入睡。1d 后出现非喷射性呕吐和水样腹泻,不含鲜血。发热,体温 40℃(104°F),眼睛发黄,父母把她送到了急诊室。

患儿诉近期感到疲劳和偶尔寒战,但否认咳嗽、鼻涕、鼻堵、咽痛、颈部僵硬、关节痛、肌痛和皮疹。

【既往史及家族史】　患者为足月儿,出生于马来西亚,无合并症,出生后 5 个月时搬到美国生活。患儿一直身体健康,没有住院和手术史,按时进行免疫接种,没有任何过敏史,最近除了治疗头痛的对乙酰氨基酚,未服用过任何其他药物。无镰状细胞病、出血性疾病或肝疾病的家族史。她和父母、弟弟住在家里,现在就读二年级。他们最近前往巴基斯坦看望祖父母,在那儿待了大约 6 个月,2 周前刚回来。在这之前包括旅行期间,他们没有接种任何特殊疫苗或药物。

【体格检查】　T 38.9℃,HR 96/min,RR 18/min,BP 97/65mmHg,体重 27.2kg(第 50～75 百分位)。

查体,患儿清醒、微笑,无明显痛苦病容。五官检查主要表现为轻度巩膜黄染和结膜苍白。口咽黏膜未见异常,颈部未触及肿大淋巴结。双肺听诊对称,呼吸音清。心脏查体发现心律齐,胸骨右上缘可闻及Ⅱ/Ⅵ级收缩期喷射性杂音。腹部柔软,肠鸣音正常,全腹无压痛,肝肋缘下约 2cm,脾大明显,左肋缘下 3cm。其余查体未见异常。

【实验室检查】 全血细胞计数:白细胞 5.8×10^9/L(中性粒细胞百分比 0.43,淋巴细胞百分比 0.45,嗜酸性粒细胞百分比 0.05),血红蛋白 78g/L,平均红细胞容积 81.3fL,血小板 192×10^9/L。血清电解质:钠 140mmol/L,钾 3.2mmol/L,氯 103mmol/L,碳酸氢盐 9mmol/L。血尿素氮 5mmol/L(14mg/dl),肌酐 53μmol/L(0.6 mg/dl),葡萄糖 6.2mmol/L(112 mg/dl)。肝功能:总胆红素 59.8μmol/L(3.5mg/dl),间接胆红素 58.1μmol/L(3.4mg/dl),非结合胆红素 1.7μmol/L(0.1mg/dl),白蛋白 44g/L,ALT 71U/L,AST 80U/L,碱性磷酸酶 240U/L,GGT 75U/L,LDH 410U/L(升高)。网织红细胞计数 0.031。尿胆红素、红细胞和白细胞均为阴性。C 反应蛋白 38mg/L,血细胞沉降率 98mm/h。PT 14.3s,PTT 29.3s,INR 1.22。

【诊疗经过】 患儿入院后血涂片提示了诊断(彩图 40)。

★病例 15-3 讨论

【鉴别诊断】 患儿有高未结合胆红素血症、脾大、贫血、乳酸脱氢酶(LDH)升高和网织红细胞增多。这些表现与溶血是一致的,即可能导致患儿黄疸。提示血红蛋白病,如镰状细胞病、珠蛋白生成障碍性贫血、遗传性球形红细胞症或G6PD缺乏症,在病毒或其他感染诱因下,可能导致溶血。这些疾病大部分由新生儿筛查时发现,但有些人直到儿童或成年期才被发现,尤其非美国出生和未经新生儿筛查的患者。溶血的其他原因包括自身免疫过程、药物反应、输血反应、溶血性尿毒症、败血症、弥散性血管内凝血(DIC)和其他感染。

除了溶血,患者有肝大、转氨酶轻度升高,提示肝细胞受损,引起黄疸。虽然此年龄段很多原因可引起肝炎,该病例急性发作的症状和发热提示感染病原。病毒感染是最常见的致病原。急性病毒性肝炎往往伴随着类似流感的全身症状,如头痛、呕吐和腹泻(表 15-6)。

表 15-6 引起肝炎的病毒

引起肝炎的常见病毒
EB 病毒
巨细胞病毒
单纯疱疹病毒
人类疱疹病毒 6 型
腺病毒
肠道病毒
流感
艾滋病病毒
甲型肝炎
乙型肝炎
丙型肝炎
丁型肝炎
戊型肝炎

因患儿最近国际旅行归来,因此,鉴别诊断必须进一步扩大。表 15-7 列出国际旅行归来发热及其相关症状最常见的疾病。其中,疟疾最常见。所有去过疟疾感染区的旅行者,若回来出现发热,应考虑该病。因患儿在疟疾流行率很高的地区待了 6 个月,因此,她有很大风险感染该病。患儿发热、头痛、腹痛、呕吐和腹泻的症状,符合疟疾诊断。此外,疟疾使红细胞破坏,导致患者肝脾大和黄疸(表 15-7)。

表 15-7 旅行者发热常见病因

诊断	感染区域	发病时间	临床表现
疟疾	非洲、加勒比海、中美洲、南美、南亚、东南亚、大洋洲	1 周～数月	发热、头痛、疲劳、发冷、肌痛、呕吐、腹泻
登革热	非洲、加勒比海、中美洲、南美、南亚、东南亚、澳大利亚	<1 周	发热、皮疹、头痛、肌痛、眼眶后疼痛、呕吐
单核细胞增多症(巨细胞病毒或 EB 病毒)	世界范围		发热、咽炎、淋巴结病、疲劳
立克次体病(不同物种)	世界范围	2d～数周	发热、头痛、肌痛、皮疹、呼吸道症状、淋巴结病
伤寒(伤寒沙门菌或副伤寒)	非洲、加勒比海、中美洲、南美、南亚、东南亚	1 周～2 个月	发热、腹痛、玫瑰疹、肝脾大、精神状态改变、腹泻或便秘
甲型肝炎	世界范围	2 周～2 个月	发热、呕吐、腹泻、腹痛、黄疸
钩端螺旋体病	热带地区	2d～1 个月	发热、结膜充血、头痛、肌痛、皮疹
血吸虫病	非洲、亚洲、拉丁美洲	4～8 周	皮炎、发热、肌痛、腹痛、头痛、腹泻、淋巴结病、肝脾大、血尿
阿米巴肝疾病(痢疾阿米巴)	发展中国家	数周～数月	发热、腹痛、腹泻

【诊断】 患者血清 EB 病毒、巨细胞病毒和腺病毒 PCR 均阴性。患者甲型和乙型肝炎抗体滴度符合之前免疫接种,丙型肝炎抗体阴性。G6PD 化验结果正常。厚的和薄的血涂片病理检查提示疟疾和阳性细胞比为 2.8% 的寄生虫血症。下面的血涂片显示红细胞与中央环形,随后被确认为间日疟原虫(彩图 40,箭头)。

【发病率和流行病学】 疟疾是由疟原虫感染引起,通过疟蚊叮咬,从原生动物传染给人类。有 4 种疟原虫可引起人类疾病:恶性疟原虫、间日疟原虫、卵形疟原虫和三日疟原虫,大多数感染由恶性疟原虫和间日疟原虫引起。只有恶性疟原虫可引起脑型疟疾和与疟疾相关的死亡。

世界范围内,据估计每年有 20 亿～50 亿例疟疾患者,病死率为 1/1000 000,大部分为幼儿。绝大多数情况下是在发展中国家,热带和亚热带地区发病率最高,如撒哈拉以南非洲和南亚。虽然疟疾在美国不流行,但每年有 1100～1500 例报道。美国疟疾患者大部分情况下为移民或来自疟疾流行地区的旅行者。

雌性疟蚊吸食人血时,将孢子虫注入人体血液引起该病,然后进入肝,成熟裂殖体破裂并释放裂殖子。裂殖子进入血液,侵入红细胞(RBCs),成熟形成光环,即称为营养体和裂殖体。在接下来的 48 ～72h,裂殖体破裂,向血液中释放裂殖子,破坏红细胞,导致贫血。此外,裂殖子触发炎症反应和细胞因子的释放,如肿瘤坏死因子,引起发热和系统性症状。下图显示了不同阶段的疟原虫生活周期(彩图41)。

【临床表现】 症状只出现在生命周期的红细胞期,即裂殖子释放和红细胞被破坏。在此之前,无症状的潜伏期可能会持续数天到数月。恶性疟原虫感染的平均潜伏期 9～14d,间日疟原虫 12～17d。通常首先表现为类似流感的前驱症状,包括头痛、肌痛、疲劳、腹泻和腹痛,即类似与该患儿的症状。然后患者开始出现典型的高热,每 48 小时 1 次(恶性疟原虫、间日疟原虫和卵形疟原虫)或每 72 小时 1 次(三日疟原虫),与红细胞中的裂殖子的释放有关。但是,实际上这些高热可能是不规律的。其他症状包括恶心、呕吐、寒战、盗汗和咳嗽。随着溶血加重,患者出现黄疸和贫血,也可能发生肝脾大和血小板减少(由于脾隔离症),甚至可能发生脾破裂。

大多数疟疾病例并不复杂,但是一些患者出现严重疾病,表现为寄生虫血症＞5％,严重贫血、大脑受累或终末器官衰竭。几乎所有严重病例均由感染恶性疟原虫所致,具有独特之处。与未成熟的间日疟和卵形疟及成熟的三日疟原虫在特定阶段侵犯红细胞不同,恶性疟原虫在每一个阶段均可侵入红细胞,导致寄生虫血症水平更高和贫血更严重。恶性疟原虫也是唯一引起脑型疟疾的类型,可导致惊厥发作、昏迷甚至死亡。此外,恶性疟原虫可引起微血管病变,可能导致急性肾衰竭和其他器官损伤。疟疾其他严重的并发症包括呼吸窘迫、低血糖、酸中毒、脾破裂、先天性疟疾感染和死亡。

【诊断方法】

1. 厚的和薄的血涂片 厚的和薄的血涂片经过吉姆萨染色后在光学显微镜下可诊断该病。厚涂片用于识别寄生虫血症及其程度,薄涂片有助于物种鉴定。涂片结果阴性并不能排除疟疾。由于疾病的自然循环,在感染的 48h 内,涂片应

6h,12h 或 24h 重复,以利于诊断和观察寄生虫血症的程度。

2. 快速诊断试验　有许多快速诊断试验可用。这些试验在检测恶性疟原虫时敏感性最高,但在诊断其他类型疟疾和低寄生虫血症时可信度降低。此外,这些试验不能用来定量和判断对治疗的反应。

3. PCR 检测　聚合酶链反应(PCR)检测也是可行的。这个测试比光学显微镜更昂贵和耗时,但其敏感性和特异性近 100%。尤其是怀疑多种群混合感染时,该检测对低水平的寄生虫血症和协助鉴定种群非常有用。

【治疗】　婴儿、幼儿、孕妇及所有来自恶性疟原虫流行区的患者应该住院,给予口服或肠外治疗。任何有严重疾病症状的患者应立即转入重症监护病房,给予肠外治疗。大多数情况下,咨询传染病专家或接受专业护理十分必要。

随着疾病流行区域物种和耐药类型的变化,治疗方案在不断完善中。疾病控制中心提供了一个 24h 疟疾热线(770-488-7788 或 770-488-7788),协助疟疾管理。一般来说,简单的非恶性疟原虫疟疾病例应用氯喹治疗。然而,越来越多的对氯喹耐药的间日疟原虫,尤其是在印度尼西亚和巴布亚新几内亚,需要有备选治疗方案。伯氨喹常用于预防病情复发的间日疟和卵形疟患者。恶性疟原虫普遍对氯喹耐药。从疟疾流行区归来的患者应该从备选方案开始治疗。几个可选择方案,具有类似功效。这些包括阿托伐醌+盐酸氯胍、奎尼丁+多西环素或克林霉素、蒿甲醚+苯芴醇或甲氟喹。

尽管该患儿最终诊断为间日疟原虫感染,但是鉴于在巴布亚新几内亚氯喹耐药性增加,给予阿托伐醌+盐酸氯胍治疗 3d。此外,患儿还接受了 14d 的磷酸伯氨喹治疗,防止疾病复发。出院时,未检测出寄生虫血症,且血红蛋白稳定。患儿在儿科医生和传染病专家的密切随访下,最终完全康复。

预防感染是最好的治疗。旅行者应该被告知通过使用驱虫药和蚊帐避免蚊虫叮咬的重要性。此外,根据疾病控制中心指南,所有非免疫患者前往疟疾流行地区均应给予药物预防疟疾。

推荐阅读

[1]　Centers for Disease Control and Prevention:Malaria.Centers for Disease Control and Prevention.www.cdc.gov/malaria.Updated August 19,2011.Accessed September 29,2011.

[2]　Freedman DO,Weld LH,Kozarsky PE,et al.Spectrum of disease and relation to place of exposure among ill returned travelers.New Engl J Med,2006(354):119-130.

[3]　Laurens MB,Hutter J,Laufer MK.Fever in the returned traveler//Shah SS,ed.Pediatric Practice Infectious Diseases.New York,NY:McGraw-Hill,2009:675-686.

[4]　Miller LH,Baruch DI,March K,Doumbo OK.The pathogenic basis of malaria.Nature,2002,415(6872):673-679.

[5]　Murray CK,Gasser RA,Magill AJ,Miller RS.Update on rapid diagnostic testing for

malaria.Clin Microbiol Rev,2008(21):97-110.

[6] Pickering LK,Baker CJ,Long SS,eds.Red Book:2009 Report of the Committee on Infectious Diseases.28th ed.Elk Grove Village,IL:American Academy of Pediatrics,2009: 438-444,797-802.

[7] Ryan ET,Wilson ME,Kain KC.Illness after international travel.New Eng J Med,2002 (347):505-516.

[8] Sam-Agudu NA,John CD.Malaria//Shah SS,ed.Pediatric Practice Infectious Diseases.New York,NY:McGraw-Hill,2009:687-700.

[9] World Health Organization.Malaria.World Health Organization.www.who.int/malaria.en. Accessed September 29,2011.

 病例 15-4 9 日龄男婴

【现病史】 出生后 9d 的足月男婴为进一步排除败血症和高胆红素血症从当地社区医院转入。

患儿在出生后第 4 天从婴儿室出院回家,当时测胆红素为 285.6μmol/L(16.7 mg/dl)。2d 后胆红素水平升至 331.7μmol/L(19.4mg/dl),入院后给予光疗治疗,治疗的 24h 内,患儿出现呕吐和体温不稳定。进行了血培养和腰椎穿刺检查,给予氨苄西林和庆大霉素治疗。此外,直接胆红素为 88.9μmol/L(5.2 mg/dl),超声检查提示非扩张的胆道系统、胆囊小及肝弥漫性增大。肝核医学扫描显示胆汁排泄正常。

继续给予患儿母乳喂养(由于自行吸吮差,给予鼻胃管喂养),至出现呕血停止喂养。凝血功能提示 PT 超过 50s 和 PTT 超过 200s,给予维生素 K 和新鲜冰冻血浆治疗。患儿腹软,大便次数、量未见异常,转至三级医疗中心。

【既往史及家族史】 患儿母亲 27 岁,G1P0,产前进行常规实验室筛查。因臀位,孕 37 周剖宫产分娩,出生体重 3.04kg,出生后第 4 天出院,给予母乳喂养,每 3 小时 1 次。

【体格检查】 T 36.4℃,HR 140/min,RR 26/min,BP 83/50mmHg,体重 2.7kg(第 5~10 百分位)。

出生后 9d 的足月男婴,精神萎靡,可唤醒。皮肤呈暗黄色,没有出血点、皮疹和瘀斑。头颅外形正常,前囟平坦,双侧瞳孔等大等圆,对光反射灵敏;皮肤黏膜黄染,略干燥。轻度呼吸加快,双肺呼吸音清。心脏检查正常。腹部柔软,肠鸣音正常,肝右肋缘下 3cm。生殖器和四肢均正常。肌力、肌张力、原始反射均正常。

【实验室检查】 全血细胞计数:白细胞计数 $9.4×10^9$/L(中性粒细胞 0.41,杆状占 0.01,淋巴细胞 0.41),血红蛋白 160g/L,血小板 $66×10^9$/L。PT 和 PTT 显著延长,分别为 50s 和 112s,纤维蛋白原 2g/L,纤维蛋白降解产物正常。血清电解质:血清碳酸氢 17mmol/L,血清葡萄糖 2.9mmol/L(52mg/dl),余均正常。肝功能:间接胆红素 224μmol/L(13.1mg/dl),结合胆红素 100.9μmol/L(5.9mg/dl),丙氨酸转氨酶 115U/L,天冬氨酸转氨酶 126U/L,碱性磷酸酶 730U/L,γ-谷氨酰转移酶 255U/L,白蛋白 20g/L。

【诊疗经过】 入院后给予患儿静脉输液和抗生素。此外,还给予第 2 次输注新鲜冰冻血浆治疗凝血功能障碍。复查肝超声与之前结果一致,眼科检查未发现异常,转诊来的社区医院血培养阳性,为大肠埃希菌,给予患儿足疗程的四代抗生素治疗。

进一步检查提示特定的潜在诊断,指导患儿后续治疗。

★病例 15-4 讨论

【鉴别诊断】 新生儿系统性疾病的鉴别诊断非常广泛。鉴于患儿血培养阳性,首先必须考虑败血症。败血症在新生儿期可引起很多症状,包括酸中毒、高结合胆红素血症和肝功能障碍。还可导致弥散性血管内凝血,这应该是本例患儿凝血功能障碍的原因。但是,纤维蛋白原、纤维蛋白降解产物均正常,提示 PT 和 PTT 水平升高可能是由于肝合成功能障碍。在此期间,常见感染的病原包括细菌(如 B 族链球菌、葡萄球菌、大肠埃希菌、单核细胞增多性利斯特菌)和病毒(如单纯疱疹病毒、肠道病毒),少见病原包括真菌(如念珠菌属物种)和其他病原(如寄生虫)。

急性感染治疗至关重要,但在评估患危重疾病的新生儿时,还需考虑一些其他疾病。心脏疾病,例如心动过速和心脏导管解剖结构异常(如主动脉缩窄、左心发育不良综合征),出现在生命早期有潜在心血管受累风险。休克,见于新生儿重度贫血,多由于胎盘异常、颅内出血或严重溶血导致。多器官功能障碍,见于围生期窒息、新儿外科急症及内分泌和代谢异常(包括先天性肾上腺增生、葡萄糖和电解质紊乱、先天性代谢异常)。

尽管患儿的临床情况可以由败血症解释,但是因胆汁淤积和肝合成功能障碍程度严重,还应考虑到其他引起新生儿高结合胆红素血症的病因。其他病因包括特发性新生儿肝炎、α_1 抗胰蛋白酶缺乏症、甲状腺功能减退、胆汁酸合成不足和肝胆管解剖结构异常。新生儿肝大还可见于先天获得性感染(如 TORCH)、水肿或充血性心力衰竭、肿瘤和代谢性疾病(如糖原贮积疾病、半乳糖血症、酪氨酸血症和其他)。

【诊断】 转诊后不久,新生儿筛查结果显示患儿为半乳糖血症。

【发病率和流行病学】 半乳糖血症是一种罕见的先天代谢性疾病,发生率为 1/60 000,由半乳糖代谢缺陷引起的。经典的半乳糖血症是一种常染色体隐性遗传病,如果没有早期诊断和治疗,可死于新生儿期。尽管半乳糖血症在国家新生筛查项目中广泛筛查,但是危及生命的临床表现可能在筛查试验结果之前发作出来。

半乳糖血症是由于参与半乳糖代谢的酶的缺乏,食物中乳糖水解生成葡萄糖和半乳糖,随后半乳糖磷酸化生成半乳糖-1-磷酸,经半乳糖-1-磷酸尿苷酰转移酶(GALT)转运至 UDP-半乳糖。在"经典"半乳糖血症中,GALT 酶活性完全缺乏,使半乳糖-1-磷酸在组织中堆积,导致出现相应的临床症状和体征。如果 GALT 酶活性部分缺乏,则称为 Duarte 半乳糖血症,患者可能没有长期临床后遗症。GALT 基因对应为 9 p13,已有 150 多个突变位点被确定,最常见的等位基因是导致严重疾病的 Q188R。由 S135L 等位基因引起(图 15-4)的一种轻型半乳糖血症,主要发生在非洲裔美国人。

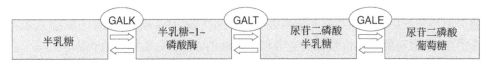

图 15-4　半乳糖代谢的简化途径

GALK. 半乳糖激酶;GALT. 半乳糖-1-磷酸尿苷酰转移酶;GALE. 尿苷二磷酸半乳糖-4-表异构酶

另外,有两个非经典型半乳糖血症。半乳糖激酶(GALK)缺乏,是半乳糖磷酸化过程中所需的酶,会导致白内障,但不会引起智力障碍。尿苷二磷酸半乳糖-4-表异构酶(GALE)缺乏是半乳糖血症更为少见的一种类型,这种缺陷会导致一系列的疾病,可以完全无症状,或类似于"经典"半乳糖血症的临床表现及耳聋和肌张力减低(表 15-8)。

表 15-8　半乳糖血症的类型

酶的缺乏	临床特征
GALT (半乳糖-1-磷酸尿苷酰转移酶)	"经典型"半乳糖血症黄疸、呕吐、生长迟缓、嗜睡、吃奶差、败血症、白内障、肝脏功能障碍,肾小管功能障碍
	晚期:认知障碍、言语失用症、性腺功能减退
GALK (半乳糖激酶)	透镜状白内障
	少见的与假脑瘤有关
GALE (尿苷二磷酸半乳糖-4-表异构酶)	无症状或有特殊面部特征、神经性耳聋、发育迟缓、生长缓慢

【临床表现】　半乳糖血症引起新生儿的异常临床表现包括黄疸、肝大、癫痫、嗜睡、呕吐、低血糖、白内障和生长发育迟滞。此外,半乳糖血症患儿易受细菌感

染,尤其是大肠埃希菌。经典的半乳糖血症实验检查结果显示高结合胆红素血症,肝功能及凝血功能异常,血清和尿氨基酸水平升高,半乳糖尿、尿糖、蛋白尿和代谢性酸中毒导致的肾小管疾病。血液中半乳糖和红细胞中半乳糖-1-磷酸水平增高。

不幸的是,半乳糖血症患儿早期的饮食限制,增加了发育迟缓和学习障碍的风险。目前病理生理学尚不清楚,一般认为内生半乳糖的持续产生可能导致一些长期后遗症。尽管许多孩子智商在正常范围内,但是多伴有认知、演讲和运动障碍。患有半乳糖血症的女孩常伴有性腺功能减退、促性腺激素分泌增多,致成年后不育。患有半乳糖血症的男孩有正常的青春期和生育能力。

【诊断方法】

1. 新生儿筛查　美国每一个州都常规筛查半乳糖血症。大多数州使用荧分析检测 GALT 活性或细菌抑制试验测定总半乳糖水平。每种方法都有一定数量的假阳性和假阴性。如果婴儿喂养不佳或大豆配方奶粉喂养,接受了输血或抗生素治疗,结果可能存在偏差。荧光分析不检测 GALK 或 GALE 的缺乏。

2. 红细胞定量分析　经典半乳糖血症确诊是根据红细胞中 GALT 酶的结果。如果临床疑似半乳糖血症或新生儿初次筛查阳性(通常需要再次筛查以确诊),应该行定量分析。如果怀疑 GALK 或 GALE 缺乏,应该检测红细胞中 GALK 和 GALE 的活性。

3. 其他测试　产前半乳糖血症筛查是可行的,即一些比较常见基因突变的 DNA 分析。但是由于大量的基因突变,一次基因筛查阴性并不能排除该病。临床怀疑半乳糖血症时,通过检验婴儿尿中不含糖的降解产物(只要是婴儿最近接触过乳糖),可以获得初步筛查证据。但是,这个测试对诊断半乳糖血症敏感性和特异性都不高。

【治疗】　治疗半乳糖血症的首要原则仍然是给予患儿不含半乳糖的饮食。任何疑似半乳糖血症的患儿应立即用大豆或其水解物配方奶喂养替代母乳或牛乳。

根据发病时疾病的严重程度,半乳糖血症新生儿常需要一些支持性的护理措施,如静脉输液和应用抗生素。因肝脏合成功能障碍,患儿可能需要补充维生素 K,甚至输注新鲜冷冻血浆。半乳糖血症患儿应长期监测眼科、神经发育或内分泌系统的潜在并发症。

推荐阅读

[1] Bosch AM,Grootenhuis MA,Bakker HD,et al.Living with classical galactosemia:health-related quality oflife consequences.Pediatrics,2004(113):e423-e428.

[2] Ridel KR,Leslie ND,Gilbert DL.An updated review of the long-term neurological effects of galactosemia.Pediatr Neurol,2005(33):153-161.

[3] Shield JPH,Wadworth EJK,MacDonald A,et al.The relationship of genotype to cognitive outcome in galactosemia.Arch Dis Child,2000(83):248-250.

[4] Sutton VR.Clinical features and diagnosis of galactosemia.UpToDate.www.uptodate.com/contents/clinicalfeatures-and-diagnosis-of-galactosemia. Updated July16，2010. Accessed September 15,2011.

[5] Walter JH,Collins JE,Leonard JV.Recommendations for the management of galactosaemia. Arch Dis Child,1999(80):93-96.

 病例 15-5   12 岁男孩

【现病史】 12 岁男孩，近期出现巩膜黄染。既往体健，直至 3 周前，父母发现他双眼发黄。他也常诉胳膊和腿痒。患儿自诉食欲好，但父母认为他饮食量减少。大便性状无变化，无血粪和黑粪病史。尿量无变化，无腹痛、呕吐、腹泻、厌食、体重减轻、发热、疲劳、出血和瘀斑病史。无关节疼痛。否认旅游、纹身或暴露于不良环境病史。

儿科医生查体发现患儿有肝脾大，进一步收入院进行评估。

【既往史及家族史】 患儿无住院史、手术史和慢性疾病史。足月儿，无口服药物史，否认过敏史，近期未接种疫苗。患儿姑妈患有溃疡性结肠炎，家族中无其他疾病史。3 个兄弟姐妹身体健康。他现在是 7 年级学生，在校表现良好。

【体格检查】 T 37.2℃，HR 96/min，RR 20/min，BP 110/64mmHg，体重 37kg（第 5 百分位），身高 144cm（第 5 百分位）。

查体：患儿心情愉快，查体合作。主要表现为巩膜轻度黄染，口咽部未见异常，淋巴结未触及肿大；双肺呼吸音清；心律规整，胸骨左缘可闻及Ⅰ/Ⅵ收缩期喷射性杂音，脉搏正常；腹软，脾大，达脐水平，肝肋下 2cm；直肠检查正常；泌尿生殖系统检查提示患儿为 TannerⅠ期，无疝气和阴囊肿胀；四肢暖，灌注好，无水肿；神经系统查体未见异常；皮肤检查发现胸部多个痣和手臂上一些轻微抓痕。

【实验室检查】 全血细胞计数：白细胞 $4.8×10^9$/L（中性分叶粒细胞 0.41，淋巴细胞 0.44），血红蛋白 121g/L，血小板 $160×10^9$/L。血清电解质正常。肝功能：总胆红素 51.3μmol/L（3.0mg/dl），结合胆红素 42.8μmol/L（2.5 mg/dl），ALT 176U/L，AST 228U/L，碱性磷酸酶 565U/L，γ-谷氨基转移酶 345U/L。淀粉酶 67U/L，脂肪酶 178U/dL。胸片，心影长大。腹部 X 线片未见肠梗阻征象。

【诊疗经过】 其他的实验室结果包括：血细胞沉降率 80mm/h，凝血酶原时间 12.7s，部分凝血活酶时间 31s。乙型肝炎表面抗体阳性，乙型肝炎表面抗原、乙型肝炎核心抗体、甲型肝炎和丙型肝炎均阴性。腹部 B 超提示肝左叶增大，肝实质改变符合肝硬化，脾大，少许散在腺体病和左胆管扩张。患儿被收入院，进一步评估高胆红素血症、肝硬化和胆管扩张。内镜逆行胆管造影（ERCP）提示部分胆道呈不规则状和串珠状，伴随左胆管扩张（图 15-5）。这些特征性发现提示了诊断。

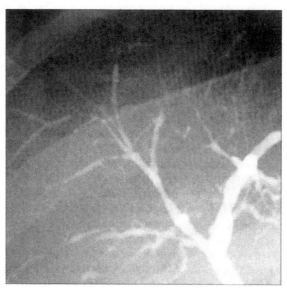

图 15-5　胆管造影照片提示胆道分支呈不规则的多个狭窄和"剪枝样"表现

（由费城儿童医院 David Piccoli 博士提供。费城，宾夕法尼亚州）

★病例 15-5 讨论

【鉴别诊断】　患儿主要表现为高结合胆红素血症、肝损伤、转氨酶反应性升高和左胆管扩张。结合胆红素、碱性磷酸酶和 GGT 水平升高提示胆汁淤积性疾病。年长儿与出生后几个月的小婴儿胆汁淤积性黄疸的鉴别诊断不同（表 15-9）。婴儿更常见的是先天性解剖异常（如胆道闭锁、囊性畸形）或先天代谢紊乱（如半乳糖血症、Zellweger 综合征、胆汁酸代谢缺陷），而年长儿常见的是继发性或获得性肝疾病，如自身免疫性或中毒性肝炎、与炎症性肠病相关的肝损伤。感染在年长儿和婴儿的鉴别诊断中有交叉。感染性肝炎是年长儿童和青少年肝病中最常见的病因（表 15-9）。

表 15-9　年长儿或青少年胆汁淤积症的常见病因

感染	结构	其他
病毒性肝炎	胆石病	自身免疫性肝炎
寄生虫感染	胆总管囊肿	中毒性肝炎
• 血吸虫病	硬化性胆管炎	炎性肠病的继发改变
• 螺旋体病	胰腺炎	
败血症	肿瘤	

影像学显示左胆管扩张,是高结合胆红素血症患者肝外阻塞性疾病的病因。这个年龄段阻塞性疾病包括胆石病、胆总管囊肿、硬化性胆管炎、胰腺炎、肿瘤或胆胰十二指肠结构的解剖异常。

【诊断】 内镜逆行胰胆管造影(ERCP)显示部分胆道呈不规则状和串珠状,伴随左胆管扩张(图 15-5)。肝活检,组织病理学示肝硬化,胆管增生,不同程度的淋巴细胞浸润,胆管周围纤维化,可确定诊断为硬化性胆管炎(彩图 42,彩图 43)。其他潜在病因检查结果阴性,因此,该患儿诊断为原发性硬化性胆管炎(PSC)。

【发病率和流行病学】 硬化性胆管炎是肝胆系统的一种炎症性疾病,主要特点是肝内外胆管炎症,逐步进展为部分胆管闭塞和扩张。目前认为硬化性胆管炎是继发于胆石病、囊性纤维化、郎汉斯组织细胞增生症、肿瘤(如霍奇金病、导管癌)、解剖异常(如先天性或手术后)、免疫缺陷和慢性上行感染。但是,原发性硬化性胆管炎无上述潜在疾病。

原发性硬化性胆管炎是一种罕见的、进展性疾病,常导致胆汁性肝硬化、门静脉高压和肝衰竭。2000 年,一项研究估计,男性患病率为 20.9/100 000,女性患病率 0.63/100 000,儿童发病率更低。PSC 在男性中更流行,且在一级亲属中发病率增加。另外,原发性硬化性胆管炎和炎症性肠病(IBD)密切相关,PSC 患者中溃疡性结肠炎的发病率高达 90%。然而,炎症性肠病不是病因。某些情况下,肝胆疾病可先于肠道疾病的数年发生;而另一些情况下,PSC 甚至可发生于结肠直肠切除术后。

原发性硬化性胆管炎的病因尚不清楚。已有的一些理论,包括免疫反应改变、细菌或病毒触发、或胆管缺血均未被证实。

【临床表现】 尽管原发性硬化性胆管炎任何年龄段均可发生,但成年期最常见。患者可能无症状,也可能出现不适、厌食、腹痛、腹泻和体重下降。皮肤瘙痒是肝外胆汁淤积症的另一种常见症状,尽管瘙痒的确切性质还不清楚。Frank 胆管炎主要表现为右上腹痛、黄疸和发热。随着原发性硬化性胆管炎进展,胆道梗阻加重,继发性的胆汁性肝硬化进展,并最终导致肝衰竭。原发性硬化性胆管炎预后不佳,常需要肝移植。如表 15-10 所列,原发性硬化性胆管炎常出现很多合并症。PSC 是成年人罹患结肠癌和胆管癌的危险因素。

表 15-10 原发性硬化性胆管炎相关并发症

胆汁淤积性肝病和原发性硬化性胆管炎的常见并发症
- 疲劳
- 瘙痒
- 脂溶性维生素缺乏
- 脂肪泻
- 代谢性骨病(骨质疏松症)
- 反复胆管炎
- 显著胆管狭窄
- 胆石病
- 胆管癌

患原发性硬化性胆管炎的儿童与成年人有很多相同的临床表现。但是,儿童常合并自身免疫性肝炎,且转氨酶升高水平更显著,相反,他们患肿瘤疾病的风险要低得多。

【诊断方法】 胆汁淤积症的临床和生化结果可能提示原发性硬化性胆管炎,但是这些结果不能与其他疾病相鉴别。此外,患有克罗恩病或溃疡性结肠炎的病人诊断原发性硬化性胆管炎容易与伴有炎症性肠病的慢性肝炎混淆。

1. 胆管造影术 硬化性胆管炎的确诊是通过胆管造影术。肝胆结构改变包括胆管不规则狭窄、肝内管道周围分支减少。内镜逆行胆管造影术长期以来被认为是确诊硬化性胆管炎的检查,但是因其是一种侵入性操作,有潜在的严重并发症,如细菌性胆管炎,因此,通常首选磁共振胆管造影术。

2. 肝活检 肝活检并不起决定性作用,但对诊断有帮助。组织学变化包括胆管同心圆状扩张和阻塞,导管周围"洋葱皮"样纤维化。肝活检有助于疾病的分期和判断预后。

【治疗】 不幸的的是,PSC 管理经验有限。PSC 患儿的预后尚不清楚,成年人患者的 10 年生存率大约 65%。目前尚无有效治疗 PSC 的方法。许多药物,包括糖皮质激素和免疫抑制药,虽然经过研究,但是并没有肯定的疗效。某些治疗,如熊去氧胆酸(UDCA),可以改善症状和实验室结果异常,但并不能减缓疾病进展。此外,最近一项研究提示成年人患者应用高剂量的 UDCA,增加了病死风险和危重患者肝移植风险。对胆道狭窄患者,更具侵入性操作可能是成功的。尽管儿童发生胆管狭窄罕见,内镜或经皮胆道扩张可有效缓解严重的局灶梗阻。另外,肝外胆道系统的手术切除和 Y 形肝胆管空肠吻合术也在未合并肝硬化的患者身上成功实施。由于肝内胆管的持续参与,这个过程并不阻止疾病进展,且存有争议。肝移植是 PSC 合并进展性肝病患者唯一有效的治疗方法。但是,肝移植后疾病可能复发。

由于 PSC 和溃疡性结肠炎密切相关,所有患者均应完善结肠镜和肠黏膜活检评估有无炎症性肠病。应该提供最佳营养支持。成年人患者应该每年接受结肠镜和胆囊超声检查,以筛查结肠癌和胆管癌。由于 PSC 患儿发生恶性肿瘤概率较低,因此这两项筛查是否有必要在儿童患者中开展还不清楚,但在适当的临床环境中,应强烈考虑。

推荐阅读

[1] Bambha K, Kim WR, Talwalker J, et al. Incidence, clinical spectrum, and outcomes of primary sclerosing cholangitis in a United States community. Gastroenterology, 2003 (125):1364.

[2] Chapman R, Fevery J, Kalloo A, et al. Diagnosis and management of primary sclerosing cholangitis. Hepatology, 2010(51):660-678.

[3] Lee YM,Kaplan MM.Primary sclerosing cholangitis.New Eng J Med,1995(332):924-933.

[4] Karlsen TH,Franke A,Melum E,et al.Genome-wide association analysis in primary sclerosing cholangitis.Gastroenterology,2010(138):1102-1111.

[5] Kowdley KV.Clinical manifestations and diagnosis of primary sclerosing cholangitis.UpTo-Date.www.uptodate.com/contents/clinical-manifestations-anddiagnosis-of-primary-sclerosing-cholangitis.Updated January 17,2011.Accessed September 28,2011.

 病例 15-6 2 月龄女婴

【现病史】 2 个月女婴,因黄疸和体重增长缓慢收入院。她的父亲认为"一直都黄",从她离开婴儿室以后肤色一直发黄。除了有些鼻塞外,患儿清醒和睡眠时状态看起来正常。出生后一直牛奶配方奶粉喂养,每次 56~84g(2~3oz),每 3 小时 1 次,每天更换 5~6 次湿尿布,每天 2~4 次松散发白大便。无发热、呕吐、腹泻、旅游或异常暴露病史。

【既往史及家族史】 患儿为足月儿,出生体重 3.25kg,剖宫产分娩,其母亲有骨质疏松症和背部疼痛病史。母亲孕期无服用药物史,否认服用毒品及乙醇史。出生后第二天出院回家,新生儿筛查正常。

她和父母住在家里,无囊性纤维化、心脏及胃肠道疾病家族史和其他儿科疾病。

【体格检查】 T 37.2℃,HR 120/min,RR 28/min,BP80/56mmHg,体重 3.9kg(第 5 百分位),身长 53cm(第 2 百分位),头围 37cm(第 15 百分位)。

患儿看起来有些小,很舒服地坐在她父亲的腿上。前囟宽平、前额宽,两侧瞳孔等大等圆,巩膜黄染。口咽黏膜湿润。呼吸音清,未闻及啰音。心脏查体于胸骨左侧缘可闻及 Ⅱ/Ⅵ收缩期杂音,频率、节律和脉搏均正常。腹软,肝右肋缘下 3cm,边缘光滑,未触及脾。泌尿生殖系统、四肢及神经系统查体均未见异常。

【实验室检查】 全血细胞计数:白细胞 16.7×10⁹/L(中性粒细胞 0.31,淋巴细胞 0.61),血红蛋白 96g/L,血小板 625×10⁹/L。血清电解质:血尿素氮 9.3mmol/L(26mg/dl),肌酐 97μmol/L(1.1mg/dl),其余正常。肝功能:总胆红素 188.1μmol/L(11.0mg/dl),间接胆红素 137μmol/L(8.0mg/dl),结合胆红素 53μmol/L(3.1mg/dl),ALT 190U/L,AST 94U/L,白蛋白 30g/L,碱性磷酸酶 450U/L。血培养和尿培养阴性。弓形体病、风疹、巨细胞病毒和人类免疫缺陷病毒均阴性。

【诊疗经过】 患儿被收入院进一步评估。肾超声显示 2 个小而不起眼的肾,住院期间未接受特殊治疗时肾功能生化指标(如 BUN 及肌酐)大致正常。超声心动图显示心脏结构正常。腹部超声显示肝大,但无包块。肝胆显像([DISIDA]扫描)显示标记物摄取正常,但肠道排泄延迟 4h 和 24h。鉴于这些发现,立即行胆管造影术和肝活检。活检结果显示胆汁淤积明显,偶有巨大的肝细胞,胆管和管区比约 0.5(正常是 0.9～1.8)。胆管造影未发现异常。患儿的特殊面容(彩图 44)和 X 线表现(图 15-6)为该病的典型表现。

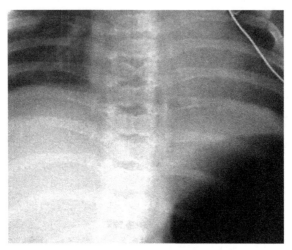

图 15-6 该疾病的特征表现为蝴蝶椎骨

(图片由 David Piccoli 博士提供,费城儿童医院)

★病例 15-6 讨论

【鉴别诊断】 患儿表现为高结合胆红素血症和肝胆管扫描时标记物延迟排泄。虽然许多病因可导致新生儿胆汁淤积,但肝胆管显像异常提示了一个阻塞性过程,如肝外胆道闭锁。诊断通常需要胆道造影术和肝活检,胆道造影术可以发现肝外梗阻,肝活检常显示胆管增生、管区扩大和胆管栓塞。肝门空肠吻合术(Kasai 过程)是治疗肝外胆道闭锁(EHBA)的方法,出生后 10～12 周是最佳手术时期,因此,迅速诊断并转诊到适当的外科中心至关重要。即使及时完成了肝门空肠吻合术,许多 EHBA 患者最终发展成严重肝功能障碍而需要肝移植。

肝胆管扫描中正常标记物排泄提示肝胆管通畅,然而,并不能证明有肝排泄就排除胆道闭锁。胆管造影提示胆管缺乏而不是增生时,必须考虑到 EHBA。Alagille 综合征病理发现特征性的小叶间胆管缺乏,但不是不变的。此外,所谓"非综合性"胆管缺乏可能提示先天性感染(如巨细胞病毒、风疹、梅毒)、代谢紊乱(如 α1-抗胰蛋白酶缺乏症、胆汁酸合成不足)、硬化性胆管炎和特发性胆汁淤积。

【诊断】 作为广泛评估的一部分,遗传学家指出,患儿有宽而尖的下颌(彩图 44)。眼科检查发现患儿有角膜后胚胎环,胸部 X 线片示蝴蝶椎骨。根据患儿的临床表现和病理结果,诊断为阿拉吉欧综合征(Alagille 综合征)(AGS)。

【发病率及流行病学史】 Alagille 综合征(也称为胆管缺乏综合征或肝动脉发育不良)是一种罕见疾病,为肝内胆管缺乏以及心脏、眼睛、肾和骨骼的异常。Alagille 于 1969 年首次描述了该病。自此已报道 600 多例。该病是常染色体显性遗传,但很多病例为新的基因突变。该病是染色体 20 p12,特别是 Jagged1(JAG1)突变,是 Notch 信号通路中的配体,决定细胞在胚胎中命运有很重要的作用。NOTCH2 突变,也称作为 Notch2 受体基因已经被描述。AGS 基因表达个体差异较大,甚至相同突变的患者表现为不同的临床特征。

【临床表现】 Alagille 综合征临床表现多样,从亚临床到危及生命影响全身多个器官系统的疾病。表 15-11 总结了该病的临床特征。虽然疾病的表现不同,但是大多数患者在最初几个月表现为胆汁淤积。肝疾病的临床表现和实验室检查包括黄疸、肝大、大便呈白色、瘙痒、生长迟缓、高结合胆红素血症,以及肝酶和胆盐水平升高。患者可表现为轻微的胆汁淤积或进展为门静脉高压、肝硬化或肝衰竭。胆管缺乏曾被认为是 Alagille 综合征的特征,但在出生 6 个月以下的婴儿,肝活检未证明有胆管缺乏,甚至可能显示胆管增生。此外,越来越多的患者被诊断为无肝受累的 AGS,没有胆管缺乏,以其他临床表现为主(表 15-11)。

表 15-11　Alagille 综合征的主要临床表现

身体系统	共同特点
肝脏系统	胆汁淤积、胆管减少、黄疸、瘙痒、肝硬化、肝衰竭
心脏方面	外周动脉狭窄、法洛四联症、瓣膜狭窄、永存动脉干、室间隔缺损、房间隔缺损
面容	宽额头、眼距过宽、蒜头鼻、大耳
眼睛	角膜后胚胎环、里格尔异常
骨骼	蝴蝶椎骨、身材矮小、第 12 肋骨缺乏、骨质缺乏、佝偻病
肾	肾功能不全、肾小管酸中毒、单独肾、异位肾、多囊肾
中枢神经系统	颅内出血、发育迟缓、智力障碍
其他	生长受限、脂溶性维生素缺乏、黄色瘤

大多数 Alagille 综合征患者有心脏杂音和潜在的心脏疾病,严重程度从良性的(例如,轻度外周肺动脉狭窄)到需要手术的复杂疾病(如法洛四联症)。AGS 合并心脏疾病患者多提示预后不良。

面部和眼部的异常表现也是 Alagille 综合征的常见特征。AGS 患者常有婴儿期就可以发现的特征性面容。特征性面容包括宽额头、小下颌、眼窝深和长且挺直的鼻子(彩图 44)。眼睛最常见的表现为角膜后胚胎环,为眼睛前房发育不全,突出的 Schwalbe 环为围绕角膜后弹力层边缘的胶原纤维(在裂隙灯检查下最容易发现)。

骨骼疾病也很常见,尤其是发育异常如蝴蝶椎骨(图 15-6)。与 Alagille 综合征相关的其他疾病包括肾功能异常（包括结构和功能）、胰腺功能不全、颅内出血和认知障碍。黄色瘤在查体时也常被发现。

【诊断方法】　已确诊或怀疑 Alagille 综合征患者需要多学科初步评估。早期评估和胃肠病学及营养专家的随访至关重要。此外，心脏和眼科评估应该尽早完成。

1. 肝活检　肝活检中组织病理学检查发现胆管数量减少。

2. 胸部 X 线片　胸部 X 线片评估椎骨异常（"蝴蝶"椎骨和半椎体）。

3. 眼科评估　眼科检查角膜后胚胎环。

4. 超声心动图　超声心动图检查确定心脏受累程度，包括外周肺动脉狭窄和法洛四联症。

5. 遗传咨询　如前所述，大多数 Alagille 综合征患者有特殊面容。因此，遗传学家的早期评估可以帮助指导诊断和提供适当的遗传咨询。此外，目前可以检测 Jagged1 和 NOTCH2 突变基因。基因检测的最新进展提高了疾病的诊断，94% AGS 患者发现 JAG1 基因突变。

【治疗】　Alagille 综合征的治疗主要集中于胆汁淤积症的管理、促进生长发育及治疗各种合并症（如先天性心脏病）。Alagille 综合征患儿营养吸收不良，需要补充脂溶性维生素和生长所需的足够热量，这可能需要鼻饲喂养。婴儿应该接受包含中链三酰甘油的配方奶粉，其可在无胆盐的情况下被吸收。可能对 Alagille 综合征患者有益的药物（例如，通过促进胆汁排泄、减少瘙痒等）包括苯巴比妥、考来烯胺、熊去氧胆酸和抗组胺药。Alagille 综合征患者的长期随访包括监测肝硬化、门脉高压、腹水和肝衰竭的进展。生存 20 年的 Alagille 综合征患者占总体约 75%，尽管对于那些需要肝移植和严重相关异常的患者，例如复杂型先天性心脏病，该比例有些偏低。

（张　慧　韩彤妍）

推荐阅读

[1]　Emerick KM, Rand EB, Goldmuntz E, et al. Features of Alagille syndromein 92 patients: frequency and relation to prognosis. Hepatology, 1999(29): 822-829.

[2]　Kamath BM, Thiel BD, Gai X, et al. SNP array mapping of chromosome 20p deletions: genotypes, phenotypes, and copy number variation. Hum Mutat, 2008(30): 371-378.

[3]　Krantz ID, Piccoli DA, Spinner NB. Alagille syndrome. J Med Genet, 1997(34): 152-157.

[4]　McDaniell R, Warthen DM, Sanchez-Lara PA, et al. Notch2 mutations cause Alagille syndrome, a heterogeneous disorder of the Notch signaling pathway. Am J Hum Genet, 2006(79): 169-173.

[5]　Piccoli DA, Spinner NB. Alagille syndrome and the Jagged1 gene. Semin Liver Dis, 2001(21): 525-534.

第16章 步态异常（包括拒绝行走）

【定义】 儿童可能因为疼痛、神经肌肉无力及某些机械因素而拒绝行走。可能的病因非常广泛，包括良性和危及生命的状况。有必要系统地来研究这些病因，以确保给予综合性的评估。

正常的步态是一个"重心前移伴随最小能量消耗的流畅、机械的过程"。起步相是一只足跟撞击地面承载个体的重量，而另一只足离开地面。这需要很强的外展肌稳定骨盆。此外，迈步期被定义为一只足离开地面，直到下一个足跟触地。

有许多类型的异常行走模式。减痛步态是尽量减少疼痛的模式。通过这种模式，患者对患肢缩短站立或承重期，从而缩短施加在疼痛肢体的负重时间。这也将导致步长的缩短。有骨折、软组织损伤或感染的患儿可出现减痛步态。环行运动是缩短一个肢体或改善肢体间隙的模式。当痉挛或下肢不等长引起关节过度强直时，这种模式很常见。特伦德伦伯格步态（又名蹒跚步态）是指一侧骨盆肌虚弱导致盆腔不稳定，当两侧骨盆肌都受累时可以看到鸭步。步态不稳提示存在共济失调。跨阈步态见于周围神经异常。由于踝关节背屈减弱，行走时患者的足会拍打在地面上。

【病因】 当一个孩子拒绝走路时，不同的年龄最常见的原因可能不同（表16-1）。跛行的主要原因（如疼痛、乏力及机械因素）可以进一步分为：创伤性、感染性、炎症性、先天性、发育性、神经系统疾病、肿瘤性、血液系统疾病、代谢性及非器质性原因（表16-2）。

表 16-1　按年龄区分儿童拒绝走路的常见原因

婴/幼儿	学龄儿童	青少年
外伤、学步幼儿骨折	外伤	外伤
一过性滑膜炎	一过性滑膜炎	骨髓炎/化脓性关节炎
骨髓炎/化脓性关节炎	骨髓炎/化脓性关节炎	股骨头骨骺滑脱（SCFE）髋股关节问题
髋关节发育不良	雷卡佩病（无菌性股骨头坏死）	
扭转畸形		过劳创伤
异物	幼年特发性关节炎	幼年特发性关节炎
肿瘤	肿瘤	肿瘤

表 16-2　按机制划分的儿童步态异常的原因

创伤性	骨折(意外或儿童受虐)
	挫伤/软组织损伤
	异物
	髋股关节疼痛
	过劳创伤
	腰椎滑脱
感染性	化脓性关节炎
	骨髓炎
	肌炎
	一过性滑膜炎
	反应性关节炎
	关节盘炎
	莱姆关节炎
炎症性	幼年特发性关节炎
	急性风湿热
	血清病
	强直性脊柱炎
	炎性肠病引起的关节炎
	川崎病
	过敏性紫癜
先天性	马蹄内翻足
	先天性肢体畸形
发育性	髋关节发育不良
	布朗特病
	肢体不等长
	无菌性股骨头坏死(雷卡佩病)
	股骨头骨骺滑脱
	奥斯古德-施拉特病(胫骨结节骨骺炎)
神经肌肉疾病	脑性瘫痪
	周围神经病变
	肌营养不良
	脊髓脊膜突出
	Charcot-Marie-Tooth 病
	吉兰-巴雷综合征
	小脑问题

（续　表）

肿瘤性	良性骨肿瘤
	骨样骨瘤
	恶性骨肿瘤（骨肉瘤、尤因肉瘤）
	镰状细胞病
	白血病
代谢性	佝偻病
	甲状旁腺功能亢进症
血液系统疾病	镰状细胞病
	血友病
非炎症性	生长痛
	反射性交感神经萎缩症
	转换性障碍

【鉴别诊断线索】　当评估一个孩子不肯走路或步态异常时，仔细的询问病史和全面查体是至关重要的。考虑患儿的年龄、症状持续时间及是否伴有全身症状，医生会有针对性地进行鉴别诊断。下面列出的问题有助于指导医生做出最终诊断。

★孩子拒绝走路是因为疼痛吗？

——创伤是导致孩子拒绝走路是常见的病因。这可能是由于反复或过度使用引起的伤害、意外伤害或虐待儿童。区分意外和虐待相关损伤的线索包括了解损伤的机制。对疾病原因机制的解释是否适合孩子的发育年龄？

疼痛的出现可能由于骨骼或关节的炎症和肿胀。化脓性关节炎和骨髓炎是跛行的其他常见原因。患有幼年特发性关节炎或反应性关节炎的儿童也会主诉关节疼痛，并可能拒绝走路。也应考虑到牵涉性痛。髋关节疾病的孩子经常也会诉说膝盖和大腿内侧疼痛。阑尾炎患儿可能因为腹部疼痛而拒绝行走。背部疼痛也可能出现步态异常。

当一个孩子不能行走，但否认存在疼痛，医生必须全力寻找神经肌肉、代谢性、先天性及发育性的异常。髋关节发育不良可能导致肢体不等长和异常步行步态。

★症状是如何发展的？是突然发生的还是逐渐进展的？

——在某些情况下，父母会发现孩子开始表现为异常步态，随着症状加重最终拒绝走路。逐渐出现症状表明存在炎症状态或过度使用等机械性原因。在其他情况下，一个孩子突然无法行走可能表明出现了损伤或感染性关节炎。

★是否有任何相关症状？

——其他症状包括发热、体重减轻、腹痛、腹泻、皮疹的出现提示可能有其他病因。患有白血病的孩子会经常抱怨骨骼疼痛、乏力、不适及发热。一个患有炎症性肠病的孩子可能会出现腹泻、消瘦及孤立的关节肿胀。对于一个学龄儿童,幼年型特发性关节炎全身型通常有发热、消瘦及其皮疹。

★有无关节肿胀和红斑?

——感染相关的征象,包括中毒表象、发热、寒战、关节发红肿热痛提示化脓性关节炎。许多炎症性病因也将出现关节肿胀和关节温度增高。

★您如何描述跛行?

——孩子不肯走路是否因为存在疼痛?孩子的异常步态,是想尽量缩短花费在受累腿的时间吗?孩子能承受体重吗?下肢畸形,例如扭转畸形或下肢不等长,也会引起步态异常。此外,任何肌肉问题,例如肌张力增加或肌肉挛缩,也会引起步态异常。一个孩子也可能由于神经肌肉无力而拒绝走路。可能由于外周神经的或中枢神经系统异常而出现肌肉无力。

★孩子体检时是否有局部体征出现?

——如果疼痛存在,尝试将其定位到压痛最明显区域。疼痛肢体上的压痛点高度提示感染或急性损伤。发热孩子患肢有压痛点,需要评估是否有骨髓炎。排除外伤史后,骨骺生长板上的压痛提示索尔特-哈里斯(Salter-Harris)1 型骨折的可能性。

★是否提到疼痛?

——患有急腹症或睾丸扭转的孩子可能拒绝走路以减少疼痛。背部疼痛的孩子,也可能由于疼痛或无力而出现行走困难。此外,膝盖和大腿内侧疼痛通常与髋部病变有关。

★症状随时间变化吗?

——风湿性疾病与晨僵现象有关。症状在早晨加重,而在一天的其他过程中有所改善。而神经肌肉无力造成的步态异常,症状往往在整个一天逐渐进展。肿瘤引起的疼痛是持续存在的。以下病例阐述了病人拒绝行走的具体方式。

推荐阅读

[1] Sawyer J,Kapoor M.The limping child:a systematic approach to diagnosis.Am Fam Physician,2009,79(3):215-224.

[2] Hill D,Whiteside J.Limping in children:differentiating benign from dire causes.J Fam Pract,2011,60(4):193-197.

[3] Barkin R,Barkin S,Barkin A.The limping child.J Emerg Med,2000,18(3):331-339.

[4] Tse S,Laxer R.Acute limb pain.Pediatr Rev,2006,27(5):170-179.

[5] Fleisher GR,Ludwig S.Textbook of Pediatric Emergency Medicine.Philadelphia:Lippincott Williams & Wilkins,2010.

病例 16-1 4 岁男孩

【现病史】 一名 4 岁的白种人男孩,在腿部疼痛 1 周后被送到急诊科。疼痛被描述为最初主要围绕在他的膝盖两侧。然而,疼痛范围逐渐扩大,患儿不能很好入眠。父母注意到孩子变得更加笨拙。患儿行走困难,手里总是掉东西。对便秘、尿失禁和疲劳的系统回顾是很重要的。3 周前,病人有上呼吸道感染,但已治愈。

【既往史及家族史】 既往健康。所有发育指标均按时达标,9 个月大就开始走路。

【体格检查】 T 36.3℃,RR 24/min,HR 120/min,BP 120/70mmHg,身高低于第 5 百分位,体重为第 10 百分位。

初步检查发现患儿是个警觉和配合的小男孩。Ⅱ～Ⅻ对脑神经检查未发现异常。眼外肌运功正常,没有面肌无力。神经系统检查发现,双侧下肢肌力和双手握力明显减低。上、下肢深腱反射均未引出。疼痛和无力限制了他的步态。余查体无明显异常。

【实验室检查】 化验检查显示全血细胞计数和血细胞沉降率正常。头部计算机断层扫描(CT)显示上颌窦黏膜轻度增厚。脑脊液结果显示,白细胞计数是 $1\times10^6/L(1/mm^3)$,红细胞计数为 $25\times10^6/L(25/mm^3)$,蛋白质定量是 $1.068/L$(106mg/dl),葡萄糖为(69mg/dl)。患儿被收入院进行进一步的评估。

【诊疗经过】 什么是最可能的诊断?

★病例 16-1 讨论

【鉴别诊断】 无力、疼痛和腱反射消失提示周围神经病变。周围神经病变的原因有很多。吉兰-巴雷综合征(GBS)是急性全身无力最常见的原因。然而,在疾病发作时,很难将 GBS 与它的慢性和复发性变异型即慢性炎症性脱髓鞘性多发性神经病鉴别开来。许多药物(包括异烟肼,长春新碱,重金属如汞和铅及有机磷)与诱导神经病变有关。而在 GBS 中常见的双侧面肌无力,在其他类型的神经病变中并不常见。对于双侧面肌无力和共济失调,但反射正常或亢进的患者,也应考虑到脑干和小脑病变。不对称无力和感觉受累伴有尿潴留提示脊髓受累,类似横贯性脊髓炎所见。脊髓压迫症病人也会发生急性截瘫或四肢瘫痪。肌病也可以有类似的症状,但无感觉受累,且反射正常。肌病也可以发现肌酶增高。

【诊断】 在这个病例中,查体发现的深腱反射消失,这对于确定诊断非常重要。脑脊液蛋白量的抬高伴白细胞计数正常(细胞蛋白分离现象),也与 GBS 的诊断相一致。肌电图(EMG)显示,在所有运动神经出现远端运动潜伏期延长及传导速度减慢，与脱髓鞘过程相一致。确定诊断为吉兰-巴雷综合征。此时患儿并没有显示任何呼吸困难的迹象。应用静脉免疫球蛋白（IVIG）治疗后，其症状逐渐好转。

【发病率和流行病学】 GBS，是急性全身无力最常见的病因，每 10 万儿童的发病率为 0.4～1.7。它是周围神经系统的一种获得性炎症疾病。虽然确切的发病机制不明，但 GBS 可能由针对外周神经髓鞘抗原的免疫反应所介导，其导致运动和感觉神经的脱髓鞘和轴突变性。很多病例都是感染后发作，患者在在症状发作的 4 周内曾出现过消化道或呼吸系统疾病的发病史。与 GBS 的发展相关的感染包括空肠弯曲杆菌、水痘、巨细胞病毒、肝炎病毒、麻疹病毒、腮腺炎病毒及肺炎支原体。

【临床表现】 GBS 的诊断需要出现多于一个肢体反射消失和进展性运动无力。无力通常是相对对称的，典型的是上抬无力，但有时也可能出现放落无力。通常出现轻度感觉缺失，包括感觉异常、麻木及位置觉和振动觉的感觉减退（通常未完全消失）。

患儿大部分会出现疼痛。对 29 名 GBS 住院患儿的一项回顾性研究显示，有 79% 的病例出现疼痛。然而，许多患儿因为疼痛妨碍了正确的诊断。疼痛阻碍了准确的神经系统检查，通常使临床医生最初怀疑为风湿性或炎症性疾病。成年人的疼痛常被归类为深下肢疼痛，直腿抬高可以加重疼痛。

发热不是一个常见的体征。然而，可能有自主神经功能障碍的体征包括血压不稳定、心动过速或心动过缓及膀胱或肠道功能紊乱。发病时呼吸衰竭可能进展相当迅速，并可见于 20% 的患者中。

GBS 的变异型米勒-费希尔（Miller-Fisher）综合征是以眼肌麻痹、共济失调和反射消失为特征，并出现神经节苷脂的特异性 IgG 抗体。

【诊断方法】 明确诊断的重要步骤是获取详细的病史并进行详尽的全身查体和神经系统检查。

1. **腰椎穿刺检查** 脑脊液常显示细蛋白细胞分离［例如蛋白水平升高伴轻度细胞增多，通常白细胞少于 $10 \times 10^6 / L（10/mm^3）$］。然而，在于病程早期，蛋白水平升高并不一定出现（如起病第 1 周）。肌电图（EMG）检查：通常由肌电图检查来支持诊断，结果显示减慢或阻断运动神经传导。在发病 2 周内，约占 50% 的患者出现肌电图异常，超过 85% 的 GBS 患者最终出现肌电图异常。

2. **脊柱的磁共振成像（MRI）** 虽然 MRI 不是必需的检查，但是如果怀疑脊柱压迫或中枢神经系统炎症（如横贯性脊髓炎），就应该进行 MRI 检查。在 GBS 患者中，MRI 常常显示脊神经根增粗。

【治疗】 由于可能发生呼吸衰竭和自主神经功能障碍，GBS 应该考虑为神经系统急症。可能需要插管，对疑似或确诊的 GBS 病人必须严密监测肺活量及负力吸气以便随时气管插管。尽管 6 个月内可能会自然恢复,但对于呼吸窘迫或自主神经功能障碍,以及那些无法行走的患者应进行常规治疗。血浆置换和静脉注射免疫球蛋白是目前常用的治疗方法。尽管血浆置换和静脉注射免疫球蛋白效果相当,但静脉注射免疫球蛋白常常更容易实施。静脉注射免疫球蛋白的不良反应包括发热、头痛、呕吐及假性脑膜炎。最近的一项研究得出结论,23% 的儿童在静脉注射免疫球蛋白治疗后,可能会继续有轻度肌肉无力。然而,对于大部分病例,这种肌肉无力不影响日常生活。年龄较小及进展迅速的患儿更有可能存在长期无力。联合治疗(血浆置换随后静脉注射免疫球蛋白)并不优于单独治疗,因此不被推荐。糖皮质激素没有治疗效果,不应用于 GBS 患者的治疗。GBS 的恢复是一个渐进的过程。对所有患者应进行物理疗法促进恢复。

推荐阅读

[1] Evans OB,Vedanarayanan V.Guillain-Barré syndrome.Pediatr Rev,1997(18):10-16.

[2] Gordon PH,Wilbourn AJ.Early electrodiagnostic findings in Guillain-Barré syndrome.Arch Neurol,2001(58):913-917.

[3] Nguyen DK,Agenarioti-Belanger S,Vanasse M.Pain and the Guillain-Barré syndrome in children under 6 years old.J Pediatr,1999(134):773-776.

[4] Vajsar J,Fehlings D,Stephens D.Long-term outcome in children with Guillain-Barré syndrome.J Pediatr,2003(142):305-309.

[5] Hughes RAC,Wijdicks EFM,Barohn R,et al.Practice parameter:immunotherapy for Guillain-Barré syndrome:report of the Quality Standards Subcommittee of the American Academy of Neurology.Neurology,2003(61):736-740.

[6] Yuki N,Hartung HP.Guillain-Barré syndrome.N Engl J Med,2012(366):2294-2304.

 病例 16-2　3 岁男孩

【现病史】　一个 3 岁健康男孩因左脚踝明显肿胀且无法走路而被送到急诊科。在过去的几个月中,他的多个关节包括膝、腕,手指关节和髋关节有过肿胀和压痛。他每天都发热并伴有夜间盗汗,体重也减轻了 3.6kg(8 磅)。他的母亲注意到他的脸、背部和胸部有皮疹。

【既往史及家族史】　既往健康,无家族性遗传病史。

【体格检查】　T 38.2℃,RR 24/min,HR 106/min,BP 102/64mmHg,身高第 50 百分位,体重第 10 百分位。

患儿总体处于疲态。肌肉骨骼检查发现多个关节疼痛、肿胀,伴活动受限,包括右髋关节、右腕关节及左第 3 足趾关节。神经系统检查显示感觉功能及深腱反射均正常。未见到皮疹。余查体无明显异常。

【实验室检查】 入院的化验检查显示白细胞计数为 $14.6 \times 10^9/L$,其中分叶核嗜中性粒细胞占 0.54,带状核细胞占 0.06,淋巴细胞占 0.36,血红蛋白 79g/L,血小板计数为 $997 \times 10^9/L$。血细胞沉降率是 63mm/h。血清电解质、尿素氮及肌酐均正常。除白蛋白为 29g/L 外,余肝功能检测正常。血培养回报阴性。莱姆抗体和抗链球菌溶血素 O(ASO)滴度也是阴性的。髋关节和腹部 X 线片未见异常。

【诊疗经过】 因为受累关节的数目以及慢性病程,不考虑化脓性关节炎。在整个住院过程中,患儿持续发热和关节肿胀。每次温度升高都出现粉红色皮疹,有提示诊断的意义(彩图 45)。

★病例 16-2 讨论

【鉴别诊断】 在发热并拒绝负重的孩子中,感染性病变,如化脓性关节炎和骨髓炎必须考虑。患化脓性关节炎的孩子可能有全身症状包括烦躁和不适。受累关节急剧出现红斑、发热和触痛。由于疼痛,活动明显受限。在超过 90% 的病例中,仅单一关节受累。急性血源性骨髓炎患儿症状不超过 2 周。查体发现受累骨骼红肿及压痛。然而,压痛程度可能与其他检查结果不成比例。股骨、胫骨、肱骨和腓骨是最常见受累部位。化脓性关节炎和骨髓炎的化验检查结果都显示白细胞增多和血细胞沉降率及 C 反应蛋白升高。在高达 50% 的化脓性关节炎或骨髓炎患儿中,血培养结果为阳性。

急性风湿热(ARF)也可能出现发热。在 ARF 中,关节炎常为游走性多关节炎伴疼痛,与体检结果不成比例,且对抗炎药物比较敏感。此外,必须有近期 A 族链球菌感染的证据,并完成 Jones 诊断标准的测评(表 16-3)。

表 16-3 急性风湿热的 Jones 诊断标准[1]

主要标准	次要标准
J:关节(关节炎体征,主要包括膝、踝、肘、腕关节)	发热
O:心脏炎(包括心内膜、心肌、心外膜、心包)	关节痛(如果不是使用关节炎作为主要标准)
N:皮下结节(骨骼上方无痛性实性结节)	P-R 间期延长
E:环形红斑(躯干部边界清楚不伴痒感的皮疹,并延伸到四肢)	急性期反应物,如白细胞、C 反应蛋白、血细胞沉降率增高
S:风湿性舞蹈病(快速无目的的动作,有诊断意义)	既往诊断过风湿热

(1)出现 2 个主要标准或 1 个主要标准和 2 个次要标准,并且有既往链球菌感染的证据,可以诊断为急性风湿热

迟发性莱姆病可出现关节炎。所以在莱姆病流行地区,出现关节炎也应该考

虑莱姆病的可能。莱姆病在疾病早期会出现游走性红斑或靶型皮疹,并先于关节肿胀前出现。在发病早间,除了发热和全身不适外,患者可能主诉关节疼痛。在80％的病例中,莱姆关节炎是单关节受累,通常累及膝关节,但偶尔也有多个关节受累。受累关节出现红肿,尽管有明显的关节积液,但疼痛相对较轻。

　　发热、皮疹和关节疼痛组合症状也可能诊断为幼年特发性关节炎全身型。但是,在许多病例中,幼年特发性关节炎全身型的临床表现不典型,有时容易与白血病或淋巴瘤相混淆。幼年特发性关节炎全身型患者可出现淋巴结肿大及肝脾大。关节炎和关节症状最初可能并不明显。

　　【诊断】　在本病例中,时隐时现的鲜红色皮疹强烈提示幼年特发性关节炎全身型的诊断(彩图 45)。当患儿发热时,通常会出现这种皮疹。

　　【发病率及流行病学】　幼年特发性关节炎是儿童期最常见的风湿性疾病。发病率是 1∶10 000,患病率是 1∶1000。幼年特发性关节炎包括一组异质性疾病。根据定义,幼年特发性关节炎包括发生在 16 岁前的所有形式的关节炎,其关节病变持续大于 6 周,并且没有任何其他已知病因。关节炎被定义为出现一个关节腔积液加上以下两条:关节运动幅度减少、热度增加及疼痛症状。基于 6 个月内的症状特点,幼年特发性关节炎被分为全身型、少关节型(持续性和扩展性)、多关节型(类风湿因子阳性和类风湿因子阴性)、银屑病性关节炎、附着点相关关节炎及未分化型(表 16-4)。幼年特发性关节炎全身型约占所有幼年特发性关节炎病例的10％,并且男女发病率相同。其没有发病高峰年龄,且可以出现在儿童的任何年龄段。相比之下,少关节型幼年特发性关节炎是最常见的,约占所有幼年特发性关节炎的40％。少关节型幼年特发性关节炎更常见于女孩,男女比例为 1∶5。多数少关节型幼年特发性关节炎患儿在 1—6 岁发病,发病的高峰年龄是 2—4 岁。多关节型幼年特发性关节炎,在幼年特发性关节炎病例中约占 25％,也是女孩比男孩更常见,男女比率是 1∶3。多关节型幼年特发性关节炎的发病高峰是 1—4 岁和7—10 岁直至青春期。其余类型的幼年特发性关节炎病例由银屑病性关节炎、附着点(肌腱和韧带附着于骨骼的位置)相关关节炎和未分化型幼年特发性关节炎所组成。

表 16-4　幼年特发性关节炎的亚型

亚型	占疾病百分比	发病年龄	特征
全身型	10％	儿童期	每日发热(体温超过 39℃)
			一过性皮疹
			肝脾大
			淋巴结肿大
			浆膜炎和心包炎

（续　表）

亚型	占疾病百分比	发病年龄	特征
少关节型 —持续性（整个病程受累关节≤4个关节） —扩展性（患病6个月后＞4个关节受累）	40%	1—6岁，男∶女比率为1∶6	大关节受累：膝、踝、肘髋关节通常不受累 慢性前葡萄膜炎风险高（病例中的30%～50%发生），尤其ANA阳性时
多关节型 —类风湿因子阳性 —类风湿因子阴性	25%	儿童后期和青春期	大、小关节的对称性关节炎 严重的退行性关节病 类风湿因子阳性更常见于青春期女性，病程类似于成年人风湿性关节炎 葡萄膜炎风险小（5%）
银屑病性关节炎	2%～11%	儿童后期和青春期	一级亲属患有牛皮癣 指甲凹陷、甲脱离，指炎
附着点炎相关关节炎	1%～11%	发病高峰：2—4岁和6—12岁	包括炎症性肠病相关性关节炎，反应性关节炎和青少年强直性脊柱炎 骶髂关节经常受累 与HLA-B27相关 葡萄膜炎风险增加
未分化型	11%～21%		不符合其他类别的标准

【临床表现】　幼年特发性关节炎包括一组涉及滑膜浸润和增殖并导致关节肿胀的疾病。幼年特发性关节炎是由于宿主和环境易感性因子相互作用而引起的一种多因素病因的自身免疫性疾病。免疫失调产生细胞因子及滑膜内炎症介质增加。组织炎症反应引起重塑、软骨退化及骨侵蚀。关节疼痛常引起晨僵和步态异常，而相比之下，由于机械原因或过劳损伤导致肌肉骨骼疼痛的患者病情加重与过度使用有关，且可通过休息缓解。肌肉骨骼疼痛患者在白天或锻炼中症状加重，而与关节积液无关。

1. **全身型幼年特发性关节炎**　全身型幼年特发性关节炎表现为弛张热、粉红色皮疹先出现在腹股沟或腋下并延伸到躯干和四肢、肝脾大、淋巴结肿大、伴或不伴关节炎出现。支持的实验室检查结果包括白细胞升高、贫血、血小板增多及血清铁蛋白增高。巨噬细胞活化综合征可引起弥散性血管内凝血。血细胞沉降率通常＞80mm/h。一般不会发生慢性葡萄膜炎或虹膜炎。

2. **少关节型幼年特发性关节炎**　在少关节型幼年特发性关节炎中，患者的受累关节少于 4 个。少关节型幼年特发性关节炎进一步分为持续型(整个病程受累关节≤4 个关节)和扩展型(患病 6 个月后>4 个关节受累)。常见于学龄前女孩,患有孤立的膝关节肿胀和行走困难。关节炎通常涉及膝关节、踝关节、腕关节或肘关节,有时累及髋关节。这些患者合并葡萄膜炎的风险增高。在抗核抗体(ANA)阳性的患者,葡萄膜炎风险高达 80%。慢性前葡萄膜炎最初可能无症状,但并发症包括角膜浑浊、白内障、青光眼和失明。在这一人群中进行定期眼科检查是至关重要的。治疗可能包括非甾体抗炎药(NSAID)或关节腔内注射类固醇。此型是幼年特发性关节炎中最轻的一型,而且可能获得永久性缓解。

3. **多关节型幼年特发性关节炎**　多关节型幼年特发性关节炎发病时影响 5 个或更多的关节。关节分布是对称的,大小关节均受累,包括手指关节、颞下颌关节或颈椎。多关节型幼年特发性关节炎按类风湿因子是否阳性而进一步被分类。类风湿因子阳性的多关节型幼年特发性关节炎最见于青春期女孩,病程类似于成年人类风湿关节炎。此型葡萄膜炎的风险不是很高,但如果抗核抗体阳性,也有患前葡萄膜炎并发症的风险。

4. **银屑病关节炎**　银屑病关节炎涉及膝关节、手和脚。银屑病关节炎可见于银屑病患者或银屑病患者的一级亲属。指甲改变包括指甲点蚀和常伴发于指炎的指甲剥离。

5. **附着点炎症相关的关节炎**　附着点炎症相关关节炎包括关节炎可能会先于其他症状出现的炎症性肠疾病相关的关节炎、反应性关节炎和少年型强制性脊柱炎。附着点炎症是指在关节囊中肌腱和韧带附着的位置出现炎症。其中许多患者 HLA-B27 阳性,且病情进展可累及骶髂关节。

6. **未分化型关节炎**　这包括上述定义中不符合其他类别标准的任何关节炎。

【诊断方法】　当对幼年特发性关节炎做出诊断时,根据定义,患者必须关节炎症状持续至少 6 周。通过病史和查体找出步态改变、关节积液及关节疼痛的线索。检查所有关节包含颞下颌关节和颈椎的细微变化是很重要的。也必须评估相关的症状包括发热、皮疹和淋巴结肿大。银屑病及指甲改变的体征也可以为诊断提供线索。也要进行生长参数的评估。眼科检查同样也很重要。实验室检查是有用的辅助手段。

1. **全血细胞计数**　全身型幼年特发性关节炎患者经常有白细胞增多伴中性粒细胞优势、血小板增多及贫血。

2. **抗核抗体(ANA)**　抗核抗体对于幼年特发性关节炎的诊断不是必需的,但该检查对患者分类有帮助。如果幼年特发性关节炎患者抗核抗体阳性,他们的慢性前葡萄膜炎风险也较高。由于慢性前葡萄膜炎可以无症状,也可以伴有毁灭性的并发症,包括白内障、青光眼及失明,因此这些患者需要密切进行眼科随访。

3. **类风湿因子(RF)**　一般情况下,类风湿因子阳性并不有助于诊断。在大多数幼年特发性关节炎病例中,除了在多关节型幼年特发性关节炎中有 15％的病例类风湿因子是阳性外,其余均是阴性。类风湿因子阳性对于预后很重要,但对于诊断不是必需的,例如在多关节型幼年特发性关节炎,类风湿因子阳性与成年类风湿关节炎密切相关,

4. 放射学检查　在病程早期 X 线检查是正常的。当持续性关节炎导致骨骼脱钙及关节软骨损失时,X 线检查会显示关节间隙变窄、关节生长发育异常及骨侵蚀。

5. 其他检查　在大多数幼年特发性关节炎病例需进行血细胞沉降率和 C 反应蛋白的检查。

【治疗】　治疗幼年特发性关节炎目标是通过控制炎症和增加关节运动范围保持功能的灵活性,以及减少药物不良反应,从而促成患者生理、社会和发育的正常成长。非甾体抗炎药(NSAID)是治疗幼年特发性关节炎的一线疗法。非甾体抗炎药用于缓解幼年特发性关节炎的疼痛和其他症状,但这些药物并不阻止疾病进展。可以在症状发作时,疾病还未分类时就开始使用非甾体抗炎药,而不会影响最终诊断。萘普生是常用药物,因为它每天用药 2 次。长期使用非类甾体抗炎药要求监控某些化验指标,包括尿常规、血常规及肝肾功能。一种特殊的与萘普生有关的皮疹称为假卟啉症。这种光敏性皮疹形成的面部小水疱可能引起永久性瘢痕。

其他药物都是针对炎症治疗,因而可以缓解疾病进展。皮质类固醇主要用于伴发热和严重的全身症状的全身型幼年特发性关节炎儿童。全身应用皮质类固醇的不良反应使其不太适用于炎症的长期控制,特别是不太严重的类型。在少关节型幼年特发性关节炎患者中,关节腔内注射曲安奈德己酸酯可能是非常有效的治疗方法。

新的资料表明在治疗开始阶段的积极治疗,能更有效减少长期后遗症。改善病情抗风湿药(DMARDs)如甲氨蝶呤,对少关节型幼年特发性关节炎、扩展性疾病及多关节型幼年特发性关节炎患者特别有效。甲氨蝶呤通常很安全,但其可能与肝毒性(需要每 4～8 周进行 1 次肝功能检测)、肾功能障碍、感染风险增加及骨髓抑制有关。每周 1 次补充叶酸将减少不良反应的发生率。

药物研究的一个新领域的是针对炎性细胞因子的靶向治疗,以逆转炎症级联反应。改善病情抗风湿生物因子制剂在缓解症状和改变病程中正显示出更有希望的前景。这类药物包括肿瘤坏死因子-α(TNF-α)阻断药、T-细胞共刺激调节药、白介素 1 阻断药、白介素-6 阻断药及 B 细胞耗竭药。

物理治疗对于维持患者最大可能积极的生活方式也是至关重要的。应该鼓励患者补充维生素 D 和钙剂。

推荐阅读

[1]　Goldmuntz E,White P.Juvenile idiopathic arthritis.Pediatr Rev,2006,27(4):24-32.

[2]　Prakken B,Albani S,Martini A.Juvenile idiopathic arthritis.Lancet,2011,322(9783):
2138-2149.

[3]　Prince F,Otten M,van Suijlekom-Smit L.Diagnosis and management of juvenile idiopathic
arthritis.BMJ,2011,342(c6434):95-102.

病例 16-3　2 岁男孩

【现病史】　一名 2 岁男孩以拒绝行走为主诉入院。患儿入院前 1d 还和平时一样健康,和他的哥哥在外面玩耍。孩子母亲发现她的儿子在草地上奔跑时跌倒了,但他立刻站起来,继续努力跟上他的哥哥。在当天的其余时间,他看上去活动如常。然而,入院当天早上他醒来的时候,发现他的右小腿肿胀明显,走路开始一瘸一拐。近期没有发热或病毒感染的病史。

【既往史及家族史】　既往健康。大动作发育正常。

【查体】　T 36.9℃,RR 28/min,HR 125/min,血压 96/70mmHg,身高第 75 百分位,体重第 50 百分位。

孩子是一个快乐、发育良好的男孩。除了右下肢,查体均正常。右下肢沿胫骨轴下 1/3 的区域,有局灶性肿胀和压痛。他的髋关节、膝关节和踝关节均活动自如。神经系统检查无异常,不过,患儿拒绝右腿承重。皮肤检查也没有发现任何瘀伤或异常的印迹。

【实验室检查】　全血细胞计数显示白细胞计数为 $8.2×10^9$/L,中性粒细胞占 0.54,淋巴细胞占 0.38,单核细胞占 0.08。血细胞沉降率和 C 反应蛋白正常。

右腿的 X 线片显示诊断结果(图 16-1)。

★病例 16-3 讨论

【鉴别诊断】　当发现一个孩子突然拒绝行走时,最可能的病因是急性损伤。医生很难确定损伤

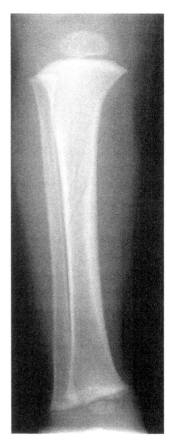

图 16-1　胫骨 X 线片

是否因意外还是虐待而导致的。婴幼儿骨折一般不会有明显的创伤。很小的意外,比如家长没有看到的在走路或跑步中的跌倒即可导致骨折。婴幼儿骨折通常涉及胫骨远端,导致螺旋形或斜形骨折。相反,受虐导致的骨折,所涉及的通常是

胫骨中段:因为当握住足或扭转腿时胫骨中段受力最大。在虐待儿童病例中,结合损伤或发育年龄,其病史通常难以置信(表 16-5)。如果考虑虐待,应该进行全面骨骼调查以评估其他任何伤害。当骨折累及干骺端和骨骺(桶柄样骨折)、胸廓、肩胛骨、脊椎骨及复杂的颅骨骨折,应高度怀疑儿童受到虐待(表 16-6)。

表 16-5　怀疑儿童受到虐待的病史

无法解释的严重损伤
在解释损伤时的戏剧性改变
对损伤不合理的解释
看护者给出意外不同版本的解释
损伤机制不符合孩子的发育或身体活动能力

表 16-6　怀疑儿童受到虐待的骨折类型

无严重创伤病史的多发性骨折
不同愈合阶段的骨折
肋骨骨折
未学步婴儿的股骨骨折
无严重创伤病史的肩胛骨和脊椎骨折
肱骨中段骨折
骨骺骨折
未学步婴儿的干骺端骨折和螺旋/斜裂缝骨折
多发的、复杂的或枕部颅骨骨折

　　罕见情况下,不明原因的骨折可能是骨骼疾病的征兆。骨折模式可能与虐待儿童患者类似。代谢性骨病非常罕见,必要时应除外诊断。成骨不全症是最常见的容易与虐待儿童病例相混淆的情况。成骨不全症是一种由于Ⅰ型胶原蛋白基因突变导致的遗传性骨病。当出现骨质疏松、颅骨缝间骨、蓝巩膜、牙列异常及易骨折家族史时,应考虑成骨不全症。但是,在一些轻型病例(Ⅳ型成骨不全症),可能不会看到这些典型特征。

　　【诊断】　右腿的 X 线片显示胫骨的螺旋形骨折(图 16-1)。诊断为婴幼儿骨折。

　　【发病率和流行病学】　婴幼儿骨折是 9 个月至 3 岁儿童的常见损伤。从发育角度来说,儿童开始学步时容易跌倒。当他们将足固定在地面上时,很容易扭曲他们的小腿。婴幼儿线性生长速度过快,也增加了骨折发生的风险。在未学步的孩子中,很难看到婴幼儿骨折,应考虑有无非意外伤害。

　　【临床表现】　当孩子出现拒绝走路并伴有胫骨局部肿胀,必须考虑有无婴幼儿骨折。很多情况下可能没有明确的创伤史。某些情况下,意外可能是如此轻微,以致父母无法回忆起是否曾经跌倒或受伤。查体可能完全正常或可能略微肿胀、发热及触痛。疼痛是由于肢体轻微扭曲而引起的。

【诊断方法】　放射学检查:一个拒绝走路的婴幼儿的初始评价及考虑骨折应行 X 线平片检查。正侧位 X 线片通常显示在胫骨的远端 1/3 处向下和向内侧延伸出的螺旋形或斜形骨折。有些骨折在 X 线上不容易发现。在某些病例中,最初的 X 线片显示为阴性结果,或仅显示轻微软组织肿胀。如果 X 线摄片是阴性结果,内斜位摄片可能有用。如果仍怀疑骨折且 X 线平片是正常的,可以进行三相同位素骨扫描。有些病例也可以先腿部固定,2～4 周后重复 X 线检查,看有无骨膜反应和新骨形成,以确定诊断。

【治疗】　如果骨折发生在 2 周内,主要治疗为制动固定。应该和骨科医生共同治疗骨折。

推荐阅读

[1] Shravat B,Harrop S,Kane T.Toddler's fracture.J Accid Emerg Med,1996,13(1):59-61.

[2] Kemp AM,Dunstan F,Harrison S,et al.Patterns of skeletal fractures in child abuse:systematic review.BMJ,2008(337):859-862.

[3] Cooperman DR,Merten DF.Skeletal manifestations of child abuse//Reece RM,Ludwig S,eds.Child Abuse Medical Diagnosis and Management.2nd ed.Philadelphia:Lippincott Williams & Wilkins,2001:135-139.

[4] Pandya N,Baldwin K,Kamath A,et al.Unexplained fractures:child abuse or bone disease.Clini Orthop Relat R,2011,469(3):805-812.

[5] Kellogg N,the Committee on Child Abuse and Neglect.Evaluation of suspected child physical abuse.Pediatrics,2007,119(6):1232-1241.

 病例 16-4　2 岁男孩

【现病史】　一名 2 岁男孩既往健康,入院前 2d 患儿滑了一跤,跌倒在他的右侧。父母发现孩子受伤后出现跛行。受伤当晚患儿开始发热至 39.4℃(103°F)。应用布洛芬退热治疗。夜间患儿变得烦躁不安,尤其是其父母试图搬动他时。患儿拒绝站立。他被送到附近的急诊科进行评估。行右下肢 X 线检查未发现异常,他被诊断为膝盖挫伤并带回家。次日,他可以短暂行走,但仍跛行。然而,在接下来的几个小时,他再次拒绝走路,并开始变得非常黏人。他被带到往医院进行重新评估。

【既往史及家族史】　患儿既往健康。按时免疫接种。生长发育正常。

【查体】　T 38.3℃,RR 24/min,HR 110/min,BP 98/75mmHg,身高指数第25 百分位,体重第 50 百分位。

查体时孩子哭闹并难以安抚。心、肺、腹部查体无异常。右下肢有轻度肿胀和发红。胫骨长轴有明显压痛感。髋关节、膝关节和踝关节的活动范围正常。深腱反射存在。右足背动脉搏动正常。患儿只能扶着行走,但能爬行。

【实验室检查】 全血细胞计数显示白细胞为 17.4×10^9/L(杆状核细胞占 0.18,分叶核嗜中性粒细胞占 0.77,淋巴细胞占 0.05),血红蛋白为 107g/L,血小板计数为 578×10^9/L。血细胞沉降率是 75mm/h,C 反应蛋白是 92mg/L。已行血培养检查。再次右胫骨 X 线检查结果正常。

右下肢 MRI 检查确定了诊断(图 16-2)。

★病例 16-4 讨论

【鉴别诊断】 对一个初学走路的孩子进行跛行或拒绝走路的病因诊断是具有挑战性的。可能缺乏明确创伤史,或如同在此病例,创伤史可能起误导作用。而且,年幼儿童很难发现局部疼痛,并且对疼痛的定位可能不能准确地代表病变区域。在这些孩子中,通过评估相关的症状可以缩小鉴别诊断的范围。例如这个孩子合并发热,所以必须考虑感染性病因。化脓性关节炎时髋关节、膝关节和踝关节检查不太可能正常。然而,骨髓炎仍需除外,特别是腿部还出现肿胀。

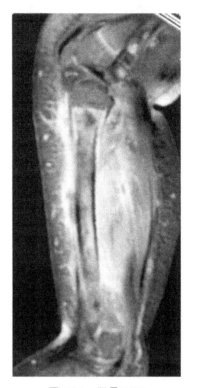

图 16-2 胫骨 MRI

蜂窝织炎和肌炎也应考虑。此外,肿瘤性疾病包括白血病、神经母细胞瘤或成骨细胞瘤也要注意除外。风湿性疾病也会同时出现关节疼痛和发热,如幼年特发性关节炎、反应性关节炎和急性风湿热。

【诊断】 下肢 MRI 结果显示有明显的软组织肿胀(图 16-2)。沿胫骨的整个骨干发现混杂低信号,这与水肿包围的小骨膜下脓肿结果一致。可看到圆周形环绕筋膜与筋膜炎相一致的水肿。这些发现证实了整个胫骨广泛骨髓炎,以及一个大的和众多小的骨膜下脓肿。膝关节和踝关节均未受累。血培养分离出金黄色葡萄球菌。因此,诊断为胫骨急性血源性金黄色葡萄球菌骨髓炎。在本病例中,基于肿胀、发红及胫骨压痛,怀疑骨髓炎。血细胞沉降率和 C 反应蛋白增高进一步支持骨髓炎的诊断。MRI 检查结果确认了骨髓炎的诊断。最初,根据社区获得性耐甲氧西林金黄色葡萄球菌(CA-MRSA)当地的耐药特点选用万古霉素进行治疗。随着临床症状改善,包括发热缓解、右腿可以承重及 C 反应蛋白明显下降,在得到药敏试验结果后,患者被改用口服克林霉素治疗。在住院后的第 6 天患儿出院,并基于随后炎症标志物的检测结果,完成了3~4周的口服抗生素治疗。抗生素治疗的第2天C反应蛋白达到峰值,治疗第7天恢复正常。抗生素治疗后第5天血细胞沉降率达到峰值,3周后恢复正常。

【发病率及流行病学】　幼儿骨髓炎通常是由于细菌的血源性传播引起。多数情况下,发生在5岁以前,可能与接近生长板的快速生长的部位血供丰富有关。在骨骺处无瓣膜静脉窦导致缓慢的非层状血流。假定创伤可能导致血肿,并在无症状菌血症期间被细菌感染。

受累骨骼包括股骨、胫骨、肱骨、腓骨和骨盆。引起骨髓炎最常见的器官随年龄而不同。在新生儿中,金黄色葡萄球菌、B族链球菌和肠道革兰阴性杆菌占主导地位。在婴幼儿中,目前金黄色葡萄球菌是最常见的,但也可能由肺炎链球菌、A组链球菌和金氏杆菌属感染而引起。由念珠菌引起的真菌性骨髓炎常发生在早产儿及静脉吸毒者中。血液或淋巴传播引起的结核性骨髓炎,在儿童活动性结核中的发生率不足1%。结核性骨髓炎可能累及脊柱、股骨以及手足的小骨骼。

非血源性骨髓炎通常由开放骨折、压疮、骨科置入设备或刺伤发展而来。可置入设备可能被金黄色葡萄球菌和凝固酶阴性葡萄球菌感染。在运动鞋刺伤的病例中,铜绿假单胞菌和金黄色葡萄球菌是可能的病原。

【临床表现】　骨髓炎患儿所呈现的症状和体征取决于感染的部位。骨髓炎患者的典型表现是发热、骨痛和无法承重。许多病例可能有创伤史。创伤被认为是一个危险因素,因为创伤发生后受伤部位的血液流动增加。

全身症状包括发热、不适及食欲缺乏。查体时受累肢体可能出现肿胀和发红。一般是局部压痛,而不是弥漫性的触痛。大多数病例累及长骨的干骺端。活动范围一般不受限,而化脓性关节炎轻微活动即可出现触痛。然而,因疼痛或肌肉痉挛,患者可能有一些运动性受限。

臀关节和肩关节感染可能同时合并骨髓炎,因为这些关节囊延伸到股骨和肱骨的远端骨骺。新生儿因为血管沟延伸穿过骨骺生长板而有所不同,因此骨髓炎可引起邻近关节感染。

【诊断】　总体来说,实验室数据是有助于确定骨髓炎诊断。

1. 血培养　血培养在高达50%的病例中有阳性结果。所以在所有疑似骨髓炎病例中应该行血培养检查,而且尽可能在应用抗生素之前抽血。

2. 全血细胞计数　外周白细胞计数可能正常或升高。对于骨髓炎的诊断,白细胞计数既不敏感,也不特异。如果症状已经存在了好几天,可能出现血小板增多。

3. 炎性标志物　超过95%的病例C反应蛋白升高。至少90%的病例血细胞沉降率增快。如果骨骼疼痛患者的C反应蛋白和血细胞沉降率保持3d正常,患者急性骨髓炎的可能性较低。C反应蛋白和血细胞沉降率也可用于监测对抗生素治疗的反应。通常,在适当的抗生素治疗开始后2d,C反应蛋白达到峰值,并在7~

10d 恢复到正常范围。而血细胞沉降率通常在抗生素开始后的第 5 天达到峰值，并在 3～4 周后恢复正常。

4. 骨活检或骨膜下穿刺　诊断的金标准是采集骨穿刺培养物。80％的病例可在血液、骨骼或关节液中发现病原。

5. 放射学检查　出现症状后 10～14d，X 线平片将显示溶骨性病变及骨膜增生。2 周内的 X 线片可能显示正常，这不应该误导医生的诊断。锝-99m-亚甲基二磷酸盐骨扫描，可定位充血和早期骨吸收的区域。在 3 个时间段成像：①在核素输注期间；②输液 5min 后（"血池"阶段），此时因为血流增加核素已汇集到感染组织；③核素离开软组织但仍保留在骨重塑区域的 3h 后（"骨"阶段）。

蜂窝织炎可引起前 2 个阶段摄取，而骨髓炎可导致所有 3 个阶段的更新。在以下几种情况下，骨扫描可能最有帮助：①椎体或骨盆骨髓炎；②新生儿、幼儿及其他难于定位疼痛的孩子；③多灶性受累。尽管骨扫描的灵敏度很高（80％～95％，但在新生儿中较低），它并不可以描绘解剖学，也不能在创伤、骨折、感染和梗塞之间加以区分。因此，锝骨扫描的特异性较低。MRI 也可用于诊断骨髓炎，它的敏感性是 92％～100％。当症状被局限于一个特定区域时，MRI 是最有用的。在婴幼儿和年幼儿童中进行该项检查，需使用镇静药。

【治疗】　选择适合的抗生素取决于多种因素，包括患者的年龄、病原感染机制及金黄色葡萄球菌的局部敏感性模式；因为 70％～90％的病例金黄色葡萄球菌是主要病原体（表 16-7）。对于患骨髓炎的新生儿，适当的治疗包括抗金黄色葡萄球菌药物和第三代头孢菌素联合应用，以治疗革兰阴性菌感染和 B 族链球菌。对于年龄较大的儿童，治疗主要针对社区获得性耐甲氧西林金黄色葡萄球菌（CA-MR-SA）并取决于局部耐药模式，药物主要包括苯唑西林、克林霉素或万古霉素。有血红蛋白病基础病的患儿，因应用克林霉素或万古霉素针对金黄色葡萄球菌和沙门菌有较高风险，经验来说，应该接受头孢噻肟或头孢曲松治疗。基于临床表现与感染的机制，可以添加其他抗生素到治疗方案中。最终治疗应该根据临床反应和细菌培养的结果。

表 16-7　骨髓炎的微生物学和经验治疗

患者特征	常见的生物体	经验性治疗[1][2]
新生儿	金黄色葡萄球菌 B 族链球菌 肠杆菌	克林霉素或万古霉素＋头孢噻肟
婴幼儿	金黄色葡萄球菌 A 族链球菌 肺炎链球菌 金氏杆菌（较少见）	克林霉素或万古霉素

(续　表)

患者特征	常见的生物体	经验性治疗[(1)(2)]
学龄儿童	金黄色葡萄球菌 A 族链球菌	苯唑西林或克林霉素或万古霉素
患病时	金黄色葡萄球菌	万古霉素
血红蛋白病患者	金黄色葡萄球菌 沙门菌	克林霉素或万古霉素＋头孢噻肟
可置入设备	金黄色葡萄球菌 凝固酶阴性葡萄球菌	万古霉素
足部刺伤	金黄色葡萄球菌 铜绿假单胞菌	苯唑西林或克林霉素或万古霉素＋头 孢菌素假单胞菌覆盖

(1)初始经验性治疗将最终将取决于局部 CA-MRSA 耐药谱;(2)一旦确定病原体,可以通过药敏实验来指导治疗

对治疗的反应可以通过检查 C 反应蛋白和血细胞沉降率水平进行监测。在适当抗生素治疗开始后的第 2 天,C 反应蛋白达到峰值,并在第 7 天及第 9 天恢复到正常。如果 C 反应蛋白在治疗第 4 天还没有明显下降,治疗失败的可能性增加,可能需要重新拍片或调整抗生素治疗。血细胞沉降率通常是在治疗的第 5 天达到峰值,并在治疗的第 3 周或第 4 周恢复正常。通常,每周对 C 反应蛋白和血细胞沉降率进行监测直到治疗结束。

大部分病例治疗需持续 3 周并可长达 6 周。治疗持续时间取决于病原体、疾病的严重程度及临床和实验室指标反应。从治疗史上来看,治疗金黄色葡萄球菌骨感染少于 4 周,会导致不可接受的高复发率。近期资料认为没必要这么长时间。此外,近期资料也支持早期过渡到口服疗法和长期静脉治疗同样有效。另外口服疗法不会发生中央静脉导管相关的风险,包括感染和血栓。当 C 反应蛋白下降和急性炎症的体征(发热缓解和可承重)有所改善,可以采用口服治疗。也必须考虑孩子对采取是否愿意口服药物及父母能否实施一日多次给药。

推荐阅读

[1]　Conrad D.Acute hematogenous osteomyelitis.Pediatr Rev,1995(16):380-384.

[2]　Roine I,Arguedas A,Faingezicht I,Rodriguez F.Early detection of sequelae-prone osteomyelitis in children with use of simple clinical and laboratory criteria.Clin Infect Dis,1997,24(5):849-853.

[3]　Peltola H,Unkila-Kallio L,Kallio MJ.Simplified treatment of acute staphylococcal osteomyelitis of childhood.Pediatrics,1997(99):846-850.

[4]　Jacobs RF,McCarthy RE,Elser JM.Pseudomonas osteochondritis complicating puncture

wounds of the foot in children：a 10-year evaluation.J Infect Dis,1989,160(4)：657-661.

［5］ Paakkonen M,Kallio M,Kallio P,et al.Sensitivity of ESR and C 反应蛋白 in childhood bone and joint infections.Clin Orthop Relat R,2010,468(3)：861-866.

［6］ Zaoutis T,Localio A,Leckerman K,et al.Prolonged intravenous therapy versus early transition to oral antimicrobial therapy for acute osteomyelitis in children.Pediatrics,2009,123 (2)：636-642.

［7］ Peltola H,Paakkonen M,Kallio P,et al.Osteomyelitis-Septic Arthritis Study Group.Short-versus long-term antimicrobial treatment for acute hematogenous osteomyelitis of childhood：prospective,randomized trial on 131 culture-positive cases.Pediatr Infect Dis J, 2010(29)：1123-1128.

 病例 16-5　1 岁男孩

【现病史】 一名 1 岁的小男孩在摔倒 1d 后被送到急诊科。他的母亲正抱着他时,一足脚被凳子绊倒了,孩子从她手上滑落。孩子向前摔落,腹部和胸部碰在地毯上。孩子没有丧失意识并立刻哭了起来。之后一整天,他一直哭闹不安,并拒绝使用他的右腿。只要一换尿布,孩子就会哭闹。很快,其母亲发现孩子右下肢开始肿胀。孩子近期没有任何病毒感染或皮肤改变的病史。

【既往史及家族史】 出生史最显著的特征为孩子是小于胎龄儿,在孕 39 周时通过急诊剖宫产出。出生时体重是 1952g(4 磅 5 盎司)。出生后他留住院 1 周,部分原因是在他出生后不久的 11 月份里横扫该地区的严重雪灾。孩子 10 个月时诊断为贫血,曾采用铁剂进行治疗。他的发育史是正常的。扶物时,他可以爬上台阶并走几步。他还不能自己独自走路。他能脱下自己的袜子。他目前的饮食包括母乳。未吃过固体食物,也没有接受过任何药物治疗。

【体格检查】 T 37.4℃,RR 24/min,HR 138/min,血压 90/50mmHg,身高 63cm(低于第 5 百分位),体重 8.26kg(低于第 5 百分位)。

孩子看起来比较痛苦,但可以安抚。他的前额突出,心肺腹检查正常。肌肉骨骼检查发现右侧股骨的远端部分肿胀,以及手腕有点变宽。神经系统检查无明显异常,包括正常的肌力和腱反射。

【实验室检查】 全血细胞计数结果是：白细胞 11.4×10⁹/L(分叶核嗜中性粒细胞占 0.16,淋巴细胞占 0.71,嗜酸性粒细胞占 0.03),血红蛋白为 118g/L,血小板计数为 26×10⁹/L。血清电解质、血尿素氮、肌酐指标均正常。血钙 0.21mmol/L(8.4mg/L),磷 0.71mmol/L(2.2mg/dl),镁 0.9mmol/L(2.2mg/dl)。肝功能检查显示血清白蛋白为 3 3g/L,明显减低,而血清碱性磷酸酶升高,为 1077 U/L,但谷草转氨酶和谷丙转氨酶检测结果是正常的。

肿胀腿部的 X 线片显示了初步诊断(图 16-3)。

★病例 16-5 讨论

【鉴别诊断】　此种情况的鉴别诊断特
别少。白血细胞计数正常且无发热,急性骨
髓炎的可能性较小。在这种情况下,创伤后
骨折是最有可能的初步诊断。

【诊断】　右下肢放射片显示骨质疏松、
干骺端增宽、不规则干骺端、骨骺边界及无
移位的不完全右股骨远端骨折(图 16-3)。
进一步询问病史,发现孩子很少晒太阳,且
饮食非常单一,只包含果汁和母乳。孩子没
有补充过任何多种维生素。X 线检查的发
现,结合碱性磷酸酶明显升高需除外佝偻病
的诊断。血清 25-羟维生素 D 减低及正常水
平的 1,25-羟维生素 D 证实了患儿患有佝偻
病。这个孩子患有创伤引起的股骨骨折及
营养性佝偻病。没有证据显示佝偻病是由
潜在的肾或肝疾病促成。心电图显示正常
的窦性心律及间期。给予口服维生素 D 和
钙剂进行治疗。

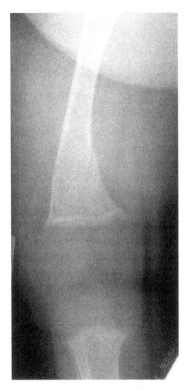

图 16-3　股骨 X 线片

【发病率和流行病学】　佝偻病是指由
于缺乏维生素 D,使正生长的骨或骨样组织矿化不足。维生素 D 受体存在于肾、
肠、骨骼的成骨细胞和甲状旁腺。维生素 D_2(麦角钙化醇)主要在植物中合成,饮
食中获取有限。维生素 D_3(胆钙化固醇)是由哺乳动物生成,在一些食品中也可发
现,但在人类由皮肤中维生素原自然合成。维生素 D_3 在肝中羟基化(25-羟基化)
形成骨化二醇(25-羟基胆钙化醇或 $25(OH)D_3$),并再次在肾皮质细胞中羟基化(1-
羟基化)以产生骨化三醇(1,25-二羟基维生素 D_3 或 $1,25(OH)_2D_3$)。由于维生素
D 营养性缺乏或维生素 D 转运或代谢缺陷可发展成佝偻病("维生素 D 依赖性佝
偻病")。

在过去,一直以为营养性佝偻病只见于纯母乳喂养婴儿。母乳的一个显著特
点是维生素 D 水平低。这些婴儿没有喂养富含维生素 D 的其他食物。另外,婴幼
儿暴露于阳光有限,这也会增加佝偻病的风险。然而,目前已众所周知,即使配方
奶喂养婴儿及健康儿童及青少年也可能有维生素 D 缺乏的风险。营养性佝偻病可
能会发生在素食患者中。食物中的维生素 D 可以在肝、鱼油和多脂鱼中发现。许
多谷物和牛奶被强化添加维生素 D。2003 年美国儿科学会推荐所有婴儿、儿童和

青少年每日摄入 400 U 的维生素 D。除了对骨骼健康所必需,维生素 D 在维持先天免疫并由此预防感染、自身免疫性疾病、癌症及糖尿病等都起到了重要的作用。

对于一些患者,吸收障碍包括脂肪泻或囊性纤维化可能导致维生素 D 吸收不良引起的缺乏。而且,胆汁酸盐代谢异常也会降低维生素 D 的吸收。

由于身体试图维持正常血清钙水平而发展成营养性佝偻病。当缺少维生素 D 时,从肠道吸收的钙减少。钙水平减低导致甲状旁腺激素分泌并动员骨钙。这样,因为身体试图维持正常的钙水平,甲状旁腺激素开始升高,血磷水平减低,而碱性磷酸酶明显升高。

佝偻病的其他原因包括维生素 D 代谢障碍。肝病可能降低 25 羟维生素 D_3 的生成。某些药物,包括苯巴比妥,可以通过影响肝中维生素 D 的代谢而导致佝偻病。肾羟化酶缺乏可以发展为维生素 D 依赖性佝偻病 I 型。除骨化三醇水平减低外,实验室检查结果与营养性佝偻病结果相类似。通过使用高剂量的维生素 D 可以使症状缓解。当维生素 D 在受体水平表现出较低的亲和性时,则发展为维生素 D 依赖性佝偻病 II 型(维生素 D 受体突变型)。这种情况下,骨化三醇水平明显增高。这也可以通过使用高剂量的维生素 D 来治疗。

佝偻病也可以发生于引起慢性酸中毒的疾病,由于骨被再吸收以缓冲酸负荷。由于肾小管对磷酸盐重吸收缺陷导致过量磷排泄,如 X-连锁高磷酸盐尿和范科尼综合征,也可以导致佝偻病。

【临床表现】 维生素 D 缺乏的儿童可以出现各种临床表现。婴幼儿可无症状、表现为低钙血症的体征或表现为佝偻病和骨质脱钙的明显体征。低钙血症的临床表现包括低钙惊厥、喉喘鸣、手足搐搦和呼吸暂停。严重低钙血症的出现应该提醒临床医生维生素 D 缺乏症的诊断,但也应考虑甲状旁腺功能减退、22q11.2 缺失和假性甲状旁腺功能减退的可能。

一份完整的社会史和饮食史允许临床医生鉴别有可能发展成佝偻病风险的孩子。应该收集包括婴儿喂养方法、引入固体食物的时间及维生素 D 补充剂使用情况在内的详细信息。也有必要询问日光照射、用药史、家族史及粪便稠度以评估是否有吸收不良。

临床表现基于孩子的年龄、基础疾病和病程而有所不同。佝偻病患者可出现肌肉骨骼系统的多种异常。婴幼儿因在生命早期头部迅速生长,会出现有显著前额突出。也可能出现出牙延迟和牙釉质破坏。1 岁以内上肢和肋骨生长迅速,因此这些部位适合评估佝偻病体征。孩子可能会有骨骼疼痛和压痛。手腕和脚踝可能变宽和肿胀。前横肋的肋软骨交界增宽,会发生佝偻病念珠。学步孩子可能会出现 O 形腿或 X 形腿。有些孩子可能会出现大运动发育里程碑落后,包括学步延迟。患有慢性酸中毒的患儿可出现发育迟滞。

【诊断】

1. 放射学检查　X 线检查可以辅助确诊佝偻病。腕部 X 线片通常是最有诊断意义。干骺端显示成杯状和增宽,伴骨骺和干骺端之间的射线可透性宽度增加。骨密度降低,骨皮质骨变薄。Milkman 假骨折是一个延伸横向穿过长骨凹面的带状射线可透性区带。也可能出现病理性骨折。有时,孩子是在支气管炎发生呼吸窘迫行胸片检查偶然发现佝偻病的。胸片结果包括肋骨和肱骨远端杯缘的脱钙。

2. 实验室研究　可用于确定佝偻病的病因(表 16-8)。一些重要的化验值将在下面讨论。

表 16-8　不同病因佝偻病的检验值分类

病因[1]	血钙	全段甲状旁腺激素	血磷	肌酐	25 羟维生素 D_3	1,25 羟基维生素 D_3
轻度营养性维生素 D 缺乏	正常/减低	正常/增高	正常/减低	正常	减低	正常
严重营养性维生素 D 缺乏	减低	非常高	减低	正常	非常低	减低
抗惊厥药物诱导	减低	增高	减低	正常	减低	正常/减低
X 连锁低磷血症佝偻病	正常	增高	减低	正常	正常	减低
肝疾病	正常/减低	正常	正常	正常	正常	正常/减低
慢性肾衰竭	正常/减低	非常高	增高	增高	正常	非常低
遗传性维生素 D 抵抗性佝偻病(维生素 D 受体基因突变)	减低	增高	减低	正常	正常	非常高

(1)在所有疾病早期碱性磷酸酶升高

3. 血钙、镁、磷　在维生素 D 缺乏佝偻病中,钙通常是轻度减低(7~8mg/dl),但在某些情况下,血钙可以明显减低导致低钙血症症状。血磷水平依据佝偻病程度可以正常或减低。有些病例血磷水平明显减低,这通常是由于磷过度在肾排泄,例如 X 连锁低磷血症。低镁血症常见于血钙水平减低时。

4. 碱性磷酸酶　由于骨转换增加,碱性磷酸酶甚至在低钙血症发生之前就已升高。

5. 维生素 D 代谢产物　25 羟维生素 D_3 和 1,25 羟基维生素 D_3 两者均被释放。25 羟基维生素 D_3 是营养水平最重要的临床指标。在营养性佝偻病中,25 羟

维生素 D_3 水平减低,1,25 羟基维生素 D_3 可能减低或正常,这取决于佝偻病严重程度和症状持续时间。

6. 其他检查 全段甲状旁腺激素和血清肌酐有助于确定佝偻病其他可能的病因(表 16-8)。尿钙、pH、肌酐和氨基酸可以用来排除(或诊断)范科尼综合征和近端肾小管酸中毒。

【治疗】 根据不同的病因,佝偻病治疗的目的是恢复血钙、血磷水平和增加骨的矿化。在营养性佝偻病病例中,维生素 D 和钙剂是首选的治疗方法。

目前,重点是放在预防营养性佝偻病上。所有的婴幼儿、儿童、青少年每天都需要服用维生素 D 补充剂。维生素 D 的其他天然来源包括动物肝、鱼肉及强化谷物早餐和乳制品。日光照射仍是增加维生素 D 量的另一个来源,但因为曝晒产生皮肤癌的风险而限制了日光照射的应用。

如果患儿有症状性低钙血症的表现,应立即住院治疗。监控患者的心率和心脏节律,以及评价是否有 Q-T 间期延长综合征至关重要。当钙水平恢复到正常水平这些症状也将改善。

推荐阅读

[1] Bergstrom WH.Twenty ways to get rickets in the 1990s.Contemp Pediatr,1991(8):88-106.

[2] Carpenter TO.Disorders of calcium and bone metabolism in infancy and childhood//Becker KL.Principles and Practice of Endocrinology and Metabolism.Philadelphia:Lippincott Williams & Wilkins,1996:631-637.

[3] Ryan S:Nutritional aspects of metabolic bone disease in the newborn.Arch Dis Child,1996 (74):145-148.

[4] Wagner C and Greer F.Prevention of rickets and vitamin D deficiency in infants,children and adolescents.Pediatrics,2008,122(5):1142-1152.

[5] Rajah J,Thandrayen K,Pettifor J.Diagnostic approach to the rachititc child.Eur J Pediatr, 2011(170):1089-1096.

 病例 16-6 2 岁男孩

【现病史】 一名有哮喘病史的 2 岁小男孩,最初因感冒发热、咳嗽和呼吸困难而被送到急诊科。患儿也主诉间断背部疼痛。当时查体仅显示颈部淋巴结肿大和轻度呼气相喘鸣音。给予患儿定量型沙丁胺醇气雾剂回家治疗。1 周后,患者因 2d 来步态不稳再次就诊。就诊时,患儿拒绝走路。在过去几天里,他仍持续发热、活动量显著减少。此外,患儿后背部似乎有局灶性疼痛,而四肢无任何不适。患儿没有创伤史,也没有体重减轻、夜间盗汗、呕吐或腹泻。

【既往史及家族史】 患儿出生时有胎粪吸入综合征,曾给予机械通气 1 周。

他有哮喘病史。他曾因病情加重在门诊给予定量型沙丁胺醇气雾剂进行治疗。患儿未用过皮质类固醇激素药物,也没有住过院或需要每日用药控制病情。无明确家族史。

【体格检查】　T 38.5℃,RR 24/min,HR 111/min,BP 120/70mmHg,体重第25 百分位。

患儿似乎比较舒服地躺在大人,但当让他坐着或站立时,患儿就很不高兴。未发现淋巴结肿大,心肺无异常,也未发现肝脾大。触诊时腰骶部脊柱有轻微局部压痛。双下肢弯曲和伸展都没有问题。深腱反射++且对称。脑神经查体无异常。四肢肌力对称。感觉无异常。也没有小脑异常的体征。

【实验室检查】　全血细胞计数显示白细胞为 $5.5×10^9$/L(分叶核嗜中性粒细胞占 0.65,淋巴细胞占 0.33),血红蛋白为112g/L,血小板计数为 $225×10^9$/L。血细胞沉降率升高至70mm/h。C 反应蛋白也升高到 85mg/L。乳酸脱氢酶水平高达2276U/L(正常范围是:470~900U/L)。

【诊疗经过】　患儿被收入院以评估可能的脊椎骨髓炎和椎间盘炎。鉴于查体的局部阳性发现,进行了腰椎的磁共振成像(MRI)检查(图 16-4)。核磁结果和病灶活检最终确认了诊断。

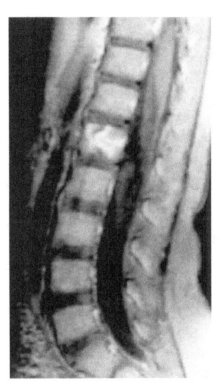

图 16-4　脊柱 MRI

★病例 16-6 讨论

【鉴别诊断】　在本病例中,最初关注的是评估患者是否患有骨髓炎和椎间盘炎。当患儿出现发热、拒绝行走、炎症标志物升高时,必须要考虑感染性病因。脊椎骨髓炎最常见的病原是金黄色葡萄球菌。不太常见的病原包括 A 组链球菌、肺炎链球菌、肠道和革兰阴性杆菌。结核病也可导致脊椎骨髓炎。这种情况下,恶性肿瘤也要注意除外。白血病和淋巴瘤常出现非特异性临床表现,包括发热、消瘦、全身乏力及拒绝行走。骨肿瘤(包括骨肉瘤或尤因肉瘤)也是可能的病因。转移性神经母细胞瘤经常伴有骨骼疼痛和发热。神经母细胞瘤也可能伴有局部体征,包括孤立的胸或腹部肿块。

【诊断】　MRI(图 16-4)结果显示,在椎体的前方有一混杂性骨髓信号伴有约

1cm明显的强化。病灶没有延伸入或破坏椎盘空间。无相关的软组织水肿或脓肿。MRI结果不符合骨髓炎表现。当有感染性原因时,应该可以看到软组织水肿和椎盘空间的受累。考虑到这些有因素,进行了椎体病变和骨髓的活检。病理结果显示为转移性神经母细胞瘤。进一步的放射学检查,包括头部、腹部和胸部的计算机断层扫描(CT),但无法确定原发病灶。患儿接受按4期神经母细胞瘤化疗。

神经母细胞瘤是一种胚胎源性肿瘤,来源于形成交感神经节和肾上腺髓质的神经嵴细胞。在本病例中,基于病史和影像学检查结果只是怀疑神经母细胞瘤的诊断,但最终病理确定了诊断。组织学上来说,神经母细胞瘤通常是由钙化区域和围绕带胞质颗粒的小圆细胞出血区而组成。这些细胞可以在一起形成菊形团形状,也被称为Homer-Wright菊形团。

【发病率及流行病学】 神经母细胞瘤是儿童期最常见的颅外实体肿瘤,占所有儿童肿瘤的大约10%。在美国,每年约有500例新病例出现。大多数患儿在4岁前确诊,平均确诊年龄为17个月。大部分肿瘤(80%)位于隔下,且约50%的肿瘤源于肾上腺。

【临床表现】 神经母细胞瘤根据肿瘤的位置和疾病严重程度而临床表现多种多样。它可以源自交感神经系统而扩散到全身。肿瘤可以发生在肾上腺髓质或椎旁神经节,也可以在颈部、胸部、腹部或盆腔。胸部肿块可以作为颈胸部无痛硬性包块出现,也可以表现为巨大纵隔肿瘤压迫导致的上腔静脉综合征。在某些病例中,年幼患儿可以表现为进行性增大的腹部肿块。取决于病灶位置,患儿可以无症状、出现肠梗阻症状或肝受累。如果增大的肾上腺肿瘤压迫肾血管,患儿可能出现高血压。如果肿瘤累及交感神经节,可能会出现椎旁肿块。这些患者可能出现后背部疼痛及神经受压,并导致膀胱或肠道功能障碍或步态不稳。如果颈交感神经节受累,可以出现单侧霍纳综合征(眼睑下垂、瞳孔缩小、无汗)。转移的常见部位包括局部淋巴结和经由血液传播的骨髓和肝转移。

神经母细胞瘤有一些独特的临床表现。可以出现副肿瘤综合征,也称斜视眼阵挛-肌阵挛或"眼足舞蹈综合征"。这涉及到快速无序的眼球运动和肌阵挛。如果以上症状出现,寻找肿瘤的原发灶至关重要。大多数病例的眼阵挛和肌阵挛随治疗而改善。然而,一些患者即使在肿瘤消除后,依然存在眼阵挛及肌阵挛。偶尔,转移瘤沉积在眶周区域引起眼球突出和眶周瘀斑,类似"浣熊的眼睛"。源自肿瘤的儿茶酚胺分泌过量导致其他全身症状包括面色潮红、心动过速、高血压及腹泻等。

【诊断】 诊断的第一步是考虑神经母细胞瘤的可能性。怀疑诊断的患者有非特异性全身体征和骨骼疼痛。查体可能触及腹部包块和淋巴结肿大。注意患者的血压也很重要。

1. 全血细胞计数 全血细胞减少提示骨髓受累。

2. **尿儿茶酚胺**　在超过 90% 以上的病例中,尿儿茶酚胺如高香草酸(HVA)和香草扁桃酸(VMA)水平升高。由于随机时间点尿样本可能产生假阳性结果,所以应该留取 24h 尿。

3. **骨髓活检**　骨髓穿刺取样可以确定骨髓是否受累。

4. **放射学检查**　应该进行骨骼 X 线检查以检测转移性骨骼病灶。应该进行胸部、腹部和盆腔计算机断层扫描(CT)以检测原发灶和转移灶。间碘苄胍(MIBG)核素扫描有助于评估疾病的严重程度。在 90%～95% 神经母细胞瘤患儿中,通过交感神经元来摄取间碘苄胍。此检查可用于初步诊断,也可作为监测治疗效果的方法。

【治疗】　和许多肿瘤性疾病一样,治疗和预后基于患者初治时的分期。国际神经母细胞瘤分期系统(INSS)是基于神经母细胞瘤患儿的临床、影像学及手术评估发展而来。1 期代表可完全切除的局部肿瘤。2 期是指同侧淋巴结受累的局部病变。对于局部病变(1 期和多数 2 期),手术切除肿瘤通常有效。3 期是指病变越过中线并有对侧淋巴结受累。4 期是指原发肿瘤转移到远处淋巴结、骨、骨髓、肝、皮肤或其他器官(定义为 4S 期除外)。4S 期是指在年龄<1 岁的婴儿中,局部原发性肿瘤转移限于皮肤、肝或骨髓。4S 期患者通常被划分为低风险类别。然而,这种分类方法有有其局限性,因为无法对介于两个分期之间的病人给予合适治疗。国际神经母细胞瘤风险组(INRG)基于肿瘤相关的预后风险因子(包括患者年龄、肿瘤分期、肿瘤分化、DNA 倍数性及 MYC-N 原癌基因扩增倍数),开发了一项新的分类系统。这个进一步分类系统有希望在最佳治疗时机更好地确定治疗方法。如果预后因素良好,可以采用降低药物毒性的方法。对于进展期肿瘤,可以评估采用强化化疗。

高危神经母细胞瘤治疗包括缓解诱导、巩固阶段和维持阶段。清髓性化疗后给予自体造血干细胞移植可提高无病存活率。由于 50%～60% 的高危患者将会出现复发,而且目前没有有效的救援性治疗方法,因此有必要采用强烈诱导化疗。异维 A 酸已经证明可分化神经母细胞瘤细胞系,目前成为标准治疗的一部分。正在研究发展的治疗高危神经母细胞瘤患儿的方法包括可能的碘[131]I 标记 MIBG 治疗的可能性。低危神经母细胞瘤患者(无症状 2a 期或 2b 期)在单纯手术后存活率良好,总体生存率为 97%,无病存活率(无进展性病变、复发、第二恶性肿瘤或任何原因引起的死亡)约 90%。化疗限于少数低危神经母细胞瘤患者,如年龄较大的 2b 期及有不利组织学或二倍体肿瘤的患儿。

低危神经母细胞瘤患儿存活率超过 98%,中危患儿生存率接近 90%～95%。不幸的是,高危患儿存活率只有 40%～50%。

(杨　光)

推荐阅读

［1］ Castleberry RP. Biology and treatment of neuroblastoma. Pediatr Clin N Am,1997(44): 919-937.

［2］ Strother DR,London WB,Schmidt ML,et al. Outcome after surgery alone or with restricted use of chemotherapy for patients with low-risk neuroblastoma:results of Children's Oncology Group study P9641.J Clin Oncol,2012(30):1842-1848.

［3］ Behrman RE,Kliegman RM,Arvin AM.Nelson Textbook of Pediatrics.Philadelphia:W.B. Saunders Company,1996.

［4］ Maris J.Recent advances in neuroblastoma.N Engl J Med,2010(362):2202-2011.

第17章 腹 泻

【定义】 腹泻是患者最常见去医院就诊的病症之一。尽管医学已有很大进步,但在世界各地,腹泻的发病率及病死率仍然很高。腹泻的特点是患者的大便次数、总量或含水量较平常增加。

腹泻还可根据病症的持续时间做进一步分类,急性腹泻通常在 2 周内痊愈,而慢性腹泻的病程通常超过 2 周。腹泻另一种重要的分类法是根据其本质是分泌性腹泻还是渗透性腹泻来区分的。分泌型腹泻是病原体在细胞水平层次破坏了肠液的正常吸收功能,通常引起大量的水样泻,禁食后腹泻仍持续存在;而渗透性腹泻是因为肠腔内不易吸收的一些物质吸引肠壁液体入肠腔而导致的,通过禁食部分患者的腹泻症状可缓解。

腹泻最常见的原因是感染,病原体中病毒要远远多于细菌。然而,就鉴别诊断而言,腹泻的病因相当广泛,还包括一些罕见的原因。大部分腹泻发生在其他情况良好的儿童,也有一些腹泻发生在一般情况较差的儿童,这些儿童或存在营养不良、脱水,或存在其他系统性疾病。

【病因】 腹泻的病因很多,可根据发病年龄(表 17-1)或发病原因(表 17-2)进行分类。

表 17-1　不同年龄儿童腹泻的病因

发生率	新生儿/婴儿	学龄儿童/青少年
常见	全身感染 感染性胃肠炎 坏死性小肠结肠炎 过度喂养 糖类吸收不良	感染性胃肠炎 儿童非特异性腹泻 抗生素相关性腹泻 大便失禁 糖类吸收不良 食物中毒
少见	先天性巨结肠小肠结肠炎 牛奶蛋白过敏 囊性纤维化 乳糜泻	炎症性肠病 乳糖不耐受 囊性纤维化 滥用泻药
罕见	先天性乳糖酶缺乏 先天性小肠绒毛萎缩 分泌性肿瘤 先天性肾上腺皮质增生症	分泌性肿瘤 甲状腺功能亢进症 小肠淋巴管扩张症

表 17-2　不同性质腹泻的病因

类别	具体病因
感染性	病毒
	轮状病毒
	肠道腺病毒
	星状病毒
	诺如病毒
	冠状病毒
	细菌
	沙门菌
	志贺菌
	大肠埃希菌
	空肠弯曲菌
	耶尔森菌
	霍乱弧菌
	艰难梭菌
	寄生虫
	蓝氏贾第鞭毛虫
	隐孢子虫
饮食性	山梨醇
	果糖
	食物中毒
吸收不良性	乳糜泻
	囊性纤维化
	糖类吸收不良
	感染后
肿瘤性	神经母细胞瘤
	神经节细胞瘤
内分泌性	甲状腺功能亢进症
	甲状旁腺功能亢进症
	先天性肾上腺皮质增生症
	肾上腺功能减退
毒理性	药物不良反应
	抗生素相关性
	泻药
过敏性	牛奶蛋白过敏

类别	具体病因
免疫性	免疫功能缺陷
	AIDS
	炎症性肠病
解剖性	短肠综合征
	肠旋转不良
	先天性巨结肠病
先天性	先天性乳糖酶缺乏
	先天性小肠绒毛萎缩
血管炎性	过敏性紫癜
	溶血尿毒综合征
其他	肠易激综合征
	儿童慢性非特异性腹泻
	过食
	大便失禁

【鉴别诊断线索】 对于腹泻患儿,一份完整的病史可提供有助于确诊的线索。患儿的年龄和临床表现、疾病的病程、转归及相关的临床特征可为疾病的鉴别诊断提供一个有用的框架。以下问题可为腹泻的诊断提供线索。

★腹泻持续了多长时间?

——病程在2周内的腹泻是急性腹泻而非慢性腹泻。急性腹泻从病因上讲更有可能是感染性的(病毒或细菌)。慢性腹泻需更多考虑其他诊断如吸收不良性(囊性纤维化、乳糜泻),尽管感染(如寄生虫)和感染后(如感染后糖类吸收不良)的因素也仍然有可能存在。

★粪便中有无血或黏液?

——在急性期,出现血便或黏液便多系侵袭性细菌感染(侵袭性大肠埃希菌、沙门菌或志贺菌),而慢性腹泻出现血便或黏液便时需考虑炎症性肠病,对有全身性疾病面容(systemically ill-appearing)的患儿必须考虑溶血性尿毒综合征。

★有无腹部疼痛或绞痛? 有无里急后重?

——急性感染性胃肠炎可出现腹部绞痛,而有长期肠绞痛或存在里急后重症状者需考虑炎症性肠病的可能。

★有无呕吐?

——呕吐可能是急性感染性胃肠炎。然而,如果存在胆汁性呕吐,尤其在新生儿或婴儿,必须考虑解剖异常的可能(如肠旋转不良、嵌顿疝)。

★有无发热?

——有严重发热时提示腹泻为肠源性感染或全身性疾病（如肺炎）伴随的非特异性腹泻。对于有中毒面容的患儿，必须考虑是否存在脓毒症和中毒性休克综合征。对一个慢性腹泻伴急剧加重的发热患者，最可能的诊断是炎症性肠病。

★病人看上去是否像全身性疾病？

——对于一个有全身性疾病面容的急性腹泻患儿，应高度警惕脓毒症的情况（如沙门菌、大肠埃希菌感染，尤其是新生儿或婴儿）。如果少尿不能由腹泻引起的单纯性脱水来解释的话必须要考虑到溶血性尿毒综合征的可能。像炎症性肠病、乳糜泻或囊性纤维化等病症，慢性腹泻并生长发育停滞的患儿间断发生急性腹泻时，可使他们看上去像全身性疾病患儿。

★有无生长发育停滞？

——慢性腹泻合并生长发育停滞的患儿应考虑是否为吸收不良性疾病，如囊性纤维化和乳糜泻。引起分泌性腹泻的神经内分泌肿瘤可表现为明显的体重下降。除体重增长缓慢外，炎症性肠病通常也会出现直线性生长速度下降。

★有无接触腹泻患者病史？

——密切接触有类似症状患者的病史提示存在共同污染源的场所疾病暴发的可能（如幼儿园、家庭聚会、餐厅），无论是毒素相关性食物中毒还是粪-口途径的传播。

★有无特殊食物接触史？

——特别是未煮熟的食物，尤其是牛肉，它们是大肠埃希菌 O157：H7 的源头，后者可导致溶血性尿毒综合征（HUS）。储存方法不当的食物是食物中毒的另一个潜在来源。如果首次接触的新食物品种肠道耐受不良，可造成暂时性腹泻或导致血便，如牛奶蛋白过敏的婴幼儿。

★近期有无外出旅行？

——有国外旅游史的患者要考虑到旅行者腹泻的情况，旅行者腹泻常常由不常见的大肠埃希菌菌株或少见微生物如溶组织内阿米巴感染所致，为慢性腹泻的病因之一。如蓝氏贾第鞭毛虫等其他寄生虫和甲型肝炎也可能在旅行期间获得引发腹泻。

★水源情况如何？

——未经处理或受污染的水源中可能含有蓝氏贾第鞭毛虫和隐孢子虫。已经明确大肠埃希菌 O157：H7 可经暴露的水源，如游泳池或湖泊进行传播。

★有无接触宠物？有无动物接触史？

——如蜥蜴、龟和鬣鳞蜥等宠物可能携带沙门菌，可引起把玩它们的孩子出现腹泻。农场动物和宠物动物园也是大肠埃希菌 O157：H7 及溶血性尿毒综合征流行病例的潜在来源。

★近期有无使用抗生素？

——如果有,可能会发生抗生素相关性腹泻,包括艰难梭菌结肠炎。

★既往有无重大疾病史?

——在急性或慢性腹泻基础上出现生长发育停滞需要特别关注。经历过坏死性小肠结肠炎手术治疗的早产儿此后可能因为短肠综合征出现慢性腹泻。某些情况也可能并发腹泻(如人类免疫缺陷病毒感染和其他导致免疫力下降的疾病)及内分泌疾病(如甲状腺功能亢进症)。

★有无疾病家族史?

——炎症性肠病患者有其家庭成员有类似症状的疾病家族史。囊性纤维化和乳糜泻的患病历来与北欧血统有关,虽然其他种族的人群也可罹患这些疾病。

★进食会加重腹泻吗? 禁食会使腹泻改善吗?

——这个问题将有助于区分渗透性腹泻和内分泌性腹泻,大多数腹泻属于渗透性腹泻,进食和禁食会影响腹泻的病情。而对于后者,进食和禁食的影响不太常见,并且往往与肠外的隐匿性肿瘤有关。

★有无皮疹?

——瘀点、紫癜提示腹泻可能是过敏性紫癜引发的,然而,在一个疾病病容的孩子还必须要考虑到脓毒症的诊断。其他皮疹如疱疹样皮炎可在乳糜泻等慢性腹泻病时见到。皮疹也可能是营养不良的原因导致。

★有无故意减肥的情况?

——过度注重自己体形的青少年可能会使用泻药来减肥。

 病例 17-1　2 月龄男婴

【现病史】　患儿男,2 个月,以呕吐和腹泻就诊。患儿 3d 前刚从医院出院,在此前的住院期间,经 pH 监测及上消化道造影检查患儿被诊断为胃食管反流。患儿出院回家后一直服用雷尼替丁,直至昨晚出现呕吐和腹泻,之前一般情况良好。就诊前,患儿共呕吐 12 次,为非血性、非胆汁性呕吐,稀便 8 次,无发热或相关的上呼吸感染症状,尿量正常。其母亲述说患儿较平日烦躁,在到医院就诊当天发现患儿腹股沟区有一肿块。

【既往史】　患儿系足月儿,其母妊娠史、分娩史正常。此前仅住院 1 次,诊断为胃食管反流,给予雷尼替丁口服治疗。

【体格检查】　T 36.9℃,RR 32/min,HR 136/min,BP 100/54mmHg,体重在同龄儿正常体重第 5 百分位数。

体格检查发现:患儿反应好,无急性痛苦表情。头、颈、心脏及呼吸系统检查无异常。患儿无脱水表现,腹部平软,无触痛,肝脾无增大,腹部未扪及包块。生殖器正常,男性外观,双侧睾丸已下降。右侧腹股沟区可触及一个 5cm×3cm 大小触痛、不活动的红色包块。

【实验室检查】 全血细胞计数示 WBC $10.1 \times 10^9/L$（分叶核粒细胞0.11,淋巴细胞0.76),血红蛋白108g/L,平均红细胞体积87fl,血小板计数$387 \times 10^9/L$,血清电解质、血尿素氮及肌酐正常。

【诊疗经过】 患儿此前住院所摄腹部 X 线平片提示了本次发病的原因（图17-1),患儿需要外科会诊。

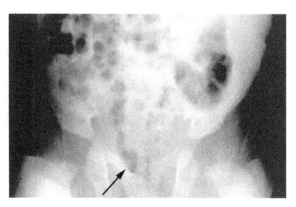

图 17-1 患儿腹部 X 线平片

★病例 17-1 讨论

【鉴别诊断】 本病例中,患儿腹泻伴随着呕吐及一关键性体检发现,即腹股沟肿块。这一重要发现直接将鉴别诊断导向鉴别腹股沟或阴囊肿胀的原因上来。其重要的鉴别点在于是痛性肿块还是无痛性肿块。睾丸鞘膜积液通常表现为无痛性的腹股沟或阴囊肿大,它与腹股沟疝主要的鉴别点在于前者可扪及肿块的上极而后者不能,显示睾丸鞘膜积液的肿块与腹股沟管之间是中断的,因此,肿块大小不会随着用力或哭闹而改变。此外,睾丸鞘膜积液不会缩小,通常可透光,但透光试验阳性也不能排除嵌顿疝的可能。

痛性阴囊肿块的另一病因是睾丸扭转。扭转发生前患儿既往无阴囊肿块的病史,事实上睾丸扭转可能与睾丸为下降有关。肿块触痛明显,但不会延伸到腹股沟管。

睾丸附件扭转可导致痛性阴囊肿块,可表现为在睾丸上极有一触痛、蓝色结节,而睾丸本身无触痛。腹股沟淋巴结病变可有或无触痛,但肿块位于腹股沟管的外侧还是下缘是诊断的关键。在淋巴引流区发现感染征象对做出诊断也很重要。腹股沟疝的特征一般是在腹股沟区出现无痛性肿块,常常在哭闹或用力后肿块增大。腹股沟疝如果嵌顿可致剧烈疼痛及肠梗阻征象,如果发生绞窄疝,血便可能会随之出现。

【诊断和治疗】 完整的病史和体格检查是诊断的关键。本例中,肿块的疼痛特性及腹股沟区定位是重要的发现,此前所摄腹部 X 线平片显示右侧腹股沟疝影像(图 17-1,箭头所示),目前已发生嵌顿,据此,诊断为腹股沟嵌顿疝。患儿的腹股沟疝在急诊科经儿外科医生复位,体检时未发现左侧疝。患儿被收入院接受静脉输液和观察,直至嵌顿肠管水肿消失。住院 2d 期间,患儿无肠坏死的症状或体征显示。2d 后患儿被送入手术室,术中发现患儿存在双侧腹股沟疝,给予修复,无并发症发生。

【发病率和流行病学】 腹股沟疝各地的发病率估计 1%～5%,也就是说约每 1000 名活产婴儿 10～20 例发生腹股沟疝。早产儿中腹股沟疝发病率显著增加,接近 30%。男女发病率之比为 6∶1。男孩中,右边腹股沟疝多于左侧,这可能与腹股沟疝通过开放性鞘状突的胚胎学起源及胎儿期右侧睾丸下降晚于左侧有关。无论男女,腹股沟疝的 60% 发生于右侧,30% 发生于左侧,10% 双侧发病。腹股沟疝一般在 1 岁内被诊断,最常在出生后 1 个月内被诊断出。患儿常有腹股沟疝家族史,隐睾症也可能与腹股沟疝有关,其他与腹股沟疝有关的因素包括 Ehlers-Danlos 综合征、囊性纤维化、先天性巨细胞病毒感染及睾丸女性化。腹股沟疝无显著的民族或种族发病倾向。腹股沟嵌顿疝最常发生在出生后 6 个月内,2 岁后少见,5 岁后罕见。

【临床表现】 腹股沟疝通常表现为阴囊或阴唇区无症状性肿块,肿块随腹内压增加而长大,如哭泣或用力时。易复性疝可自行或以极小的力量使之还纳入腹腔。嵌顿性疝发生在肠襻被疝囊颈卡住而不能回纳时,可伴有剧烈疼痛和肠梗阻症状,如胆汁性呕吐。绞窄性疝发生于疝入肠襻的血液供应被阻断时,可出现在嵌顿后的 2h 内。对嵌顿性疝患者进行紧急医疗处理,对绞窄性疝患者实施紧急手术干预是必要的。

【诊断方法】 腹股沟疝诊断的关键在于通过适当的病史采集能拟诊,然后通过体格检查确诊。在鉴别诊断中通过识别其他重要疾病对于区分嵌顿性疝是很重要的。诊断本身主要是基于病史和体格检查及对疾病过程的全面了解。

腹部 X 线平片能显示肠梗阻的征象,可为诊断腹股沟疝的诊断提供辅助检查依据。

【治疗】 对嵌顿性疝的处理,时间是至关重要的。受累肠襻血供被阻断后可能在 2h 内导致肠绞窄及肠坏死,因此尽早医疗干预是必须的。最优的选择是由经验丰富的儿外科医生对嵌顿性疝试行复位,复位时手法轻揉,可试在阴囊施加压力的同时在腹股沟外环以上施以反作用力,但切忌强行复位。静脉补液和鼻胃管减压作为肯定的外科治疗方法也被推荐。如果嵌顿性疝无法手法复位,立即手术治疗是必要的;如果嵌顿的肠襻可复位,手术可推迟 12～36h 以利于肠管水肿消失。

在明确诊断腹股沟疝后,无症状患者的择期修补术应尽快进行以避免如嵌顿等并发症的发生。当不能自行回纳时,所有的腹股沟疝患者都需要进行手术。男孩的隐睾症可能与腹股沟疝的发生有关,需要行睾丸固定术。如本病例所为,对于为发现体格检查未显示的隐匿性腹股沟疝而对对侧部位进行手术探查的重要性尚在争议中。是否探查的决定由外科医生个人做出,但在大多数病例中医生对对侧部位均施行了手术探查。

推荐阅读

[1] Clarke S.Pediatric inguinal hernia and hydrocele:an evidence based review in the era of minimal access surgery.J Laparoendosc Adv Surg Tech A,2010,20(3):30-39.

[2] Brandt ML.Pediatric hernias.Surg Clin North Am,2008,88(1):27-43,vii-viii.

[3] Katz D. Evaluation and management of inguinal and umbilical hernias. Pediatr Ann,2001 (30):729-735.

[4] Kapur P,Caty M,Glick P.Pediatric hernias and hydroceles.Pediatr Clin North Am,1998 (45):773-789.

[5] Irish M,Pearl R,Caty M,Glick P.The approach to common abdominal diagnoses in infants and children.Pediatr Clin North Am,1998(45):729-772.

 病例 17-2　2 岁男孩

【现病史】　患儿男,2 岁,平素体健,水样泻、食欲下降 3d。就诊第二天患儿又出现呕吐,其首诊医师给予盐酸曲美苄胺栓剂治疗但呕吐无缓解。入院当日患儿病情进展,腹泻 20 次,大便带血及黏液并伴有腹部绞痛。患儿因疑诊细菌性胃肠炎被送往外院治疗。发病前,患儿无明确的疾病接触史,无明确的未熟食物摄入史,近期无旅行史及抗生素使用史。

【既往史】　既往患儿仅有 1 次因严重哮喘住院史,无外科手术史及用药史。其母亲有肠易激综合征病史。

【体格检查】　T 37.5℃,RR 30/min,HR 150/min,BP 105/50mmHg,体重在同龄儿正常体重第 50 百分位数上。

患儿神志清,但少动,疾病面容。眼眶轻度凹陷,口唇干燥,未扪及淋巴结肿大,头颈其他部位查体未见异常。心脏查体示心动过速,但未闻及杂音或奔马律。呼吸急促,未闻及啰音或喘鸣。神经系统查体无异常。皮肤弹性减弱。

【实验室检查】　全血细胞计数示 WBC 16.6×10⁹/L,分叶核粒细胞 0.62,杆状核粒细胞 0.24,淋巴细胞 0.10,单核细胞 0.03,异形淋巴细胞 0.01,血红蛋白 142g/L,血小板计数 381×10⁹/L。粪便革兰染色查见白细胞。粪便常规细菌及病毒培养已送检,结果阴性。血清电解质异常,氯离子 100mmol/L,碳酸氢根 19mmol/L。血尿素氮 26.1mmol/L(73mg/dl),肌酐 106μmol/L(1.2mg/dl)。

【诊疗经过】 患儿入院后给予静脉补液,进食流质即引发持续腹泻,在反复尝试失败后给予禁食。给予安置导尿管监测尿量(彩图 46)。入院第 2 天患儿出现发热,测体温 39℃,腹痛加剧,特别在脐周及右下腹,查体示肠鸣音减弱,腹部平片提示肠梗阻,腹部超声示存在少量腹水。遂给予患儿静脉应用氨苄西林、庆大霉素及克林霉素治疗。乙状结肠镜检示:距肛门 50cm 以下结肠外观正常,病理活检示慢性炎症改变。后来,因患儿腹痛恶化及急腹征当天急行剖腹探查。手术发现降结肠呈皮革样增厚,这种改变可能与慢性炎症一致,横结肠或乙状结肠远端无受累,术中也引流出大量的(500ml)澄清黄色腹水。患儿安置中心静脉置管以备长期的静脉营养及用药之需。

★病例 17-2 讨论

【鉴别诊断】 该病例的诊断关键是在正确的临床资料下恰当地给予疾病的拟诊。在最初以血便为前驱症状时,任何可引起侵袭性腹泻的细菌均应列入鉴别诊断名单,沙门菌、志贺菌和弯曲菌属是其中的一部分。事实上,溶血性尿毒综合征(HUS)是与志贺菌感染相关的,是志贺杆菌毒素作用的结果。在绝大多数粪便培养中,所有这些细菌将被常规筛查,但重要的事我们应该记住,大肠埃希菌 O157:H7 可能未被纳入常规筛查,尽管它目前可能是美国血便样腹泻最常见的原因。艰难梭菌结肠炎也可出现血便,毒素 A 及毒素 B 检测是区分该病原体的重要手段,同样近期内抗生素使用史也是导致血便的原因。血便还见于炎症性肠病,尤其是在伴有全身中毒症状及严重腹痛需要手术探查的急性发作期。

【诊断】 导尿管中发现血尿(彩图 46)。图中还可看到,患儿的下肢呈现灌注不良。术后患儿持续静脉输液,出现水肿。复查化验检查示血清钠离子 133mmol/L,氯离子 114mmol/L,碳酸氢根 11mmol/L,血尿素氮 8.6mmol/L(24mg/dl),肌酐 265.2μmol/L(3 mg/dl)。血红蛋白下降至 113g/L,血小板计数 118×10^9/L;外周血涂片出现裂红细胞,提示发生了溶血;肝功能检查异常:谷草转氨酶(AST)532U/L,谷丙转氨酶(ALT)287U/L,乳酸脱氢酶(LDH)4290U/L,白蛋白 17g/L;部分凝血活酶时间(APTT)轻度升高至 37.4s。在接下来的 3h 内,患儿无尿,先后静脉给予 25% 白蛋白及呋塞米后患儿仅排尿 10ml。患儿遂被转入血透室行连续动静脉血液灌流。特异针对大肠埃希菌 O157:H7 的大便培养结果显示阳性。这一结果证实溶血性尿毒综合征(hemolyticuremic synarome,HUS)又被称为 D(+)HUS 继发于大肠埃希菌 O157:H7 感染,这种疾病是与腹泻相关的。在 4 周的住院期间,患儿血尿素氮及肌酐水平最高分别达到 36mmol/L(101mg/dl)及 875.2μmol/L(9.9mg/dl),血红蛋白最低为 47g/L,血小板计数最低为 103×10^9/L。住院的大部分时间患儿需要.持续动静脉血液灌流。出院时,患儿血尿素氮为 26.4mmol/L(74mg/dl),肌酐为 486.2μmol/L(5.5mg/dl)。

【发病率和流行病学】 溶血性尿毒综合征（HUS）是儿童急性肾衰竭最常见的原因之一，而大肠埃希菌 O157：H7 感染是引起 HUS 最常见的原因。作为肠出血性大肠埃希菌菌株之一，O157：H7 可引起出血性结肠炎及产生细菌毒素，后者类似于痢疾志贺菌 1 型产生的志贺杆菌毒素。在美国，这是血性腹泻最常见的原因之一。该病可散发，也可暴发流行，在过去 10 年中发病率有所增加。O157：H7 感染呈现季节性模式，尽管冬季也时有发生，但夏季更常见。这可能也与牛等家畜及其未煮熟的肉制品或未经高温消毒的奶制品是最主要的传染源，而这些食品更有可能在夏季被食用有关。

在年龄谱的两个极端——老人及小孩似乎是风险最高的易感人群，特别是 4 岁以下的儿童面临着大肠埃希菌 O157：H7 感染的高风险，因而也面临着罹患 HUS 的更高风险。在散发性大肠埃希菌 O157：H7 感染者中 HUS 发生率约为 10%，而在暴发流行感染时 HUS 的发生率更高，可高达 40%。HUS 病死率约为 5%，另有 5% 的患者出现严重的神经系统后遗症或终末期肾衰竭。严重的预后不良因素包括白细胞计数增高、胃肠道前驱症状严重、年龄＜2 岁及早期即出现无尿。

【临床表现】 大肠埃希菌 O157：H7 感染开始是非血便样腹泻，通常在发病后数天进展为血便样腹泻。1/2 的患者伴有呕吐，约 1/3 的患者伴有发热。粪便中常见白细胞。出血性结肠炎的临床表现是非特异性的，这可能是它与其他原因所致结肠炎在临床上难以区分的原因。腹部症状可能加重，出现急腹症样临床表现，此时提示需要手术干预。其并发症包括肠套叠、肠穿孔或狭窄。在胃肠道前驱症状后出现的微血管病性溶血性贫血、血小板减少及急性肾衰竭是 HUS 典型的三联征。此后，白细胞进一步增高，可出现脑水肿伴痫性发作，患儿可由烦躁激惹进展至昏睡甚至昏迷状态，也可发生皮质盲及卒中。

HUS 可以表现为 D（－），即与腹泻无关的形式发病。D（－）HUS 又称非典型 HUS，它与药物、遗传的家族模式、HUS 反复发作、细菌如肺炎链球菌感染有关。一般来说，除肾后遗症外，D（－）的 HUS 患者神经系统后遗症的发生率也更高，总体来说，其结局比 D（＋）的 HUS 患者更差。

极个别 HUS 的发病与肺炎链球菌有关。肺炎链球菌溶血尿毒症综合征患儿的典型临床表现是肺炎合并脓胸。血培养通常为阳性。在一项以肺炎链球菌相关 HUS 患儿为对象的多中心病例系列研究中，37 例患儿中 4 例并发了肺炎链球菌脑膜炎，高达 1/3 的患儿遗留肾功能不全，包括血清肌酐升高、蛋白尿及高血压。

【诊断方法】

1. 临床和实验室检查结果　诊断的关键是在获得适当的临床资料下对这种临床综合征的认识程度。出现以下情况可证实 HUS 的诊断：异常的全血细胞计数伴血小板减少症；贫血伴外周血涂片出现裂红细胞及红细胞碎片；补液充足仍少尿或无尿伴血清肌酐增高。

2. 微生物学　粪便培养对于排除引起结肠炎的其他感染源是很重要的,必须通过特殊生化实验来确定特异性血清型 O157:H7。在一些实验室,可能未对此进行常规检测,这点必须明确要求。

3. 酶联免疫检测　这是一类新的快速检测大肠埃希菌 O157:H7 脂多糖及志贺毒素的检测方法,在及时诊断 O157:H7 感染方面是非常有用的。

【治疗】　目前仍以支持治疗为原则,然而,预防是根本。预防措施包括保证所有的牛肉制品完全煮熟,尤其是牛肉馅;和可能携带病菌的动物接触后彻底洗手;避免摄入未经高温消毒的牛奶或其他制品。HUS 患者需要有效的容量支持,包括谨慎的补液和电解质平衡的维持。当出现明显的胃肠道出血及微血管病性溶血性贫血时输血可能是必要的。在临床诊疗中必须预料到发生高血压及肾衰竭的可能,这类患者通常需要透析治疗。神经系统并发症,如惊厥,可能需要抗癫痫治疗。没有证据表明抗生素是有益的,抗生素可引起志贺毒素释放增加而可能导致潜在的危害。抗肠蠕动药物因可增加毒素的吸收也是禁忌使用的。

推荐阅读

[1]　Loirat C,Fremeaux-Bacchi V.Atypical hemolytic uremic syndrome.Orphanet J Rare Dis,2011(6):60.

[2]　Zoja C,Buelli S,Morigi M.Shiga toxin-associated hemolytic uremic syndrome:pathophysiology of endothelial dysfunction.PediatrNephrol,2010,2(11):2231- 2240.

[3]　Bitzan M,Schaefer F,Reymond D.Treatment of typical (enteropathic)hemolytic uremic syndrome.SeminThromb Hemost,2010,36(6):594-610.

[4]　Malina M,Orumenina LT,Seeman T,et al.Genetics of hemolytic uremic syndromes.Presse Med,2012,41(3Pt2):e10-e14.

[5]　Scheiring J,Rosales A,Zimmerhackl LB.Clinical practice:today's understanding of haemolytic uremic syndrome.Eur J Pediatr,2010,169(1):7-13.

[6]　Palerma MS,Exeni RA,Fernandez GC.Hemolytic uremic syndrome:pathogenesis and update of interventions.Expert Rev Anti Infect Ther,2009,7(6):697-707.

[7]　Copelovitch L, Kaplan BS. Streptococcus pneumoniaeassociated hemolytic uremic syndrome.Pediatr Nephrol,2008,23(11):191-196.

[8]　Iijima K,Kamioka I,Nosu K.Management of diarrheaassociated hemolytic uremic syndrome.Clin Exp Nephrol,2008,12(1):16-19.

[9]　Banerjee R,Hersh AL,Newland J,et al.Streptococcus pneumoniae-associated hemolytic uremic syndrome among children in North America. Pediatr Infect Dis J,2011(30):736-739.

[10]　Waters AM,Kerecuk L,Luk D,et al.Hemolytic uremic syndrome associated with invasive pneumococcal disease:the United Kingdom experience.J Pediatr,2007(151):140-144.

病例 17-3 17 岁男孩

【现病史】 患儿男,17 岁,排不成形非血性稀便 7 个月,近 1 周发热,体温达 39.5℃,伴剧烈腹痛、血便。患者既往体健,7 个月前开始出现进食后排不成形稀便,每天 3～4 次,其间无发热、腹痛、反胃、呕吐、血便、皮疹及关节炎。入院前 1 周,患者出现间断发热,最高体温 39.5℃,伴进食后脐周疼痛,每天多次排肉眼血便。入院时,患者刚好完成治疗鼻窦炎的 10d 口服克拉霉素疗程。患者否认近期出国旅行史,进食未煮熟食物史或与病患接触史。在过去的 7 个月内患者体重下降 3.17kg(7 磅),但非刻意减肥所致。

【既往史及家族史】 因季节性过敏性鼻炎患者有症状时父母给予氯雷他定(克敏能)服用。无明确的胃肠道或出血性疾病家族史。

【体格检查】 T 37℃,RR 18/min,HR 60/min,BP 120/65mmHg,体重 55kg(第 10 百分位数),身高 170cm(第 25 百分位数)。

体格检查显示男孩瘦但不虚弱,无呼吸苦难,口唇湿润,无黄疸。心脏及呼吸系统检查正常。腹软,无压痛,肝脾不大,未扪及包块,肠鸣音正常。肛门外部检查未见肛裂、赘生物或肿块。直肠指检发现直肠壶腹有肉眼血便,未触及直肠肿块。皮肤检查未见皮疹、瘀斑点或紫癜。神经系统检查正常。

【实验室检查】 血清电解质、血糖、血尿素氮及肌酐均正常。全血细胞计数(CBC)示 WBC 23.7×10^9/L,血红蛋白 117g/L,血小板计数 302×10^9/L。凝血因子及 PT、PTT、INR 均正常。血细胞沉降率(ESR)5mm/h,C 反应蛋白(CRP)15mg/L。肝功能除血清白蛋白及碱性磷酸酶分别降低至 24g/L 及 58U/L 外其余正常。粪便艰难梭菌、细菌及病毒病原学、虫卵及寄生虫检查均阴性。

【诊疗过程】 患者最初入住外院,接受了乙状结肠镜检查,报告提示炎症,医生认为符合炎症性肠病镜下改变。给予美沙拉嗪灌肠,同时口服美沙拉嗪、奥美拉唑及泼尼松。患者的大便次数、稠度及便血量有所改善,遂出院。

出院后 5d,患者因再次出现血便及腹痛来我院就诊。补液治疗后,患者接受了全消化道内镜检查,结肠镜检在小肠及整个结肠发现了多个息肉(彩图 47)。镜下摘除了数个息肉并送病理检查,根据病理结果回示,对患者进行了视网膜检查以明确诊断。

★病例 17-3 讨论

【鉴别诊断】 慢性或持续性腹泻(持续 2 周以上)可见于一些疾病。在新生儿和婴幼儿,慢性腹泻最常见的病因是感染、牛奶蛋白或大豆蛋白不耐受、囊性纤维化、双糖酶缺乏或免疫缺陷。在年长儿和青少年,慢性腹泻最可能的病因是感染、乳糜泻、乳糖酶缺乏（原发或继发性）或炎症性肠病。在儿童,慢性腹泻其他少见的原因需考虑胰腺疾病（囊性纤维化、Shwachman-Diamond 综合征、Johanson-Blizzard 综合征、Pearson 综合征、胰酶缺乏或胰腺炎）,胆汁酸症（继发于胆汁淤积、回肠末端切除或细菌过度生长）,胃肠道解剖结构异常（先天性巨结肠症、小肠梗阻、肠旋转不良）,甲状腺功能亢进症或恶性肿瘤（胰血管活性肠肽瘤）。

【实验室检查】 研究慢性腹泻,应先从粪便的红细胞、白细胞、脂肪及还原性物质检查开始,应检查粪便中的细菌、病毒及寄生虫病原体,还要注意艰难梭菌的检测,特别是近期有抗生素使用史的患者。血液学和生化检查对于明确病因也是有帮助的。全血细胞计数显示贫血提示可能有经胃肠道的慢性失血;白细胞计数及 CRP 升高提示可能存在急性感染;血小板计数及血细胞沉降率升高提示慢性炎症性疾病的可能,如炎症性肠病。利用内镜和结肠镜检查获取病理证据。上消化道及小肠造影可显示小肠克罗恩病的形态解剖异常。

【诊断】 患者粪便的感染学检查阴性提示其腹泻非感染所致,结肠息肉的病理结果为腺瘤样息肉病合并原位癌,上消化道及小肠造影显示整个小肠多发息肉。由于原位癌的发现,患者接受了胸部、腹部及骨盆 CT 检查,结果显示无转移征象。严格的眼科检查发现先天性视网膜色素上皮细胞肥大,患者被诊断为 Gardner 综合征。考虑到罹患恶性肿瘤的高风险,患者接受了全结肠直肠切除术。

【发病率和流行病学】 Gardner 综合征是家族性腺瘤性息肉病的一种表型变异,是一种常染色体显性遗传病,临床以胃肠道多发性腺瘤样、具有高度恶变潜能的息肉为特征。据估计,其患病率为 1：5000 至 1：17 000。息肉可发生在胃肠等消化道的任一部位,数量可从数个到全结肠满布的数千个不等。腺瘤性息肉病的平均发病年龄是 16 岁,可能在 50 岁时发生癌变。上消化道息肉的存在增加了恶性肿瘤的发病风险（表 17-3）。

表 17-3　儿童息肉病综合征

	突变基因	临床表现
腺瘤		
家族性腺瘤性息肉病（FAP）	APC 基因	结肠内可有 100～1000 个息肉,恶变不可避免
Gardner 综合征	APC 基因	1. 腺瘤性胃肠道息肉 2. 牙和眼部异常 3. 软组织肿瘤、骨瘤 4. 肠外恶性肿瘤

（续　表）

	突变基因	临床表现
Turcot 综合征	APC 或错配修复基因（hMLH1 or hPMS2）	1. 结肠腺瘤样息肉 2. 脑瘤
错构瘤		
Peutz Jeghers 综合征	STK11 或 LKB1	1. 肠道错构瘤性息肉 2. 皮肤黏膜黑色素沉着 3. 胰腺、乳腺、卵巢、睾丸、甲状腺恶性肿瘤
幼年性息肉病综合征	SMAD 4 或 BMPR 1A	1. 胃肠道内多发性幼年性息肉 2. 结肠、胃及十二指肠癌变风险增加
Cowden 综合征和 Bannayan-Riley-Ruvalcaba 综合征	PTEN	1. 胃肠道错构瘤 2. 皮肤黏膜病变 3. 巨头症及神经异常 4. 乳腺、甲状腺及泌尿生殖道肿瘤

除了腺瘤性结肠息肉,Gardner 综合征患者还可能有多种肠外表现。通常,患者可能有下颌骨、颅骨及长骨骨瘤,可能有皮肤病变,包括皮样囊肿、皮脂腺囊肿或皮肤肿瘤。牙齿畸形包括阻生齿、过剩齿或下颌牙源性囊肿均可见到。眼科检查的特征性发现是多发性、双侧、色素性眼底病变,也称为先天性视网膜色素上皮细胞肥大,这可见于 90% 的 Gardner 患者。8%～18% 的 Gardner 综合征患者在腹部、胸部及四肢可发现硬纤维瘤,这些肿瘤可导致肠梗阻、肠穿孔及腹腔内脓肿。患者有罹患多种恶性肿瘤的风险,包括结肠直肠腺癌、十二指肠乳头癌、肾上腺腺瘤、肝母细胞瘤、胰腺癌及甲状腺癌。Gardner 综合征或家族性腺瘤性息肉病患者如出现恶性脑肿瘤则称为 Turcot 综合征。

Gardner 综合征是一种常染色体显性遗传病,尽管约 1/3 的病例属于自发突变。导致多发性腺瘤性结肠息肉发生的分子缺陷是定位在染色体 5q21 上的腺瘤样息肉肿瘤抑制基因(APC)的突变。

【典型临床表现】　Gardner 综合征的临床表现有很大差异,可从无痛性直肠出血到慢性腹痛伴腹泻,还可见到由于隐匿性胃肠道出血所致的无症状性缺铁性贫血。当腺瘤性息肉作为套叠的起点时,可能发生结肠型肠套叠。此外,患者可能会以肠外症状为主要表现。如出现下颌骨或长骨的外生骨疣或牙齿畸形如过剩齿。临床医生应对 Gardner 综合征的诊断提高警惕。

【诊断方法】

1. 内镜和结肠镜 应对每例患者进行内镜及结肠镜检查以发现并摘除息肉。

2. 上消化道及小肠造影 可帮助识别内镜或结肠镜未能发现的上消化道息肉。

3. 长骨及下颌骨的 X 摄片 可帮助识别常与 Gardner 综合征相关的外生骨疣。

4. 计算机断层扫描(CT) 腹部、胸部及骨盆 CT 可帮助识别硬纤维瘤或肿瘤转移。

5. 完整的眼科检查 全面的视网膜检查对于发现先天性视网膜色素上皮细胞肥大是重要的,后者可帮助证实 Gardner 综合征的诊断。

6. 基因检测 可采用外周血淋巴细胞体外蛋白截断分析技术进行基因检测;80%～90% 的患者通过本方法被发现。

【治疗】 由于癌变不可避免,对 Gardner 综合征患者,预防性行全结肠直肠切除术是可选择的治疗手段。确诊后推荐尽早行结肠切除术。口服钙剂可能有助于抑制直肠上皮细胞的进一步增生。如果结肠切除术后有直肠息肉复发可以使用舒林酸和他莫昔芬。

Gardner 综合征患者需要多次筛查以明确有无肠外肿瘤。患者应接受如下检查:甲状腺癌(血清甲状腺功能检测及甲状腺超声)、脑肿瘤(头颅 MRI)、肝癌(肝功能、腹部 B 超、甲胎蛋白水平)、皮肤癌(由皮肤科医生经常进行皮肤检查)及肾上腺和小肠肿瘤(腹部 CT)。

一旦 Gardner 综合征诊断成立,患者家庭其他成员都应进行相应筛查。这种情况下,基因检测是可供选择的方法。普遍的共识是:这类儿童应该在 8—10 岁就接受基因检测。

推荐阅读

[1] Corredor J,Wambach J,Barnard J.Gastrointestinal polyps in children:advances in molecular genetics,diagnosis,and management.J Pediatr,2001,138(5):621-628.

[2] Giardiello FM,Yang VW,Hylind LM,et al.Primary chemoprevention of familial adenomatous polyposis with sulindac.N Engl J Med,2002,346(14):1054-1059.

[3] Juhn E,Khachemoune A.Gardner syndrome:skin manifestations,differential diagnosis,and management. Am J ClinDermatol,2010,11(2):117-122.

[4] Rustgi A.Hereditary gastrointestinal polyposis and nonpolyposis syndromes.New Engl J Med,1994,331(25):1694-1702.

[5] Traboulsi E,Krush AJ,Gardner EJ,et al.Prevalence and importance of pigmented ocular fundus lesions in Gardner's syndrome.N Engl J Med,1987(316):661-667.

病例 17-4　15 个月龄男孩

【现病史】　患儿男,15 个月龄,水样泻 3 个月伴体重下降。患儿 12 个月大时出现腹泻,其特点为 6～8/d 褐色水样便伴明显的胃肠胀气,无呕吐及便血,一直食欲佳。给予调整饮食,包括香蕉、米饭、苹果、烤面包(BRAT 饮食)及添加无乳糖食物,患儿腹泻无改善。偶尔有低热,无外出旅行史或病患接触史,家中有 2 只猫和 1 只狗。在过去的 3 个月内,患儿体重下降了 1.36kg(3 磅)。

【既往史】　患儿系足月儿,出生体重 3900g,出生后正规品牌牛乳配方奶粉喂养。既往患儿体重增长及发育正常,已顺利添加米粉、婴儿食品及成年人餐桌食品,食品安全,无用药史。

【体格检查】　T 36.8℃,RR26/min,HR 100/min,BP 102/53mmHg,体重低于同龄儿第 5 百分位数,位于 6 个月大儿童第 50 百分位数,身高在第 10 百分位数。

初步检查发现患儿少动、瘦弱。眼眶凹陷,余头、眼、耳、鼻、嘴及咽喉无明显异常。心脏及呼吸系统检查正常。腹部未发现肿块,右肋缘可扪及肝下缘。无杵状指,鼻及唇周皮肤干燥。皮下脂肪菲薄。神经系统查体无异常。

【实验室检查】　化验结果显示 WBC 11.1×10^9/L,分叶核粒细胞 0.29,淋巴细胞 0.66,单核细胞 0.05。血红蛋白 122g/L,血小板计数 492×10^9/L。电解质异常:血清钾离子 2.8mmol/L,碳酸氢根 16mmol/L,血细胞沉降率 4mm/h。尿常规示比重 1.005,余正常。血清碱性磷酸酶降低 115U/L,谷丙转氨酶升高 59U/L,谷草转氨酶 64 U/L,乳酸脱氢酶 845U/L。

【诊疗经过】　病人入院后,因营养不良和纠正低钾血症,给予静脉营养。血培养和粪便培养均为阴性,发汗试验正常,粪便艰难梭菌毒素检测阴性,粪便虫卵及寄生虫检测发现印度粉蛾幼虫。入院第 6 天结肠镜检查显示非特异性淋巴增生。尽管给予禁食,患儿仍持续解黏液便并出现大便隐血阳性。粪便渗透压正常 298mmol/L。胸片(图 17-2)提示异常,建议活检确诊。

★**病例 17-4 讨论**

【鉴别诊断】　患儿为持续 3 个月的慢性腹泻,伴体重下降,根据这点鉴别诊断时可排除无论是细菌或病毒所致的急性感染性腹泻。感染后因双糖酶缺乏导致腹泻时间延长需考虑,但可能性小。尽管患儿无抗生素使用史、血性腹泻、外出旅行史及不洁水源饮用史,但艰难梭菌或寄生虫及虫卵感染也是有可能的。做出诊断的重要发现是:患儿住院期间禁食后仍持续大量水样泻,表明患儿为分泌性腹泻而非渗透性腹泻。因此,该病例的鉴别诊断就相当简单,仅鉴别罕见的

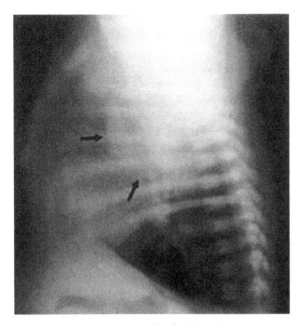

图 17-2　图中胸片征象与患儿相似

（摘自 Swischuk LE. Imaging of the Newborn, Infant, and Young Child. 4th
ed. Baltimore: Williams & Wilkins, 1997:144.）

先天性及副肿瘤性疾病即可。先天性氯或钠转运缺陷更有可能发生于婴儿期。
引起分泌性腹泻的感染因素包括小肠细菌过度生长或黏附性大肠埃希菌感染刺
激胃肠黏膜分泌。任何导致绒毛萎缩的疾病，无论是先天性的、自身免疫性或继
发性免疫缺陷，如严重联合免疫缺陷（SCID）或 HIV 也可导致分泌性腹泻。神经
母细胞瘤或神经嵴起源的其他肿瘤，如神经节细胞瘤，可分泌血管活性肠肽导致
分泌性腹泻。

　　【诊断依据】　胸片显示在后纵隔部位见一大的肿块（图 17-3）。住院第 7 天患
儿胸部 CT 证实在右后纵隔有一 4cm×4cm 肿块。尿香草扁桃酸（VMA）/肌酐
（Cr）比值为 498mg/g，高香草酸（HVA）/肌酐（Cr）比值为 245mg/g，二者均极度升
高。手术切除后病理结果显示为良性神经母细胞瘤。以上结果均符合神经母细胞
瘤所致分泌性腹泻的诊断。

　　【发病率和流行病学】　15 岁以下的儿童中神经母细胞瘤的每年发病率约为
8/100 万，患儿的中位数年龄为 22 个月，95% 的患者一般在 10 岁被确诊。神经母
细胞瘤约占所有儿童肿瘤的 6%，男孩发病率略高于女孩，男女比为 1.2：1。该病
也具有家族倾向性，有家族史的这类患儿发病更早（中位数年龄 9 个月）。肿瘤来
源于椎旁交感神经节的节后交感神经细胞和肾上腺嗜铬细胞。神经母细胞瘤和节

细胞神经母细胞瘤是恶性神经嵴起源肿瘤的代表,而星形胶质细胞瘤是良性程度最高的神经嵴起源肿瘤,其无转移可能。儿童神经母细胞瘤的原发部位大多在患儿腹部(约 2/3)。

【临床表现】 大多数神经母细胞瘤患儿在 5 岁被诊断,肿瘤大多数位于腹腔内。患儿的症状、体征及预后随肿瘤的部位而有所差异。在出生后 1 年内被确诊的患儿其胸内及颈部肿瘤的发生率高于 1 岁后被确诊者。1 岁以上的患儿中 75％在诊断时已到播撒转移晚期,这类患儿死于神经母细胞瘤相关性原因的占了显著比例。1 岁以下患儿往往为早期肿瘤,因此治愈率高,甚至部分肿瘤可自然消退。1％的患儿没有检查出原发肿瘤,35％的患儿肿瘤可转移至局部淋巴结,然后四处播散。肿瘤可血行播散至骨、骨髓、肝,皮肤也会被累及,晚期转移至脑和肺。患儿可表现为腹部的巨大肿块或因腹内肿块引发呼吸窘迫,胸腔内的肿瘤通常是偶然发现的。眼阵挛-肌阵挛是神经母细胞瘤的一种特异但并不常见的综合征,不足2％的病例会出现眼阵挛-肌阵挛。如本例患儿,若表现为严重分泌性腹泻的病例被称为 Verner-Morrison 综合征。

【诊断方法】

1. 临床观察　禁食后患者仍持续、顽固的水样泻是最终诊断的关键依据。无论是通过一份非常完整的病史获得或是通过住院期间观察所得,这一信息对于做出最终诊断是至关重要的。

2. X 线片　X 线片可定位钙化部位,虽作为一种偶然发现,也常为肿瘤的发现提供首要线索。骨骼 X 线片可显示骨骼受累及用于肿瘤分期。

3. CT 或 MRI　通常对于腹膜后或肾上腺的肿瘤,三维成像能更准确地进行定位并协助临床分期。有时,位于胸颈部交感神经链的肿瘤也能通过这些检查被发现。

4. 血管活性肠肽水平　神经嵴源性的肿瘤可以导致血浆血管活性肠肽水平升高,继而可导致分泌性腹泻。

5. 尿(或血清)儿茶酚胺水平　尿中高香草酸或香草扁桃酸水平升高结合具有诊断意义的病理特征对于神经母细胞瘤具有诊断价值,其水平的动态变化也可用来监测肿瘤细胞活性。

6. 外科手术切除　全手术切除提供了病理标本以进一步确诊并明确肿瘤性质,同时,这也是治疗手段,特别是对于分泌性腹泻患者而言。对于肿瘤分期,尤其评估是否有淋巴转移方面也非常重要。

7. 骨扫描　骨扫描对于明确有无转移及评估肿瘤分期方面的作用非常重要。

8. 放射性核素扫描　放射性标记的间位碘代苄胍可被儿茶酚胺分泌细胞摄取,故可用于评估分期时检测骨骼及软组织受累情况。

【治疗】 通常对所有患者均实施手术切除,低风险的患者可能无须其他治疗手段,是否放疗和化疗取决于疾病的分期。自体骨髓移植对高风险的患者可能会改善短期生存率,但远期效果仍然很差。分泌性腹泻通常可在手术切除肿瘤后治愈,使用生长抑素类似物对分泌性腹泻也有治疗作用,但对分泌性腹泻的确切治疗手段仍为手术切除原发肿瘤。

推荐阅读

[1] Gera PK,Kikrios CS,Charles A.Chronic diarrhoea:a presentation of immature neuroblastoma.ANZ J Surg,2008,78(3):218-219.

[2] Gesundheit B,Smith CR,Gerstle JT,et al.Ataxia and secretory diarrhea:two unusual paraneoplastic syndromes occurring concurrently in the same patient with ganglioneuroblastoma.J Pediatr Hematol Oncol,2004,26(9):549-552.

[3] Posner JB.Paraneoplastic syndromes in neuroblastoma.J Pediatr Hematol Oncol,2004,26(9):33-34.

[4] Bown N.Neuroblastoma tumour genetics:clinical and biological aspects.J ClinPathol,2001(54):897-910.

[5] Alexander F.Neuroblastoma.Urol Clin N Amer,2000(27):383-392.

 病例 17-5　5 岁女孩

【现病史】 患儿女,5 岁,最近被诊断为囊性纤维化,现以水样泻数周就诊。因囊性纤维化胰腺功能不全,患儿曾补充胰酶制剂治疗。逐渐加量的胰酶制剂未能改变其腹泻症状,流质饮食对其腹泻也无改善。入院前 2d,患儿因疑诊寄生虫感染开始使用甲硝唑。粪便虫卵及寄生虫检查、贾第鞭毛虫抗原酶联免疫吸附试验、艰难梭菌毒素 A 及 B 检测均为阴性。患儿症状加重并出现腹胀及嗜睡,在过去的 3 周内体重下降 2kg。患病来,患儿无发热、呕吐,小便量正常。

【既往史及家族史】 患儿系足月产,母亲无妊娠并发症,出生时无胎粪性肠梗阻情况。入院前 9 周,患儿被诊断为囊性纤维化。当时患儿表现为生长发育停滞伴排泡沫状恶臭粪便。在诊断囊性纤维化前 5 个月,患儿因发现脆双核阿米巴(使用双碘喹啉治疗)及人芽囊原虫(使用甲硝唑治疗)感染而导致囊性纤维化的诊断被耽误。尽管已给予相应治疗并随访粪便检测阴性,患儿体重仍未见增长,而其腹泻症状曾在过去的数周前得到暂时缓解。目前患儿使用的药物有甲硝唑、沙丁胺醇、雾化用色甘酸钠、胰酶胶囊及维生素(A,D,E,K)。有家族史:患儿有一年长同胞有便秘史伴生长迟缓。

【体格检查】 T 37℃,RR 32/min,HR 147/min,BP 109/68mmHg,体重及身高均远低于同龄儿第 5 百分位数。

体格检查显示女孩体瘦,无鼻漏,口唇略干燥,头、颈其他查体正常。除了轻度心动过速,心脏和呼吸系统检查未发现其他异常。腹部膨隆但不显著。直肠指检发现极少量粪便,隐血试验阴性。四肢失用性萎缩,皮下脂肪菲薄。无皮疹,神经系统查体无异常。

【实验室检查】 胸片显示肺纹理轻度增加但无局灶性浸润。

全血细胞计数:WBC $13.1×10^9$/L(分叶核粒细胞 0.40,淋巴细胞 0.46,单核细胞 0.14),血红蛋白 127g/L,血小板计数 $472×10^9$/L。血细胞沉降率 4mm/h。血清电解质、血尿素氮、肌酐、血糖均正常。血清谷丙转氨酶及谷草转氨酶轻度升高,分别为 56 U/L 及 68 U/L,血清碱性磷酸酶减低 72U/L,血清白蛋白及总蛋白也降低,分别为 19g/L 及 38g/L。

患儿粪便 pH6,常规粪便培养阴性,虫卵和寄生虫检查及艰难梭菌毒素 A 和毒素 B 检测阴性,蓝氏贾第鞭毛虫抗原及隐孢子虫检测阴性。

【诊疗经过】 入院后曾多次尝试不同食物喂养均出现腹胀及腹痛。腹部 X 线平片显示存在粪便,小肠肠襻扩张伴气-液平。上消化道钡剂及小肠造影提示了诊断(图 17-3)。

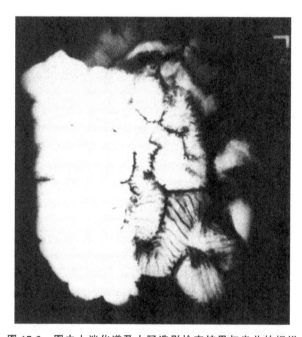

图 17-3 图中上消化道及小肠造影检查结果与患儿的相似

(经许可摘自 Avery ME,First LR,eds. Pediatric Medicine. Baltimore: Williams & Wilkins,1989:435.)

★病例 17-5 讨论

【鉴别诊断】　该患儿近期已被诊断为囊性纤维化,而且该患儿有多种慢性吸收障碍的症状,包括体重增长缓慢、慢性腹泻及腹胀。囊性纤维化管理不当或在囊性纤维化基础上合并慢性感染性腹泻可解释患儿以上的症状。艰难梭菌、蓝氏贾第鞭毛虫和隐孢子虫是潜在的罪魁祸首。因有报道乳糜泻与囊性纤维化存在相关性,故在鉴别时应考虑乳糜泻的诊断。

【诊断】　上消化道钡剂显示小肠肠襻增厚、扩张伴环形皱襞因扩张而突起(图17-3),这一发现提示乳糜泻的诊断。十二指肠球部黏膜活检显示黏膜固有层炎性细胞明显浸润伴绒毛变钝,一些隐窝可见溃疡形成伴绒毛几乎完全变平及黏稠的分泌物。抗麦胶蛋白抗体 IgG>140mg/dl(正常<15mg/dl),IgA>136mg/dl(正常<4mg/dl),抗肌内膜 IgA 滴度为 1:320。

诊断为囊性纤维化合并乳糜泻。

【发病率和流行病学】　乳糜泻,也称为口炎性腹泻或麸质敏感性肠道病,是一种在遗传易感性人群中发病的多因素性自身免疫性疾病,是对组织转谷氨酰胺酶的异常免疫反应所致。在美国,人群患病率估计为 1/3000。然而,最近的血清流行病学研究显示,在欧洲和北美,人群患病率可能高达 1/120~1/300。该病在西欧人及其后裔有种族发病倾向,但来自非洲加勒比海、中国或日本种族背景的人群很少发病。女孩的患病率略高于男孩。该病也呈家族发病倾向,约 10% 的患者有罹患乳糜泻的一级亲属,>95% 的患者表达特异性的 HLA-DQ 异源二聚体。一项以挪威及瑞典的囊性纤维化患儿为对象的队列研究发现,这类患儿乳糜泻的患病率为 1.2%(1/83),约为该国一般人群的 3 倍。

【临床表现】　乳糜泻是一种吸收不良性疾病,是 T-细胞介导的对麸质食物的自身免疫反应,可造成小肠黏膜的严重炎症。婴儿乳糜泻的典型表现是添加谷类食物后出现腹泻、腹胀及生长发育停滞,通常发生在 6 个月龄至 2 岁的婴儿,呕吐、食欲缺乏及腹痛可能也与之有关,患儿可因吸收不良继发缺铁性贫血及佝偻病。年长儿及青少年可能不出现吸收不良的症状,而表现为高转氨酶血症、身材矮小、青春期延迟或复发性阿弗他溃疡。成年人的病史可能会追溯到儿童期,或在诊断前可能没有任何症状。如脂肪泻一样,乳糖不耐受合并脂肪痢样腹泻是常见的。还可出现体重下降伴胃肠胀气及腹胀。成年人可能无其他症状,而仅有铁缺乏或复发性阿弗他溃疡所致贫血的表现。

患者可有肠外表现而无明显的胃肠道症状。疱疹样皮炎是发生在四肢和躯干伸侧的瘙痒性丘疹水疱,与皮肤的 IgA 沉积有关,在避免食用麸质食物后皮损可消退。其他肠外表现包括牙釉质发育不全、肝炎、关节炎或关节痛、痫性发作(因颅内钙化)及其他自身免疫性疾病,如甲状腺炎和 1 型糖尿病。

顽固性乳糜泻患者发生肠病相关 T 细胞淋巴瘤的风险增加。这些患者尽管已坚持无麸质饮食至少 6 个月仍有严重的症状,这种情况往往需要用糖皮质激素或免疫抑制药治疗。严格遵从无麸质饮食可以降低乳糜泻相关性肿瘤发生的风险。

【诊断方法】

1. 内镜　内镜加小肠黏膜活检仍然是乳糜泻标准诊断方法。病理标本显示绒毛缺失或扁平伴隐窝增生及显著的炎性淋巴细胞及浆细胞浸润,这些表现通常可在回避麸质食物后得以恢复,但组织学上的改善一般滞后于临床症状的改善。目前,因有准确性较高的血清学检测方法可用,临床上不再需要重复活检来了解病情变化。

2. 血清学检测　血清学检测对乳糜泻的诊断有很高的敏感性和特异性。据报道,与肠道活检相比,抗肌内膜 IgA 的敏感性为 $85\% \sim 98\%$,特异性为 $97\% \sim 100\%$。因抗麦胶蛋白 IgG 和 IgA 特异性较低,敏感性中等,阳性结果也可见于非特异性胃肠道炎症的成年人患者,故已不再常规使用来诊断乳糜泻。然而,在 2 岁以下的儿童,抗麦胶蛋白抗体 IgA 仍是最有用的血清学标志物。回避麸质食物后这些标记物水平都将下降,并常在恰当的饮食管理开始后 $3 \sim 6$ 个月转阴。目前血清学检测被用来甄选乳糜泻患儿并进一步行肠道活检以明确诊断。

3. 影像学检查　因血清学检测结合内镜检查已具有很高的敏感性及特异性,腹部 X 线平片及上消化道钡剂已不再是初步诊断乳糜泻的必要检查。然而,射线成像技术,包括 CT 在评估顽固性乳糜泻患者时会有用,尤其是针对有肠内淋巴瘤迹象的患儿。

4. 吸收不良的检测　因粪便脂肪的检测或口服 D-木糖吸收试验无特异性,因此此类检查是非必需的,仅用于证实存在吸收不良的状况。

5. 回避麸质　对乳糜泻患者给予经验性无麸质饮食处理是没有指征的,因为经此干预后可使肠道活检结果变得模棱两可,血清学检测也不太可靠。

【治疗】　乳糜泻的确切治疗是终身无麸质饮食。因为麸质在加工食品中的广泛存在,完全回避是不可能的,但是去除含小麦麸质、大麦或黑麦的制品是很重要的。燕麦在最初也应回避,但一些患者可能会慢慢重新摄入而没有严重的后果,已有文献报道燕麦对乳糜泻患者是安全的。然而,交叉混杂是一个问题,因为收获和加工燕麦的设备也常用于制备小麦面粉。由于继发性乳糖酶缺乏,乳制品在最初也需回避,几个月后可重新在饮食中加入。除了纠正可能存在的严重维生素缺乏外,饮食中添加多种维生素制剂很重要。脾功能减退症患者在接受侵入性操作时应预防性使用抗生素。

推荐阅读

[1]　Ludvigsson JF,Green PH.Clinical management of coeliac disease.J Intern Med,2011,269

(6):560-571.doi:10.1111/j.1365-2796.2011.02379.x.

[2] Mansoor DK,Sharma HP.Clinical presentations of food allergy.Pediatr Clin North Am,
2011,58(2):315-326,ix.

[3] Tack GJ,Verbeek WH,Schreurs MW,Mulder CJ.The spectrum of celiac disease:epidemi-
ology,clinical aspects and treatment.Nat Rev Gastroenterol Hepatol,2010,7(4):204-213.
[Epub 2010 Mar 9.]

[4] Smlimoglu MA,Karbiber H.Celiac disease:prevention and treatment.J Clin Gastroenterol,
2010,44(1):4-8.

[5] Zawahir S,Safta A,Fasano A.Pediatric celiac disease.Curr Opin Pediatr,2009,21(5):
655-660.

[6] Barker JM,Liu E.Celiac disease:pathophysiology,clinical manifestations,and associated au-
toimmune conditions.Adv Pediatr,2008,(5):349-365.

[7] Fluge G,Olesen HV,Gilljam M,et al.Co-morbidity of cystic fibrosis and celiac disease in
Scandinavian cystic fibrosis patients.J Cyst Fibros,2009(8):198-202.

 病例 17-6　2 岁男孩

【现病史】　患儿男,2 岁,平素体健,5 个月前出现间歇性水样泻。患儿大便＞
3/d,量多、水样泻,有时可达 10/d。患儿曾于门诊就诊,行大便培养、艰难梭菌、虫
卵及寄生虫检查均阴性,据其母亲描述,当时其他血液检查也正常。此后,患儿曾
在急诊科给予抗肠道寄生虫治疗,但症状无改善。在患病的 5 个月内,患儿其他情
况良好。直至入院前 1d,患儿进食明显减少、活动减少、一直很烦躁。入院当天,
患儿呕吐 3 次,呕吐物无血液及胆汁,并出现皮温增高,拒绝走路。其母述说患儿
一直无皮疹或体重下降,尿量不确切。

【既往史及家族史】　患儿系孕 33 周早产儿,出生时未行气管插管。既往曾行
动脉导管未闭结扎术、腹股沟疝修补术、声带囊肿切除术。6 个月前曾因肺炎住
院,有复发性中耳炎(发作过 6 次)病史。平时仅服用多种维生素制剂。家族中有 2
型糖尿病及哮喘病患者。

【体格检查】　T 38.5℃,RR 24/min,HR 117/min,BP 108/54mmHg,体重在
第 25 百分位数。

体格检查发现患儿疾病面容,反应好。头、颈查体除黏膜不光滑外,余未见异常。
心肺查体无异常。腹软,无触痛,未扪及肝、脾等脏器肿大。直肠指检正常,粪便隐血阴
性。四肢查体无异常发现,神经系统查体无异常,但患儿仍一直拒绝下地走路。

【实验室检查】　全血细胞计数示 WBC9.6×10^9/L(分叶核粒细胞 0.66,淋巴细
胞 0.24,单核细胞 0.09,嗜酸性粒细胞 0.01),血红蛋白 151g/L,血小板计数 291×
10^9/L。血清电解质明显异常:钾离子 2.1mmol/L,碳酸氢根 11mmol/L,碱性磷酸酶
214U/L。脑脊液(CSF)检查示 WBC 为 0,RBC 4×10^6/L(4/mm³),蛋白和葡萄糖正

常。尿常规分析明显异常:中度血尿,RBC 5～10/HP,WBC 0～2/HP。

【诊疗经过】 患儿住院后给予禁食,但进食后 3d 里,每天仍持续腹泻超过2L。给予充足静脉补液,但其血清碳酸氢根一直未达到 18mmol/L 以上。再次粪便细菌和病毒培养、粪便虫卵和寄生虫检查及艰难梭菌毒素 A 和毒素 B 检测均为阴性,贾第鞭毛虫和隐孢子虫的粪便抗原检测也为阴性。腹部 X 线平片(图 17-4)及 CT(图 17-5)为进一步检测指明了方向。

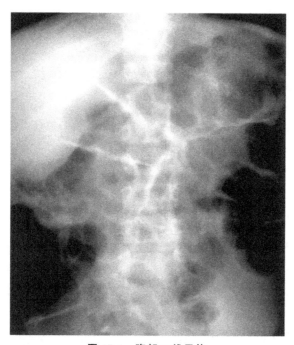

图 17-4 腹部 X 线平片

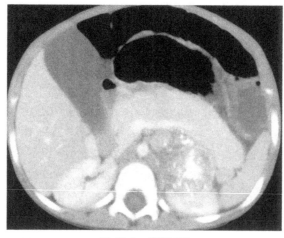

图 17-5 腹部 CT

★病例 17-6 讨论

【鉴别诊断】 患儿为持续 5 个月的慢性腹泻,据此,细菌或病毒感染所致的急性感染性腹泻可能性极小。初学走路的幼儿乳糖酶或其他双糖酶缺乏可能继发于感染性胃肠炎,但还需考虑其他疾病。尽管患儿无抗生素使用史、血便性腹泻、外出旅行史及不洁水源饮用史,但必须考虑到如艰难梭菌、虫卵及寄生虫感染引发的感染性肠炎。患儿病情太重不能简单的诊断为幼儿腹泻,其他可导致慢性腹泻的疾病如炎症性肠病或乳糜泻都需要鉴别,但在患儿住院期间一个关键的发现使我们很快将诊断转向另一途径。住院期间,患儿禁食后仍持续大量水样泻提示患儿为分泌性腹泻而非渗透性腹泻。因此,需鉴别诊断的疾病名单将相当精简,包括罕见的先天性及副肿瘤性疾病。氯或钠转运机制的先天性缺陷在 2 岁儿童中不太可能以这种临床表现发病。引起分泌性腹泻的感染因素包括小肠细菌过度生长或黏附性大肠埃希菌感染刺激胃肠黏膜分泌。任何导致绒毛萎缩的疾病,无论是先天性的、自身免疫性或继发性免疫缺陷,如严重联合免疫缺陷或人类免疫缺陷病毒(HIV)感染也可表现为慢性腹泻。神经母细胞瘤或神经嵴起源的其他肿瘤,如神经节细胞瘤,可分泌血管活性肠肽,继而导致分泌性腹泻。

【诊断检查】 腹部 X 线平片显示左肾上方钙化(图 17-4),随后 CT 发现左侧肾上腺巨大肿块(图 17-5)。施行外科手术将肿块全部切除,病理结果证实为节细胞神经母细胞瘤。血管活性肠肽(VIP)水平为 195(正常值<70)。

【诊断】 以上结果均符合分泌 VIP 性节细胞神经母细胞瘤所致分泌性腹泻的诊断。给予立即手术,术后腹泻停止,复查 VIP 水平降至正常。

【发病率和病因】 在儿童期,绝大多数分泌 VIP 的肿瘤都为神经源性的,与之相反,成年人分泌 VIP 的肿瘤多为胰岛细胞源性的。患儿一般在 10 岁以内出现症状。小儿肿瘤绝大多数位于肾上腺或腹膜后,神经节细胞瘤或节细胞神经母细胞瘤是常见类型。

【典型表现】 一般来说,患儿的临床表现就如本例所示,以大量、水样分泌性腹泻为特点,腹部包块摸不到。生化检查显示低钾血症及胃酸缺乏,这是由于 VIP 作用于胃肠道黏膜促进水及电解质的分泌同时抑制胃酸分泌的结果。X 线片上可发现钙化情况,并因此促使进一步的检查明确。

【诊断方法】

1. 临床观察 禁食后患者仍持续、顽固性水样泻,是最终诊断的关键发现。无论是通过一份非常完整的病史获得或是通过住院期间观察所得,这一信息对于得出最终诊断是至关重要的。

2. X 线片 X 线片可定位钙化部位,临床上常因偶然发现钙化为此类肿瘤的发现提供第一手线索。

3. CT 检查 此类肿瘤常位于腹膜后或肾上腺上,CT 检查能更准确地显示肿瘤的部位。有时,CT 也能发现沿着胸部的交感神经链部位的肿瘤。

4. 肽类物质检测 血浆 VIP 水平增高具有诊断价值。其他可检测的肽类激素包括胃泌素、生长抑素、降钙素及五羟色胺。肿瘤组织(胃泌素瘤、类癌综合征、甲状腺髓样癌、肥大细胞增生症及直乙状结肠的绒毛状腺瘤)可产生这些肽类,但在儿童患者中并不常见。

5. 外科手术 全包块手术切除既提供了病理标本以进一步确定肿瘤及其性质,同时也是治疗手段,特别是对分泌性腹泻患者。

【治疗】 全包块手术切除足以能治愈分泌性腹泻,因而是非常必要的。虽然有证据表明生长抑素类似物可通过抑制胃肠分泌来减轻腹泻,但手术仍然是确切的治疗手段。术后是否化疗取决于肿瘤的类型、组织病理学及其他一些信息,如是否存在癌基因的分子扩增。

(汪志凌)

推荐阅读

[1] Zella GC,Israel EJ.Chronic diarrhea in children.Pediatr Rev,2012,33(5):207-218.

[2] Husain K, Thomas E, Demerdash Z, Alexander S. Mediastinal ganglioneuroblastoma-secreting vasoactive intestinal peptide causing secretory diarrhoea. Arab J Gastroenterol, 2011,12(2):106-108.

[3] Bourdeaut F,de Carli E,Timsit S,et al;Neuroblastoma Committee of the Société Francaise des Cancers et Leucémies de l'Enfant et de l'Adolescent. VIP hypersecretion as primary or secondary syndrome in neuroblastoma:a retrospective study by the Societe Francaise des Cacers de l'Enfant (SCFE).Pediatr Blood Cancer,2009,52(5):585-590.

[4] Keating JP.Chronic diarrhea.Pediatr Rev,2005,26(1):5-14.

[5] Nikou GC,Toubanakis C,Nikolaou P, et al. VIPomas:an update in diagnosis and management in a series of 11 patients.Hepatogastroenterology,2005,52(64):1259-1265.

[6] Rodriguez M,Regalado J,Zaleski C,Thomas C,Tamer A.Chronic watery diarrhea in a 22-month-old girl.J Pediatr,2000(136):262-265.

[7] Murphy M,Sibal A,Mann JR.Persistent diarrhoea and occult vipomas in children.BMJ, 2000(320):1524-1526.

第18章 晕 厥

【定义】 晕厥通常是指短暂的、突然发生的意识丧失和姿势不能维持,由可逆性脑灌注中断所致,脑组织氧和葡萄糖供应不足是典型的病因。心排血量下降、外周血管扩张或者脑血流障碍可引起脑组织氧供不足。临床上重要的是将晕厥发作与其他与晕厥类似的发作相鉴别,这些类似病因包括癫痫发作和类晕厥发作。晕厥发作之前可以有疼痛、发作性排尿或排便和应激,也可出现大汗和恶心。癫痫发作前无前驱症状,但可以有发作先兆。癫痫发作为强直-阵挛运动。然而,持续20s或者更久的晕厥发作可能有短暂的强直-阵挛运动。发作后精神混乱、意识恢复正常时间延长和持续5min以上的意识丧失提示癫痫发作。晕厥发作时尽管患者意识模糊但仍有感觉,不是真正意义上的意识丧失。

晕厥是儿科常见的主诉。约15%的儿童在成年人前有过1次晕厥发作。

【病因】 儿童晕厥病因通常是良性的。但是晕厥也可以是严重致命性疾病的先兆,尤其是晕厥反复发生或者有心搏骤停家族史的患儿。儿童晕厥常见病因包括血管迷走性晕厥、直立性低血压和屏气发作(表18-1),相反,多数成年人晕厥是心源性的。评估晕厥的重要目的在于区分病因是良性还是病理性的(表18-2)。

表 18-1　不同年龄段儿童晕厥病因

疾病	婴儿/婴幼儿	学龄期儿童	青少年
常见	屏气发作	血管迷走性晕厥	血管迷走性晕厥
	心律失常	屏气发作	类晕厥发作
	类晕厥发作	贫血	贫血
		心律失常	心律失常
		类晕厥发作	妊娠
			家族性自主神经功能异常[1]
不常见	结构性心脏病	结构性心脏病	结构性心脏病
	低血糖症	低血糖症	低血糖症
	低氧血症	低氧血症	低氧血症
			肾上腺功能不全

[1]包括家族性自主神经功能障碍和直立性心动过速综合征

表 18-2　晕厥的不同病因

自主神经障碍	血管迷走性晕厥
	迷走神经张力增高
	直立性低血压(容量不足)
	屏气发作
	境遇性晕厥(咳嗽、排尿、排便)
	妊娠
结构性心脏病	流出道梗阻(特发性肥厚性主动脉瓣下狭窄、主动脉瓣狭窄、原发性肺动脉高压、艾森曼格综合征、心房黏液瘤)
	扩张型心肌病
	心脏压塞性心包炎
心律失常	长 QTc 综合征(先天性或者获得性)
	室上性心动过速
	室性心动过速
	房室传导阻滞
	窦房结疾病
血管	椎-基底动脉供血不足
代谢	低血糖症
	低氧血症
	高氨血症
	一氧化碳中毒
类晕厥发作	惊厥
	偏头痛
	歇斯底里发作
	诈病
	过度换气
	惊恐
	抑郁

【鉴别诊断线索】

★有心悸或者"心跳不舒服"吗?

——如果患儿主诉心悸,应该考虑心脏节律异常。

★伴随运动时出现吗?

——伴随运动时出现的晕厥尤其需注意特发性肥厚型心肌病。

★无先兆的发生?

——突然无先兆发生应该考虑心律失常。

★有前驱症状吗?

——典型急性直立不耐受(例如单纯昏倒)发生的诱因明确(例如站立、闷热、情绪波动),伴有前驱症状(例如恶心、视物模糊、头痛)。

★发生于站立位吗?

——直立性低血压与站立位晕厥有关。

★晕厥前有疼痛、恐惧或者令人不安的视觉刺激吗?

——强烈的情绪波动可以刺激血管迷走神经反应致晕厥发生。

★有任何癫痫发作样动作吗?

——伴随血管迷走性晕厥可以有短暂的癫痫发作样动作。持续癫痫发作应该进行全面的有关癫痫检查。与晕厥有关的癫痫样发作无明显的发作后间期。

★多长时间恢复到正常精神状态?

——血管迷走性晕厥随着脑血流恢复很快(数分钟)恢复到正常精神状态。如果在卧位状态下恢复慢,提示恢复到正常精神状态的时间可能延长。意识丧失或者精神混乱持续时间延长提示癫痫发作而不是晕厥。

★有外伤史吗?

——最近的头部外伤需注意颅内出血。

★有猝死家族史,包括常见的溺水或者交通事故?

——猝死的家族史应该高度怀疑心律失常。

★有贫血病史吗?

——贫血患儿因脑供氧降低而更有可能发生晕厥发作。

 病例 18-1　17 岁女性

【现病史】　17 岁,女性,因 1 周内第二次昏倒被送到急诊室。第一次发生于 7d 前步行回家途中。患者有前驱出现的黑矇,清醒之后在人行道上,周围是她的朋友们,朋友们将其送回家。第二次昏倒发生在来急诊室之前。她刚吃完晚餐准备走向另一个房间,突然出现相似的黑矇,清醒之后在地板上。患者发热、偶伴有寒战。2 周内体重减少 2.26kg(5 磅)。她是个高中学生,正在准备上大学。性生活活跃,但每次采取保护措施。末次月经开始于 1 周前,正常。

【既往史及家族史】　既往体健,无住院史。有 3 个健康的兄弟。预防接种按时进行,包括人乳头状病毒疫苗。

【诊疗经过】　T 38.2℃,HR 90/min,RR 20/min,BP 95/58mmHg,体重第 75 百分位数,身高第 20 百分位数。

查体时清醒、合作。无面色苍白。头部和颈部检查正常。肺部听诊呼吸音清。心脏查体正常。腹软、无脏器肿大和肿块。神经系统查体正常。皮肤检查发现全身皮疹(图 18-1)。

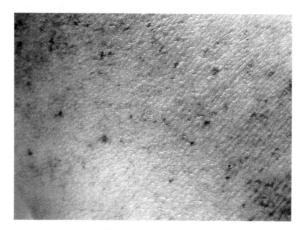

图 18-1 患者的皮疹

【实验室检查】 血常规:白细胞 12×10^9/L(杆状 0.06,中性粒细胞 0.30,淋巴细胞 0.42,异型淋巴细胞 0.19,单核细胞 0.03),血红蛋白 122g/L,血小板 14×10^9/L。

【诊疗经过】 患儿因血小板减少、发热和体重下降被收住院,需完善骨髓穿刺检查。

★病例 18-1 讨论

【鉴别诊断】 间歇发热、皮肤瘀点、血小板减少和 2.26kg(5 磅)的体重下降需考虑肿瘤或者恶性病,例如白血病或者淋巴瘤。外周血涂片上的未成熟细胞有时被误认为是异型淋巴细胞。然而,它们也是潜在 Epstein-Barr 病毒(EBV)感染的特征。广义来说,血小板减少是因为血小板破坏或者消耗增加、损伤或者无效血小板生成。血小板破坏的感染因素包括:EBV,HIV,巨细胞病毒、乙肝病毒、丙肝病毒、弓形虫、螺旋体、梅毒、立克次体(例如落基山斑疹热、埃立克体病、人粒细胞无形体病)和细菌性脓毒症。特发的血小板减少性紫癜(ITP)是儿童血小板减少的常见病因,可以是急性或者慢性病程。然而,ITP 的发病高峰在 3—5 岁。

其他免疫性血小板破坏的病因包括系统性红斑狼疮、自身免疫性溶血性贫血(Evan 综合征)和甲状腺功能亢进症。

非免疫性病因包括溶血性尿毒综合征和 Kasabach-Merritt 综合征。如果患者正服用一些药物,应该考虑药物诱导的血小板减少,尤其是磺胺类药物、地高辛、奎宁、奎尼丁或者化疗药物。血小板生成受损的疾病包括骨髓浸润例如白血病、营养不足(例如铁、叶酸、维生素 B_{12} 不足)或与感染相关的血小板生成抑制(例如 EB 病毒、HIV 及细小病毒 B9)。血小板减少可发生于 MMR 疫苗接种后。罕见的遗传病,例如范科尼贫血、Hermansky-Pudlak 综合征、血小板减少伴桡骨缺失综合征（TAR）、Wiskott-Aldrich 综合征、May-Hegglin 畸形和 Bernard-Soulier 病也可能是血小板减少的病因。

【诊断】 皮肤瘀点与血小板减少一致（图 18-1）。骨髓涂片显示伴有巨核细胞增加的正常骨髓象。这样解释了临床表现与病毒消耗血小板一致。EB 病毒壳抗原 IgM 和 IgG 阳性。未发现 EB 病毒核抗原（EBNA）。诊断:EB 病毒感染。

【发病率和流行病学】 EBV 普遍存在。90％以上人被感染,并在宿主体内终身存在。发达国家比发展中国家感染的年龄偏大,可能与发达国家卫生条件的改善及人口密度的减少有关。全球 EBV 感染的发生率为 50/100 000,15—25 岁为 1/1000。潜伏期可能持续 30d。

EBV 与传染性单核细胞增多症、Burkitt 淋巴瘤、鼻咽癌及其他癌症相关。该病毒是疱疹病毒家族成员。EBV 与 B 细胞上的 CD21 分子结合后进入细胞内。感染口咽部上皮细胞后可因复制导致细胞死亡。EBV 感染 B 细胞后可进入休眠期。然而,EBV 不会像其他疱疹病毒一样反复发生感染表现。EBV 通过接触人群间口腔分泌物而传染。罕见通过气溶胶或污染物传播。感染 EBV 后约 4 周潜伏期病毒传播而患者无症状。但是,传播率相当低,因为缺乏 EBV 广泛感染的证据。

【临床表现】 年幼儿童感染 EBV 后常无症状或者症状轻微。典型病例为病毒性呼吸道感染症状:发热、咳嗽和鼻炎。急性 EBV 感染与传染性单核细胞增多症不是同一概念。传染性单核细胞增多症是 EBV 感染的常见临床症候群。传染性单核细胞增多症最常见的三联征是发热、扁桃体炎和淋巴结肿大。咽炎通常是渗出性的,淋巴结肿大通常是位于颈后淋巴结无痛性和对称性肿大。因常合并肝炎（90％患儿有轻度肝炎）而出现恶心、呕吐和食欲缺乏。超过半数 EBV 感染的患者有脾大,但是,肝大发生概率要低得多。急性期症状 2 周之内恢复,但乏力会持续较长时间。

少数患者有皮疹,为瘀点（斑）、斑丘疹、荨麻疹或者猩红热样皮疹。其他不常见的 EBV 感染的全身表现包括:吉兰-巴雷综合征、面部神经麻痹、无菌性脑膜炎、脑膜脑炎、视物变形症（"爱丽丝梦游仙境"综合征,在形状或空间关系中有奇异的知觉扭曲）、横贯性脊髓炎、周围神经病变、视神经炎、噬血细胞综合征和男孩的睾丸炎。

EBV 感染可出现一些并发症。如果服用青霉素类药物会出现弥漫性麻疹样皮疹、脾破裂、上气道梗阻或淋巴组织增生性疾病。脾破裂常发生于男孩,发病率 1/1000,典型者发生于起病后 4～21d。因其可自发性出现,因而对于任何左上腹疼痛放射至左肩的患儿,应该考虑脾破裂的可能。气道梗阻很罕见,但却是严重的,有生命危险。如果必要,可使用激素治疗气道损伤。若细胞免疫低下可引起淋巴组织增生性疾病。T 细胞和自然杀伤细胞可以使潜伏的 EBV 感染维持在抑制状态。

【诊断方法】 EBV 感染的诊断是建立在临床表现结合实验室检查符合基础上结合。

1. 血常规 通常显示白细胞增多,但中性粒细胞减少症比较常见;分类计数通常显示淋巴细胞比例增高,异型淋巴细胞>10%。其他引起异型淋巴细胞增多的病毒包括巨细胞病毒、肝炎病毒、HIV 和麻疹病毒。但只有 EBV 和巨细胞病毒异型淋巴细胞超过 10%。轻度血小板减少很常见,但血小板计数很少低于 $100\times10^9/L$。贫血通常与 EBV 感染无关,若出现贫血应考虑自身免疫性溶血(不足 1%患者)或者脾破裂的可能。

2. 肝转氨酶 肝转氨酶轻度升高(2～3 倍)。

3. 血清嗜异性抗体 血清嗜异性抗体可以凝集山羊或者马的红细胞,出现阳性。这些抗体通常于感染后 2 周内出现,持续 6 个月。低龄儿童较年长儿更少出现嗜异性抗体。白血病、淋巴瘤和戈谢病血清嗜异性抗体试验可以出现假阳性。

4. EBV 特异性抗体 EBV 抗体检测用于确定诊断。抗壳抗原的 IgM 及 IgG(抗 VCA-IgM 和 IgG)首先出现且在症状期持续存在(表 18-3)。IgM 短暂出现,2～3 个月消失,IgG 抗体持续终身。抗 EBV 早抗原(抗-EA)典型的在感染后数周升高,持续 12 个月消失。抗 EBV 核抗原抗体(抗-EBNA)随后出现(通常感染后 6 周以上)持续时间不定。抗 EBNA 出现排除了急性感染的可能。

表 18-3　EB 病毒抗体

	急性感染	近期感染	曾经感染
抗壳抗原 IgM	阳性	阳性/阴性	阴性
抗壳抗原 IgG	阳性[1]	阳性	阳性
抗早抗原	阴性/阳性[2]	阳性	阳性/阴性
抗 EBV 核抗原	阴性	阴性/阳性[3]	阳性

(1)疾病早期出现,随症状出现水平升高,终身存在;(2)症状出现后数周至数月增加;(3)疾病后期增加,一般发病后 4 周升高

5. EBV 聚合酶链反应 EBV-PCR 在急性感染期作用有限。急性感染期可能短暂阳性,但那些既往感染过 EBV 而目前出现与 EBV 无关症状时也可以阳性。该检查对评价免疫受损的宿主患淋巴细胞增生性疾病风险时最有用。

【治疗】 治疗最主要的是支持疗法,包括充足的休息、流质饮食和退热。尽管如阿昔洛韦等药物,在体内具有抗 EBV 的作用,但是在无并发症的单核细胞增多症或者健康儿童无临床获益。在无细菌感染的依据时,不应使用抗生素。如果必需用抗生素,应该避免使用氨基青霉素(例如阿莫西林、氨苄西林),因为这些药物

可以在用药后几天引起皮疹。皮疹为斑丘疹、瘙痒,时间较长。这种现象并不是将来使用氨基青霉素的禁忌。全身的皮质类固醇激素并不常规推荐,但是出现以下并发症,例如扁桃体肥大引起的气道阻塞、脾大、心肌炎、心包炎或明显溶血时可考虑使用。因为有脾破裂的可能,患儿应该避免体育运动至少 1 个月或者直到脾大消退。

推荐阅读

[1] Marshall BC,Koch WC.Mononucleosis syndromes//Shah SS,ed.Pediatric Practice:Infectious Diseases.New York:McGraw-Hill Medical,2009:658-664.

[2] Cohen JI.Epstein-Barr virus infection.New Engl J Med,2000(343):481-492.

[3] Durbin WA,Sullivan JL.Epstein-Barr virus infection.Pediatr Rev,1994(15):63-68.

[4] Straus SE,Cohen JI,Tosato G,Meier J.Epstein-Barr virus infections:biology,pathogenesis,and management.Ann Intern Med,1993(118):45-58.

[5] Schneider H,Adams O,Weiss C,et al.Clinical characteristics of children with viral single-and co-infections and a petechial rash.Pediatr Infect Dis J,2012[PMID 23249918].

 病例 18-2 15 岁男孩

【现病史】 15 岁,男,在与朋友通电话时突然感到心跳加快,头晕目眩、向后倒在床上。他不确定是否意识丧失,但是记得叫母亲帮助。被送到社区急救处时有轻微胸骨中部痛。否认发热、恶心、呕吐、腹泻和咳嗽。其他无异常。

【既往史及家族史】 既往体健,无特殊病史。在校表现良好,擅长体育活动。家族中无猝死事件发生。值得注意的是,患者姐姐因主动脉狭窄于婴儿期接受手术治疗。无任何服药史。完成了所有儿童期预防接种。

【体格检查】 T 37.2℃,HR 230/min,RR 20/min,BP 105/68mmHg,体重处于第 50 百分位数;身高处于第 92 百分位数。

查体时清醒,但显得焦虑。头颈部正常。肺部听诊呼吸音清。心动过速明显,无法人工计数。无颈静脉怒张。指端毛细血管再充盈时间 1s。全身脉搏可触及。腹软,无肝脾大。末梢灌注良好。神经系统查体未见异常。

【实验室检查】 白细胞 12.4×10⁹/L(中性粒细胞 0.54,杆状 0.01,淋巴细胞 0.38);血红蛋白 132g/L;血小板 278 × 10⁹/L。电解质:钠 138mmol/L;钾 4.3mmol/L;氯 106mmpl/L;碳酸氢根 22mmol/L;钙 2.3mmol/L(9.2mg/dl);镁 1.2mmol/L(2.9mg/dl)。

【诊疗经过】 胸片提示心脏大小正常,无肺水肿。最初心电图(图 18-2A)和随后心电图(图 18-2B)揭示了急性发作时及基础疾病的诊断。

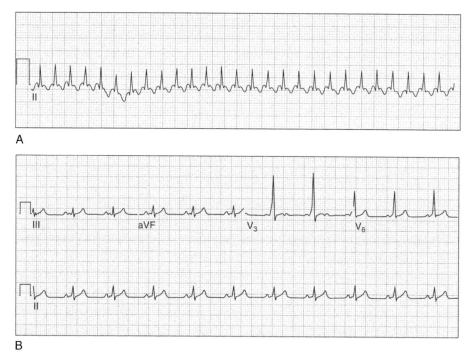

图 18-2　A. 最初心电图；B. 随后心电图

★病例 18-2 讨论

【鉴别诊断】 最初心电图（图 18-2A）显示心室率 300/min 的窄 QRS 心动过速。患者为阵发性室上性心动过速（SVT）。SVT 的特点包括突发突止的病史，心率＞180/min，无心率变异，心电图上无 P 波。SVT 病因包括：结构性心脏病（例如WPW 综合征），急性心脏病（例如心肌炎、心包炎）、甲状腺功能亢进症、过度服用咖啡因，妊娠、使用毒品（例如可卡因）和处方药物（例如地高辛、β 受体兴奋药）。

【诊断】 刺激迷走神经失败后，给予 2 次腺苷仍未转复窦性心律。使用同步电复律，首次 0.5J/kg，再次 2J/kg，患者转复窦性心律。随后的 ECG 发现有短 PR段（＜0.12s）和 QRS 波前的 δ 波（图 18-2B）与 Wolff-Parkinson-White syndrome（WPW）综合征一致。诊断：WPW 所致 SVT。

【发病率和流行病学】 SVT 包括 3 种病因诊断：房性心动过速、房室结性心动过速和房室折返性心动过速。多数 SVT 发作为房室折返性心动过速。儿科异位心动过速罕见。起源于房室结的心动过速较起源于房室结以上的心动过速频率稍慢（150～200/min）。

WPW 是因心房与心室之间异常传导通路致心室预激引起房室折返性心动过

速。有一个附加通路使房室结的正常传导延迟。心室的提前去极化产生了心电图上的 δ 波（即，QRS 波之前的起始波）和 QRS 波增宽。WPW 的诊断标准包括短 PR 段、δ 波和宽 QRS 波。有 WPW 的患者易发生 SVT。约 20% 的 SVT 患者病因为 WPW，约 20% 为先天性心脏病，例如 Ebstein 畸形，或者大动脉异位矫治术后，20% 与药物有关，剩下其余的认为是特发性的。

【临床表现】 WPW 可导致频繁的 SVT 发作。对无症状患者通过 ECG 上的 δ 波可以诊断。SVT 是儿童最常见的心律失常，约 40% 发生于出生后 6 个月内，30% 发生于学龄期。婴儿 SVT 发作时比平时更难安抚，可表现为喂养困难，发作性呻吟。婴儿 SVT 发作往往持续时间较长，直到看护者发现行为异常才引起注意。随着 SVT 持续时间延长，患儿出现心力衰竭症状的概率增加。当实际测到心率时，可能介于 220～320/min。年长儿童可以描述突然的心跳加快。许多患儿描述为像是胸口有蝴蝶扇动的感觉。

【诊断方法】 心电图：SVT 发作时的 ECG 为窄 QRS 波心动过速，部分 P 波隐约于 ST 段可见或者甚至完全看不见 P 波。婴儿期，典型心率波动于 220～320/min，年长儿和青少年波动于 150～250/min。如果 SVT 因异常传导所致，宽 QRS 波与室性心动过速相似。如果宽 QRS 波出现，应该按照室性心动过速处理直到证明是其他原因所致的宽 QRS 波。

【治疗】 SVT 的治疗依赖于患儿的血流动力学稳定性。如果患儿出现低血压、精神差或者末梢灌注下降，血流动力学不稳定，需要进行同步电复律。能量是 0.5～2J/kg。在不影响复律的前提下可按照救治流程给予镇静。如果患儿血压正常无休克，腺苷（即药物复律）是恰当的选择。腺苷通过阻断房室结的传导达到复律的目的。合适的给药方法很关键，因为腺苷的半衰期短，不足 1min。给药时需要 2 支连接在 T-连接器或者旋塞阀上的注射器，用一支注射器迅速注入腺苷后立即换另一支注射器注入 5ml 或更多的生理盐水。在年长儿童和成年人 SVT 常用维拉帕米，但年幼儿避免使用，因为它可以引起明显的血管扩张和心源性虚脱。如果患儿 SVT 转复困难，应考虑缓慢输注普鲁卡因胺或胺碘酮。治疗 WPW 的经典方法为导管射频消融术。对于消融相关并发症高危的患儿应该给予Ⅰ类药物（例如氟卡胺）或者Ⅲ类药物（例如胺碘酮）抗心律失常治疗来减慢附加旁道传导。

推荐阅读

[1] Ganz LI，Friedman PL.Supraventricular tachycardia.New Engl J Med,1995(332):162-173.

[2] Kleinman ME，Chameides L，Achexnayder SM，et al. Part 14: pediatric advanced life support: 2010 American Heart Association Guidelines for Cardiopulmonary Resuscitation and Emergency Cardiovascular Care.Circulation,2010(122):s876-s908.

[3] Trohman RG.Supraventricular tachycardia:implications for the intensivist.Crit Care Med,2000(28):N129-N135.

病例 18-3　14 岁男孩

【现病史】　患者 14 岁,男孩,因在学校晕倒被带到急诊室。患儿在打篮球时突然倒地。医务人员将其带到急诊室。几分钟后患儿清醒。无癫痫样发作。未诉气促、心悸或者胸痛。否认发热、咳嗽和流清涕。无不适主诉。否认服用毒品。

【既往史及家族史】　既往体健,无特殊病史。家族中无儿童或青年期心脏死亡病史。无服药史,预防接种按时进行。

【体格检查】　T 37.0℃,HR 112/min,RR 20/min,BP 124/78mmHg,体重第90 百分位数,身高第 75 百分位数。

查体时清醒,无急性呼吸窘迫。黏膜湿润,双肺呼吸音清,心率和心律规整,第一心音 S1 和第二心音 S2 正常,伴第三心音 S3 奔马律。未闻及杂音。腹软,肝脾无增大。末梢暖、充盈好,伴强烈的外周血管搏动。神经系统查体未见异常。

【实验室检查】　因为晕厥发作,床旁血糖监测为 6mmol/L(108mg/dl)。电解质和全血细胞计数正常。胸片提示心影大小为正常高限水平。

【病程】　心电图(图 18-3)揭示了诊断。

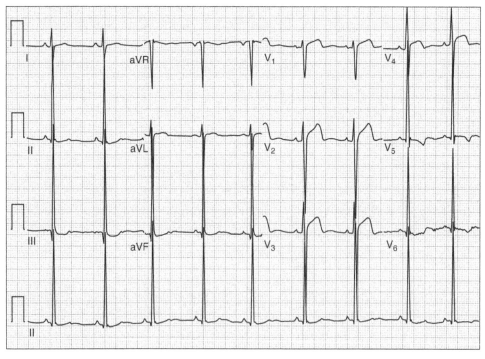

图 18-3　心电图

★病例 18-3 讨论

【鉴别诊断】 该晕厥病例可能是心源性所致,因查体发现异常,此外心电图和胸片异常。所有异常中,心电图的左心室肥厚最值得关注(图 18-3)。可能的病因包括高血压、主动脉瓣狭窄和肥厚型心肌病。代谢紊乱,例如糖原贮积症Ⅱ型,也可导致左心室心肌肥厚。

【诊断】 超声心动图发现室间隔增厚和左心室舒张末内径为正常高限。未发现左心室流出道梗阻。运动负荷试验未发现任何心律失常,然而,极限运动时出现心电图 ST 段 3mm 下移。诊断:肥厚型心肌病。患儿开始服用 β 受体阻滞药减少左心室流出道的压力梯度。建议患儿避免剧烈竞争性体育活动和重体力劳动。建议安装置入式心脏复律除颤器(ICD)预防心律失常性猝死。

【发病率和流行病学】 肥厚型心肌病(hypertrophic cardiomyopathy,HCG),是一种比较常见的遗传性疾病,是青春前期和青春期儿童心源性猝死的主要病因。是一种可变外显率的常染色体显性遗传病。约 50% 病例是家族性的。家族性病例的临床表现及预后差异相当大。HCM 的流行情况不清楚。由于超声心动图应用,门诊患者检出率为 0.5%。然而,以人群为基础研究报道的发病率低得多,为总人口的 1/500 或者 0.2%。而且,总人口中相当比例可能有 HCM 的基因突变,因为无临床症状而未被发现。

【临床表现】 患儿可因心脏杂音、阳性家族史、新的临床症状(例如晕厥)或者异常心电图常被拟诊为 HCM。HCM 患者的查体常是正常的,因为多数(>75%)患者无流出道梗阻。查体时的异常发现常与左心室流出道梗阻有关。如果有流出道梗阻,可以听到心脏杂音。例如 valsalva 动作时流出道梗阻加重杂音增强,而蹲踞时梗阻减轻杂音变得柔和。HCM 的并发症包括心力衰竭、室性和室上性心律失常、伴有附壁血栓的心房颤动和猝死。总体的心脏猝死率约每年 1%。ICD 通过有效终止致命性室性心律失常而延长寿命。相比之下,预防心源性猝死的药物还没有出现。

【诊断方法】 美国心脏病学会基金会和美国心脏协会已经出版了实践指南,帮助医生临床决策。

1. 超声心动图 HCM 是指左心室肥厚(室壁最厚≥15mm),无左心室扩张、无心脏或全身情况能解释的心室肥厚程度。所有怀疑 HCM 的患者均应进行经胸超声心动图检查完成最初的评估。如果临床出现任何变化,包括新的心血管事件,均应复查超声心动图。

2. 心电图 心电图对诊断 HCM 是有益的。75% 或者更多患者可出现 ECG 异常。对先前无室性心动过速证据的患者应该每 1~2 年复查 1 次 24h 动态心电图(Holter),以确定是否需要安装置入式心脏复律除颤器(ICD)。

3. 临床筛查 对 HCM 患者的一级亲属推荐包括 ECG 和超声心动图的临床筛查。

4. 基因筛查 作为 HCM 患者评估的一部分,推荐进行继承评估和遗传咨询。为帮助评估一级家庭成员发展至 HCM 的风险,进行基因检测是合理的。对于不表达显型 HCM 的致病突变人群,儿童每 12~18 个月 1 次,成年人每 5 年 1 次进行系列 ECG 及经胸超声心动图和临床评估。然而,正在进行的筛查并不包含 HCM 家庭中基因型阴性的亲属。

5. 心肌活检 HCM 心脏活检标本显示受该病影响的部分细胞排列混乱。

【治疗】 HCM 患者的治疗因人而异。HCM 患者无论是否有左心室流出道梗阻,都不应该参加剧烈的竞争性体育运动(例如篮球、足球)。药物治疗的主要目标是减轻劳力性呼吸困难、心悸和胸部不适的症状。β受体阻滞药是主要的治疗药物,因为它的负性肌力作用和减轻肾上腺素诱导的心动过速。对β受体阻滞药无反应或者不能耐受的患者可以考虑钙通道阻滞药。ICDs 预防心脏猝死。对 HCM 患者和充足风险的心脏猝死患者应该提供 ICD 装置。对于严重的、有明显临床症状且药物治疗无效、静息或者激发的左心室流出道压差为 50mmHg 或更高的患者应该考虑手术切除肥厚室间隔疗法。室间隔心肌切除术优于酒精室间隔消融术。

推荐阅读

[1] Gersh BJ,Maron BJ,Bonow RO,et al.2011.ACCF/AHA guideline for the diagnosis and treatment of hypertrophic cardiomyopathy.A report of the American College of Cardiology Foundation/American Heart Association Task Force on Practice Guidelines.J Thorac Cardiovasc Surg,2011(142):e153-e203.

[2] Berger S,Dhala A,Friedberg DZ.Sudden cardiac death in infants,children,and adolescents. Pediatr Clin N Am,1999(46):221-234.

[3] Maron BJ. Hypertrophic cardiomyopathy: a systematic review. JAMA, 2002 (287): 1308-1320.

[4] Maron BJ,Gardin JM,Flack JM,et al.Prevalence of hypertrophic cardiomyopathy in a general population of young adults.Echocardiographic analysis of 4111 subjects in the CARDIA study:coronary artery risk development in (young)adults.Circulation,1995(92):785-789.

[5] McKenna WJ,Behr ER.Hypertrophic cardiomyopathy:management,risk stratification,and prevention of sudden death.Heart,2002(87):169-176.

[6] Spirito P,Seidman CE,McKenna WJ,et al.The management of hypertrophic cardiomyopathy.N Engl J Med,1997(336):775-785.

 病例 18-4   14 岁男孩

【现病史】 患者 14 岁,男,因在学校"昏倒",被医务人员送到急诊室。医务人员提供了病史,患儿因鼻出血站起来后感觉头重足轻、跌倒在地。医务人员发现他时,患儿无反应。医务人员给其带上颈套,并建立了静脉通路,在送往急诊室途中给予了纳洛酮和葡萄糖。患儿对上述药物无反应。

【既往史及家族史】 既往体健。仅有一次季节性过敏。1 年前,因为睾丸扭转,行睾丸固定术。无任何用药和药物过敏史。免疫接种按时进行。家中有父母和姐姐。现在为 8 年级学生,学习成绩 B/C。否认服用任何违禁药品。

【体格检查】 T 37.9℃,HR 110/min,RR 16/min,BP 129/72mmHg,体重大于第 95 百分位数,身高第 50 百分位数。

患儿嗜睡,但对光刺激有反应。双侧瞳孔对光反射灵敏。眼外肌完整。右鼻孔和鼻中隔有干血痂。无脊柱压痛。双肺呼吸音清。心脏查体无杂音或异常心音。脉搏规则而有力。腹部、直肠、四肢和皮肤正常。神经系统检查发现对光刺激有反应。能定位人、时间、地点和环境。能完成简单指令,能从 100 倒数到 7。他的深腱反射++,对称。感觉完整。双侧上肢、下肢运动强度 2/5,能在床平面移动四肢,但不能抵抗重力抬起。

【实验室检查】 血常规和基础代谢值正常。尿和血清药物筛查阴性。头颅 CT 未见颅内病变。胸片正常。ECG 显示正常窦性心律。腰穿显示压力 17cmH$_2$O,白细胞 1×10^6/L(1/mm^3)和红细胞为 0,蛋白和糖正常,革兰染色无细菌和白细胞。

【诊疗经过】 患儿在急诊室完善了上述检查。数小时后仍未恢复体力,精神状态未恢复正常,遂收入院。

★病例 18-4 讨论

【鉴别诊断】 该患儿晕厥之后出现精神改变。有精神改变的鉴别诊断可以使用 AEIOU TIPS 作为字头方便记忆,分别代表:乙醇(A)、电解质和内分泌(E)、胰岛素、肠套叠和中毒(I)、氧(O)、尿毒症(和其他代谢因素)(U)、创伤、肿瘤和温度(T)、感染(I)、精神病(P)和脑卒中(S)(表 18-4)。内科医生应该考虑到血管因素,例如脑血栓栓塞和颅内出血。肠套叠可以导致精神抑郁或者婴幼儿嗜睡。创伤,包括非意外性创伤,都应该被认为有导致脑挫伤和脑震荡的可能。中毒可能包括药物治疗(例如磺胺类药物)、毒品和重金属。

表 18-4　有精神改变的病因

首字母	病　因
A	乙醇(酗酒)
E	电解质及内分泌
I	胰岛素、肠套叠和中毒
O	氧气
U	尿毒症(及其他代谢原因)
T	创伤、肿瘤和温度
I	感染
P	精神病
S	卒中

代谢紊乱,例如低血糖和其他电解质异常可能表现出精神状态下降。感染病因,例如脑膜炎和脑炎始终应该考虑。脑部肿瘤能使患者抑郁,恶性肿瘤还可能引起严重贫血。最后,癫痫是一种常见导致抑郁的病因,无论患者是癫痫发作后或者亚临床癫痫持续状态。

【诊断】 患儿住院观察。1次晕厥样发作后突然出现而且持续较长时间的虚弱很难解释。他的神经系统检查正常。进一步追问,他很明显在学校经受了很大压力。他学习成绩很差,最近打了好几次架,感到学校有一群孩子"想要害他"。诊断:诈病。

【发病率和流行病学】 诈病是指内部产生或者夸大身体或者精神的症状。它常有外部因素诱发,例如逃避学校、工作和征兵。诈病不同于无外部诱因的人为性障碍。诈病有一个很清楚的可定义的目标。其实际发病率不清楚。然而,在儿童是一个罕见现象。它通常出现在一个限制的环境,例如监禁或者部队。诈病是指有意识尝试逃避不愉快的状况。躯体形式障碍,例如转换障碍,在儿童更常见,它是指无意识尝试处理无明显外部诱因的不愉快情绪。诈病不是精神病。

【临床表现】 许多诈病的患者对医生表现出冷淡和敌意,力图拖延发现他们的瞒骗。他们很乐意配合痛苦的诊断过程。相比之下,有转换障碍的患者对诊疗过程很配合并且关注度适当。

【诊断方法】

1. 心理评估 按照DSM-IV,以下任何一项状况明显,尤其结合起来明显,应该考虑诈病:①法医学上由律师移交给医生的患者;②患者所称的压力和残疾与客观检查结果明显不符;③不配合检查和推荐的治疗;④出现反社会人格障碍。

2. 其他研究 多数诈病的患者有模糊和主观的主诉,例如头痛、部分躯体痛、头晕眼花、遗忘症、焦虑和萎靡不振。这些症状很难证明是假的。客观检查,例如听力测试、肌电图、神经传导检查或者诱发电位检查也许对于鉴别特殊症状有益。

【治疗】 被怀疑诈病的患者应该用客观的方法全面评估。仅仅将症状与心理压力联系起来可能是治疗性的。很不幸,成年患者常因对抗而导致医患关系终结或者患者变得警惕和证明欺骗变得不可能。仔细评估患者和环境常会揭示出症状的原因而无对抗的必要。保持医患关系对于正确诊断和长期照顾患者很重要。值得注意的是,不像躯体形式障碍,诈病不能通过暗示或者催眠术使症状得到缓解。精神科的转诊可能是必要的。

推荐阅读

[1] American Psychiatric Association.Diagnostic and Statistical Manual of Mental Disorders.4th ed.Washington,DC:American Psychiatric Association,1994:683.

[2] Prazar G.Conversion reactions in adolescents.Pediatr Rev,1987(8):279-286.

[3] DeMaso DR,Beasley PJ.The somatoform disorders//Klykylo WM,Kay J,Rube D,eds.Clin-

ical Child Psychiatry.Philadelphia,PA:W.B.Saunders Company,1998:429-437.

[4] Nemzer ED.Somatoform disorders//Lewis M,ed.Child and Adolescent Psychiatry:A Comprehensive Textbook.2nd ed.Philadelphia,PA:Williams & Wilkins,1996:693-702.

 病例 18-5　11 岁男孩

【现病史】　患者 11 岁,男孩,因在学校晕厥发作而被送到急诊室。他感到呼吸急促被护送到学校医务室时发生了晕厥。晕厥发作无前驱症状。老师证实了短暂的意识丧失。追问父母发现,患儿 1 月来出现乏力、萎靡不振和劳力后进行性呼吸困难。患儿主诉有视物模糊和轻度的畏光。

【既往史及家族史】　患儿足月分娩。既往无晕厥发作史。

【体格检查】　T 37.6℃,HR 40/min,RR 26/min,BP 110/48mmHg,体重第25 百分位数,身高第 50 百分位数。

查体时患儿疲惫状。左眼笔光检查发现结膜充血和瞳孔形状不规则(彩图48)。心脏听诊可闻及 I / VI 级收缩期杂音。肺部听诊呼吸音清。可触及无痛性腋窝淋巴结肿大。

【实验室检查】　心电图:二度房室传导阻滞(2:1),P-R 间期延长和右心室肥大。血常规:白细胞 $4.2×10^9$/L,中性粒细胞 0.65,淋巴细胞 0.30 和单核细胞0.05,血红蛋白 126g/L,血小板 $256×10^9$/L,肝酶轻度升高,ALT 250U/L,AST200U/L。血清电解质,包括钙离子和尿酸水平升高。胸片显示心脏轻度扩大和双侧肺门淋巴结肿大。

【治疗经过】　结核菌素皮肤试验、组织胞浆菌尿抗原和人类免疫缺陷病毒检测均阴性。眼睛的异常、临床表现和心电图及胸片的异常,提示可能的诊断很窄。确诊依赖淋巴结活检。

★病例 18-5 讨论

【鉴别诊断】　如图彩图 48 所示,瞳孔缘虹膜出现瘢痕性晶状体前囊膜,晶状体直接位于虹膜后。这些称之为后粘连,是葡萄膜炎和眼内炎的体征。发炎的虹膜瘢痕向下到晶状体表面。昏暗的灯光下,瘢痕处瞳孔不能扩大,而非瘢痕处可以扩大,因而导致瞳孔变形。若粘连广泛,瞳孔可能完全不扩大。因为肉眼可见不规则的瞳孔,所以粘连对儿科医生可能是重要的体征。无论什么时候发现球结膜充血时,应该评估瞳孔的形状。即使急性葡萄膜炎缓解之后粘连仍持续存在。

葡萄膜炎的发现有助于缩小非眼部表现的鉴别诊断。葡萄膜炎的潜在病因包括感染、全身炎症、肿瘤、外伤和特发性疾病(表 18-5)。系统的实验室和影像学检查可显示双侧、单侧复发或严重的单侧病例;后眼部受累;或者可疑的全身性疾病建立在仔细的系统回顾,病史和体格检查基础上。

许多肺部感染可引起肺门淋巴结肿大,一些感染及其他情况可引起肺实质病变的肺门淋巴结病(表18-6)。

表 18-5　葡萄膜炎的鉴别诊断

分类	疾病
感染	单纯疱疹病毒、水痘-带状疱疹病毒、巨细胞病毒、弓形虫病人类免疫缺陷病毒、梅毒、肺结核、莱姆病
全身性炎症	结节病、贝赫切特综合征、幼年特发性关节炎、炎症性肠疾病HLA-B27 相关疾病
恶性疾病	视网膜母细胞瘤、白血病、淋巴瘤
创伤	偶然或者非偶然、创伤
特发性	

表 18-6　伴有肺实质病变的肺门淋巴结病

分类	疾病
感染	结核杆菌、非结核杆菌、肺炎支原体、巴尔通体、百日咳杆菌、小肠结肠炎耶尔森菌、布鲁菌、土拉热杆菌、荚膜组织胞浆菌、粗球孢子菌、芽生菌、皮炎芽生菌、新型隐球菌、弓形虫
慢性感染	支气管扩张症、囊性纤维化
其他	霍奇金淋巴瘤、非霍奇金淋巴瘤、白血病、慢性肉芽肿病、郎汉斯细胞组织细胞增生症、结节病、血管滤泡性淋巴结增生症

【诊断】　血清血管紧张素转化酶(ACE)值升高(75 U/ml)。腋窝淋巴结活检显示非坏死性肉芽肿。确诊:结节病。

【发病率和流行病学】　结节病是一种原因未明的全身性疾病。其临床特点是非坏死性肉芽肿。非坏死性是指肉芽肿内部无组织坏死。与白种人相比(约 10/100 000),该病更常发生于黑种人(约 35/100 000)。与成年人相比,结节病在儿科不常见。且多发生于青少年期,虽然婴幼儿也偶有诊断。

【临床表现】　结节病的临床表现差异很大,因为肺外症状常是该病的最突出表现。儿童最常受累的器官包括肺、眼睛、皮肤和淋巴结。偶尔累及心脏、肝和脾。最初症状常是非特异性的,患儿主诉包括发热、全身乏力、疲惫和体重下降。年长患儿可以表现为多系统受累,而年幼儿早期常以葡萄膜炎、皮疹和关节炎三联征起病。

1. 肺组织　肺结节病的症状可能包括咳嗽、呼吸困难、哮鸣音和偶尔胸痛。而 50% 以上的肺结节病患者是无症状的,常是胸片意外发现。肺部听诊正常,很少出现湿啰音。

2. 眼睛　葡萄膜炎是指葡萄膜的炎症,包括虹膜、睫状体和脉络膜。前葡萄膜炎或虹膜炎,是结节病最常见眼部表现的亚型。葡萄膜炎的临床症状包括眼睛红肿、疼痛、畏光及有时视力下降。有些患儿并无所有这些眼部表现。多数前葡萄膜炎伴有全身症状。1/3 以上后葡萄膜炎患儿可能没有前段炎症的征象。结节病也可表现为结膜结节,向下拉下眼睑球结膜上可见到。

3. 淋巴结 1/2~2/3 结节病患儿有外周或肺门淋巴结肿大。外周淋巴结肿大通常是硬的、无触痛、可移动的。

4. 皮肤 面部的皮肤损害很常见,为红色或者棕色。躯干及四肢的皮肤损害通常是紫色或者斑块状,也常出现结节性红斑。这些结节为常出现在腿前部的红斑、有触痛。结节性肉芽肿,成年人更常见,偶尔儿童也可见到。这些结节典型地位于瘢痕部位(即瘢痕性结节病)。

5. 其他部位 正如目前这份病例,心脏结节病可引起左心室功能障碍和心律失常。心脏受累在成年人比儿童结节病更常见。可能会有肝、脾大,但少见严重的肝或脾功能障碍。儿童结节病肾受累相对少见。关节受累可导致关节疼痛或积液。骨骼受损相对少见,但若出现常累及手和足。1/3 神经结节病患儿会表现出惊厥发作。与成年人神经结节病相比,罕见脑神经麻痹。

【实验室检查】

1. 裂隙灯检查 葡萄膜炎是通过生物显微镜裂隙灯检查确诊。显微镜下可见漂浮于前房水的炎症细胞并可进行眼底检查。因粘连所致瞳孔变形不常见,但是如果有瞳孔变形无需裂隙灯也能看到。严重的炎症可在下虹膜前肉眼可见聚集细胞形成的白色月牙状,称为“前房积脓”。前或者后葡萄膜炎时红色反射迟钝或者消失。所有可疑葡萄膜炎患者需要散瞳检查眼底,检查眼底是否存在视盘水肿、脉络膜视网膜炎或血管炎,以及排除危及生命的恶性肿瘤,如视网膜母细胞瘤。葡萄膜炎的发现应该迅速考虑到基础的全身性疾病,包括结节病。

2. 血管紧张素转化酶(ACE)水平 ACE 由肉芽肿的上皮样细胞产生。75% 以上儿童结节病患者 ACE 水平升高。肉芽肿内上皮样细胞通常被认为是 ACE 的来源。当使用皮质类固醇激素治疗时 ACE 水平可能会降低。ACE 水平不一定与症状相关。可能导致 ACE 水平升高的其他情况包括麻风病、戈谢病、甲状腺功能亢进症和弥漫性肉芽肿性感染,例如粟粒性结核。

3. 活检 结节病确诊有赖于活检。首选外周肿大淋巴结。外周淋巴结无肿大时,可考虑皮肤受损部位、中枢淋巴结(例如纵隔)、肺、肝或者骨髓。显微镜检查可见典型的非坏死性肉芽肿,非坏死性是指肉芽肿内部无组织坏死。活检应该在最容易获得的部位进行。儿童最常见外周可触及的肿大淋巴结。显微镜检查应该除外感染性病因(例如结核病、组织胞浆菌病、芽生菌病)。如果孩子年龄足够大,不需要全身麻醉,可选择比身体其他部位创伤性较小的球结膜。儿童活检部位会有轻微不适,创面很快愈合。一些专家推荐“盲法”活检(即无结膜结节或者滤泡)。

该方法与之前较严重的有创方法(例如纵隔淋巴结活检)比较,敏感性约50%。

4. 胸片 所有考虑结节病的患儿均应完善胸片检查。胸片常会显示双侧肺门淋巴结肿大和肺间质浸润,也可见到结节浸润。有时系列胸片可以追踪肺部受累过程。

5. 肺功能检查 儿童结节病患者约50%有限制性肺病的证据。

6. 血常规 可出现贫血、嗜酸粒细胞增多的白细胞减少症。

7. 其他 血清生化指标可能显示升高的尿素氮(BUN)和肌酐值及高钙血症。尿液分析可能会发现蛋白尿和血尿。也可能出现高钙尿症。C反应蛋白和其他炎症标志物通常是升高的,尽管这是非特异性发现。

【治疗】 葡萄膜炎会危及视力,因而需要眼科医生及时治疗。葡萄膜炎的治疗包括基础疾病治疗及局部使用类固醇药膏、局部散瞳和全身类固醇激素。对于难治性病例可能需要免疫抑制药、类固醇减量制剂。通常情况下,由小儿眼科医师与风湿科医师共同管理患者,这样对患者有益。儿科医师应该将任何一个眼睛红并有葡萄膜炎病史的患者转至眼科医师评估除外病情复发。危及视力的并发症包括白内障、青光眼和黄斑水肿。多系统受累的结节病典型治疗包括全身应用糖皮质激素。糖皮质激素疗法(通常用泼尼松)持续用到临床表现改善,然后激素经过几个月移行减量至最低剂量控制病情活动。免疫抑制药,例如甲氨蝶呤常用于激素无反应病例或者无法耐受激素不良反应的患儿。其他的免疫抑制药,例如硫唑嘌呤、环磷酰胺、环孢素和抗肿瘤坏死因子-α在治疗儿童结节病方面还没有很好地研究。

(李晓惠)

推荐阅读

[1] Shetty AK,Gedalia A.Sarcoidosis in children.Curr Probl Pediatr,2000(30):149-176.

[2] Shetty AK,Gedalia A.Childhood sarcoidosis:a rare but fascinating disorder.Pediatr Rheumatol,2008(6):16.

[3] Baumann RJ,Robertson WC Jr.Neurosarcoid presents differently in children than in adults. Pediatrics,2003(112):e480-e486.

[4] Dempsey OJ,Paterson EW,Kerr KM,et al.Sarcoidosis.BMJ,2009(339):b3206.

[5] Haimovic A,Sanchez M,Judson MA,Prystowsky S.Sarcoidosis:a comprehensive review and update for the dermatologist:part II.Extracutaneous disease.J Am Acad Dermatol,2012 (66):719e1-719e10.

第19章 癫痫

【定义】 癫痫是一种常见的儿童神经系统疾病,占所有儿童发病率的 4%~6%。癫痫的定义是源于一群脑神经元高度同步过度放电导致机体出现的一种短暂、不自主的意识、行为、运动、感觉和(或)自主神经功能改变。有 2 次或者多次无诱因惊厥才考虑癫痫诊断,换句话讲,在疾病,发热,急性颅脑外伤等场景下出现的反复惊厥不应被认为是癫痫,即使在疾病急性期为控制惊厥而使用了抗癫痫药物。在儿童癫痫病因诊断中第一步即为场景特征的确认。癫痫可分为全面性癫痫(如强直阵挛性惊厥可同时影响整个身体)或局灶性癫痫(起源于大脑皮质特定区域或区间,有或没有扩散到整个大脑)。癫痫病因诊断分为以下三类:遗传性、结构/代谢性和病因不明性。遗传性癫痫定义是由已知或假定基因缺陷导致的癫痫(如 SCN1A 突变)。结构/代谢性癫痫是指癫痫可归因于一种明确的损害,如卒中,肿瘤,也包括感染。结节性硬化症,尽管是基因突变所致,也被归于结构/代谢性,是因为大脑结构性改变导致癫痫发生,而非基因突变直接导致癫痫发生。既不是因为基因突变,也非结构/代谢性改变所导致的癫痫就定义为不能分类性。

本章将讨论癫痫可能的原因。然而,癫痫应同儿童的其他类似癫痫的发作性疾病相鉴别。如,长时间的晕厥和晕厥过程中的阵挛性抽动可能与全面性强直阵挛性癫痫发作非常相似。健康病人无原因突然倒地,晕厥可能是一种常见的诊断。失张力癫痫或跌倒发作少见,意指儿童失去肌肉张力,通常与其他癫痫发作类型伴发(如肌阵挛或强直惊厥)。表现为角弓反张的胃食管反流(Sandifer 综合征)常常类似婴儿惊厥发作。屏气发作,约占婴儿发作性疾病的 4%,常常类似癫痫发作,并出现发绀。各种运动障碍疾病,如婴儿良性肌阵挛和妥瑞综合征,也可被误诊为癫痫。另外,癫痫发作的动作常常非常细微,使得癫痫诊断困难。如新生儿阶段的癫痫可能只是眼球的水平位活动,反复的吸吮、踏车或踏步样动作,难以和正常新生儿生理性活动相鉴别。在年长儿童,失神性癫痫以短暂性意识丧失为特征可以表现为凝视或动作的突然终止,常常被误诊为注意力缺陷多动综合征。

【病因】 重要的是牢记惊厥仅是症状诊断而非疾病诊断。惊厥和癫痫综合征的病因可随患儿年龄变化而变化(表 19-1)。在表中的许多诊断,如感染和药物中毒,不是某个年龄所特有的。但是,其中的部分诊断属于某些年龄段特定的,因为在这一年龄疾病发生的易感性增加。因为癫痫的病因诊断可分为遗传性,结构/代谢性和病因不明性,按照癫痫病因进行归类建立一个有助于疾病鉴别诊断的分类是有很大益处的(表 19-2)。

表 19-1 儿童各年龄段癫痫的既定原因

	新生儿	婴儿/幼儿	学龄期	青春期
常见病因	缺氧缺血性脑病	热性惊厥	儿童失神性癫痫	青少年肌阵挛癫痫
	颅内出血	药物中毒 (误服)	伴中央颞区棘波的良性癫痫(BECTS,以前也称为良性 rolandic 区癫痫)	青少年失神癫痫
	缺血性卒中	婴儿痉挛症 (West 综合征)中		
	中枢神经系统感染 代谢异常	结节性硬化症		
较少见	新生儿代谢缺陷病	LGS 综合征		
	母亲药物撤停综合征	Landau Kleffner (获得性癫痫性失语)	Panayiotopoulos 综合征(儿童良性枕叶癫痫)	
罕见	新生儿癫痫综合征 —大田原综合征 —早期肌阵挛性脑病 —良性家族性新生儿惊厥 —良性非家族性新生儿惊厥 —良性特发性新生儿惊厥(第 5 天的适应) 代谢缺陷病 —吡哆醛依赖症 —磷酸吡哆醛依赖症 —叶酸反应性癫痫发作	肌阵挛站立不能癫痫(Doose 综合征) 线粒体疾病 —具有破碎红纤维的肌阵挛癫痫(MERRF) 神经元蜡样质 脂褐质沉积症(NCL) 婴儿严重肌阵挛癫痫(Dravet 综合征) Sturge-Weber 综合征	Rasmussen 老病 具有 Gastaut 综合征的枕叶癫痫 常染色体显性遗传性夜间额叶癫痫	

表 19-2　儿童癫痫病因诊断

	原发性神经病因	继发性或全身性病因
血管因素	缺血性卒中	脑血流中断或氧供中断（缺氧缺血导致）
	静脉窦血栓	
	颅内出血	
	血管畸形（动静脉畸形）	
	脑过度灌注综合征	
	高血压性脑病	
感染	脑炎	全身感染（如 TORCH 感染）
	脑膜炎	
	脑脓肿	
	寄生虫脑病	
炎症	急性播散性脑脊髓炎	系统性红斑狼疮
	原发于中枢神经系统脉管炎	
	Rasmussen 综合征（Rasmussen 脑炎）	
新生物	颅内原发肿瘤	颅内转移性肿瘤
先天性	皮质发育不良或脑发育畸形	
	—半侧巨脑畸形	
	—多小脑回	
	—皮质发育不良	
	神经皮肤综合征	
	—神经纤维瘤 1	
	—结节性硬化症	
	—伊藤色素减少症	
	—色素失调症	
	—Klippel-Trenaunay-Weber 综合征	
	—Sturge-Weber 综合征	
染色体		1p36 缺失症候群
		4p 缺失综合征
		—Wolf-Hirschhorn 综合征
		—Pitt-Roger-Danks 综合征
15 号染色体异常		—Angelman 综合征
		Invdup 15
		20 号染色体（环状染色体综合征 e）

（续　表）

原发性神经病因		继发性或全身性病因
		21 三体综合征
		脆性 X 染色体
外伤	挫伤	
	颅骨凹陷性骨折	
	硬膜外血肿	
	硬脑膜下血肿	
中毒/代谢		
		撤药综合征
		—抗癫痫药物撤药综合征
		药物中毒
		—处方药（包括误服）
		—药物滥用
		杀虫剂

原发神经系统病因		继发或系统性病因
中毒/代谢		电解质异常
		—低/高血糖
		—低钠血症
		—低磷酸盐血症
		肝衰竭
		尿毒症
		代谢障碍
		—氨基酸血症
		—有机酸血症
		—线粒体脑病
		—糖原贮积症
		—尿素循环障碍
		—吡哆醇（维生素 B_6）缺乏症
		—叶酸反应性癫痫

　　【鉴别诊断线索】　对以惊厥发作为表象的儿童而言,详细询问病史是准确病因诊断的关键。仔细考虑惊厥类型,诱发因素和相关临床特征为鉴别诊断提供了一个有用的框架。如下的问题有助于提供诊断线索。

　　★惊厥涉及整个身体或仅仅是身体一部分?

　　——局灶性（或部分性）癫痫反映癫痫起源于局部损伤部位或单侧大脑半球损伤区。早先根据是否有意识状态丧失把局灶性癫痫分为有意识丧失（复杂部分发作)或无意识丧失(单纯部分发作);但是,在最近癫痫分类诊断中这种分类法已经不再出现。尽管局灶性癫痫最可能归因于局部损伤,如在 30%～50% 的病人头颅 MRI 可发现大脑的局灶性结构异常。

★是否有前期疾病或发热史?

——热性惊厥是出生 6 个月至 5 岁儿童惊厥的最常见原因。热性惊厥往往发生于系统疾病中,如呼吸道感染。中枢神经系统感染,如脑膜炎或脑炎所致的发热惊厥,不是热性惊厥,而是原发中枢神经系统感染另外的分类。

★是否是毒物暴露或误服?

——许多药物和环境毒物可以导致惊厥,包括抗惊厥药物、降糖药物、异烟肼、锂、甲基黄嘌呤、重金属(如铅)和三环类抗抑郁药。

★最近有无头痛、呕吐、嗜睡、软弱无力或者步态改变?

—这些综合征提示潜在的中枢神经系统病变和需要神经影像检查。对新生儿,早期出现嗜睡,呕吐和惊厥需要快速评估是否有潜在的代谢性疾病,如氨基酸代谢病、有机酸血症、尿素循环障碍;其他如苯丙酮尿症和枫糖尿症。

★既往史中是否有发热惊厥,无热惊厥或神经系统异常?

——1/3 有单纯热性惊厥的儿童可能有第二次发作。先前有无热惊厥史或存在神经系统异常可能增加癫痫或癫痫综合征的诊断概率。

★是否有头部外伤史?

——头部外伤可以导致任何年龄阶段的癫痫,癫痫可以发生于外伤后 1～2 周(外伤后早发癫痫),是头部外伤的急性反应,或者经过数月甚至数年的间歇期发生(外伤后迟发癫痫),癫痫发生的危险度取决于头部外伤的严重程度,轻微的头部受伤的儿童(短暂意识丧失,没有颅骨骨折或神经系统异常证据)),其癫痫发生的危险度和普通人群相比并没有显著增高。中等度头部外伤与癫痫的风险增加 2%～10% 相关。严重的头部外伤,如颅内血肿或无意识状态超过 24h,其患癫痫的风险增高 30%。

★有远期神经系统损伤历史吗?

——既往有出生时缺氧、脑瘫、卒中、颅内血肿或脑膜炎导致儿童癫痫发生风险增加,宫内巨细胞病毒、弓形虫、风疹感染会导致大脑发育异常,更容易患上癫痫。

★体格检查时是否有皮肤异常,如牛奶咖啡斑、灰叶斑或皮肤血管畸形可能?

——这些发现提示潜在的神经皮肤综合征可能,包括神经纤维瘤病、复杂的结节性硬化症和 Sturge-Weber 综合征。

★孩子头部形状是什么?

——小头畸形提示潜在的神经系统异常可能。前囟饱满或张力增高往往是因为脑膜炎、外伤、恶性肿瘤或脑积水。

★是否有癫痫家族史？

——发热性和无热的癫痫都可以遗传。

以下病例代表不太常见的导致儿童癫痫的原因。

 病例 19-1　8 日龄女婴

【现病史】　一个出生 8d 女婴因出现发作性症状进入急诊,发作性症状表现为不规则,急促呼吸后出现身体强直和四肢颤动,到达时,婴儿呈现昏睡、发绀,伴自主呼吸微弱的心率减慢。她接受了紧急气管插管和多次生理盐水注射以改善心脏灌注和心率。随即女婴出现 1 次全面性惊厥发作,静脉注射劳拉西泮后缓解,在获得血培养标本后给予了氨苄西林和头孢噻肟治疗。家属提供的病史得知,女婴这一天有明显饮入量下降和睡眠较平时增多。孩子不发热,大小便正常,无呕吐、腹泻或皮疹表现。没有相关疾病接触史。

【既往史及家族史】　婴儿为足月儿,出生体重为 3400g,阴道自然娩出,其母没有妊娠合并症,母亲血清学检查阴性。出生后婴儿有轻度黄疸,但无须光疗。母亲否认生殖器单纯疱疹病毒感染史,也没有癫痫家族史。

【体格检查】　T 39.0℃；RR 20/min, HR 180/min；BP 86/45mmHg, SpO₂ 1.00(室温下),体重第 25 百分位以下,头围第 50 位以下。

体格检查显示婴儿需要机械通气,在镇静药作用下仍对疼痛有回缩反应。前囟隆起,没有头部撕裂伤及颅骨凹陷。巩膜无黄染,瞳孔 1.5mm,光反射敏感。心脏无杂音,股动脉搏动可微弱扣及。肺部听诊呼吸音清晰,腹软,脐带残端愈合良好,无红斑或分泌物。会阴区有 2 个脓疱。

【实验室检查】　实验结果如下：血钠 132mmol/L,钾 3.3mmol/L,氯 99mmol/L,碳酸氢盐 23mmol/L,血糖 4mmol/L（73mg/dl）,钙 2.2mmol/L（8.9mg/dl）,镁 0.86mmol/L（2.1mg/dl）；血常规显示白细胞 8.0×10⁹/L,其中带状核细胞 0.33,中性粒细胞 0.18,淋巴细胞 0.35,单核细胞 0.10。血红蛋白和血小板计数正常。脑脊液(CSF)检查,白细胞 0.879×10⁹/L(中性粒细胞 0.48,淋巴细胞 0.19,单核细胞 0.33)红细胞 1.739×10⁹/L；革兰染色未见病原菌。脑脊液葡萄糖浓度为 2mmol/L(36mg/dl),蛋白浓度为 4g/L。分别对 CSF 进行了细菌培养、聚合酶链反应(PCR)检测单纯疱疹病毒。患儿胸片无异常。

【诊疗经过】　在重症监护室,患儿接受了氨苄西林、庆大霉素和阿昔洛韦治疗。头颅 CT 正常,患儿神经系统体征在入院第 2 天迅速改善。她拔出了气管插管,但是因为频繁呼吸暂停需要放置气管内导管,脑电图显示有惊厥持续状态。在加用了苯巴比妥和苯妥英后持续惊厥得以控制。因为脑脊液 PCR 中未能检测到单纯疱疹病毒感染,停止阿昔洛韦治疗。脑脊液培养查到了病原菌,对后续治疗有指导作用。

★病例 19-1 讨论

【鉴别诊断】　惊厥是几乎所有的新生儿脑部疾病特征之一,发生首次惊厥的时间有助于确定疾病病因。在出生后 3d 内出现的惊厥包括颅内感染,颅内出血,代谢异常,发育缺陷,以及药物突然减停。颅内感染占新生儿惊厥的 5%~10%。新生儿颅内感染的常见病原菌包括 B 组溶血性链球菌(GBS)、大肠埃希菌、单核利斯特菌较为少见。大肠埃希菌可导致脑室管膜炎或脑脓肿(图 19-1)。早发的 B 组溶血性链球菌典型表现包括菌血症、肺炎和脑脊髓膜炎。迟发的溶血性链球菌感染(出生 1 周后)可能包括有明确其他部位感染灶的脑脊髓膜炎,如骨髓炎(图 19-2),关节炎和蜂窝织炎综合征。

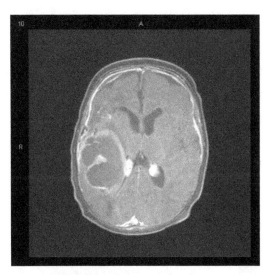

图 19-1　婴儿大肠埃希菌脑脊髓膜炎的头部 MRI。MRI 显示在右侧大脑半球有一个大的多房囊性病变,其周围有不规则强化。有相邻的侧脑室和脉络膜炎症,具有质量效应

HSV 感染所致的惊厥通常发生于出生第 2 周,30% 被感染婴儿有疱疹。先天性感染,特别是巨细胞病毒和弓形虫感染,可以导致颅内钙化并出现癫痫。巨细胞病毒感染钙化倾向于脑室周围,而弓形虫感染则是弥漫性钙化(图 19-3)。

颅内出血通常与缺氧缺血性脑病或出生时的产伤有关。脑室内出血主要发生于早产儿,蛛网膜下和硬膜下出血通常发生于足月儿。代谢异常包括糖、钙、镁和钠代谢异常。低血糖与低出生体重、窒息、母亲糖尿病、新生儿暂时性高胰岛素血症与 22 号染色体 q11 微缺失有关。其他代谢异常,包括先天性代谢异常,特别是氨基酸尿症,因为出生后蛋白和葡萄糖喂养,代谢异常开始启动。脑发育异常,通

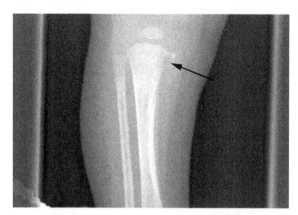

图 19-2　一个晚发型 B 族链球菌骨髓炎婴儿小腿 X 线片。X 线显示在右胫骨近端临近干骺端内侧区有局部骨质破坏(箭头),并有微弱的骨膜反应

常与神经元移行收到干扰相关,如小脑回、巨脑回和多小脑回畸形。被动吸毒成瘾的新生儿和停药可能与麻醉性镇痛药(美沙酮)、镇静催眠药(短效巴比妥类)、可卡因、乙醇和三环类抗抑郁药有关。本病例脑脊液分析提示颅内感染,但革兰染色的解释是误导。

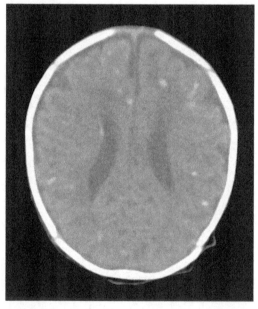

图 19-3　先天性弓形虫病的婴儿的头部 CT。有散在的颅内钙化,主要涉及大脑皮质及皮质下白质

【诊断】　诊断为单核利斯特菌脑膜炎,一种革兰阳性杆菌感染。在入院第 4 天,药物敏感试验显示该菌对氨苄西林中度敏感。患儿抗生素治疗转变为万古霉素和庆大霉素的联合治疗。入院第 6 天,患儿进行了第 2 次腰椎穿刺,脑脊液培养为阴性。入院第 8 天,重复头颅 CT 检查,显示双侧额、顶、颞叶梗死但是没有脑室扩大。机械通气一直持续到入院第 9 天,经过 21d 的抗生素治疗患儿出院。

【发病率和流行病学】　单核利斯特菌,一种可活动的革兰染色阳性杆菌,在 1926 一群兔子围生期感染疫情调查中首次分离得到它是一种常见的兽医病原体,可引起绵阳和牛的脑膜脑炎。它广泛存在于土壤和腐败的蔬菜中。许多食物可被单核利斯特菌污染,在生的蔬菜、鱼、家禽、牛肉,做好的肉,未经巴氏消毒的牛奶和某些特定类型的奶酪中均可发现单核利斯特菌。这种病原菌可以从 5% 的健康成年人的大便中分离得到,与已有临床症状的感染者密切接触的家庭成员中,其自愈率据报道较高。人类单核利斯特菌感染是不常见的,多发生于新生儿、孕妇、老年人和免疫抑制病人中。人类感染多源于摄入污染的食品,但也可通过直接接触动物发生感染,这在兽医和农民的日志中已有记载,并可造成母婴垂直传播,或通过胎盘或通过产道感染。30% 的单核利斯特菌感染发生于新生儿。

【临床表现】　新生儿单核利斯特菌感染,如 B 族链球菌感染,分为早发型和迟发型。单核利斯特菌感染的临床表现类似于其他新生儿细菌感染,感染的征象包括体温不稳、呼吸困难、烦躁、嗜睡和喂养困难。

在早发型单核利斯特菌感染,母体菌血症后跨胎盘传播或阴道定植菌上升导致宫内感染是最常见的两种感染途径,新生儿也可以通过感染的产道而被感染。在早发型单核利斯特菌感染新生儿中,常见妊娠并发症,包括早产、自然流产和死产,约 70% 的病例妊娠少于 35 周。常见的征象是分娩前 2～14d 母亲有急性发热性疾病,具有疲劳、关节痛、肌痛等症状,早发型单核利斯特菌患儿中 35% 母亲血培养单核利斯特菌阳性。

经典早发型感染在出生后 1d 或 2d 内发病,早发型感染最常见的是菌血症(75%)和肺炎(50%),脑脊髓膜炎约占早发型感染的 25%。严重感染、肉芽肿性皮疹可能和播散性疾病(婴儿脓毒性肉芽肿)相关。病死率,包括死产,在早发型单核利斯特菌感染时是 20%～40%。迟发性感染,其传播方式尚不明确,但可能涉及与母亲携带无关的机制。迟发性感染发生在出生后第 2～8 周,常发生于无分娩并发症的足月儿。这一时期的单核利斯特菌感染最常见的形式是脑膜炎脑脊髓膜炎,约占所有感染患儿的 95%。菌血症(20%)和肺炎(10%)是不常见的。如果早期诊断和处理得当,迟发性感染的病死率一般较低(15%)。迟发性感染的表现是微妙的,可能仅仅表现为体温不稳定、激惹、拒食、嗜睡。

9 例新生儿使用被单核利斯特菌污染的矿物油沐浴时曾造成医院感染暴发。被感染的婴儿出现菌血症(2 例)、脑脊髓膜炎(2 例)或两者皆有(5 例);一个婴儿病死。在使用被污染矿物油后 1 周内出现进展的感染征象。

【诊断方法】 腰椎穿刺。从脑脊液中分离病原菌是确诊单核利斯特菌的唯一方法。脑脊液显微镜检查时发现短小的,有时呈球菌状的,革兰阳性棒状菌强烈支持单核利斯特菌性脑脊髓膜炎诊断。但是,由于病原菌浓度低,大多数(60%)单核细胞增生利斯特菌性脑脊髓膜炎患儿脑脊液涂片不能查见细菌,正如本例婴儿一样。

此外,单核细胞增生利斯特菌有时不能清楚显示为革兰阳性染色。在某些情况下,可发生革兰染色可变性脱色,看起来似乎呈革兰阴性棒状杆菌,易与流感嗜血杆菌相混淆,特别是病程较长或患者之前接受过抗生素治疗。在其他情况下,单核利斯特菌脑脊髓膜炎可以被误认为是肺炎链球菌脑脊髓膜炎和棒状杆菌脑脊髓膜炎,超过 60% 的单核利斯特菌脑脑脊髓膜炎脊液糖正常,1/3 病人呈脓性脑脊液,分类以单核细胞为主。脑脊液蛋额外研究 PCR 探针和白常升高,升高水平与预后不良相关利斯特菌溶血素 O 抗体检测,(溶血素 O 是利斯特菌主要毒力因子),对侵袭性疾病急性诊断并没有多大的帮助。

【治疗】 氨苄西林是治疗单核利斯特菌的首选。基于在体外和动物模型中有协同作用,大多数专家建议联合使用氨苄西林和庆大霉素治疗利斯特菌脑脊髓膜炎,联合使用氨苄西林和利福平或万古霉素似乎有部分协同效应。万古霉素已成功地应用在一些青霉素过敏的成年人患者,但也有导致利斯特菌脑脊髓膜炎加重的病例。对青霉素过敏的患者,复方磺胺甲噁唑治疗是有效的,顾及磺胺的胆红素毒性,磺胺不能用于新生儿。头孢菌素对单核细胞利斯特菌天然耐药。一旦得到药物敏感试验结果,就应该根据结果调整治疗方案。单核细胞增生利斯特菌脑脊髓膜炎推荐的疗程为 14～21d。

应尽可能避免使用糖皮质激素,因为细胞免疫功能受损是单核利斯特菌病情加重的一个主要危险因素。母亲前一胎娩出单核利斯特菌感染婴儿不是分娩期抗生素使用指针。

推荐阅读

[1] Lorber B.Listeria monocytogenes//Long SS,ed.Prin- ciples and Practice of Pediatric Infectious Diseases.4th ed.Philadelphia,PA;W.B.Saunders Company,2012;762-767.

[2] Lorber B.Listeriosis.Clin Infect Dis,1997(24);1-11.

[3] Posfay-Barbe KM,Wald ER.Listeriosis.Semin Fetal Neonatal Med,2009(14);228-223.

[4] Schuchat A,Lizano C,Broome CV,et al.Outbreak of neonatal listeriosis associated with mineral oil.Pediatr Infect Dis J,1991(10);183-189.

[5] Southwick FS,Purich DL.Mechanisms of disease;intracellular pathogenesis of listeriosis. New Engl J Med,1996(334);770-776.

病例 19-2　10 日龄男婴

【现病史】　病人是 10 日龄新生儿,既往健康,入院当天睡眠中有左侧上、下肢的发作性抖动,症状持续 1min 并伴随眼睑飘动。当发作自行终止后婴儿继续睡眠但容易被唤醒。他被带到急诊室做评估。他没有发热及发绀,最近也没有呕吐及腹泻,饮入量在既往 7d 中没有改变,每 2.5～3 小时以牛奶为主的配方奶单一喂养,因为孩子入院前由外婆照顾,父母不确定尿量。

【既往史】　婴儿重 3600g,阴道自然产,其母无妊娠合并症。在出生第 2 天因为总胆红素峰值达到 265μmol/L(15.5mg/dl),该婴儿接受了光疗,其母因阴道定植 B 组链球菌而在分娩中接受 2 剂青霉素治疗。同时其母有生殖器单纯疱疹病毒感染史,尽管在分娩过程中无损伤,但产后第 7 天,损伤逐渐出现。

【体格检查】　T 37.5℃,HR 124/min,RR 40/min,BP 75/45mmHg,SpO₂ 1.00(室温),体重第 50 百分位,身高第 25 百分位,头围第 25 百分位。

婴儿显得有点激惹,头皮和皮肤上无疱疹,前囟平软,他的结膜是粉红色的,无黄染,视网膜红反射双侧对称,心脏无杂音,股动脉搏动强而有力。脾肋下触及,无肝增大。拥抱反射双侧对称。其余的查体均正常。

【实验室检查】　血常规示白细胞总数 8.8×10⁹/L(中性分叶核 0.16,淋巴细胞 0.70,单核细胞 0.11 和异常淋巴细胞 0.03),血红蛋白:134g/L,血小板,511×10⁹/L。血生化:钠 139mmol/L,钾 5.5mmol/L,氯 104mmol/L,碳酸氢钠 28mmol/L,血尿素氮和肌酐正常。血清丙氨酸和天冬氨酸转氨酶正常,血清白蛋白为 33g/L。脑脊液检查结果示:白细胞 0.012×10⁹/L,红细胞 1.834×10⁹/L,糖 2.5mmol/L(45g/dl),蛋白 124g/L,脑脊液革兰染色涂片未查见细菌。

【诊疗经过】　在等待脑脊液细菌培养和脑脊液单纯疱疹病毒 PCR 结果时,对该患儿采用了经验性氨苄西林\头孢噻肟和阿昔洛韦治疗。心电图(图 19-4)提示惊厥原因,该原因通过对母亲及患儿进行额外的血液学检查得到证实。

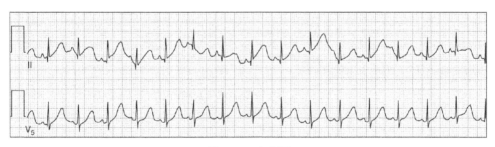

图 19-4　心电图

★病例 19-2 讨论

【鉴别诊断】 许多新生儿惊厥是特发性的,最常见病因包括窒息、颅内感染、外伤、非创伤性颅内出血、卒中、代谢异常、中枢神经系统发育畸形、母亲药物滥用。典型的因围生性窒息导致的惊厥发生于出生后 24h,出生后 1 周常见的感染,包括 B 组链球菌和大肠埃希菌导致的细菌性脑膜炎,新生儿单纯疱疹病毒脑膜炎通常在出生后第 2 周出现症状,但约 40% 病人在出生后 5d 内出现临床症状。任何原因导致的颅内出血可诱发惊厥。与产伤有关的新生儿惊厥包括蛛网膜下腔出血或硬膜下、硬膜外血肿,通常惊厥发生于出生后 72h 内,自发性颅内出血包括动静脉畸形破裂,潜在的凝血机制异常出血可发生于任何时间。代谢异常如低钙、低血糖和吡哆醛依赖症。新生儿低钙血症常常发生于出生后第 3 天,因为暂时性相对性低甲状旁腺素导致,不成熟的新生儿甲状旁腺可能无法处理过度磷负荷,特别是当新生儿被喂养的奶粉钙磷比例相对较低的配方奶时。罕见的情况是持续光疗可能会导致低钙血症,光疗会降低褪黑素分泌,进而减少糖皮质激素的分泌,导致骨钙吸收增加,血钙降低。多种尿素循环障碍性疾病和有机酸代谢障碍性疾病均可引起新生儿期惊厥,罹患这些疾病的孩子通常有不明原因的昏睡、昏迷、呕吐,并伴有惊厥发作。母亲曾使用海洛因或美沙酮的婴儿可能有惊厥发作,尽管其他症状如喂养情况差、腹泻、出汗、极度紧张不安、激惹更常见。

【诊断】 脑脊液细菌培养和 HSV PCR 检查均为阴性。心电图提示 QTc 间期延长(QTc=0.47s),特征性提示低钙血症(图 19-4)。婴儿血清钙为 1.65mmol/L[6.6mg/dl(正常范围为 8.8～10.1mg/dl)],离子钙,0.83mmol/L(正常范围 1.00～1.17mmol/L),血磷 3.4mmol/L[10.6mg/dl(正常范围 4.8～8.2mg/dl)],血镁 0.45mmol/L[1.1mg/dl(1.5～2.5mg/dl)]。增加的检测项目包括全甲状旁腺素,9.7pg/ml(正常范围 10～55pg/ml),25-羟维生素 D7ng/ml(正常范围 5～42ng/ml),活性维生素 D[1-α-25-羟胆骨化醇胆甾醇(1,25(OH)$_2$D]114pg/ml(正常范围 8～72pg/ml)。表 19-3 列出了婴儿低钙血症的鉴别诊断。尽管母亲无症状,但她的血钙高达 3.2mmol/L(12.8mg/dl),母亲随后被诊断为甲状腺腺瘤导致的甲状旁腺素功能亢进,这名新生儿被诊断为继发于母亲甲状旁腺功能亢进导致的甲状旁腺功能减退,最初给予了静脉钙剂补充,随后口服钙剂并补充维生素 D,大约在出生后 3 周症状逐渐缓解。

表 19-3 新生儿低钙血症的鉴别诊断

早发型(出生后 2～3d)	晚发型(常发生于出生后第 1 周末)
早产	甲状旁腺功能减退症
母亲有糖尿病	过量的磷摄入

（续　表）

早发型（出生后 2～3d）	晚发型（常发生于出生后第 1 周末）
围生期窒息	综合征的一部分，DiGeorge，Kearns-Sayre or Kenny-Caffey
宫内发育迟缓	母亲高甲状旁腺素血症、低镁血症
母亲严重的维生素 D 缺乏	高胆红素血症光疗
	急性肾功能损伤
	轮状病毒感染

【发病率和流行病学】　甲状旁腺功能亢进症的患病率为 0.15%，发病高峰年龄为 30—50 岁。约有 80% 是一个单独的腺瘤，需要切除，15% 是由于细胞增生。产妇当血清钙水平超过 3～3.25mmol/L（12～13mg/dl）时才会出现症状。然而，即使是轻微的产妇血钙增高也会导致胎儿慢性血钙增高，进而会抑制胎儿甲状旁腺素的分泌。出生后，钙水平下降但甲状旁腺素分泌不能迅速增加。在这种情况下，新生儿甲状旁腺功能减退是短暂的，只持续几天到几周。最终，甲状旁腺素功能越来越活跃，甲状旁腺素分泌增加，刺激维生素 D 生成和额外的钙质从肠道重吸收。母亲有甲状旁腺功能亢进的新生儿中 15%～25% 临床可检测出逐渐进展的低钙血症。如本病例所示，新生儿惊厥或手足搐搦往往是对产妇甲状旁腺腺瘤进行搜索的依据。

【临床表现】　低血钙症的表现通常出现在出生后头 3 周内。新生儿低钙血症表现常是非特异性，可能出现在各种条件下。震颤和肢体抖动是最常见的。其他症状包括激惹、反射亢进、面部抽搐，手足搐搦、惊厥、发绀，极罕见出现喉痉挛。更重要的是，应考虑到其他疾病也可造成低钙血症表现，如 22 q11 缺失综合征的特征包括腭裂、小颌畸形、耳异常、蒜头鼻和心脏圆锥动脉干畸形。与 Albright 遗传性骨营养不良（假性甲状旁腺功能功能低下 Ia 型）相关的发现包括圆脸，拇指远端趾骨短小，皮下钙化，有发育迟缓和牙釉质发育不良的家族史。感音神经性耳聋，肾发育不良，智力低下也与甲状旁腺功能减退相关综合征相关。

【诊断方法】

1. 血钙和离子钙　血钙和离子钙水平在有症状低钙血症时均降低。

2. 血白蛋白　大约 45% 的血清钙是蛋白结合钙，血清白蛋白水平低导致血总钙水平低但离子钙水平正常。而低钙血症是否出现症状取决于离子钙降低是否降低。以下校正系数可校正低血清钙是否仅仅是因为低白蛋白血症所致：校正血清钙＝实测血清钙＋[（正常血清白蛋白－测量血清白蛋白）×0.8]。

当校正血清钙低于正常（＜8.8mg/dl），离子钙可能也低，低钙血症出现症状的可能性增大。在本例病人中，校正血清钙的计算公式为[6.6mg/dl＋（4mg/dl－

3.3mg/dl)×0.8]=7.1mg/dl=校正钙。

3. 血镁 镁缺乏可以通过甲状旁腺功能减退和假性甲状旁腺功能减退症导致新生儿出现低钙血症。在大多数情况下,因为母亲镁缺乏,如糖尿病控制不好,导致新生儿出现低钙血症。镁缺乏症,镁的补充导致钙和甲状旁腺激素水平均增加。而在其他原因引起的甲状旁腺功能减退中,镁摄入不会导致钙和甲状旁腺激素水平发生改变。

4. 血磷 在磷诱导的新生儿低钙血症和甲状旁腺功能减退症中血磷水平均有增高。

5. 血甲状腺激素(PTH) 低甲状旁腺时血 PTH 水平降低,然而,在磷介导的新生儿低钙血症中,血清 PTH 是适度增高的。

6. 活性维生素 D 水平 缺乏维生素 D 导致的低钙血症,1,25-二羟胆骨化醇水平是降低的,而甲状旁腺素功能低下时,活性维生素 D 水平正常或增高。

7. 其他检查 用碳酸氢钠或其他碱纠正酸中毒的婴幼儿可以进展为严重的低钙血症,因此,应进行动脉血气体检测。胸片可显示正常的胸腺影,而 22q11 缺失综合征胸腺影是缺乏的。当新生儿缺乏低钙血症的危险因素时,应考虑检测母亲血清钙,磷和甲状旁腺素水平。

【治疗】 新生儿低钙血症的紧急治疗包括静脉注射 10% 葡萄糖酸钙静脉滴注,连续心电图监测。此外,应给予 1,25-二羟骨化醇(维生素 D_3,骨化三醇)。一旦心电图 QTc 间期恢复正常,治疗可以更改为继续口服钙剂和维生素 D_2(麦角钙化醇),这比骨化三醇成本更低。治疗早期应经常监测血清钙水平以确定合适的治疗剂量。如果高钙血症发生,补钙治疗应中断或恢复到一个较低的剂量直到血清钙水平恢复正常。当母亲高甲状旁腺素是导致新生儿低甲状旁腺素和低钙血症的原因时,只需要 3~4 周补钙和添加维生素 D 类似物。

推荐阅读

[1] Hsieh YY,Chang CC,Tsai HD,et al.Primary hyperpara- thyroidism in pregnancy:report of three cases.Arch Gynecol Obstetrics,1998(261):209-214.

[2] Kaplan EL,Burrington JD,Klementschitsch P,et al.Primary hyperparathyroidism,pregnan-cy,and neonatal hypocalcemia.Surgery,1984(96):717-722.

[3] Rubin,LP.Disorders of calcium and phosphorus metabolism//Taeusch HW,Ballard RA,eds. Avery's Diseases of the Newborn.7th ed.Philadelphia,PA:WB Saunders Company,1998:1189-1191.

[4] Mimouni FB,Root AW.Disorders of calcium metabo- lism in the newborn//Sperling MA,ed.Pediatric Endocrinology.Philadelphia,PA:W.B.Saunders Company,1996:95-115.

[5] Morrison A.Neonatal seizures//Pomerance JJ,Rich- ardson CJ,eds.Neonatology for the Clinician.Norwalk,CT:Appleton & Lange,1993:411-423.

[6] Romagnoli C,Polidori G,Cataldi L,et al.Phototherapy induced hypocalcemia.J Pediatr,1979 (94):815-816.

 病例 19-3　8 个月龄男孩

【现病史】　这是一个 8 个月的男性患儿,既往健康,入院前 1 周妈妈发现患儿"惊厥"。他有持续性的四肢的抖动和震颤,直至四肢被握住后上述症状才能缓解。对抚摸和刺激没有反应,无发绀,发作持续时间大约 15min,到达急诊室时,孩子反应灵活,正喂着奶。他没有被收入院,最后一次进食约在症状出现 3h 之前。2d 后,他的主治医生对他做了后续的实验室评估:葡萄糖(进食)6.7mmol/L(121mg/dl),丙氨酸氨基转移酶(ALT)73U/L,天门冬氨酸氨基转移酶(AST)93U/L,γ-谷氨酰转移酶(GGT)28U/L,胆固醇 11mmol/L(423mg/dl)。2d 后重复进行了上述实验室指标检查,除了葡萄糖浓度为 0.9mmol/L(16mg/dl)外,其余结果相似。头颅 CT 及脑电图均正常,他入院接受其他指标的评估。

【既往史】　该病人出生时 38 周,出生体重 3400g,出生时有胎粪吸入史,给予氧疗和经验性抗生素治疗 3d。同时他也有低血糖,需要静脉葡萄糖和每 1.5 小时的人工喂养。在出生第 4 天,他的低血糖得以解决,出院回家。在 3 个月大时,因中耳炎症接受了口服抗生素治疗。该患儿没有癫痫及智力低下家族史。

【体格检查】　T 36.2℃,RR 20/min,HR 90～110/min,BP 120/55mmHg,SpO_2 1.00(室温),头围第 25 百分位。

体格检查,患儿瘦但活波好动,前囟平软,心音听诊正常,肺部听诊呼吸音清晰。腹部轻微隆起,肝在右肋缘下 6cm 可清晰扪及。脾在左肋缘下可扪及。

没有腹水征象和可扪及的腹部肿块。该患儿有包皮环切史,有正常的男性生殖器。神经系统查体阴性。孩子是清醒、觉醒,与父母和检查者有互动。在检查过程中,有极好的眼神接触和喃喃自语。瞳孔等大等圆,光反射敏感,眼底镜检查正常。可各个方向跟踪无眼球震颤。面部活动对称,咽反射完整,他有对抗重力 的运动,被动运动时有正常的躯干和四肢的协调,垂直和水平悬停正常,婴儿可以独坐不需要支撑。对疼痛有回缩反应,深腱反射自始至终为++,并对称。拓反射呈曲指状(巴氏征向上,相对其年龄是正常的)。皮肤没有色素沉着和色素减退。

【诊断性检查】　血生化检查:钠 137mmol/L,钾 5.5mmol/L,氯 100mmol/L,碳酸氢钠 13mmol/L,钙 2.62mmol/L(10.5mg/dl),磷 2.1mmol/L(6.5 mg/dl),血糖 1.1mmol/L(20mg/dl),胆固醇和三酰甘油分别为 12.1mmol/L(465mg/dl)和 46mmol/L(4070mg/dl),肝功能检查包括 AST 125U/L,ALT 155 U/L,GGT 564U/L,总胆红素 10.3μmol/L(0.6mg/dl),血白蛋白 40g/L,血及尿中均出现了酮体。白细胞计数、血红蛋白、血小板、凝血酶原时间和部分凝血活酶时间均正常。进行了血培养、尿培养和粪培养。

【诊疗经过】 病人接受了禁食研究,在不到 4h 的时间内揭示了其诊断。

★病例 19-3 讨论

【鉴别诊断】 该婴儿发生惊厥与低血糖相关。婴儿低血糖的定义是血糖浓度≤2.2mmol/L(40mg/dl),提示需要进行紧急处理并随后进行恰当的监测。出生后 1 年发生的低血糖很多时候与先天代谢缺陷病有关,而中度的糖原降解障碍和糖异生障碍的病人则会在儿童期因长时间禁食出现低血糖表现。造成低血糖的原因包括高胰岛素血症、激素缺乏、支链氨基酸代谢障碍、脂肪酸氧化障碍及肝酶学异常。

在高胰岛素血症时尿酮缺乏或低下,脂肪酸氧化障碍也可出现低血糖。因高胰岛素血症继发的低血糖常常在出生 1 年内出现症状,通常与胰岛细胞发育不良有关,罕见与胰岛细胞腺癌有关。胰岛素水平增高($>5\mu U/ml$),注射胰高血糖素后可使血糖水平快速增高。而脂肪酸代谢障碍的儿童也可出现低血糖和严重的意识障碍,即使血浆糖水平恢复正常后意识障碍也不能恢复。除了高血酮血症外,还有血浆游离脂肪酸浓度增高,ALT 和 AST 增高,横纹肌溶解、心肌病、脑水肿。

尿酮的出现通常提示激素缺乏,糖原贮积病或糖异生障碍。低血糖症是患有下述疾病婴儿的一种常见表现,如垂体功能全面减退症,单独的生长激素缺乏,糖皮质激素绝对缺乏(肾上腺发育不全、艾迪生病、肾上腺脑白质营养不良)或相对缺乏(先天性肾上腺皮质增生症)。中线结构缺陷如唇裂或腭裂,视神经发育不良和小阴茎常提示垂体前叶激素缺乏。与艾迪生病相关的色素沉着很少发生在年幼儿童中。艾迪生病偶尔与甲状旁腺功能减退症(低钙血症)相关。肾上腺功能受到严重损害,如先天性肾上腺皮质增生症,可导致血清电解质紊乱或假两性畸形。

支链酮尿症儿童(枫糖尿症)因为尿酮酸的排泄,导致尿液呈现出枫糖浆的特殊的气味。临床上,这些婴儿常有低血糖的频繁发作,表现为嗜睡、呕吐和肌无力。糖原贮积病是常染色体隐性遗传病,其特征是参与糖原的生成或降解过程中的酶缺乏或功能异常。肝大、生长障碍、高脂血症、高尿酸血症是常见的临床特征。其他疾病包括半乳糖血症,尤其是儿童有肝脾大、黄疸、精神发育迟滞表现时,和果糖-1,6-二磷酸酶缺乏,特别是由于脂肪储存而导致肝大但肝功能仅有轻度异常的儿童。

【诊断】 4h 后,血葡萄糖为 0.9mmol/L(16mg/dl);血乳酸 3.55mmol/L[(32mg/dl)正常范围 5~18mg/dl];尿酸 844.9μmol/L[(14.2mg/dl)正常范围 2~7mg/dl]。患儿接受静脉胰高血糖素注射(30μg/kg)后,血液中的葡萄糖浓度为 1.22mmol/L(22mg/dl),乳酸水平升高到 4.88mmol/L(44mg/dl)。随后受葡萄糖口服,血糖增加至 3.6mmol/L(65mg/dl),乳酸下降至 2.66mmol/L(24mg/dl)。这些结果表明,该患儿为 IA 型糖原贮积症(von Gierke 病)。肝活检显示肝

细胞糖原成分增加和 G6P 酶活性缺乏[2nmol/(min·mg)蛋白;正常范围,20~70nmol/(min·mg)蛋白]。

【发病率和流行病学】　糖原贮积病(GSD)或肝糖贮积症是一组遗传性疾病,其发病与调节糖原的合成或降解的某一个酶缺陷相关,最终结局为糖原在不同组织中的异常积聚。据估计,GSD I 型发病率占出生的 1/ 200 000。GSD Ia 型是由于葡萄糖-6-磷酸酶缺乏(G6P),G6P 可以催化储存的糖原降解为葡萄糖为机体使用。在 GSD Ia 型的病人中,发现 G6P 酶基因(染色体 17q21)有至少不少于 56 种不同的突变,GSD 类型 IB 和 IC 与 G6P 转运体障碍(IB 型)和微粒体磷酸盐转运体障碍(IC 型)有关,从而最终导致 G6P 酶活性受损。3 种类型的 GSD 有相同的临床和生化紊乱症状,因 G6P 在肝、肾和肠道表达,所以 GSD 可出现上述脏器损伤表现。

【临床表现】　I 型糖原贮积症的特征是餐后 3~4h 出现严重的低血糖。尽管低血糖症状可能出现在出生后不久,但大多数患者可以无症状,只要他们得到频繁的含有充足葡萄糖的喂养,低血糖症状就不会出现。低血糖症状仅在喂养间隔时间延长,如患儿整个夜间均入睡或因疾病中途发生导致正常的喂养中断时。

患者可能因为乳酸血症产生呼吸深快。未治疗的患者体重增长差,发育迟缓。大多数患者由于糖原沉积和脂肪浸润腹而出现腹部隆起和肝大。社会和认知功能发育是正常的,除非婴儿遭受频繁的低血糖发作后导致的神经功能障碍。黄色瘤可能出现在四肢和臀部的伸肌表面。年长的孩子可发展为痛风。

【诊断方法】

1. 禁食试验　在 GSD 患者中,肝不能将葡萄糖从肝储存池释放以满足外周组织的需要。禁食试验的结果就是出现低血糖,导致脂肪和蛋白质的分解。因此,在 GSD,低血糖伴随升高的乳酸、尿酸、代谢性酸中毒。血清胰岛素水平较低,但血清尿酮明显升高。胰高血糖素不能显著改变葡萄糖水平,并导致乳酸水平增加。口服葡萄糖负荷能使血清葡萄糖水平增高和乳酸水平下降。在低血糖时,应收集血清胰岛素、C 肽、生长激素、β-羟基丁酸、乳酸、游离脂肪酸,应进行尿液的有机酸、酮、残留物质的分析。上述结果的综合分析可诊断 GSD,并除外可导致低血糖的其他疾病。

2. 肝功能检查　AST 和 ALT 轻度增高。

3. 血脂概况　血清三酰甘油、游离脂肪酸和载脂蛋白 C-Ⅲ 显著增高。婴儿三酰甘油水平>11.3mmol/L(1000mg/dl)是急性胰腺炎的高危因素。尽管存在高三酰甘油血症,心血管疾病发病的风险并没有增加。

4. 全血细胞计数　GSD ⅠB 型逐渐出现中性白细胞减少,但ⅠA 型不会出现。

5. 出血时间　尽管出血时间不是常规检查,大多数 GSD I 型儿童因为系统性代谢异常有血小板功能受损。这种出血倾向,表现为复发性鼻出血和手术后长时间出血,代谢异常纠正后出血倾向得以解决。

6. 尿液分析　糖尿和蛋白尿表明近端肾小管功能障碍,代谢异常改善后糖尿和蛋白尿得以改善。

7. 腹部超声检查　肝腺瘤发生在大多数病人 20 几岁时,但也可能在青春期前发生。女性通常有多囊卵巢,尽管其临床意义尚不清楚。

8. 其他检查　检测新鲜肝组织活检标本的 G6P 酶活性可用于诊断 GSD Ⅰ A 型。鉴定 G6P 基因突变的分子分析是一种可靠的代替肝活检的方法。

【治疗】　治疗包括提供一个连续的葡萄糖来源的饮食,以防止低血糖发生。如低血糖被有效控制住,血生化异常和生长发育得以改善,肝体积减小。婴儿需要频繁喂养,白天 2～3h1 次,夜间每 3 小时喂养 1 次。有多种方法提供连续的葡萄糖供应,保证年龄较大的儿童在晚上不发生低血糖,包括静脉滴注葡萄糖,通过鼻胃管或胃造口管连续管喂,低血糖指数的食物,如玉米淀粉的使用。口服生的玉米淀粉似乎作为肠葡萄糖的储存库使其慢慢吸收进入循环。它已成功地应用在年幼的 8 个月大的婴儿中,可避免整夜连续管喂配方奶。它可与水、配方奶或人工甜味剂混合,夜间每 4～6 小时喂养 1 次。最佳喂养时间表需要通过连续血葡萄糖监测验证。别嘌醇和降脂药物用于严重的尿酸和血脂异常。肝细胞输注和肝移植可能有效,但 GSD 儿童长期并发症并不清楚。

推荐阅读

[1]　Lee PJ,Patel A,Hindmarsh PC,et al.The prevalence of polycystic ovaries in the hepatic glycogen storage diseases:its association with hyperinsu linism.Clin Endocrinol,1995(42): 601-606.

[2]　Rake JP,ten Berge AM,Visser G,et al.Glycogen storage disease type Ia:recent experience with mutation analysis,a summary of mutations reported in the literature and a newly developed diagnostic flow chart.Eur J Pediatr,2000(159):322-330.

[3]　Sperling MA,Finegold DN.Hypoglycemia in the child//Sperling MA,ed.Pediatric Endocrinology.Philadel phia,PA:W.B.Saunders Company,1996:265-279.

[4]　Willi SM.Glycogen storage diseases//Altschuler SM,Liacouras CA,eds.Clinical Pediatric Gastroenterology.Philadelphia,PA:Churchill Livingstone,1998:377-383.

[5]　Wolfsdorf JI, Holm IA, Weinstein DA. Glycogen storage diseases. Endocrinol Metabol Clinics,1999(28):801-823.

[6]　Taub KS, Abend NS. Seizure disorders//Stockwell JA, Preissig CM, eds. Comprehensive Critical Care: Pediatric. Mount Prospect, IL: Society of Critical Care Medicine, 2012: 447-468.

[7]　Berg AT,Berkovic SF,Brodie MJ,et al.Revised terminology and concepts for organization of seizures and epilepsies:report of the ILAE Commission on Classi- fication and Terminol-

ogy,2005—2009.Epilepsia,2010,51(4):676-685.

 病例 19-4　3 岁男孩

【现病史】 这是一个发育迟缓的 3 岁男孩,既往健康,直到入院前 1d,他有可触及的发热,非血性非胆汁性呕吐 1 次,入院当天,他有显著性的经口摄入减少和活动减少。入院当晚,他被发现躺在厨房的地板上,有异常眼球运动和口角抽搐,根据他的母亲的叙述,这样的发作持续了 20min,随后表现一段时间的嗜睡。他被带到附近的医院,昏昏欲睡,仅对伤害性刺激有反应。因为有数次全身性癫痫发作而使用了劳拉西泮。他的呼吸动力严重不足,动脉血气分析提示 pH 6.9,$PaCO_2$ 146mmHg,PaO_2 311mmHg,剩余碱-6.4mmol/ L。气管插管后病人被转移到医院,没有外伤或毒物摄入史。额外询问到的病史表明大约 2 周前,该患儿因易怒,食欲缺乏,社区医师要求其接受进一步检查,但检查正常。

【既往史及家族史】 病人是足月儿,出生体重 3100g,母亲孕期无合并症,他有语言发育落后和异食癖史,因为便秘过去 2 个月定期接受矿物油,但除此之外,没有接受其他任何药物。免疫状态不清楚。没有智力低下和癫痫家族史。

【体格检查】 T 37.5℃,RR 10/min,HR 110/min,BP 130/80mmHg,身高第 25 百分位(估计),体重第 50 百分位。

查体时,病人处于镇静状态,气管内插管,对刺激仅有微弱的反应。瞳孔光反射迟钝,视盘边缘清楚,没有视盘水肿。左鼓膜轻度红斑,无鼓膜凸出或凹陷,口咽湿润,颈软。心音和股动脉搏动正常,肺部的听诊双肺呼吸音对称,无喘鸣或湿啰音,格拉斯哥昏迷评分为 7,咽反射正常,深腱反射对称,亢进卌。有持续的左踝阵挛,巴氏征检查时有足趾上翘。

【实验室检查】 全血图显示白细胞总数为 $11.3×10^9$/L(中性分叶核细胞 0.74,淋巴细胞 0.20,单核细胞 0.05 和嗜酸性细胞 0.01),血红蛋白为 66g/L,血小板为 $473×10^9$/L,网织红细胞计数为 0.051。血清电解质和血钙正常。血尿素氮为 5.36mmol/L(15mg/dl),血肌酐为 27μmol/L(0.3mg/dl),血糖为 9.4mmol/L(170mg/dl),血清丙氨酸和天冬氨酸转氨酶分别为 83U/L 和118U/L,血氨轻度升高,为 37.6μmol/L(64mcg/dl)。尿常规示中等量葡萄糖(卄)和蛋白,白细胞 5~10个/HP,红细胞 0/HP,无尿酮。

头颅 CT 表现为弥漫性脑水肿,灰白质分界不清,但无肿块或颅内出血。

腰椎穿刺脑脊液压力测定为 46mmH₂O。脑脊液分析显示 $15×10^6$/L(15/mm³)和 $15×10^6$/L(15/mm³)。脑脊液葡萄糖为 4.7mmol/L(85mg/L),蛋白为 420mg/L(42mg/dl)。革兰染色无细菌。

尿和血清毒物学筛查为阴性。

【诊疗经过】 脑电图显示发作痫性活动并伴有弥漫性背景波慢化。

静脉注射苯妥因后惊厥得以控制。腹部 X 线片检查提示了病人的诊断(图 19-5)。

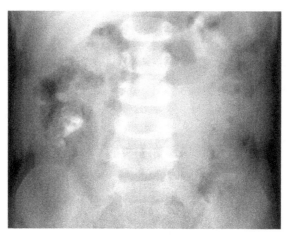

图 19-5 腹部 X 线片

★病例 19-4 讨论

【鉴别诊断】 脑病指的是有弥漫性神经功能障碍但缺乏中枢神经系统炎症表现。急性脑病可能出现癫痫发作,谵妄或昏迷。脑病的诊断通常是从临床检查中推断得出。脑炎和脑病的根本区别需要神经病理检查,在脑病中脑脊液常无中性细胞增多。本病患者的脑病和癫痫的鉴别诊断包括中枢神经系统感染。

病毒包括单纯疱疹病毒、流感病毒和肠道病毒,是儿童中枢神经系统感染的最常见原因。这个年龄组的致病菌往往通过接触而导致感染,包括巴尔通体(猫抓病)、立克次体(落基山斑疹热)和包柔螺旋体(莱姆病)。

小儿肺炎支原体脑炎可同时合并呼吸道感染。沙门菌属、志贺菌、空肠弯曲菌都均可引起中毒性脑病同时伴腹泻。

感染后脑炎可以在麻疹、腮腺炎、风疹、水痘感染后出现,了解病人的免疫接种史非常重要。

酶作用的底物缺乏,如低血糖,可能出现于其他病例中,本例病人的实验室研究结果不支持这种可能。

药物或毒素的摄入(例如吩噻嗪类药物、抗惊厥药物、铅、有机磷)可能引起急性脑病。

应考虑器官衰竭导致的肝性脑病或高血压脑病,应考虑糖尿病,但本例患儿没有尿酮则不考虑糖尿病。伴随颅内出血的头颅外伤应作为婴儿癫痫和脑病病因中必须排除的原因之一。贫血伴网织红细胞增多使得镰状细胞病与卒中,伴颅内出血的凝血功能障碍,铅中毒成为可能。没有皮疹、酮尿,腹泻和宠物接触史,可除外上面的几种诊断的可能性。

【诊断】 本例中,腹部 X 线片示盲肠区右下象限有高密度影,这与铅或摄入其他外来物一致(图 19-5)。这一发现使得铅摄入和随后导致脑病可能性增大。对全血细胞计数的结果包括平均红细胞体积 50fl 和红细胞分布宽度 12.4。血铅水平为 18.1μmol/L(375μg/dl),游离红细胞原卟啉 4.6μmol/L(260μg/dl)。铅中毒的其他结果目前包括糖尿、氨基酸尿、网状细胞增多、轻度脑脊液细胞增多、腰椎穿刺脑脊液蛋白和压力升高。

【发病率和流行病学】 虽然铅暴露的危害已经认识了一段时间,铅中毒仍然是现今最常见的金属中毒。铅污染的来源包括旧房屋室内油漆去除,铅管道土壤污染,以及含铅燃料作为一种汽油添加剂被广泛使用直到 1996 年。民间药(墨西哥文化的 azarcon)和化妆品(亚洲的印度文化的眼影粉)也可能含有大量的铅。儿童特别容易导致中毒的各种原因有以下几点:首先,幼儿频繁的手口活动增加铅摄入的可能性,一旦摄入,儿童从胃肠道吸收的铅比成年人的比例大,儿童胃肠道铅吸收率约为 70%,而成年人仅占 20%左右。缺铁、钙缺乏、空腹状态可以增加胃肠道铅的吸收。铅在体内可以通过肾或胆道系统排出体外,或保留在血液中,软组织或骨组织。2 岁以下的儿童还保留了 1/3 的吸收铅,而成年人则保留约 1%。

1991 前,铅含量超过 1.2μmol/L(25μg/dl)被认为是升高的。流行病学研究荟萃分析发现,即使 0.48~0.97μmol/L(10~20μg/dl)的血铅水平也与注意力障碍,攻击行为,认知功能障碍相关联,提示低水平铅暴露仍有极大的公共卫生意义。在 1991 年,这些发现促使 CDC 考虑儿童血铅浓度≥0.48μmol/L(10μg/dl)为关注水平。6 岁以下儿童铅水平≥0.48μmol/L(10μg/dl)的比例各州不同,范围在 2.7%~14.9%。

【临床表现】 铅中毒的症状和体征,取决于血铅水平和病人的年龄。大多数轻度血铅水平升高儿童是无症状的。有些人可能有轻度神经认知功能缺陷或行为问题。当铅水平超过 2.4μmol/L(50μg/dl),幼儿逐渐出现厌食、冷漠、嗜睡、贫血、易激惹、协调性差、便秘、腹痛、零星的呕吐。有报道表明,患儿可能出现新掌握的技能退化,特别是语言功能,这些症状在 3~6 周逐渐加重。儿童铅含量超过 3.9μmol/L(80μg/dl)最易患脑病。脑病的表现为逐渐加重的共济失调,持续性呕吐,间断的嗜睡,最后难以控制的癫痫。

体检发现包括共济失调、震颤和周围肌肉无力,特别是手指和腕伸肌。发展为严重贫血时可出现皮肤和黏膜的苍白。慢性铅暴露的儿童可能会在牙齿和牙龈交界处产生铅硫化物的深沉积,导致牙龈"铅线"出现,这一发现可能是高铅暴露的重要线索,但必须与黑皮肤儿童的正常色素相区别。

【诊断方法】

1. 血铅　从手指针刺获得的血液样本可能被手指外源性铅污染,所以毛细血管血铅水平升高,应通过静脉血铅证实。

2. 游离红细胞原卟啉(FEP)和锌原卟啉(ZPP)　FEP 和 ZPP 升高反映铅对血红素合成的抑制作用。当铅水平大约 $>0.72\mu mol/L(15\mu g/dl)$,$2\sim6$ 周即可出现 FEP 和 ZPP 水平升高。

3. 全血细胞计数和网织细胞计数　急性高剂量铅暴露后可发生溶血。慢性铅暴露可引起的缓慢发展的小细胞低色素或正细胞性贫血。铅水平 $>1.9\sim2.4\mu mol/L(40\sim50\mu g/dl)$,通常会发生贫血。因为铅诱导细胞核糖核酸酶抑制,外周血涂片镜检可发现嗜碱性点彩红细胞(核糖体片段聚合)。网状细胞通常是增多的。

4. 肾功能检查　尿液分析可能出现不明显或轻至中度蛋白尿。高剂量铅暴露后可表现为范可尼样综合征,出现氨基酸尿、糖尿,因相对高磷酸盐尿发生急性低磷血症。铅中毒诱发的肾功能不全肾活检术中偶尔会发现间质性肾炎。

5. 腰椎穿刺　脑脊液压力和脑脊液蛋白升高是铅中毒脑病的特点。脑脊液白细胞计数正常或轻度升高[可达到 $15\times10^{6}/L(15/mm^{3})$]。

6. 头颅 CT 或 MRI　中枢神经系统影像揭示对称性脑室缩小和脑沟回消失符合弥漫性脑水肿表现。

7. 其他检查　腹部 X 线平片可显示胃肠道内不透光的铅碎片。长骨 X 线片显示干骺端横向线状影,这是因为铅抑制钙化软骨的重吸收,导致高钙沉淀物的堆累。在 2—6 岁铅含量 $>3.4\mu mol/L(70\mu g/dl)$ 的儿童中,可出现"放射状铅线"。这一现象在童年后期既不会持续存在,也不会进展。

【治疗】　铅中毒脑病是医疗紧急情况需重症监护室管理。铅中毒的最佳治疗应联合去除铅污染,支持性护理,螯合治疗。在近期摄入的病人考虑无机铅化合物和药用炭的全肠灌洗。特别是当有持续的铅吸收的证据时,外科手术或内镜下切除胃肠道孤立的铅块非常重要。支持性护理的目标包括:①颅内压力正常化;②当有严重贫血,临床有输血指针时,输入红细胞悬液;③治疗癫痫;④维护足够的尿量,使得铅能从肾排泄。

螯合剂被用来降低血铅浓度,增加尿铅排泄。铅中毒脑病儿童需要二巯丙醇[british anti lewisite,BAL($75mg/m^{2}$)]和依地酸钙钠[EDTA($1500mg/(m^{2}\cdot24h)$]的联合治疗。铅中毒性脑病患儿中似乎给予联合治疗的患儿比单纯给予钙 EDTA 治疗的患儿血铅水平下降更快。二巯丙醇联合钙 EDTA 治疗的持续时间应限制在 5d 内以减少肾毒性的风险。在 130 例采用二巯丙醇和钙 EDTA 联合治疗儿童铅中毒系列研究中,13% 出现肾毒性,3% 出现可逆的急性肾衰竭。完成联合螯合剂肠外治疗后,应序贯 14d 二巯丁二酸(dimercaptosuccinic acid,DMSA),

一种口服的水溶性二巯丙醇类似物的治疗。

应在 24～48h 后复查血铅,以确保血铅水平在下降。血铅水平在 48h 后未能下降 20%,可能是持续的外源性铅暴露,胃肠道铅显著潴留,肾功能不全,或螯合疗法治疗依从性差。血铅水平检测应该在二巯丁二酸治疗期间和治疗后每周重复 1 次。铅中毒性脑病患儿有很高的血铅负担而且在终止螯合治疗后血铅可以再次分配,铅可以从骨骼、软组织中释放入血导致血铅浓度的再次升高达到预处理值的 20%,因此,反复的螯合治疗常常是必要的。

推荐阅读

[1] American Academy of Pediatrics,Committee on Drugs.Treatment guidelines for lead exposure in children.Pediatrics,1995(96):155-160.

[2] Bellinger DC,Stiles KM,Needleman HL.Low-level lead exposure,intelligence and academic achievement:a long-term follow-up study.Pediatrics,1992(90):855-861.

[3] Centers for Disease Control and Prevention. Blood lead levels in young children-United States and selected states,1996-1999.MMWR,2000(49):1133-1137.

[4] Chisolm JJ Jr.The use of chelating agents in the treatment of acute and chronic lead intoxication in childhood.J Pediatr,1968(73):1-38.

[5] Kosnett MJ.Lead//Ford MD,Delaney KA,Ling LJ,Erickson T,eds.Clinical Toxicology. Philadelphia,PA:W.B.Saunders Company,2001:723-736.

[6] Moel DI,Kumar K.Reversible nephrotoxic reactions to a combined 2,3-dimercapto-1-propanol and calcium disodium ethylenediaminetetraacetic acid regimen in asymptomatic children with elevated blood lead levels.Pediatrics,1982(70):259-262.

[7] Ziegler EE,Edwards BB,Jensen RL,et al.Absorption and retention of lead by infants. Pediatr Res,1978(12):29-34.

 # 病例 19-5 11 岁男孩

【现病史】 11 岁的男孩,既往体健,在学校站起时摔倒,头部碰到课桌。约 1h 后,出现头部抽动、眨眼及右上肢强直阵挛抽动,持续约 20h,伴有大小便失禁。学校护士发现患儿意识模糊、好斗、不能完成简单指令。他被送往急救室进一步评估。他的家人提供病史,既往 2 周患儿有间断发热,但是否认头痛、呕吐、皮疹、视觉障碍、步态异常、外地旅行、病患接触及乙醇、毒品使用的病史。

【既往史】 患儿无任何基础疾病,生长发育正常。其哥哥因为静脉使用毒品感染人免疫缺陷病毒,几年前死于获得性免疫缺陷综合征的并发症。无惊厥、代谢性疾病、镰状细胞性贫血的家族史。外祖母和父亲都死于高血压并发症。他和母亲、继父一起居住,他们有 2 个健康的孩子,家中没有爬行动物及鸟类。患儿完成所有预防接种,包括脑脊髓膜炎球菌结合疫苗,未曾给予过药物治疗。

【体格检查】 T 38.6℃,HR 110/min,RR 18/min,BP 136/80mmHg,SpO₂ 0.96(未吸氧),体重第 50 百分位,身高第 75 百分位。

体检时患儿烦躁并有攻击性。左侧眉部有小的挫伤,无其他外伤。无巩膜出血、鼓室积血。瞳孔等大等圆,光敏正常(4~6mm)。颈软,右侧颈部可见 2cm 淋巴结,周围无皮疹和渗液(彩图 49)。心脏无杂音及摩擦音。双肺呼吸音清晰。无其他淋巴结病。腹软,无肝脾大。大小便失禁。

皮肤无出血点。神经系统查体困难。患儿哭喊但是其语言无法理解,不能完成简单指令,并且不断挥动手足。

【实验室检查】 血常规显示白细胞计数 5.3×10^9/L(分叶中性粒细胞 0.51,淋巴细胞 0.32,单核细胞 0.13,嗜酸性粒细胞 0.05);血红蛋白 116 g/L,血小板 333×10^9/L。血清 ALT 和 AST 分别为 152 U/L 和 114 U/L。血电解质、尿素氮、钙、镁、磷、肌酐和白蛋白正常。血糖 5.9mmol/L(106 mg/dl),血尿毒物检测阴性。头颅 CT 无出血、占位及脑室系统扩大。脑脊液检查:白细胞 24×10^6/L($24/mm^3$),红细胞 1×10^6/L($1/mm^3$),糖 4.3×10^6/L(77mg/dl),蛋白 190mg/L,脑脊液革兰染色未见微生物。

【诊疗经过】 患儿被收入重症监护病区,考虑脑炎,在脑脊液检查结果未出之前,经验性使用万古霉素、头孢噻肟和阿昔洛韦。入院后 2h,患儿出现几次右侧运动性惊厥发作,偶尔可泛化全身,给予苯妥英钠和数次劳拉西泮缓解发作。最终出现呼吸衰竭给予气管内插管。脑电图显示右侧颞叶放电并多数扩散至右侧半球,偶尔扩散至左侧半球。持续的脑电图监测显示,虽然加用卡马西平、丙戊酸钠、苯巴比妥,24h 内共 75 次临床发作和亚临床发作。脑脊液 PCR 检查包柔螺旋体、HSV(重复 2 次)及肠道病毒均为阴性,脑脊液细菌培养、真菌及抗酸杆菌涂片均为阴性。脑脊液病毒培养也为阴性。急性期和恢复期莱姆病、落基山斑疹热、人粒细胞埃立克体病血清 IgM 和 IgG 抗体滴度均未检出。

代谢检测包括血清及尿有机酸、血有机酸、血氨基酸、血及脑脊液乳酸、丙酮酸均正常。体格检查发现结合腹部 CT 结果提示了诊断(图 19-6)。

★病例 19-5 讨论

【鉴别诊断】 在美国,脑炎的发生率为 0.5/100 000。虽然病毒感染最为常见,各种病原体可以引起年长儿脑炎,HSV 是病毒性脑炎的一种严重但可治的病原体。HSV 脑炎患者病毒培养多为阴性,因此,HSV PCR 是其诊断的金标准。肠道病毒是儿童中枢神经系统感染最常见的原因,主要临床表现为脑炎而不是脑脊髓膜炎。约 1/1000 Epstein-Barr 病毒相关的单核细胞增多症患者发生脑炎,儿童多有前期疲劳和咽炎的病史。在美国其他脑炎病毒包括人类疱疹病毒 6 虫媒病毒(东部和西部马脑炎病毒)、肝炎病毒 A 和 B HIV 及狂犬病病毒。感染后脑炎多发

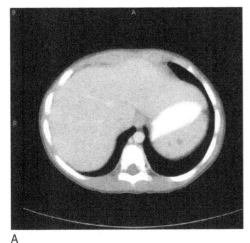
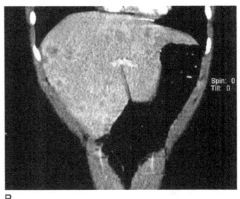

图 19-6　患儿腹部 CT 显示 A. 脾;B. 肝的损害

生在呼吸道感染,特别是流感病毒和肺炎支原体引起的感染。因为广泛免疫接种,麻疹、腮腺炎和水痘相关的脑炎发生率已经下降。夏季发生的脑炎需要提高警惕是否是落基山斑疹热、神经莱姆病以及肠道病毒感染。与猫类接触增加巴尔通体脑炎可能。甚少有细菌感染引起脑炎而没有明显的脑脊髓膜炎表现。梅毒、细螺旋体病、布鲁菌病、肺结核及利斯特菌是引起脑炎非常少见的原因,但是如果有接触和暴露应考虑。

　　【诊断】　腹部 CT 提示多个低密度肝和脾损害(图 19-6)。这些发现结合颈部淋巴结肿大(彩图 49)及与猫接触的病史,提示汉塞巴尔通体感染,即猫抓热的病原体。巴尔通体抗体滴度是 1:2 048。这一结果支持猫抓热(肝脾型)伴脑炎的诊断。

　　虽然给予强有力抗惊厥治疗,患儿惊厥发作仍持续 1 周多。并给予利福平和大环内酯类抗生素治疗猫抓热。不幸的是,住院治疗过程中伴发播散性真菌感染,包括白色念珠菌视网膜炎和脑脊髓膜炎,以及慢性呼吸衰竭并行气管造口。住院 8 个月后患儿出院,伴有视力损害、发育延迟及反复癫痫发作。其严重的神经系统损害可能与反复惊厥发作和播散性念珠菌病有关。

　　【发生率和流行病学】　猫抓热是公认的自限性儿童局部淋巴结炎的病因,可出现全身性症状例如发热、全身不适。每年美国约 24 000 个病例。10 岁以下儿童是疾病高发年龄。猫抓热主要出现在秋季和冬季,可能与动物随时间而变化的行为和繁殖有关。90% 猫抓热患者存在与猫接触的病史,聚集性病例多发生在有新的宠物猫家庭中。感染可以通过舔、抓、咬进行传播。虽然传播猫抓热的猫多为小猫(1 岁以下),但它不生病,也没有特征性差别。在 1200 例猫抓热病例中,64% 与小猫有接触,25％与小猫和成年猫有接触,50％以上的家猫有巴尔通体抗体阳性。

约10％猫抓热儿童症状不典型,包括帕里南得眼腺综合征、视网膜炎、结节性红斑、肺结节、骨髓炎及脑炎和脑病。约2％的猫抓热病例出现脑病或脑炎表现。

【临床表现】 猫抓热的临床表现依赖于感染和侵入的部位。发热和局部质软的淋巴结病是猫抓热最常见的表现。最常累及部位包括腋窝及肱骨内上髁淋巴结(46％)颈及颌(28％)及腹股沟(18％)。

儿童肝脾型猫抓热常常出现发热、全身不适及腹痛。体检发现包括肝大(30％)、肝脾大(16％)和淋巴结病(25％)——常常是单个淋巴结长大。60％～90％的病例如果皮肤有抓痕及丘疹多提示可能侵入的部位。最近,巴尔通体被证实是不明病因发热的重要原因,约占不明原因发热患者的5％以上。

猫抓热脑炎的患儿常常表现为发热、全身不适及淋巴结病。2～3周发展为头痛、意识状态改变和惊厥。患者也可能表现出无力、颈强直、肌张力和反射的改变。较少见的包括幻觉、偏瘫、失语、小脑共济失调及第Ⅵ对脑神经瘫。在佛罗里达,1994年有5个孩子在6周内先后出现急性猫抓热脑炎。所有病人出现癫痫持续状态并给予气管插管,但后期完全恢复,没有遗留后遗症。在76例伴有神经系统症状的猫抓热患者中,出现淋巴结病后1～6周出现脑病表现,46％病例出现惊厥发作。虽然恢复时间需要8周以上甚至1年的时间,超过90％以上的猫抓热脑病及脑炎患儿的症状可以完全并自然缓解。

【诊断方法】

1. 巴尔通体 IgG 抗体 血清学检测是诊断的标准方法,对出现癫痫持续状态、淋巴结病及与猫有接触的患儿应该考虑检测。使用间接免疫荧光滴度检测或酶免疫测定,单次 IgG 抗体的升高足以诊断猫抓热,因为体液免疫应答的开始常常早于或与症状出现同步。IgG 抗体水平在疾病的最初2个月升高,然后逐渐下降。

有报道其敏感性>98％,但是急性感染后 IgG 滴度升高可维持1年以上,因此,会影响对急性感染的识别。IgG 滴度>1∶64 则提示近期感染。急性期和恢复期(2周以后)抗体滴度的增高支持急性感染。猫主人的双份血清检测非常有用,可用于分析比正常人群高的汉塞巴尔通体抗体血清阳性的基础百分比。IgM 滴度对于猫抓热的诊断作用不大,因为 IgM 抗体的检测窗短,在出现临床症状时已经降低了。

2. 汉塞巴尔通体 DNA 多聚酶联反应 PCR 多用于组织标本(淋巴结抽吸物、肝脾组织、骨组织)。在一些商业实验室及疾病预防和控制中心可以做该检查。PCR 对汉塞巴尔通体的特异性可以高达100％,但是其敏感性只有43％～76％,所以对于一些简单病例的运用价值较小。

3. 腰穿脑脊液分析 可能正常,但是部分病例有轻度脑脊液细胞增多(有核细胞 30/mm³ 以下),脑脊液蛋白可能轻度升高,但是脑脊液糖正常。PCR 分析排除其他脑炎可能,包括 HSV 及肠道病毒、虫媒病毒引起的脑炎。

4. 腹部 CT　不需要常规进行,但是可以显示肝脾中的肉芽肿,就如本例病人,可以帮助确定诊断。

5. 中枢神经系统影像学检查　头颅 CT 是正常的,但是需要检查以排除引起惊厥发作的中枢神经系统损害。头颅 MRI 可以显示局灶和广泛的白质改变,但是对于猫抓热无特异性。

6. 其他检查　汉塞巴尔通体可以从血、淋巴结和其他组织中培养出,但是其生长缓慢,需要 6 周的培养期。另外,从组织中分理出汉塞巴尔通体比较困难,特别是自限性病程的患者。通过显微镜检显示 Warthin-Starry 银浸染后组织内的细菌可以确定诊断。

其他的组织学发现依赖于疾病的病程。病变淋巴结的早期表现包括淋巴细胞浸润和上皮样肉芽肿形成。后期表现包括中性粒细胞浸润和坏死肉芽肿。猫抓皮肤检测已不再使用。同时应排除其他原因引起的脑病。

【治疗】　对于免疫力正常的儿童患有肝脾型猫抓热,抗菌治疗的作用并不明确,因为大多数病人都是自限性的。给予利福平治疗的患者其发热缓解的时间似乎更快,但是没有对照试验,因此,治疗肝脾型猫抓热的任何抗菌治疗的有效性是未知的。在 Bass 等进行的研究中,5d 阿奇霉素疗程可以加快缓解淋巴结病,50% 使用阿奇霉素治疗的患者其淋巴结体积减少 80%,而使用安慰剂的病人仅为 8%;但是,疾病完全恢复的时间在两组之间无明显差异。虽然轻到中度感染不推荐使用抗菌治疗,对于广泛淋巴结病的患者仍可考虑阿奇霉素治疗。复方磺胺甲噁唑和红霉素、克拉霉素、多西环素、环丙沙星和庆大霉素对治疗严重患者均有效。β 内酰胺类药物虽然体外敏感性良好,但临床效果不佳。猫抓热患者如免疫功能不全,对抗菌药物可显示出更加显著的效果,这些患者应该接受最少 3 个月的抗菌治疗。琥乙红霉素对于儿童患者是首选药物,但是多西环素、异烟肼、阿奇霉素、庆大霉素、利福平都是有效的。

猫抓热脑炎的抗菌治疗经验仅限于个案报道。大部分患儿未给予猫抓热的特异性治疗亦可自愈,而传统的症状性治疗包括抗惊厥药物控制惊厥发作是推荐的,该病例预后差可能与播散性真菌感染有关,而不是猫抓热本身的原因。

推荐阅读

[1]　Arisoy ES,Correa AG,Wagner ML,et al.Hepato splenic cat-scratch disease in children:selected clini cal features and treatment.Clin Infect Dis,1999(28):778-784.

[2]　Armengol CE,Hendley JO.Cat-scratch disease enceph alopathy:a cause of status epilepticus in school-aged children.J Pediatr,1999(134):635-638.

[3]　Bass JW,Freitas BC,Freitas AD,et al.Prospective randomized double blind placebo-controlled evaluation of azithromycin for treatment of cat-scratch disease.Pediatr Infect Dis J,

1998(17):447-452.

[4] Bass JW,Vincent JM,Person DA.The expanding spec trum of Bartonella infections:Ⅱ.Cat-scratch disease.Pediatr Infect Dis J,1997(16):163-179.

[5] Carithers HA, Margileth AM. Cat-scratch disease: acute encephalopathy and other neurologic manifestations.Am J Dis Child,1991(145):98-101.

[6] Florin TA,Zaoutis TE,Zaoutis LB.Beyond cat scratch disease:widening spectrum of Bartonella henselae infection.Pediatrics,2008,121(5):e1413-e1425.

[7] Klotz SA,Ianas V,Elliott SP.Cat-scratch disease.AmFam Physicians,2011,83(2):152-155.

[8] Margileth AM.Antibiotic therapy for cat-scratch disease:clinical study of therapeutic outcome in 268 patients and review of the literature.Pediatr Infect Dis J,1992(11):474-478.

[9] Noah DL,Bresee JS,Gorensek MJ,et al.Cluster of five children with acute encephalopathy associated with cat-scratch disease in South Florida.Pediatr Infect Dis J,1995(14):866-869.

 ## 病例 19-6 12 岁男孩

【现病史】 入院前 2d,12 岁男孩在篮球活动中突然不能从坐位站起,数分钟后恢复,该情况被认为是疲劳所致。当晚躺在家里的沙发上时,他再次出现不能站起并需要母亲帮助,最终他能够自己上楼梯,但是几分钟后他的母亲发现他躺在地板上双眼凝视、嘴张开伴流涎,并且对声音刺激没有反应。遂被救护车送至邻近医院。

到达医院时,患儿意识清楚但嗜睡,Glasgow 昏迷评分为 10 分,并再次出现双眼凝视、对语言刺激无反应伴右手抽动,持续约 10min,直肠给予地西泮,静脉给予劳拉西泮(0.05 mg/kg)和苯妥英钠后发作停止。头颅 CT 平扫提示正常脑室结构,无中线偏移。腰穿测定脑脊液压力为 18mmH$_2$O。在脑脊液送实验室检查后,病人给予静脉头孢曲松治疗。

患儿转入其他病区进一步处理。询问其家庭成员病史,患儿没有发热、夜间盗汗、呕吐、行为及性格改变、共济失调的病史,也没有外伤和毒物摄入病史。

【既往史及家族史】 患儿出生在墨西哥,9 岁时移民美国。出生史无特殊,母亲孕期无感染病史,足月顺产。患儿未曾住院,也没有使用过处方药品,家族中无惊厥病史。

【体格检查】 T 36.7℃,RR18/min,HR60/min,BP111/67mmHg,身高第 50 百分位,体重第 5 百分位。

患儿嗜睡但易于唤醒,可正确回答问题。消瘦但无恶病质。无视盘水肿及巩膜黄染。双侧瞳孔对称,对光反射灵敏。颈软,无肝脾及淋巴结增大。皮肤无色素沉着及减退斑。神经系统及其他系统查体均正常。

【实验室检查】 全血白细胞计数为 11.4×10^9/L(中性粒细胞 0.86,淋巴细胞

0.09,单核细胞 0.05),血红蛋白 122 g/L,血小板 257×10⁹/L。血电解质、血钙、血肌酐及尿素氮正常。血糖 9.2mmol/L(166 mg/dl),苯妥英钠浓度为 18.1mg/L(正常治疗浓度为 10～20mg/L)。

脑脊液检查白细胞数为 0,红细胞为 1×10⁶/L(1/mm³)。蛋白浓度为 110mg/L,血糖为 5.2mmol/L(93mg/dl)。脑脊液 Gram 染色未查见微生物。ECG 显示窦性心动过缓,余正常。超声心动图及脑电图正常。

【诊疗经过】　患儿继续给予苯妥英钠,未再出现复杂性部分性发作,行静脉钆增强头颅磁共振协助诊断(图 19-7)。

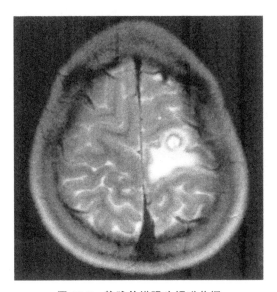

图 19-7　静脉钆增强头颅磁共振

★病例 19-6 讨论

【鉴别诊断】　儿童的部分性发作相对成年人较少,约占所有儿童期惊厥发作的 45%。与成年人相反,大部分儿童复杂性部分性发作是特发性的,例如儿童时期发生的良性局灶性癫痫综合征。该患儿的鉴别诊断包括早发的外伤后癫痫,多在较大年龄儿童中出现,50%病例在受伤 24h 内出现。闭合性头部外伤后创伤性癫痫的发生率相对较少。该年龄患儿也需要考虑感染所致的部分性发作,HSV 及 Epstein-Barr 病毒引起的病毒性脑炎也有可能。

与麻疹相关的亚急性硬化性全脑炎可能性较小,了解患儿既往免疫功能非常重要。中枢神经系统寄生虫感染也可导致部分性发作。脑猪囊尾蚴病在中美洲及南美洲的发展中地区有较高的发病率,棘球蚴病在南美洲、中亚及美国西部也有流行。伴有脑内结核瘤形成的结核病在世界部分地区也有持续发生。脑内肿瘤较少在该年龄段引起部分性发作,<10%的儿童部分性发作是因为脑内肿瘤引起,但是,如果局灶性发作伴有头痛病史则可能是中枢神经系统肿瘤引起。除外存在镰状细胞病或遗传性血栓形成病(例如因子 V Leiden 突变,蛋白 C 或 S 缺乏)等诱因,脑血管病引起部分性发作的可能性小。细菌性心内膜炎伴脑栓塞可以引起部分性发作,但是常常伴有持续发热及异常超声心动图。该患儿诊断的重要线索是患儿是从墨西哥移民,这一地区是一些寄生虫病的高发区。

【诊断】 静脉钆增强头颅磁共振显示左侧顶区白质内 10mm 环形强化,伴周围血管性水肿及局部占位效应(图 19-7),而无颅内高压表现。这些表现与脑猪囊尾蚴病的诊断一致。在患儿到达目前病区前静脉使用的地塞米松已经停用。血和脑脊液培养阴性,故停用抗生素。杀猪囊尾蚴药物不推荐使用。患儿在观察一段时间后出院继续使用苯妥英钠,随访 1 年无发作。

【发病率和流行病学】 脑猪囊尾蚴病是中枢神经系统最常见的寄生虫感染。由猪肉绦虫引起。在拉丁美洲、墨西哥、东欧、亚洲、非洲及西班牙等地方流行。

在美国,这种感染在从流行区域到美国的移民及和该移民相接触的儿童中最常见,估计美国每年脑猪囊尾蚴病的新发病例>1000 例。囊尾幼虫病可以感染任何年龄段人群包括胎传途径,30 和 40 岁这个阶段的患者最常见,儿童仅仅占脑猪囊尾蚴病患者的 10%。在墨西哥成年人中,囊尾幼虫病血清学阳性率的为 3.6%,而活检证实阳性的为 1.9%。

猪肉绦虫是胃肠道带虫,引起两种类型的疾病症状,绦虫成虫的肠道感染多是摄入含感染型幼虫的未熟猪肉。当人们摄入被含有猪肉绦虫虫卵的粪便污染的食物时,虫卵在肠道孵化成幼虫。幼虫穿过肠道黏膜,血行散布进入大脑(脑猪囊尾蚴病)、皮下、肌肉、眼睛,并发育为猪囊尾蚴。猪囊尾蚴直径多为 5mm,但是可能长至 50mm。在大脑内,猪囊尾蚴最常位于顶叶。

【临床表现】 与成年人不同,儿童脑猪囊尾蚴病的首发症状多为局灶性或全身性惊厥发作(>80%病例),偏瘫、高颅内压。偏瘫、头痛、呕吐伴颅内压升高、脑炎、脑骨髓膜炎及烦躁、幻觉等精神症状等在儿童少见。虽然有些患儿有多个脑内囊肿,大部分(75%)都只是孤立损害。

成年人和青年人因为脑猪囊尾蚴病引发的癫痫常常有钙化的脑肉芽肿。在猪囊尾蚴感染、免疫反应、寄生虫消灭及肉芽肿形成的整个过程中可无临床症状。

数年后,病人出现癫痫并合并钙化的肉芽肿。成年人如果出现急性症状是颅内多个脑囊肿引起强烈免疫反应的表现。约 30%的成年人伴有颅内压升高。

【诊断方法】

1. 头颅 CT 或 MRI 头颅增强 CT 和 MRI 可诊断。CT 最常见显示单个、小的猪囊尾蚴(环形强化)伴周围水肿、肉芽肿及钙化。播散性的脑内多发感染表现为"满天星"。总的来说,MRI 是进行确诊的最好影像学方法,对于所有临床病史及 CT 均提示脑猪囊尾蚴的患者都应进行头颅 MRI 检测。未增强的 CT 不能清楚的显示猪囊尾蚴。

2. 酶联免疫法　血清和脑脊液酶联免疫法可以帮助确定临床及影像学诊断。诊断特异性接近 100%。对存在 2 个以上病损的患者,敏感性>90%。但是,对于单一病灶或病灶钙化的患者(75%儿童)这项检查多为阴性。排泄分泌物抗原是活的绦虫幼虫的混合蛋白产物,对这些抗原的免疫反应多提示活寄生虫的存在。最近应用排泄分泌物抗原进行酶联免疫检测显示对单一病损患者诊断的敏感性可达到 85.6%(111 例),对病灶钙化患者的诊断敏感性达到 100%(5 例)。但是,特异性只有 64%。

3. 粪检测虫卵和寄生虫　所有脑猪囊尾蚴患儿及接触者都应该对连续 3d 的粪进行绦虫虫卵的检测。儿童感染来源多为家庭成员或其他密切接触者的粪。这个检测可防止进一步的感染和接触。

4. 脑电图　所有局灶性发作的儿童都应该进行脑电图检查以确定发作部位。

5. 腰穿　脑脊液检查多提示蛋白升高和轻度淋巴细胞增多(平均 $59/mm^3$)。

【治疗】　在儿童,脑实质内孤立的囊性病灶常常不需要治疗。增强 CT 上环形强化多提示在死亡或即将死亡的虫体周围的免疫反应。一个孤立的病损常常在 2~3 个月自行消失,因此,是否对这类病人进行驱肠虫治疗是有争议的(表 19-4)。2010年 Cochrane 的一篇综述对比给予阿苯达唑治疗和不进行治疗的区别。作者发现对于存在非变化性病损(影像学上存在增强)的患儿,阿苯达唑治疗可明显减少惊厥反复发作,但是对囊性病灶的持续存在无影响。对病灶存在变化(影像学上无增强)的成年人,阿苯达唑治疗对惊厥反复发作无影响,却可以减少囊性病灶的持续存在。

表 19-4　对存在非进行病变的脑猪囊尾蚴病患儿的随机对照研究

研究	参与人数	干预	结论
Baranwal(1998)	$n=63$	阿苯达唑 vs 对照	阿苯达唑可减低 4 周内惊厥反复发生,并降低 1~3 个月内 CT 上损害的大小
Gogia(2003)	$n=72$	阿苯达唑 vs 对照	随访 6 个月,两组间惊厥反复发作和损害的减少无明显差别
Kalra(2003)	$n=123$	阿苯达唑联合地塞米松 vs 无治疗	随访 3 个月及 6 个月,阿苯达唑和地塞米松可降低惊厥反复发作,降低 3 个月内损害大小
Kaur(2009)	$n=103$	阿苯达唑联合吡喹酮 vs 阿苯达唑联合安慰剂	随访 6 个月惊厥反复发作在两组间无明显差异,随访 1 个月,3 个月,6 个月 CT 损害大小在两组间无明显差异

研究	参与人数	干预	结论
Singhi(2003)	$n=122$	阿苯达唑,7dvs 28d	随访 2 年惊厥反复发作及 CT 上损害大小在两组间无明显差异
Kaur(2010)	$n=120$	阿苯达唑,7dvs 28d	随访 6 个月惊厥反复发作在两组间无明显差异,随访 3 个月,6 个月 CT 损害大小在两组间无明显差异
Singhi(2004)	$n=110$	阿苯达唑单药 vs. 皮质类固醇单药 vs 阿苯达唑联合皮质类固醇	单用皮质类固醇组患儿随访 18 个月,惊厥复发概率明显增加,随访 3 个月,6 个月,损害大小在各治疗组中无明显差别

在儿童没有对活动性病灶进行的研究。最近研究显示,阿苯达唑和吡喹酮联合治疗与阿苯达唑单药治疗比较,对病灶的消除及惊厥发作的预防无益处。儿童出现慢性反复惊厥发作的高危因素是肉芽肿的钙化(提示死亡的寄生虫),也是囊尾蚴的永久后遗症。

对于存在多个病灶或活动性猪囊尾蚴而没有其他感染的影像学证据的患者需要进行治疗。阿苯达唑连续使用 28d 是猪囊尾蚴病治疗的推荐方法,对大多数病例,治疗后囊性病灶的体积会明显缩小或完全消失。如果阿苯达唑治疗后只有部分效果,吡喹酮可使用 14d。如果大便检测出成年绦虫,应该使用单次的吡喹酮治疗预防传播。

猪囊尾蚴的首次治疗可能导致脑水肿,因此,地塞米松应该在猪囊尾蚴治疗前 2d 开始给予,并持续整个治疗过程,在治疗完成后停用。如果未给予驱虫药,地塞米松不能单独使用,因为地塞米松单独使用可能导致惊厥再发。重要的是地塞米松可降低 50% 吡喹酮血药浓度,而升高 50% 阿苯达唑的血药浓度。抗惊厥药物治疗也常需要给予,若患儿为退化的囊性病灶,在病损消失及 EEG 正常后可撤停抗惊厥药物。如果是已钙化或活动性寄生虫,抗惊厥药物需要持续使用至 1 年无发作。

神经外科手术切除作为最后的治疗手段,用于病损引起严重的神经系统损害。使用药物治疗解决是首先方法,而外科手术的干预治疗逐年减少。微创的内镜神经切除已经用于切除迁延病灶。在诊断不清或病灶没有得以解决的病例应考虑进行脑活检。

中枢神经系统的影像学检查应该持续治疗的过程中间隔 2 个月重复 1 次,直至脑内猪囊尾蚴成功清除。脑猪囊尾蚴病的预后较好,大部分病例可以逐渐撤停抗惊厥药物而无发作。但是 10% 的脑猪囊尾蚴病例可能有反复惊厥发作或大脑高级功能毁损。

（周　晖　蔡晓唐）

推荐阅读

[1] Abba K,Ramaratnam S,Ranganathan LN.Anthelmintics for people with neurocysticercosis.Cochrane Database Syst Rev,2010(3):CD000215.

[2] Baranwal AK,Singhi PD,Khandelwal N,et al.Albendazole therapy in children with focal seizures and single small enhancing computerized tomographic lesions:a randomized,placebo-controlled,double blind trial.Pediatr Infect Dis J,1998(17):696-700.

[3] Del Brutto OR,Rajshenkhar V,White AC,et al.Proposed diagnostic criteria for neurocysticercosis.Neurology,2001,57(2):177-183.

[4] Garcia HH,Evans CA,Nash TE,et al.Current consensus guidelines for treatment of neurocysticercosis.Clin Microbiol Rev,2002(15):747-756.

[5] Gogia S,Talukdar B,Choudhury V,et al.Neurocys ticercosis in children:clinical findings and response to albendazole therapy in a randomized,double-blind,placebo-controlled trial in newly diagnosed cases.Trans R Soc Trop Med Hyg,2003(97):416-421.

[6] Hotez PJ.Cestode infections//Jenson HB,Baltimore RS,eds.Pediatric Infectious Diseases: Principles and Practice.Norwalk,CT:Appleton and Lange,1995:509-516.

[7] Kalra V,Dua T,Kumar V.Efficacy of albendazole and short-course dexamethasone treatment in children with 1 or 2 ring-enhancing lesions of neurocysticercosis:a randomized controlled trial.J Pediatr,2003(143):111-114.

[8] Kaur P,Dhiman P,Dhawan N,Nijhawan R,et al.Comparison of 1 week versus 4 weeks of albendazole therapy in single small enhancing computed tomography lesion.Neurol India, 2010(58):560-564.

[9] Kaur S,Singhi P,Singhi S,Khandelwal N.Combination therapy with albendazole and praziquantel versus albendazole alone in children with seizures and single lesion neurocysticercosis:a randomized,placebo- controlled double blind trial.Pediatr Infect Dis J,2009, 28(5):403-406.

[10] Singhi P,Dayal D,Khandelwal N.One week versus 4 weeks of albendazole therapyfor neurocysticercosis:a randomized,placebo-controlled,double blind trial.Pediatr Infect Dis J, 2003(22):268-272.

[11] Singhi P,Singhi S.Topical review:neurocysticercosis in children.J Child Neurol,2004(19): 482-492.

[12] St.Geme JW Ⅲ,Maldonado YA,Enzmann D.Consensus:diagnosis and management of neurocysticercosis in children.Pediatr Infect Dis J,1993(12):455-461.

[13] Sotelo J,del Brutto OH,Penagos P,et al.Comparison of therapeutic regimen of anticysticercal drugs for parenchymal brain cysticercosis.J Neurol,1990(237):69-72.

[14] Vazquez V,Sotelo J.The course of seizures after treatment for cerebral cysticercosis.New Engl J Med,1992(327):696-701.

[15] White AC Jr.Neurocysticercosis:a major cause of neurological disease worldwide.Clin Infect Dis,1997(24):101-113.